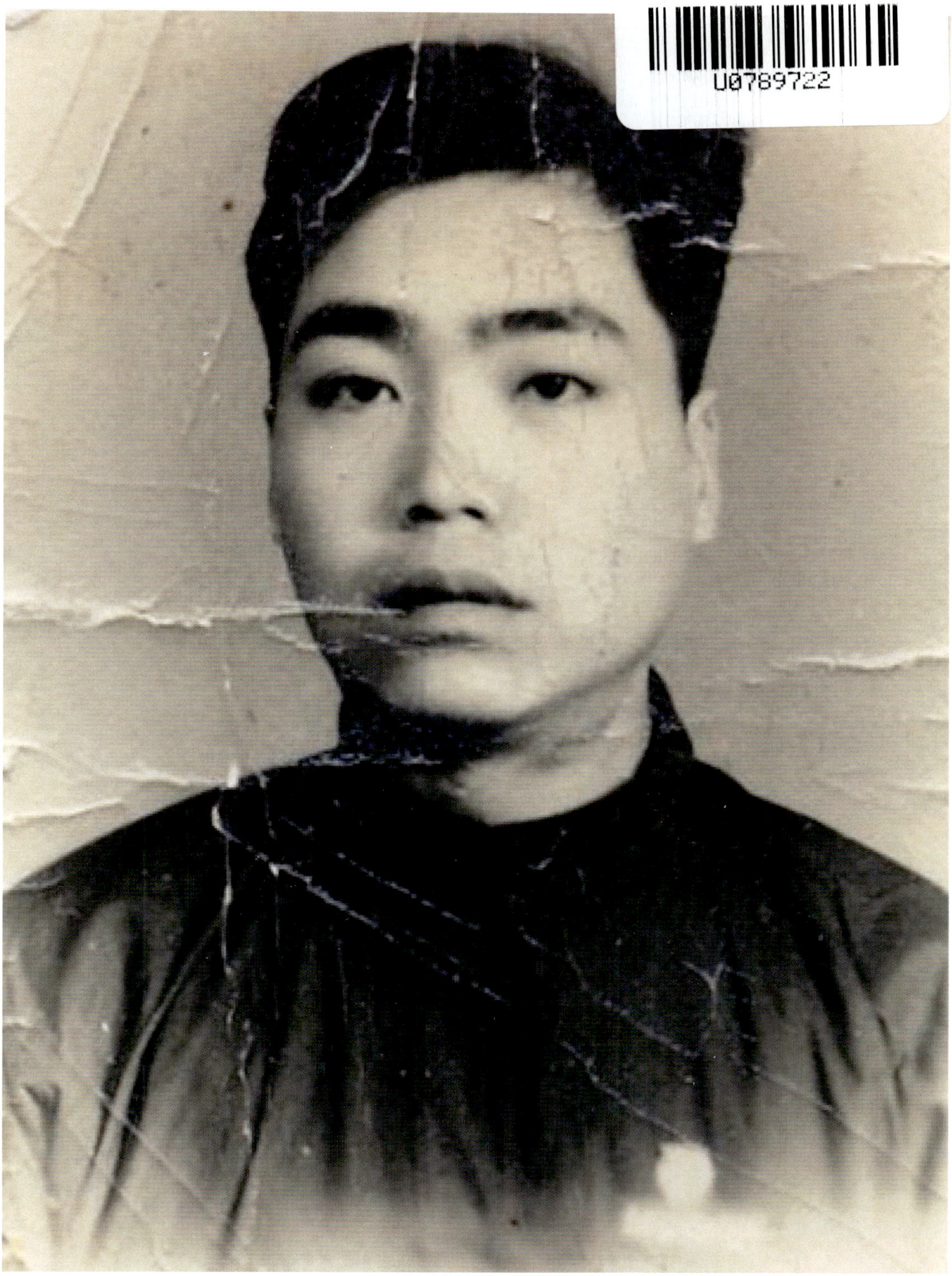

青年时代的邓福树

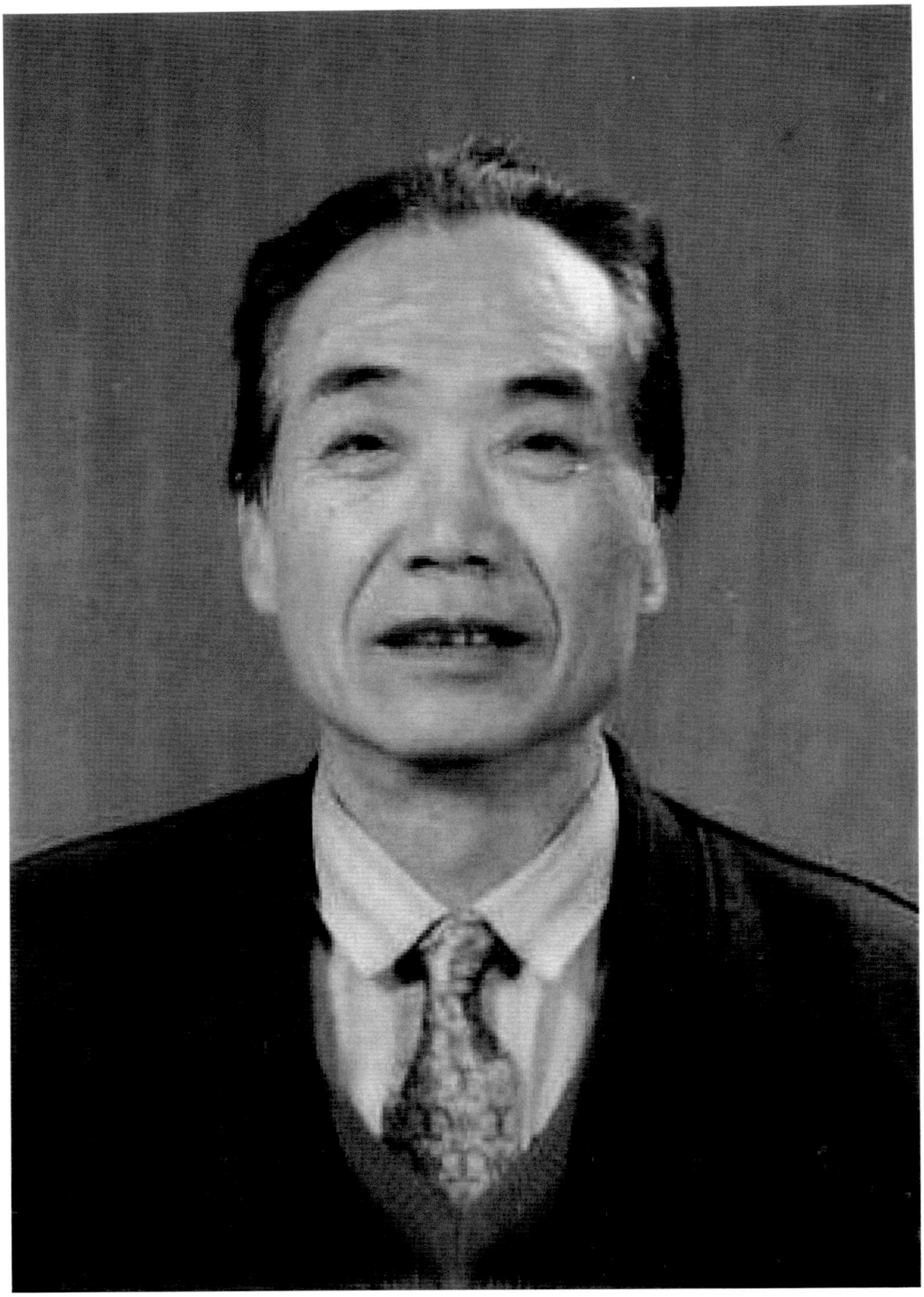

中年时代的邓福树

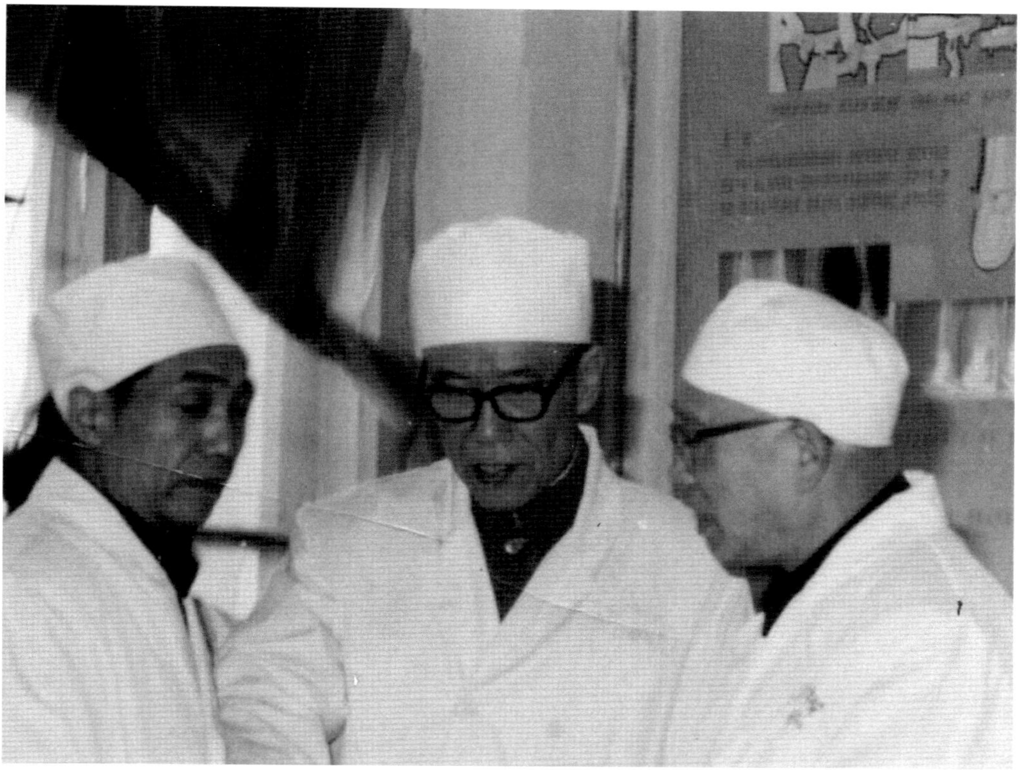

邓福树与黄殿栋、樊春洲商讨骨伤病情

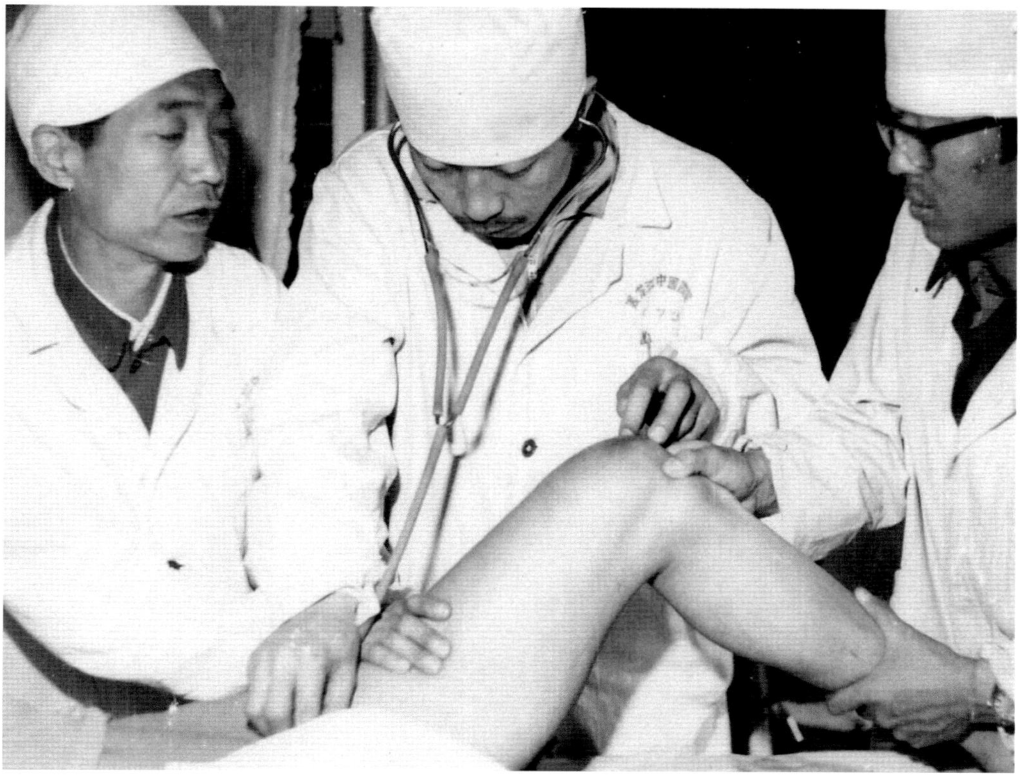

邓福树指导教学

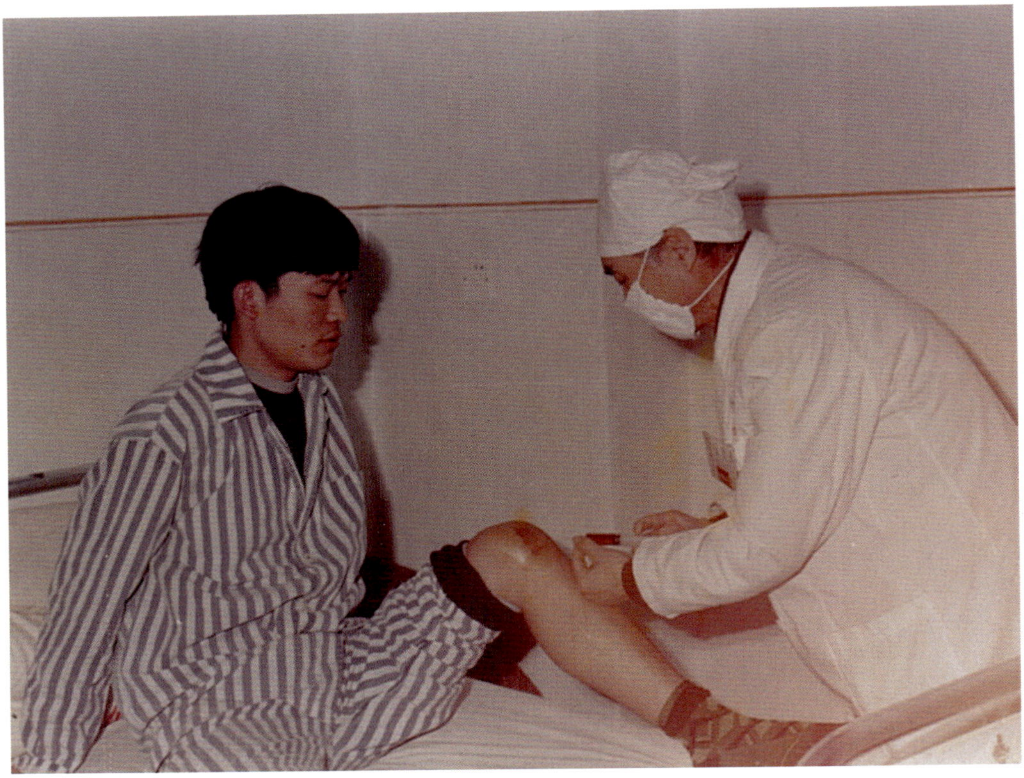

邓福树注射骨增灵注射液

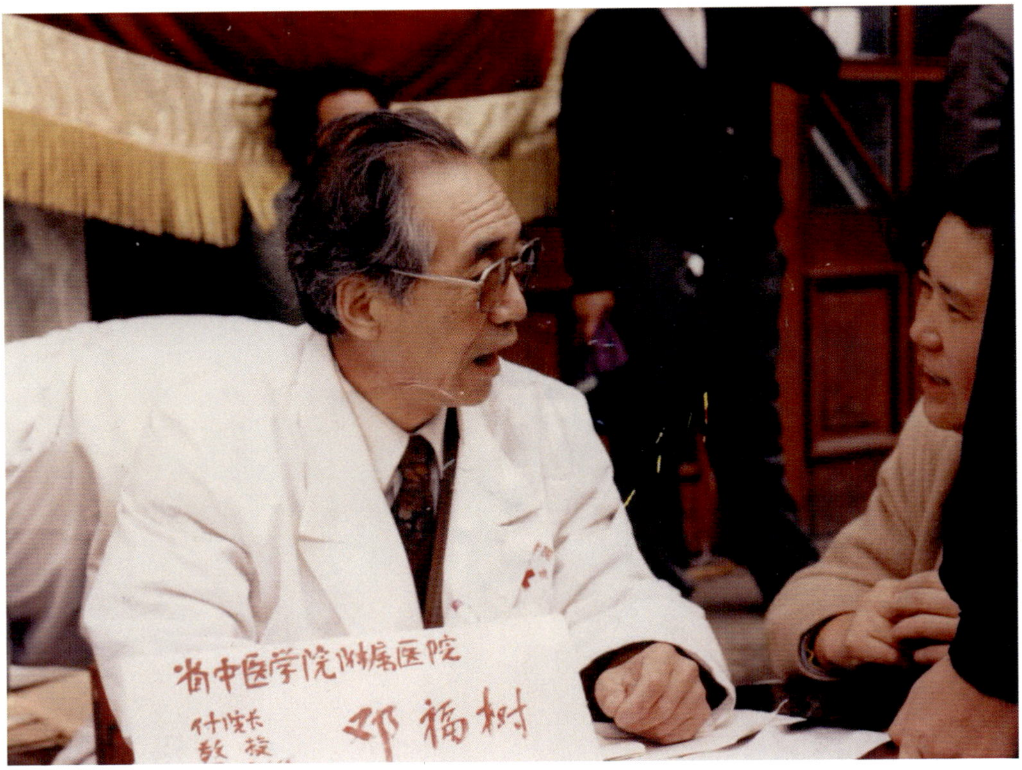

邓福树代表黑龙江中医学院义诊

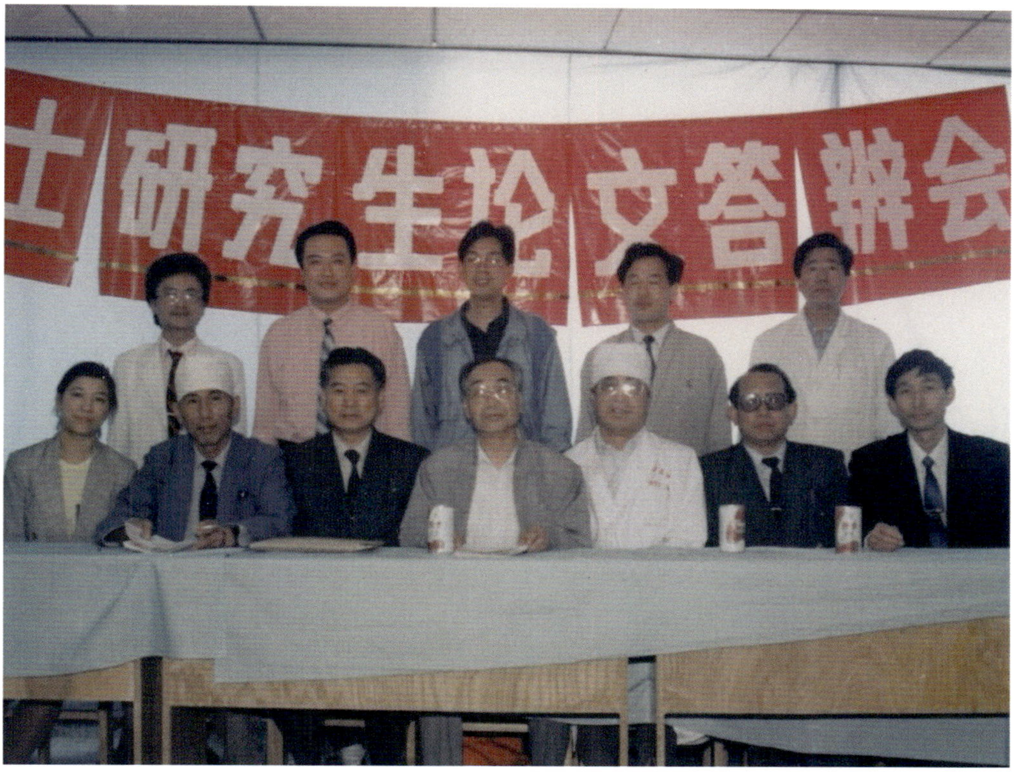

邓福树硕士研究生论文答辩（前排左二高元嘉、左四邓福树、左六董清平）

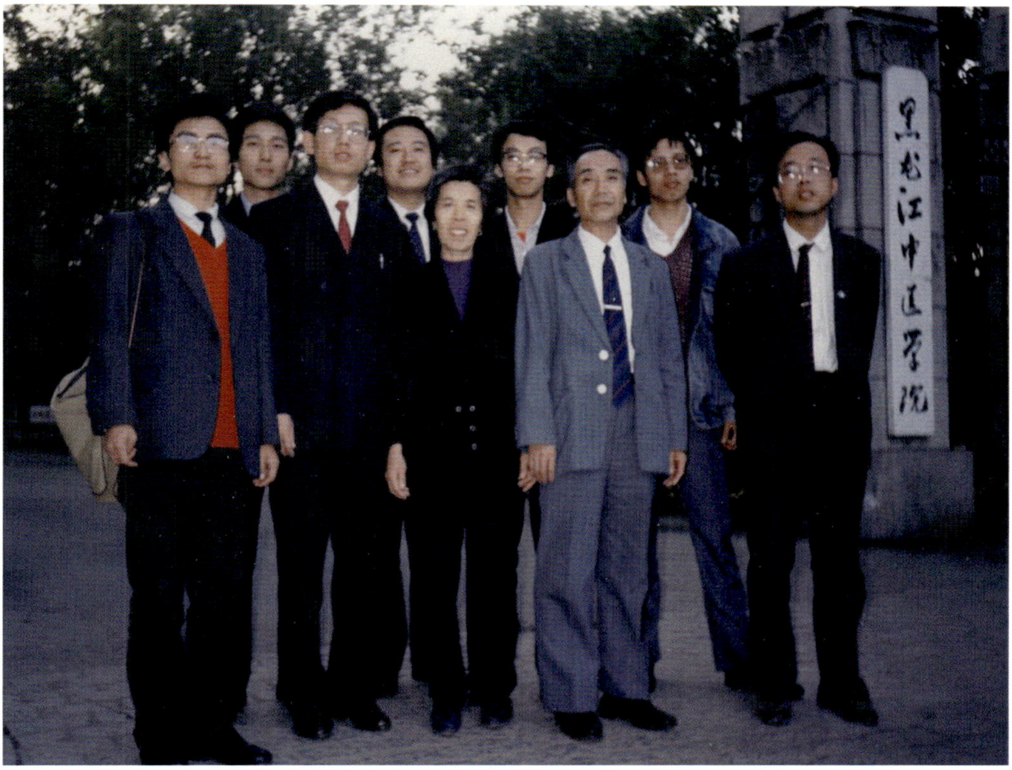

邓福树夫妇师生合影

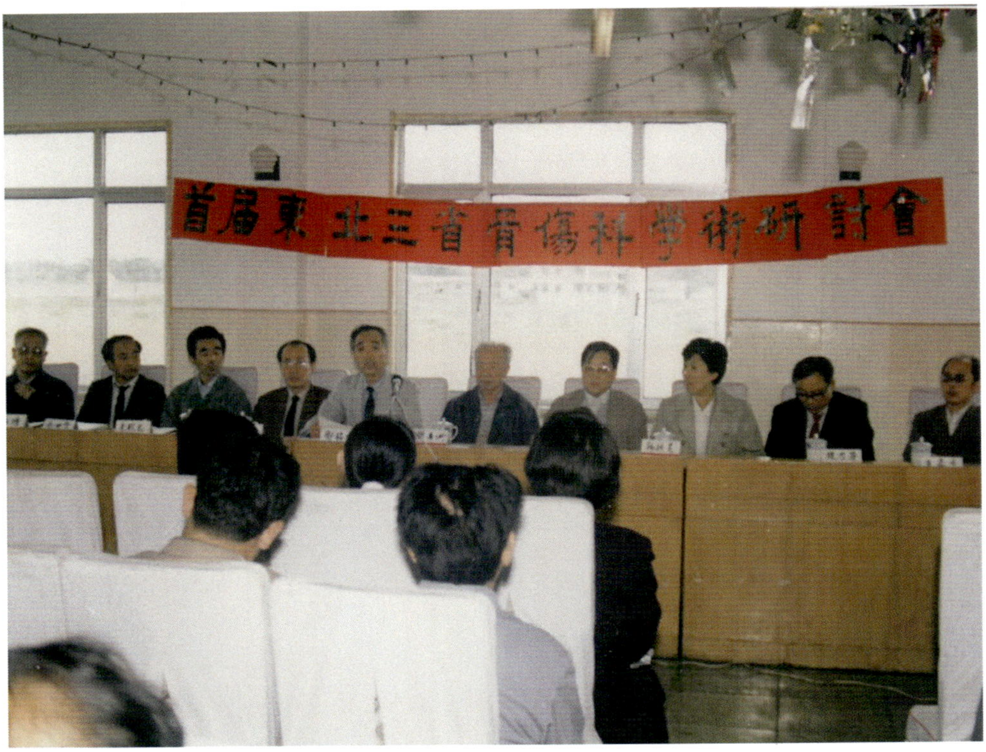

邓福树在首届东北三省骨伤科学术研讨会上发言

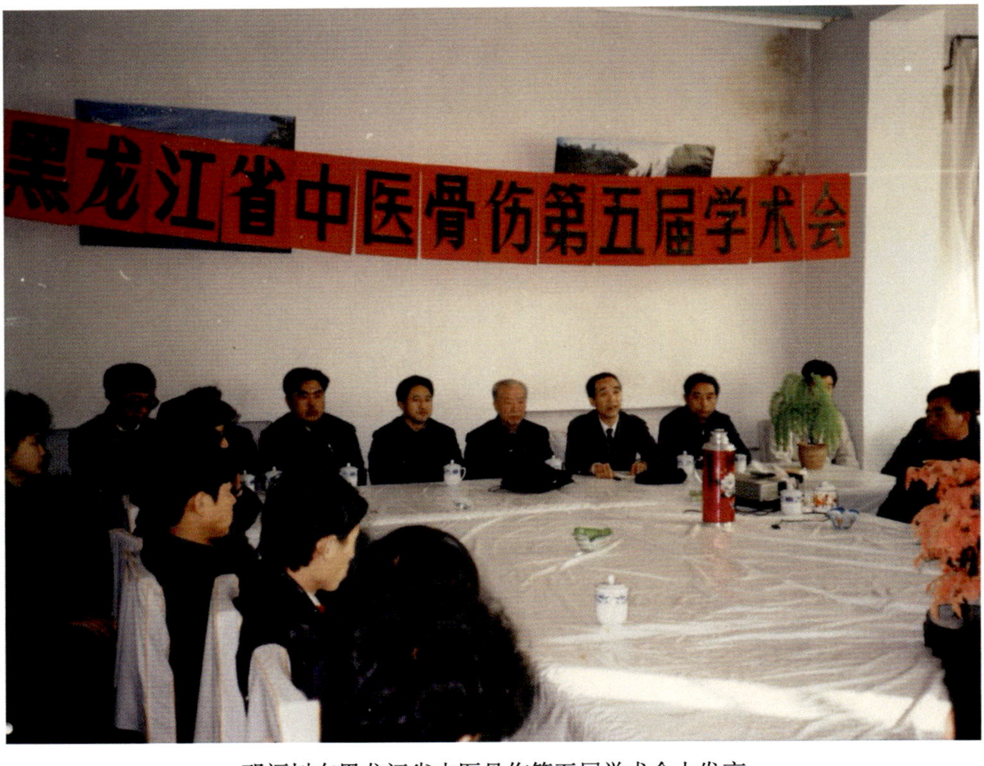

邓福树在黑龙江省中医骨伤第五届学术会上发言

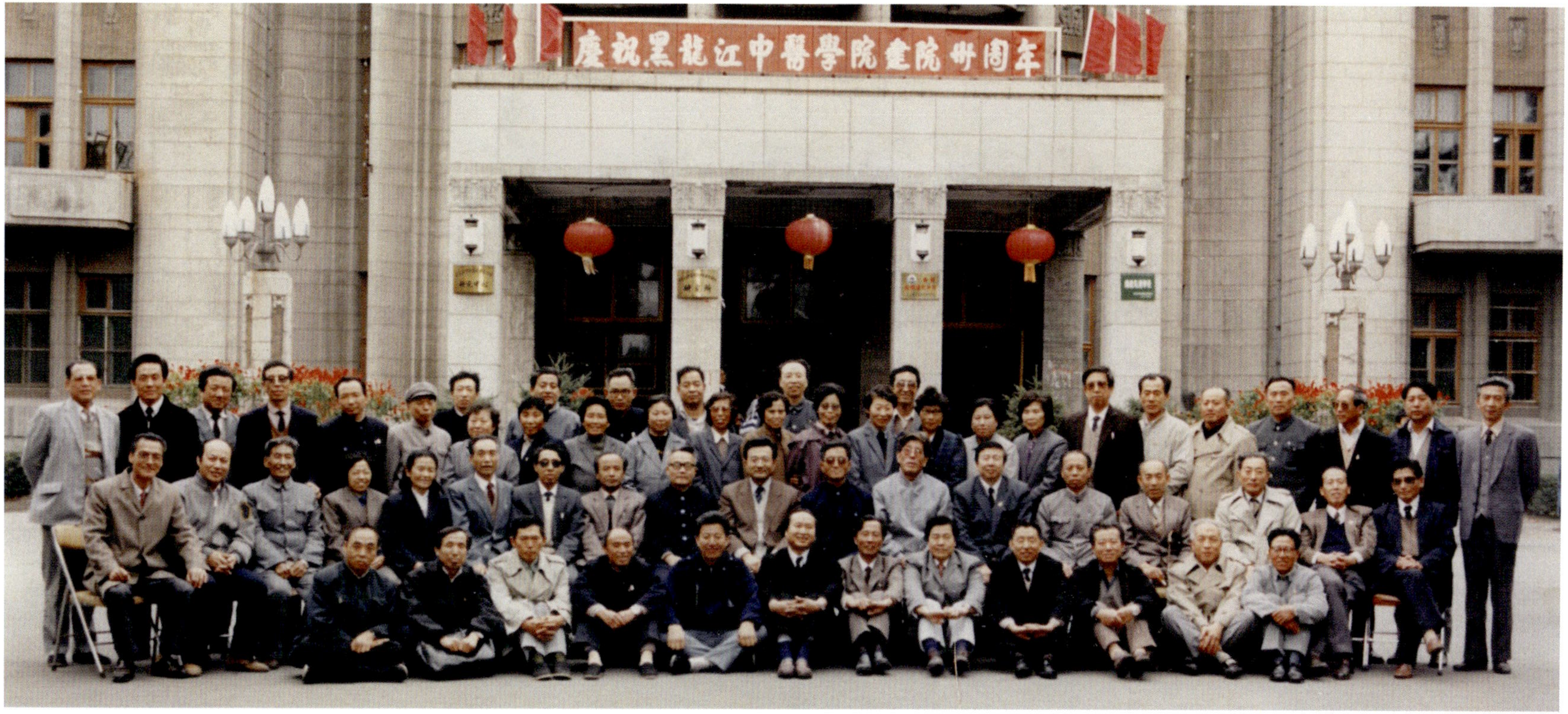

黑龙江中医学院六一年毕业生参加三十周年校庆留念 1989 年 9 月 20 日

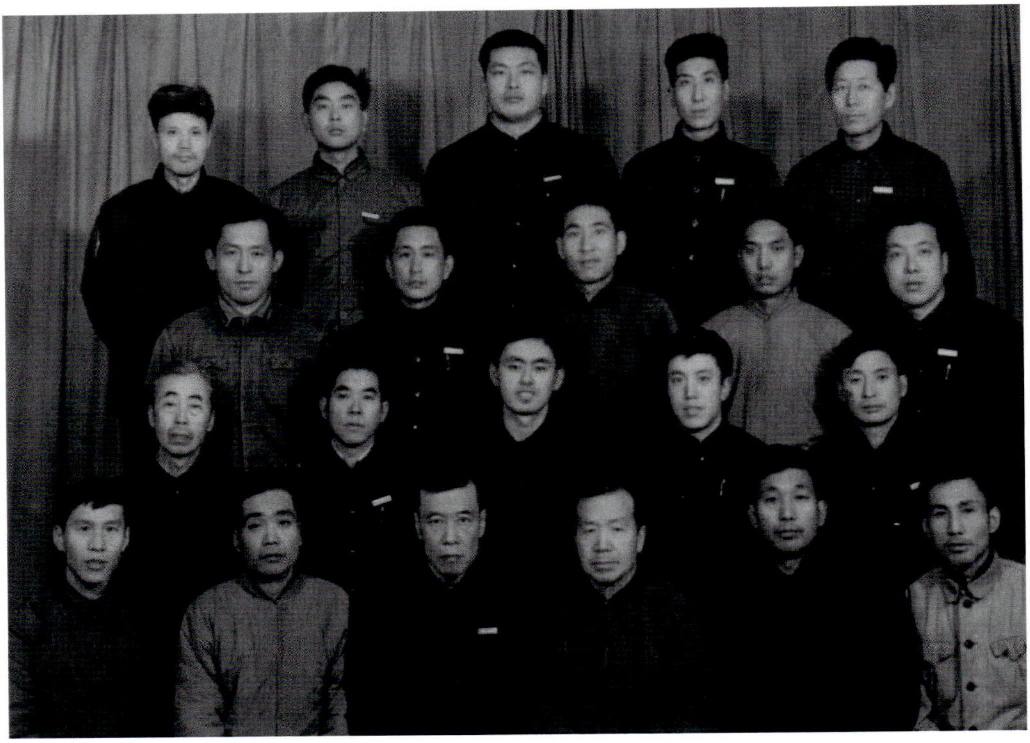

70 年代黑龙江中医学院骨科大夫与进修人员合影（前排左起田培久、邓福树、黄殿栋、樊春洲、王春来、高元嘉）

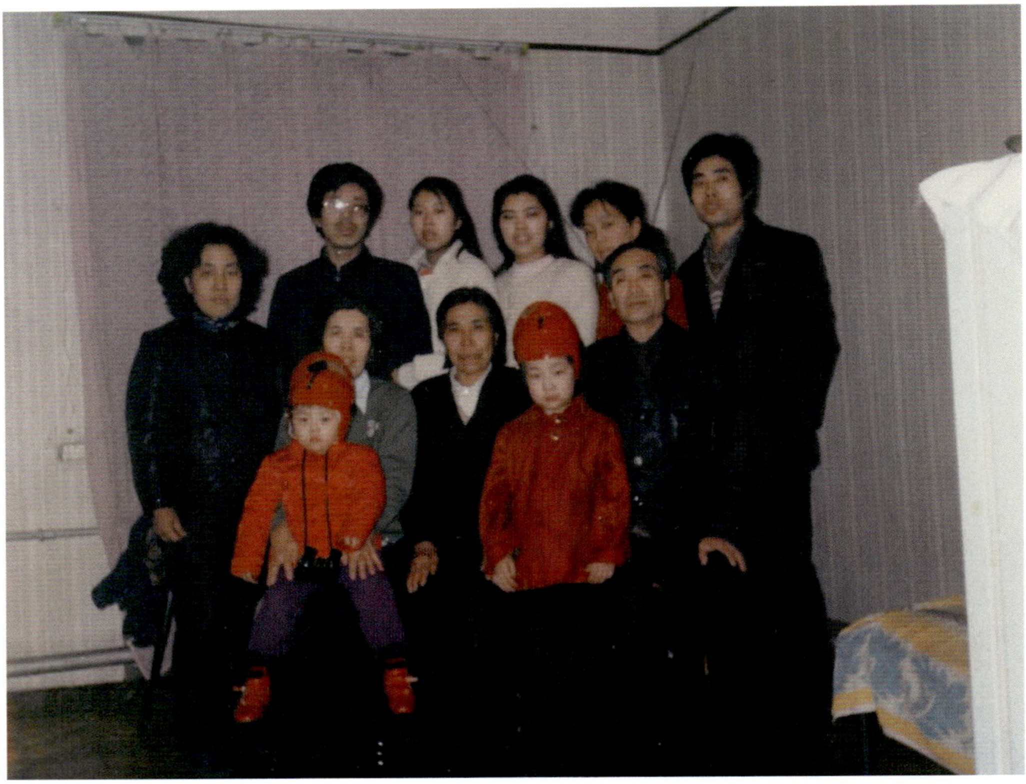

邓福树全家福

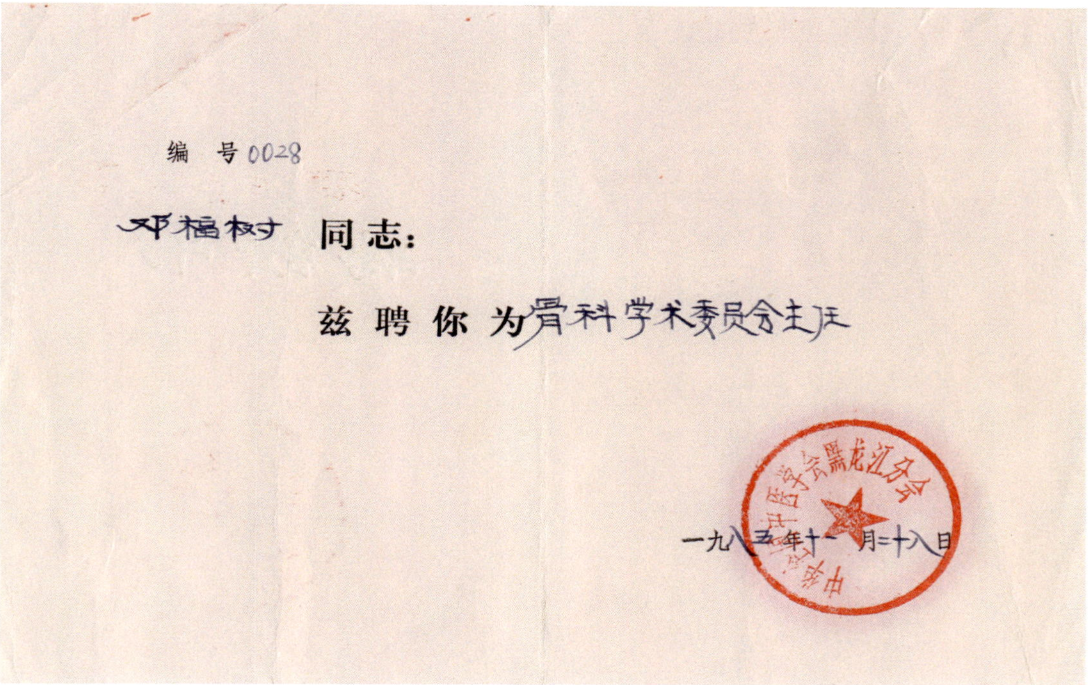

1985 年 5 月中华全国中医学会黑龙江分会聘为骨科学术委员会主任

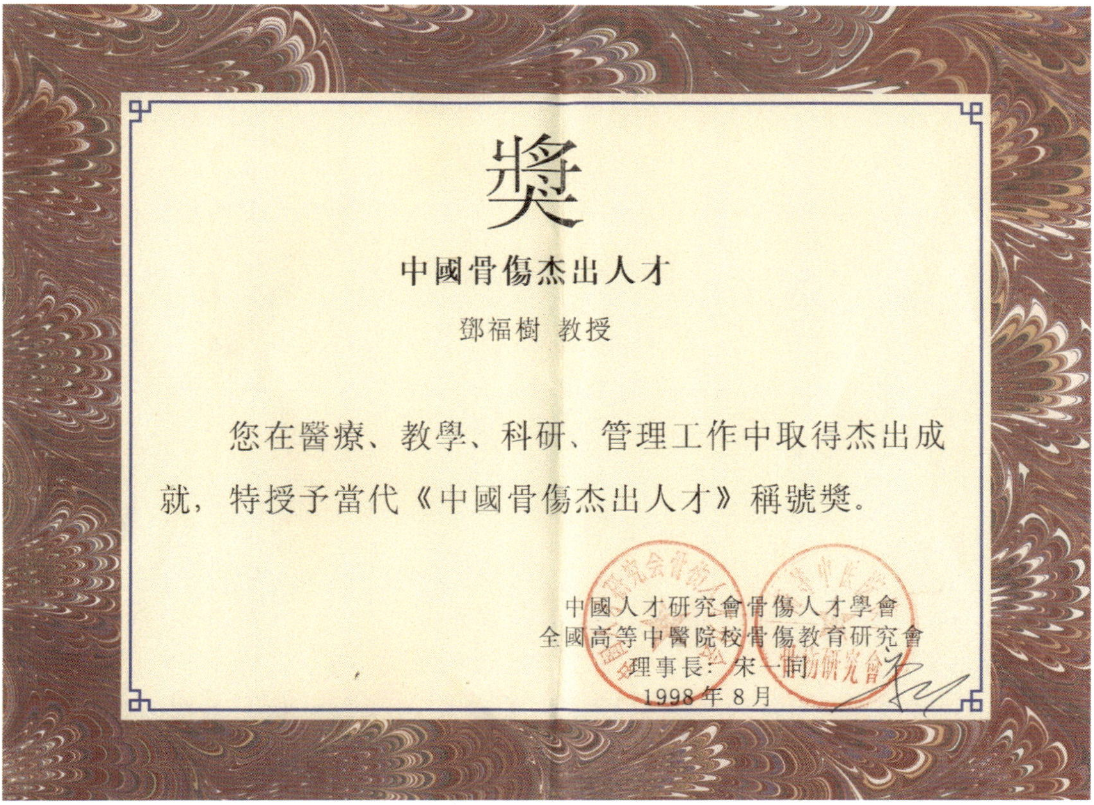

1998 年 8 月授予当代《中国骨伤杰出人才》

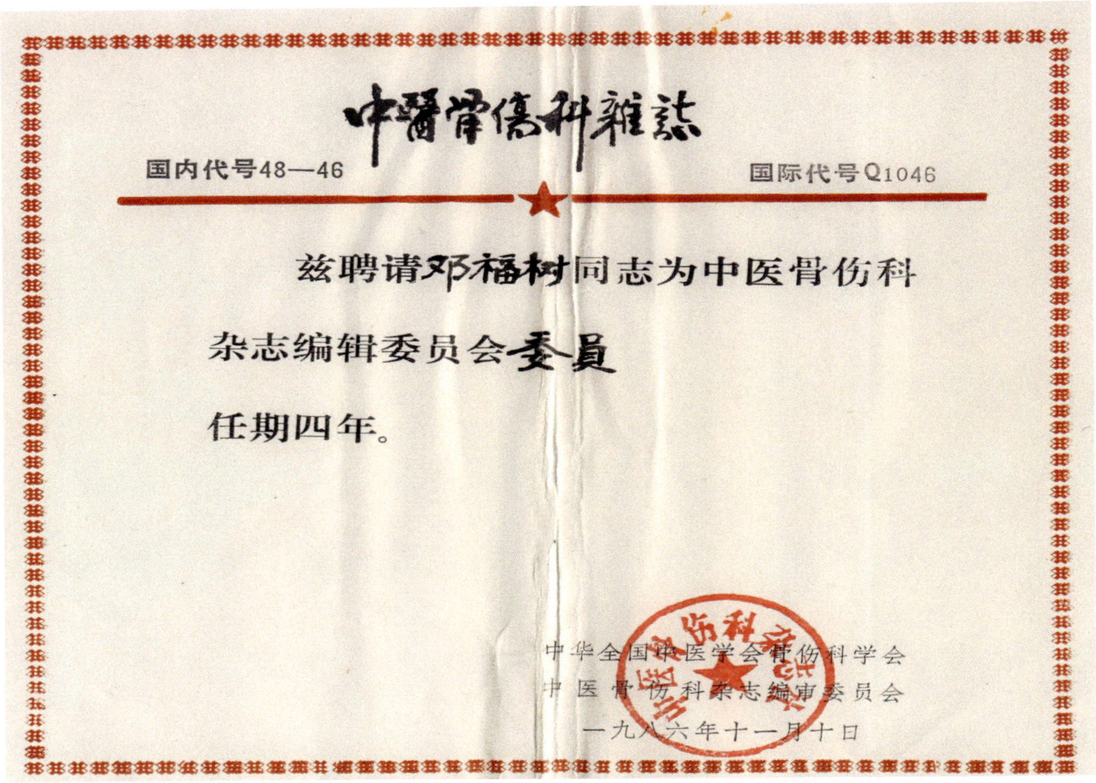
中醫骨傷科雜誌

国内代号48—46　　国际代号Q1046

兹聘请邓福树同志为中医骨伤科杂志编辑委员会委员

任期四年。

中华全国中医学会骨伤科学会

中医骨伤科杂志编审委员会

一九八六年十一月十日

1986年11月受聘为中医骨伤科杂志编辑委员会委员

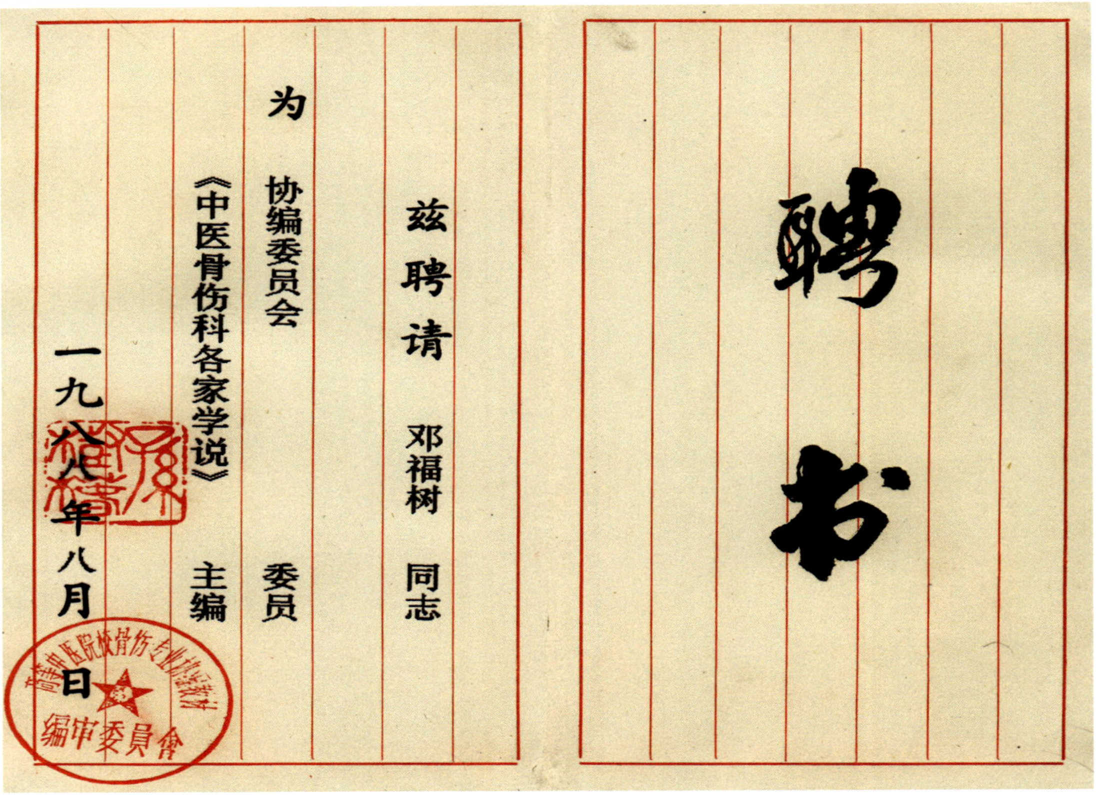
聘书

兹聘请邓福树同志

为《中医骨伤科各家学说》协编委员会委员

主编

一九八八年八月　日

1988年受聘《中医骨伤科各家学说》主编

龙江医派丛书

姜德友　常存库　总主编

邓福树骨伤科学术经验集

王宏志　邓洁初　主　编

科学出版社
北　京

内 容 简 介

龙江医派是在黑龙江省特有的地域环境和文化背景下，在动荡不安、不断更迭的历史条件下，相互碰撞争鸣、撷取交融，所形成的风格独特、蕴育了北寒地区中医药防治疾病的优势与特色、在我国北方地区新崛起的医学流派。《龙江医派丛书》全面、系统地搜集整理了有关龙江医派诸位医家学术思想和临床经验的珍贵文献资料，而且利用现代研究方法对其进行了深入的分析、研究和提炼。

本书整理汇集了我国现代著名中医骨伤学家、龙江医派杰出医家邓福树教授的著作、医论、医话、医案等，分为医家传略、学术思想和特点、著作撷粹、医论辑要、医案撷菁五个部分，系统总结了邓福树教授的学术思想和临床经验。

本书可供中医药研究及临床工作者，中医院校学生及广大中医爱好者阅读、参考。

图书在版编目（CIP）数据

邓福树骨伤科学术经验集／王宏志，邓洁初主编．—北京：科学出版社，2014．8

（龙江医派丛书／姜德友，常存库总主编）

ISBN 978-7-03-041550-9

Ⅰ．邓… Ⅱ．①王… ②邓… Ⅲ．中医伤科学-临床医学-经验-中国-现代 Ⅳ．R274

中国版本图书馆 CIP 数据核字（2014）第 177497 号

责任编辑：曹丽英　陈　伟／责任校对：邹慧卿

责任印制：肖　兴／封面设计：范璧合

科 学 出 版 社 出版

北京东黄城根北街 16 号

邮政编码：100717

http://www.sciencep.com

北京凌奇印刷有限责任公司 印刷

科学出版社发行　各地新华书店经销

*

2014 年 8 月第　一　版　　开本：787×1092　1/16

2023 年 12 月第五次印刷　　印张：24 1/4　彩插：5

字数：548 000

定价：108.00 元

（如有印装质量问题，我社负责调换）

《龙江医派丛书》组委会

《龙江医派丛书》学术委员会

《龙江医派丛书》总编委会

总主编　姜德友　常存库

编　　委　(按姓氏笔画排序)

马龙侪	马伯艳	王　历	王　宇	王　兵
王　非	王　瑶	王　磊	王东岩	王芝兰
王远红	太　鑫	田旭生	白玉宾	丛慧芳
冯　军	冯晓玲	吕姵瑶	朱　峰	乔　羽
任为民	刘　明	刘　征	刘华生	刘春红
刘晓晶	刘雅芳	孙　洋	杨云松	李　军
李凤莲	李文英	李阳光	李富震	吴文刚
邱海丽	冷德生	宋立群	张　茗	张　浩
张友堂	张宗利	张海丽	张福利	陈　飞
陈岩波	陈宝忠	林　静	林晓峰	罗庆东
周雪明	郑　杨	郎笑飞	赵文静	赵春森
赵桂新	柳成刚	段永富	姜雪岩	姚　丽
姚素媛	高长玉	高恩宇	郭伟光	桑希生
黄鹏展	常佳怡	常惟智	常滨毓	符　强
隋博文	韩凤娟	韩彦华	韩洁茹	鲁美君
谢晶日	解　颖	裴　丽		

学术秘书　李富震

《龙江医派丛书·邓福树骨伤科学术经验集》编委会

主　编	王宏志	邓洁初			
副主编	邓庆丹	张景祥	邓庆蕊	舒　旭	李　晶
编　委	(按姓氏笔画排序)				
	万　毅	王宏志	王浩飏	邓庆丹	邓庆芝
	邓庆蕊	邓洁初	邓洁淼	朱丽敏	刘运涛
	刘　征	刘　波	刘洪伟	刘德柱	安玉芳
	安　琪	杜丽萍	李　斗	李东洪	李　芳
	李勇强	李　晶	李富震	吴兴杰	张秀华
	张　杰	张景祥	陈　斌	武国宝	尚　剑
	周国滨	孟宪宇	姜益常	娄　坤	徐西林
	高　曦	郭伟光	郭学泉	黄建国	韩海伟
	韩家密	舒　旭	廖　秋		
主　审	于雪峰	张晓峰	陈小勇		

总　序

中医药学源远流长。薪火相传，流派纷呈，是中医药学的一大特色，也是中医药学术思想和临床经验传承创新的主要形式。在数千年漫长的发展过程中，涌现出了一大批的著名医家，形成了不同的医学流派，他们在学术争鸣中互相渗透、发展、融合，最终形成了中医药学“一源多流”的学术特点及文化特色。

开展中医药学术流派的研究，进一步挖掘和揭示各医学流派形成和发展的历史规律，不仅仅是为了评价流派在中医药传承和发展中的作用及历史地位，更为重要的是以史为鉴，古为今用，不断丰富中医药学术理论体系，从而推动当代中医药学研究的创新和发展，促进中医药事业的繁荣与发展。

黑龙江地处祖国北疆边陲，白山黑水之畔，与俄罗斯、日本、韩国都有密切交往，具有独特地域地理气候特点及历史文化底蕴。通过一代代中医药人的不懈努力，在龙江大地上已逐渐形成了以高仲山、马骥、韩百灵、张琪四大名医为首的黑龙江名中医群体，他们在黑龙江省特有的地域环境和文化背景下，在动荡不安、不断更迭的历史条件下，相互碰撞争鸣撷取交融，以临床实践为重点的内科、外科、妇科、儿科、五官科、骨伤科、针灸科等，协同发展，各成体系，学术经验多有特点，并有论著传世，形成了风格独特的“龙江医派”，蕴育了北寒地区中医药防治疾病的优势与特色，成为我国北方地区新崛起的医学流派。

当今，“龙江医派”已融汇成为区域中医学术传承创新的精华，筑建起黑龙江中医学术探讨的平台，成为黑龙江中医事业发展和人才培养的内生动力。中医龙江学派的系统研究将为学派的学术内涵建设提供良好环境，为黑龙江中医文化品牌和地域社会文化的优势形成做出卓越贡献。

《龙江医派丛书》不仅全面、系统地搜集整理了有关“龙江医派”的珍贵文献资料，而且利用现代研究方法对其进行了深入的分析、研究和提炼。“龙江医派”反映了近百年来中医药不畏艰苦、自强不息、不断发展壮大的奋斗历程，为中医药学的理论研究和创新实践提供了坚实的学术基础。相信本丛书的出版，对于继承和发扬“龙江医派”名老中医学术思想和临床经验，激励中医药新生力量成长有着重要的教育意义，亦将对推动黑龙江中医药学术进步与事业发展产生积极、深远的影响。同时，对全国中医药学术流派的挖掘、整理、研究也有重要的启迪，更期盼同道能将丛书所辑各位名家临床经验和学术思想综合剖析，凝炼特点，彰显“龙江医派”所独具的优势和特色。谨致数语为之序。

中国工程院　院士
中国中医科学院　院长
天津中医药大学　校长

2012年春日

总 前 言

中国地大物博,传统文化源远流长,中医学就是在中国的自然和人文环境中发育成长起来的。由于自然和人文条件的差异,中医学在其发生发展过程中就必然地形成了地方特色,由此便出现了林林总总的地方流派。龙江医派是近现代我国北疆新崛起的中医学术流派,是黑龙江省独特的历史、文化、经济、地理、气候等诸多因素作用逐渐形成的,是在黑龙江这块白山黑水中、在黑土文化历史背景下孕育生长起来的,有鲜明的地域文化特色。以高仲山、马骥、韩百灵、张琪四大名医为代表的新时代黑龙江名中医群体,凸显了对北方地区疾病防治中的优势。特别在其百余年的发展过程中,龙江医派医家群体不断创新,薪火相传,形成了鲜明的学术特色和临证风格。龙江医派体现了中医学术流派必须具备的地域性、学术性、继承性、辐射性、群体性等特点,有自身的贡献和价值。总结龙江医派的学术经验和成就,使龙江医派跻身于全国各医学流派之林,是龙江中医界应该承担起来的使命,它对促进龙江中医的进步,发展全国的中医事业都有重要意义。

1　龙江医派之源起

黑龙江地域白山黑水,气候条件恶劣艰苦,在古代是生活艰难之地,因此文化开发较中原和南方各省要晚,中医学的发育成长自然也晚。但是如仔细寻觅,还是能理清龙江中医流派的发育成长脉络的。

1.1　龙江中医的孕育

有了人类就有了医疗保健活动。据史料记载,旧石器时代晚期,黑龙江流域就有了中华民族先人的生息活动,西汉时黑龙江各民族就已经处于中央管辖之下。经历代王朝兴衰、地方民族政权的演替,黑龙江地区逐步发展为多民族聚居的省份。

黑龙江是多民族聚居的区域,有地方丰富的物产,其中就有大量的地产药材。在漫长的历史过程中,各族人民利用地产药物和不同的民族文化,积累了特色鲜明的医药经验和知识,形成了满医、蒙医、朝鲜医、中医等不同的民族医学,还有赫哲、鄂伦春等特殊的民族医药经验和知识。黑龙江的中医学在历史上不可避免地吸收了各方面的医药知识和经验,如此就使龙江医派的学术中融汇了地方和民族医药因素,逐步形成了地方医学流派的内涵和风格。

在漫长的古代,黑龙江区域的医疗主要是少数民族医药内容。汉民族的中医学基本是从唐宋以来逐步兴盛起来的。唐代时渤海国接受唐王朝册封后,多次派遣人员赴唐学习中原文化,中原文化大规模输入北方渤海国。这样的反复交流活动,促使黑龙江的中医学术逐步积累起来。金代女真人攻陷北宋汴梁,掳中原人十余万,其中就有大批医药人员,包括太医局医官。除此外还有大量的医药典籍和医药器具,这极大地促进了中医药在黑龙江的传播和发展。

到了清代,随着移民、经商、开矿、设立边防驿站、流放犯人等活动,中医药大量进入黑龙江,专业从事人员日益增多,中医药事业随之发展起来并逐渐形成了阵容和规模。

1.2 龙江医派的初形

由于民族因素和地方疾病谱以及地方药物等物质文化原因,黑龙江的中医在其学术思想和理论以及临床经验、风格等形成过程中,也就不可避免地会孕育出独到的内涵和特色。

黑龙江的中医药学经过了漫长的孕育,吸收了多民族的医药成分,积累了较丰富的内涵,到清末和民国初期,初步形成了龙江医派的格局。当时的黑龙江中医有六个支系,分别为龙沙系、松滨系、呼兰系、汇通系、三大山系和宁古塔系。

龙沙系的主流是由唐宋以来至明清的中原医药辗转传承而来的,渊源深远,文化和经验基础雄厚。他们自标儒医,重医德,讲气节,放任不羁,注重文化修养,习医者必先修四书五经以立道德文章之本,然后才研读《内经》、《伤寒论》等医药典籍。临证多用经方,用药轻,辨证细腻。1742年(清乾隆七年),杭州旗人华熙,被流放齐齐哈尔,在此地行医,其对天花、麻疹患儿救治尤多,1775年(清乾隆四十年),吕留良的子孙发遣到齐齐哈尔,有多人行医,最有名望者为吕留良的四世孙吕景瑞。1807年(清嘉庆十二年),晋商武诩从中原到黑龙江带来药物贸易,该人擅针灸并施药济人。文献记载他曾把药物投入井中治疗了很多时疫病人。此系医风延及黑龙江的嫩江、讷河、克山、望奎一带。

松滨系起于黑龙江的巴彦县,因沿松花江滨流传而得名。该派系医家多以明代医书《寿世保元》、《万病回春》为传承教本,用药多以平补为主,少有急攻峻补之品。理论上讲求体质禀赋,临证上重视保元固本。应用药物多以地产的人参、黄芪、五味子等为主,治疗以调养为主要方法。

呼兰系世人多称为“金鉴派”,源于光绪年间秀才王明武叔侄于1921年(民国十年)所创之“中医学社”。该社讲学授徒专重《医宗金鉴》,并辅之以明清医书《内经知要》、《本草备要》、《温病条辨》,依此四种医书为基础授业。此派医家用药简洁精炼,擅长时方,治热性病经验丰富。此医系门人数百,分布于黑龙江的哈尔滨、绥化、阿城、呼兰一带。

汇通系以阎德润为代表。阎德润先生1927年留学日本东北帝国大学,1929

年夏获医学博士学位，1938 年至 1940 年任哈尔滨医科大学校长兼教授。先生虽习西医，但是热爱中医，并著有中医专著《伤寒论注释》等。他是近代西医界唯一以肯定态度研究中医而成就卓著者。其授课时除讲解生理、解剖等西医知识外，还研究中医名著，主张中西医汇通，见解独到，是黑龙江近现代中西医汇通派的优秀代表人物。

三大山系属走方铃医性质，串雅于东北各地区。据说此派系王氏等三人以医艺会友而结派，为此派的开山祖师，三人姓名中都有“山”字，故又名为“三大山派”。哈尔滨道外北五道街有“王麻子药店”，以王麻子膏药著称，此即为三大山派人物之一。同派人物流落到此，可管吃管住，但是临别时须献一治病绝技，以此作为交流，增长提高治病技艺。该派偏重奇方妙法，忽视医理探究，除惯用外用膏药外，多习针灸之术，而针灸又以刺络泄血手法称绝。

宁古塔系在今宁安县一带，古为渤海国，此系军医官较多。1664 年（清顺治十二年），流徙宁古塔的周长卿擅长医术，为居民治病，是宁古塔中医的创始人。1822 年（清道光二年），宁古塔副都统衙门有从九品医官杜奇源，1824 年（清道光四年），副都统衙门有从九品医官刘永祥行医治病，衙门不给俸禄，只给药资银每月 12 两。1862 年（清同治元年），宁古塔民间中医有李瑞昌，擅长内科。1875 年（清光绪元年），宁古塔有医官刘克明行医治病。1880 年（清光绪六年），有练军退役军医黄维瑶，持将军衙门的带龙旗的执照在宁古塔城设四居堂诊所。此时城里还有专治黑红伤的中医刘少男、串乡游医李芝兰。1880 年（清光绪六年）吴大澂来宁安，次年设立种痘局预防天花。据 1911 年（清宣统三年）统计，宁古塔有中医内科医生 19 人，外科医生 4 人，妇科医生 2 人，儿科医生 3 人，喉科医生 2 人，眼科医生 1 人，齿科医生 1 人。宁古塔一地，中医已形成了人才比较全面的群体。

1.3 龙江医派的发展壮大

从民国初年以降，龙江医派逐步发展壮大。一代名医高仲山可谓龙江医派发展壮大的关键人物。他积极组织学术团体，筹办中医教育，培养了一大批龙江中医俊才，是他整合和凝聚了龙江中医的各个支系，组织领导并推动了龙江医派在现代的进步。其时虽无龙江医派之名，但却具备了龙江医派之实。

高仲山，1910 年生于吉林省吉林市，祖辈均为当地名医。高仲山幼读私塾，1924 年于新式教育的毓文中学毕业，后随父学医。1926 年为深造医学，他远赴沪上，求学于上海中国医学院，有幸接触了一批沪上名医如秦伯未、陆渊雷等，传承了孟河医派的学术思想。

1931 年毕业并获得医学学士学位，同年来到黑龙江省哈尔滨开业行医。1932 年他在哈尔滨开办“成德堂”门诊，不久便名声远扬。同时自编讲义开展早期中医函授教育。1941 年创办“哈尔滨汉医学讲习会”，培养了 500 余名高水平的中医人才，后来成为龙江医派的中坚力量。1955年高仲山先生被国务院任命为黑龙江省卫生厅副厅长，负责中医工作。此时期他四处访贤，组织中医力量，先后创办了哈尔滨中医进修学校、黑龙江省中医进修学校、牡丹江卫生学校、黑龙江省中医学校、黑龙江省卫生干部进修学院。1959年在原黑龙江省卫生干部进修学院基础上创建了黑龙江中医学院，标志了黑龙江省高等中医教育的开始。

1934年高仲山先生就组建中医学术团体，集中了黑龙江的中医有识之士。1937年成立“哈尔滨汉医学研究会”，1941年又成立“滨江省汉医会”，并在各市、县设立分会。新中国成立后，于1956年创办“黑龙江省祖国医药研究所”，20世纪70年代成立了“黑龙江省中医学会”。

20世纪40年代初，高仲山先生创办了《汉医月刊》，并发行了53期。1958年创办《黑龙江中医药杂志》。

高仲山先生通过办学培养了龙江的中医人才，通过组建中医学术团体组织了龙江的中医队伍，通过访贤集中了龙江的中医大家，通过创办中医学术期刊传播了中医学术和经验。

在高仲山先生的率领下，黑龙江汇聚了数百名中医名家，形成了龙江医派的阵容和规模。目前，龙江医派的队伍得到了前所未有的发展，学术成就也获得了前所未有的进步。如今的龙江医派，不仅有名满海内的国医大师和学界泰斗，而且也涌现出了一大批青年才俊。相信在新的时代，龙江医派必将会有更大的发展和贡献。

2 龙江医派之人才与成就

龙江医派经长期吸收全国各地中医人才，终于在近现代形成了蔚为壮观的队伍阵容。在汇聚积累人才的同时，龙江中医不仅在临床上为黑龙江的民众解决了疾苦，而且在学术上也做出了突出的贡献。

2.1 龙江医派的人才队伍

龙江医派的人才队伍是经过漫长的时间才逐步积累起来的，自唐宋移民直至明清才使黑龙江的中医人才队伍初具规模。随着近现代东北的开发，中医人才迅速集中。而新中国的建立，为黑龙江中医人才辈出创造了优越的条件。

在20世纪40年代的日伪时期，哈尔滨就产生了“四大名医”，分别为高、马、金、张，即高仲山、马骥、金文华、张金衡四位。除此之外，当时在黑龙江省名望卓著的中医有左云亭、刘巧合、安子明、安世泽、高香岩、王子良、纪铭、李德荣、王俊卿、高文会、阎海门、宋瑞生、李修政、章子腴、韩凤阁、马金墀、孙希泰等，他们都是当时哈尔滨汉医学研究会和滨江省汉医会的骨干成员。各地还有分会，会长均由当地名医担任。计有延寿县罗甸一，宾县真书樵，苇河县林舆伍和毛子馨，双城县刘化南，青冈县李凤歧，木兰县李英臣，呼兰县王明五，巴彦县金昌，安达县吴仲英和李相宾，肇东县李全德，兰西县杨辅震，肇州县孙舆，郭后旗佟振中等。这是旧中国时龙江医派的精英和骨干，是后来龙江医派发展壮大的奠基人士。

新中国成立后，高仲山先生各地访贤，汇聚各地著名中医还有张琪、赵正元、赵麟阁、钟育衡、陈景河、金文华、白郡符、华廷芳、孙纪常、王若铨、吴惟康、尹松岩、陈占奎、孟广奇、胡青山、柯利民、郑侨、黄国昌、于瀛涛、于盈科、衣震寰、刘青、孙文廷、刘润之、孙贵美、汪秀峰、杨乃儒、张志刚、高式国、夏静华、常广丰、阎惠民、翟奎、吕效临、崔云峰、武雅滨、姜淑明、李西园、刘晓汉、范春洲、邹德琛、段富津等近百人。这些名医是龙江医派后来发展的中坚力量，并产生了黑龙江“四大名医”，即高仲山、马骥、韩百灵、张琪。

1987 年黑龙江人民出版社出版了《北疆名医》一书，书中记载了 70 多位当时副高职以上的黑龙江著名中医的简要生平、学术经历以及他们的学术特点和经验。书中虽然收集资料不全，遗漏了很多人物，对他们的学术经验也只是挂一漏万，但是从中还是能够反映出龙江医派的学术成就及其特点。

从 20 世纪 80 年代末开始，国家和省市陆续评定了首批国医大师和几批国家老中医经验继承人导师及省级名中医。张琪是黑龙江省唯一一位国医大师，黑龙江省共有 44 人被评为国家老中医经验继承人导师，224 名被评为省级名中医。从这些名中医的数量、学历和职称等因素看，龙江医派的队伍构成已经发生了很深刻的变化，也表现了龙江医派与时俱进的趋势。我们有理由相信，龙江医派的新成分、新素质能够发扬前辈的优秀品质，以新的姿态为龙江医派作出新的贡献。

2.2 龙江医派的学术成就

龙江医派作为龙江地方的学术群体，在近现代以来，不仅在医疗上为黑龙江的防病治病做出了历史性的贡献，而且在学术上也为后人留下了弥足珍贵的财富。这些学术财富不仅引导了后学，在医学历史上也留下了痕迹，具备了恒久的意义和价值。

在新中国成立之前的日伪时期，高仲山先生为发扬中医学术，培养后学，曾编著了多种中医著述，既为学术传播上的成果，又可作为习学中医的教材读本。这些著述有《黄帝内经素问合解》、《病理学》、《汉药丸散膏酒标准配本》、《高仲山处方新例》、《湿温时疫之研究》、《时疫新论》、《血证辑要》、《中医肿瘤学原始》、《妇科学》等十余种。此外还撰著有数十篇医论，内容涉及中医经典著作、中医学历史、中医基础理论、中医诊断学、伤寒和温病、内科杂症、妇科病证、传染病学、中医科普、预防养生、中医思想、医理论辨等多方面。另外还有医案、医话十数则，内容多有新意阐发，足以启导后学思维。

新中国成立后，老一代中医专家也都各自著书立说，为龙江医派的学术建设做出了可贵的贡献。如马骥著有《中医内科学》、《万荣轩得效录》,王度著有《针灸概要》,白郡符著有《白郡符临床经验选》,孙文廷著有《中医儿科经验选》,华廷芳著有《华廷芳医案》,吕效临著有《吕氏医案》、《效临医话》、《医方集锦》等,张秀峰著有《温病歌诀》、《新编汤头歌诀》、《药性歌诀》、《张秀峰医案选》、《张秀峰临证医话》等,张金衡著《中药药物学》,肖贯一著有《验方汇编》、《临床经验选》等书,吴惟康著有《针灸各家学说讲义》、《中国医学史简介》、《中医各家学说及医案分析》、《医学史料笔记》等,张琪著有《脉学刍议》、《临床经验集》、《张琪临床经验荟要》、《国医大师临床丛书·张琪肾病医案精选》、《跟名师学临床系列丛书·张琪》、《中国百年百名中医临床家丛书·张琪》、《国医大师临床经验实录·张琪》等,李西园著有《中医内科学》、《西园医案》等,张缙著有《针灸大成校释》,孟广奇编有《中医学基础》、《中医诊断学》、《金匮要略》、《温病学》、《本草》、《中医妇科学》、《中医内科学》、《中医临床学》等,杨乃儒著有《祖国医学的儿科四诊集要》,杨明贤著有《常用中药手册》、《中药炮制学》,陈景河著有《医疗心得集》,邹德琛著有《伤寒总病论点校》,郑艺钟著有《肝病古今名方选》、《现代针灸医案选》、《老中医医案选》等,郑玉清著有《实用内科手册》、《中医内科学讲义》、《伤寒论临床研究》等,郑侨著有《郑侨医案》、《郑侨医疗经验集》,段富津著有《中国百年百名中医临床家丛书·段富津》,并主编国家普通高等教育中医药类规划教材《方剂学》及其配套教学参考、学习指导、国家试题库等教学用书4部及《金匮要略方义》等,高式国著有《内经摘误补正》、《针灸穴名解》等,栾汝爵著有《栾氏按摩法》一书,韩百灵著有《百灵妇科》、《中医妇产科学》、《妇科学讲义》、《百灵临床辨证》、《百灵论文集》等,窦广誉著有《临床医案医话》,樊春洲著有《中医伤科学》等。

以上所列龙江中医的著述仅太仓一粟,而且多为20世纪初中期的论作。这些论作表现出了老一代中医学人的拳拳道业之心,既朴实厚重,又内涵丰富,既有术的实用,又有道的深邃幽远。正是这些前辈的引领,才使今天的龙江医派人才如林,成果丰厚,跻身于全国中医前列。

3 龙江医派的学术特点

龙江医派汇聚了全国各地的医药精粹,融合了黑龙江各民族的医药经验,结合黑龙江的地方多发病,利用黑龙江的地产药物,经过漫长的历史酝酿,在学术上形成了独到的地方特色,在临床诊疗和遣方用药方面形成了自己的风格。正是以学术和经验的特色和风格,龙江医派能够以独有的姿态立足于全国医林,以自己独有的声音回响于华夏医坛。

3.1 多元汇聚,融合各地医学之长

龙江医派的学术,除了融合早期地方民族医药经验之外,主要通过由唐代开

始的移民等方式从中原和南方各地传播而来。这种从内地传入的方式从宋代以后逐步增多,至明清达到一个高潮,已经形成初步人才队伍,这种趋势到近代随东北开发而达到顶点。因此可以说龙江医派的学术根源是地方民族医药经验与全国各地医学的融合,因此也就必然会显示出全国各地医学的特色元素。

唐代渤海国派遣人员到中原学习,带回了中原医学的典籍,这就使中原医学的学术思想和临床经验传播到了黑龙江地区,从而龙江医学也就吸收了中原医学的营养。

北宋末年,金人攻陷汴梁,掳掠了大批医药人员以及医学典籍和器物,其中就有北宋所铸造的针灸铜人。这在客观上是比较大规模的医药传播,使中原医药在黑龙江传播的更加广泛和深入。

到明清时期,随着移民、经商、开矿、设立边防驿站、流放犯人等,中医药开始更大规模地传播到黑龙江,并逐渐成为龙江医学的主流。如顺治年间流入的史可法药酒,乾隆年间杭州旗人流放齐齐哈尔并在当地开展医疗活动,吕留良的子孙在齐齐哈尔行医等,这都是南方医学在黑龙江传播的证明。而清代大多在龙江各地行医者都是中原地区来的人,清宣统时仅宁古塔一地就有了比较齐全的各科医生,说明全国各地的医药学术意在黑龙家安家落户。这对龙江医派的学术特点影响至深至广。

再从近现代的黑龙江各地中医人员的籍贯出身,就更能反映出龙江医派学术的来源。多数名医祖籍均为山东、河北,另有祖籍为江南各省者。如果上追三代,他们绝大多数都是中原和南方移民的后裔。因此,龙江医派的医药学术特点和风格就不是整齐划一的,而是显示出了融合各地的学术内涵。

因为黑龙江省地处北部边陲,古代地广人稀,从唐代以后是最主要的北方移民所在地之一,到清代形成移民高潮。移民是最主要也是最有效的文化传播方式,龙江医派融合全国各地的医药内容就是历史的必然。移民地区虽然原始文化根基薄弱,但是没有固有文化的限制,因此有利于形成开放的精神,不保守,不因循,可以为不同的医药学内容的发展传承搭建舞台。这可能是今天黑龙江的中医事业水平跻身全国前列的文化基因。

3.2 以明清医药典籍为主要学术内容

黑龙江文化开发较晚,因此在古代少有精通中医“四大经典”的人士,所以相当长的历史时期内,都是依靠地方民族医药进行医疗保健活动。医药经验比较零散,学术理论缺乏系统性,传播规模也极为有限。直到清代形成移民高潮,黑龙江的医药才显示出了繁荣局面。

但是由于黑龙江地区长期由少数民族统治,缺少正宗系统的传统文化教育,因此在相当时期内对中国传统文化修养薄弱。直到晚清时期这种中国传统文化也积累不足,所以明清以前很少有能修习中医古代文献者。鉴于这种历史文化状态，黑龙江清代以后古代传统文化也仍然显得不足，黑龙江的中医人士也少有修习唐以前的医药典籍。为了应对临床诊治需要，除诵读普及读物“四百味”、“药性赋”、“汤头歌”、《濒湖脉学》等歌诀外，人们多以明清时期明了易懂的医书作为修习的课本，如《寿世保元》、《万病回春》、《医宗必读》、《外科正宗》、《温病条辨》、《本草备要》、《医宗金鉴》等。其中尤以《医宗金鉴》最为通行，而研读“四大经典”的人士较少。

因为中医学发展到明清时期已达到鼎盛，医书的编写也已经内容比较齐全，体例也日益标准化。这些医书因为理法方药内容较全面，只要熟读一本就可以应付一般的临床需要，所以为一般医生所偏爱习诵。比如《医宗金鉴》是清代朝廷组织国家力量编著的，其中对中医基础理论、诊断、药物、方剂以及临证各科都有全面系统的论述，既有普及歌诀，也有详细解说，确实是中医药学书籍中既有相当深度广度，又切合临床实用的优秀医书。因此龙江医派的大多数医家都能熟记《医宗金鉴》内容，熟练应用该书的诊疗方法。

直到日伪时期，因高仲山先生自沪上毕业而来黑龙江兴办汉医讲习会，才使“四大经典”以及近现代的中医课程在黑龙江成为习医教材。新中国成立之前，得益于高仲山先生对中医教育的积极努力，黑龙江地区涌现了一大批高素质的中医人才，中医队伍素质有了根本改变。

3.3 龙江医派学术的地方特色

龙江医派的学术来源有多元化特点，既有全国南北各地的医药传入，又有地方民族医药观念和经验，这些都是酝酿龙江医派学术特色和风格的基础。同时，黑龙江地处北方，地方性气候、地理特点以及民众体质禀赋、风俗文化习惯长期以来深刻地影响了龙江医派医家的学术认知，这也必然会给龙江医派医家群体学术思想、理论认识和临床诊治特点和风格打上深刻的地方性烙印。

首先，善治外感热病。黑龙江地区纬度较高，偏寒多风，而且冬季漫长，气温极低，寒温季节转变迅速，罹患伤寒、温病者多见，尤其春冬两季更为普遍。地方性高发疾病谱使龙江医派群体重视对伤寒和温病的研究，对北方热性病的诊治积累了丰厚的经验，临床应用经方和时方并重而不偏。许多医家重视以仲景之法辨表里寒热虚实，善用六经辨证和方证相应理论指导临证，同时对温病诸家的理法方药也多能融汇贯通，互相配合，灵活应用。而且龙江医派大多数医家无论家居城乡、年龄少长，都能对《医宗金鉴·伤寒心法要诀》和《温病条辨》背诵如流并熟练应用，寒温之说并行不悖，可见一斑。

其次，善治复合病、复合症、疑难病。本地区民众豪放好酒，饮食肉类摄入较多，蔬菜水果相对偏少，而且习惯食用腌制品，如酸菜、咸菜等，造成盐摄入量过高，导致代谢性疾病如糖尿病、痛风等多发，心脑血管疾病在本地区也十分常见。黑龙江地区每年寒冷时段漫长，户外运动不便，加之民众防病治病、养生保健意识相对薄弱，客观上也造成了疾病的复杂性，单个患者多种疾病并存，兼症多，疑难病多，治疗棘手。龙江医派医家长年诊治复合病、复合症、疑难病，习惯于纷繁复杂之中精细辨证，灵活运用各种治法，熔扶正祛邪于一炉。面对疑难复杂病症，龙江医家临证谨守病机，重视脾肾，强调内伤杂病痰瘀相关、水血同治，或经方小剂，药简效宏，或大方复法，兼顾周全，总以愈疾为期。

再次，本地区冬季寒冷，气候以寒湿、寒燥为主，民众风湿痹痛普遍，加之龙江地区冰雪天气多见，外伤骨折、脱位高发。龙江医派医家对此类疾患诊治时日已久，骨伤科治疗经验独到丰富，或以手法称奇，或以药功见著，既有整体观，又讲辩证法，既有家传师授的临床经验，又有坚实的中医理论基础，外科不离于内科，心法更胜于手法。值得一提的是，许多龙江医家注意吸收源于北方蒙古等善于骑射的少数民族的骨伤整复、治疗方法，从而也形成了龙江医派骨伤科学术特色的一部分。

另外，众多医家在成长之中，对黑龙江地产药材如人参、鹿茸、五味子、北五加、北细辛等的特殊性能体会深刻，进而影响他们临证时的遣方用药。更因龙江民众一般体质强壮，腠理致密，正邪交争之时反应较剧，所以一般地说，龙江医派医家多善用峻猛力强之品，实则急攻，虚则峻补，或单刀直入，或大方围攻，常用乌头、附子、大黄、芒硝、人参、鹿茸等，所以多能于病情危重之时力挽狂澜，或治疗沉疴痼疾之时，收到出人意料之效。

龙江医派医家也多善用外治、针灸、奇方、秘术。黑龙江是北方少数民族聚集之地，本地区少数民族医药虽然理论不系统，经验零散，但是在漫长的历史中积累了很多奇诡的治病捷法。比如龙江大地赫哲族、鄂伦春族、达斡尔族及部分地区的蒙古族民众等普遍信奉的萨满文化，即包含许多医学内容，这些内容在民间广为流传，虽说不清医理药性，但是临证施用，往往立竿见影。此外，常用外用膏药、针挑放血、拔罐火攻等治疗方法在龙江医派中也是临床特色之一。

正是因为龙江中医药学术根源多元化，在没有统一的医学教育情况下，至清末民初发育形成了六大支系，龙江医派的格局基本形成。自高仲山先生兴办近现代中医教育以后，龙江医派的不同特点和风格渐趋一致。

龙江医派源远流长，经历了漫长的发展过程，积累了丰富的经验，形成了独到特点和风格，为龙江医派的进一步发展进步提供了历史性基础。经过不懈努力，“龙江医派”已得到学术界的高度关注，国内外广播、电视、报纸等二十余家主流媒体均对此进行了报道。其中我国台湾最大报纸《中国时报》也发表相关文章，给予高度赞誉，“龙江医派台湾分会”业已成立，这也是中国大陆在台湾建立的首家学术流派民间社团组织，它对促进两岸中医药学术交流将起到历史性的积极作用。原黑龙江省省委书记孙维本同志欣然题词：“龙江医派，功业辉煌！”

有关龙江医派还有大量的工作需要去做，首先对龙江中医的学术经验进行抢救挖掘、整理提炼，深入开展龙江医派文化、教育、学术研究，完成《龙江医派丛书》的编纂工作，建立龙江医派研究会、龙江医派研究所、龙江医派网站、龙江医派博物馆，举办龙江医派成果展、龙江医派学术文化节等。通过对龙江医派底蕴的发掘和打造，定能使其成为黑龙江中医药学术界理论产生和创新的土壤，成为黑龙江省中医从业者的凝聚中心，成为黑龙江中医学术探讨的平台和学术园地，成为黑龙江省中医药人才培养与成长的核心动力，成为引领、传承、传播黑龙江中医学术的主体力量，成为黑龙江中医文化品牌和精神家园，成为龙江医药学的特色标志，成为我省非物质文化遗产，成为黑龙江的重要地理文化标识。相信，在新的历史时期，龙江医派将会作出新的学术建树，为丰富祖国医学的内涵做出更大的贡献。

《龙江医派丛书》总编委会

2012年5月

序

中医流派异彩纷呈,“龙江医派”地处北疆边陲,于白山黑水之畔,以其独特的地域气候特点及文化底蕴,在动荡不安、不断更迭的历史条件下,融汇了地方和民族医药因素,并相互碰撞争鸣、撷取交融,逐步形成了内涵风格独特的北疆寒地中医药防治疾病的中医学术流派。地方性气候、地理特点以及民众体质禀赋、风俗文化习惯长期以来深刻影响着龙江医派医家的学术认知,为龙江医派医家群体学术思想、理论认识和临床诊治风格打上深刻的烙印。

地域性特点对骨伤科学发展的影响尤为明显,龙江地区冰雪天气频现,历代骑射兴盛,外伤疾病尤为多见,故龙江医家对此类疾患的诊治经验丰富、方法独到,同时融汇吸收北方满蒙等少数民族的骨伤整复、治疗方法,形成了独树一帜的龙江医派骨伤科学术特色。

邓福树教授作为其代表医家之一,是黑龙江省第一批名中医、中医骨科学术带头人、享受国务院特殊津贴,其一生勤奋谦逊、仁厚超然,虽命途多舛,但勤学笃志,终成宏富之学,邓老内外兼修,注重外科疾病的内在调理,对《黄帝内经》钻研颇深,博涉《难经》、《伤寒杂病论》、《刘涓子鬼遗方》、《仙授理伤续断秘方》、《医宗金鉴》等名著,中医功底扎实深厚,后赴上海进修学习显微外科、手外科技术,他汇通中西,在全国中医院校中率先主持成立中医骨伤系,为我校开创了中西医结合骨科教学的先河。邓老为学精勤,著述充栋,皆真知灼见。其学术思想、诸多研究成果及研制发明为国内外医学界所瞩目,实乃龙江医派骨伤科一代大家。

喜闻《龙江医派丛书·邓福树骨伤科学术经验集》付梓出版,我有幸先睹为快,深感其文质朴严谨,叹书之宏富,字字珠玑,提纲挈领,足可为后世登堂入室之津梁。虽邓老已然辞世,然能留言于后辈,传道于后学,实为骨伤科学之幸,中医之幸。望后辈参阅此书,继往开来,勿忘前辈之言!

黑龙江中医药大学校长

2014年4月

目　录

医案撷菁

医家传略

一、出身寒微，不坠青云之志

邓福树教授是我国现代著名中医骨伤科专家，黑龙江省第一批名中医、中医骨科学术带头人、享受国务院特殊津贴，从启蒙到立志，从立志到践行，从践行到启悟，到理想中传道授业的终点，先生生命中每段往事，都折射了他一生勤奋、谦逊、仁厚、超然的人生观念。先生命途多舛，但勤学笃志，终成宏富之学，先生为学精勤，著书立说百万余言，皆真知灼见。其学术思想、诸多研究成果及研制发明为国内外医学界所瞩目，堪称龙江医派骨伤科一代大家。

邓福树，汉族，1936年8月5日生于黑龙江省绥棱县上集镇一个穷苦家庭。父亲邓文治、母亲邓王氏早年与叔父在辽宁省锦县(现名凌海市)以务农为主，具有典型中国农民淳朴忠厚的性格。因生存环境恶劣，父亲后到黑龙江省绥棱县当员工。先生从小调皮可爱，凡事总爱打破砂锅问到底，经常将前辈问得无以为答。因父母身体欠佳，常独自一人步行数十里前往药铺抓药，农忙时下地耕作替家人分忧，历尽了劳作的艰辛。虽然家境贫寒，但生活居住地得天独厚，灵秀俊美，长期接触大自然，成长在自然界的怀抱中，得自然厚爱，秉承了他的俊秀与灵性。

20世纪前叶，东北长期被日军控制，文化教育也深受其害，日本人施行去中国化的教育政策，几近奴役了整个东北的政治、经济和文化。从出生到抗战结束的九年时间中，先生父亲一直认为，农村孩子读书才是唯一的出路，坚持在严密的封锁中教育先生学习祖国文化，家中常藏有古典志异小说、诗词文赋。先生身受父母熏陶，接受传统的中文教育，学文识字，立志不做亡国奴。

抗日战争结束后，国家教育步入正轨，此时先生始念小学，接受正规的学校式教育。因前几年家庭教育的成效，在同龄学生中，乍一看，就会感到稚气稍存的先生，谈吐颇具风度，而且较有自信，知识贮备也略胜一筹，并有很强的求知欲望，教课老师经常赞誉，此子将来定有作为。此时学校教育延续了新文化运动的教育风格，对古典思想的批判与继承，继承多于批判，应当说先生思想上的飞跃全在于此。譬如喜爱读鲁迅的文章，书包里常装有鲁迅先生的杂文散文集，但对鲁迅批判中医的观点又持否定态度，对古人习儒、问道的崇高理想，神往久矣。这些观念在后来的教学生涯中，回忆童年求学经历时，他经常提及。

长年的积劳成疾最终将父母击倒，年少的他痛失双亲，长姐也相继患病，因医疗条件差无力延医而病故，昔日的谆谆教诲，音容笑貌顿时化为乌有，童年留在脑海最初的往事片段，在那一刻成为了生命中最为刻骨铭心的记忆。一个又一个噩耗在其人生中烙下的刻骨伤痛，将他拖入万丈深渊，也让他担负起了沉甸甸的精神枷锁。自己无力挽救亲人生命的现实，痛心与愧疚久久折磨着他。最终，一股愈发强烈奔腾向上的信念渐趋明晰，立志学医，救济世人，摧枯拉朽般地颤动着他的心灵，用一个汉子的肩膀扛起芸芸众生的希望，学得浑身本领，去报答家人，服务家乡，对于年少的先生是一种怎样的感恩情怀。生活中，先生平日除了学习课堂知识外，还开始识药记方，痴迷忘我，即使是在吃饭，做家务时仍手执药学方剂阅读诵记。医治疾楚，拔除百病的念头扎根在心底深处，渐渐成了心中最为坚定的信念。此后数年，先生一直在痛失亲人的哀伤中，独自坚持着自学医理的道路。少年心灵的触动和创伤，后来成为影响他一生价值取向的契机。

此时西医传入中国已数十年，但发展还不太成熟，中西医学理论差距太大，争论持续存在。国民党政府虽废止中医的提议已实施数年，终因百姓经济收入所限，中医以价廉、有效之优势在民间的应用仍占据主导地位，显然无法阻挡中医神奇疗效迸发出的蓬勃生命力。历经亲人变故的现实遭遇后，先生每遇乡亲病逝，皆如痛在心，睹物思情，悲悯人寰的情怀蕴育在胸中，立志学医，救助病苦，成为其一生选择的跋涉之道，亦竟成为他命运的必然之道。

中国人自古以来的意识形态崇尚修儒问道。修儒的核心思想是礼智信义仁，问道有上古三书，三书中两本关乎医学。先生曾说：学医之始，始于道。所以极其重视三书所阐述的理论思想，并精研细读，相伴终生。

上述观点，始于先生中学时对《黄帝内经》产生的浓厚兴趣。开始接触此书时因文义深奥，难以理解，只能靠翻译的白话文来标注每个句段的含义。但是翻译的文字始终不能取代原文意境，后来将两者融合反复消化，直至娴熟，默然心中。以后每读此书，都能欣然念出数句颇具深意的语句。就这样，一本崭新的《黄帝内经》被翻得破旧不堪，页面黄黑，粘粘贴贴到处可见，即使购买了新的，也不忍舍弃。后来又阅读《难经》、《伤寒杂病论》等书，经论方药，各家学说日渐爱好成习，随着时间推移而成竹在胸。为尝试所学，平时经常为周围邻居诊治伤风感冒等小疾病，每投皆能取效，这些点滴之事，不但培养了先生的学习兴趣，而且坚定了前行的信心。因此日夜勤奋阅读医书，吸取诸多医家核心思想，同时着重关注和提炼了伤科理论的成就，反复揣摩，认为这部理论尚待完善，骨伤科的发展在于此处转折，作好这科课程势在必行。于是投以兴趣爱好专门研读《刘涓子鬼遗方》、《仙授理伤续断秘方》、《理瀹骈文》、《医宗金鉴》等名著。在进入中医药学府前，便扎实掌握了疮疡外科的理论要领。

1956年以优异的成绩考入黑龙江中医学校中医专业。留下家中妻儿，背上几件满是补丁的衣袜，只身一人来到哈尔滨学医。因所学与志向契合，加之前有所学，基底雄厚；勤奋好学，善思笃问，而进步迅速，品学兼优，成绩一直名列前茅。在校期间获得勤工俭学奖、优秀学生奖等多项荣誉。此时，全国中医院校盛行现代医学教育，中西医理论碰触的火花日渐鲜明，冲突与融合的激烈辩论程度无异于一场学术复兴革命。在学术启蒙争鸣的象牙塔中，先生执志自守，信念所至，无所不取，大部分时间沉浸在图书馆，宿舍床铺及书桌上的书籍堆砌成宛如一个个小山丘，稍不小心触碰就零落一地，境中之人，徜徉在书海中俨然不知其态。后来先生回忆往事曾对学生说过，学习秉承的原则应遵守学不可以朝毁，理不可以偏执，取长补短，互为实用。所以自这时起先生就坚持中医为主，中西并重的学术观念，临证尽取其法，驭繁就简，各取所用。在古今未曾出现的理论世界中，骨伤学的中医与西医理论的神奇结合，均是此时不拘一格完善而成的。因为知识宏富，信心充足，践行真理的过程又刻不容缓，先生利用极其短暂的时间，将中西医骨伤科理论融会贯通，学术思想体系形成雏形。因先生学习成绩优异，1960年学校准予提前毕业、留校工作，并于同年被派往辽宁省理疗医院进修筋伤应用理论。为日后对中医骨伤学的理论发挥，“消瘀膏”、“硃红膏”、“骨筋贴”等外用药物的问世，奠定了基础。

八千里问道，不舍其真，俊贤志士求是，自古以来都以此作为座右铭。先生少年时代便切入了内经的意境，又因秉受自然的熏陶，天资聪颖，秉性灵睿，人情世态，功名利禄，早已超然物外，一心潜悟真谛。常感叹：工作与生活，不论顿悟还是渐悟，只有依靠内心的理解、体验，才能切身感受。机智易获，大道难得，先生总如此激励学生，也是这样作为，想达到真理的彼岸，必须执守真挚，不舍不弃。历代中医学家，自己的行为是如此，也是按照这样的标准选择弟子。

阅读先生书籍论文，其真，其简，其质朴与严谨，有口皆碑。如此呕心沥血结聚的精华，传承了古往今来的理想和需求，将数十年启悟注入此卷，随着韶华流逝，传道授业，问卷释疑已然成为昭示此心的唯一方式。医理与天地之道同出一辙，万物机理在蒙昧的思维意识中潜行，洞察真谛，惟有用心参悟。心灵是未曾开辟的荒原，启蒙的奥秘却是惟妙惟肖的，要探究渊源，识别大道，辨明至理，根本行为在于立志践行，持之以恒。

二、精诚大医，疗效卓著

实践是检验真理的唯一标准，无数治例表明中医学之生命力在于临床疗效。中医学是一门具有自身理论体系优势的医学科学，它与西医学理应处于同等地位，长期共存，互为补充。邓教授在学术上遵行古训，言必有据又不为古人所囿。博采众长，经长期潜心思索，结合自身经验，不仅发掘了潜在的理论知识，也参悟其中道理，发挥出了独特的医学思想。

1961年，先生进入黑龙江中医学院附属医院骨伤科工作，白天诊疗疾患，临证研习，夜晚阅读医书。工作期间因学识积厚，所见所闻皆能触类旁通。时任科室主任的著名骨伤科大师樊春洲教授，非常器重先生，常对其言传身教，与此同时，先生结合自身领悟，融会各家学说所长，其学术思想在中医骨伤科领域，很快就自成一格。手法方面，有效运用现代医学解剖学基础、生物力学原理和病理生理学原理于中医骨伤科理论系统中，创制出了一系列完整的理伤、理筋和复位手法。将中西医结合的手法应用推进到了一个新高度，最后集合成中西医结合理筋手法，大部分因素在于此阶段的学习。

1963年3月，先生在医院开设骨伤门诊，初始来看病的患者都是跌打损伤的小患，而且病种单一，关节脱位，软组织创伤和劳损等占据大部分。因此勇敢尝试自制膏药、洗剂。先生认为此类疾病，多为气血壅滞，不通则痛所致，治则活血化瘀，理气止痛。配方研制"消瘀膏"，"硃红膏"，"骨筋贴"。"消瘀膏"用于外伤性肿胀、手术后类丹毒等。"硃红膏"则用于筋劳损、肱骨外髁炎、腱鞘炎等。"骨筋贴"治疗颈椎病、腰椎间盘突出症、股骨头坏死、骨性关节炎、强直性脊柱炎、骨痨等疗效显著，备受患者青睐和好评，时至今日，这些药物仍在临床使用。

斯年秋天，故乡绥棱县麻疹流行。2岁的次子不幸罹患，先生成功治愈，其胆大心细、精湛技艺已经使其崭露头角。患儿病初两耳下方出现红色疹点，继而面颊、胸背以至全身出现麻疹，村医诊治后不见好转，亲人电报通知先生后，先生立即赶往探望。回家后次子已奄奄一息，初诊医生认为无力回天，先生不以为然，审证见神志不清，气息喘急，鼻翼煽动，麻疹隐没不见，色变紫黑，舌苔黑黄，指纹紫黑，深达命关，先生断为外感疫疠之毒，直中脏腑，邪陷心包，蒙蔽清窍。急宜清心泄热解毒，透营转气开窍，于是拟方黄连解毒汤加减，服用数剂后麻疹旋即透出皮肤，色红疹全，气平神清，症状应期消退，病获痊愈。

1972年，先生开始研究中西医结合的骨科理论与临床应用模式。掌握了骨病、腰腿痛、软组织劳损、腰椎间盘突出症、腰椎管狭窄症、脊柱结核、先天性髋关节脱位、儿麻后遗症等的诊治要领，中西结合保守治疗，效果极佳；对黄殿栋教授创制的外固定器械进行了大胆改革，如双夹板穿针外固定治疗复杂性胫腓骨骨折，石膏与木板配合固定治疗踝部骨折，胶条牵引治疗尺骨鹰嘴、石膏与木板配合固定治疗桡骨远端骨折等，效果显著。同时，研究方向又侧重于腰腿痛方面，率先在省内开展了腰椎间盘突出症的手术治疗，并参与该术式创新的研制工作。

1979年先生又被医院派往上海第六人民医院进修学习显微外科、手外科技术，回来后开展显微外科手术，用研究自制的简易显微镜，成功实行了神经、血管吻合术，后相继进行了皮瓣移植治疗手背部大面积皮肤瘢痕挛缩及中指伸肌腱缺损、带血管蒂肌皮瓣转移术治疗骨髓炎创面不愈合等复杂病例。

随着时间的沉淀，先生治疗的病种名目亦越来越多。面对类风湿、强直性脊柱炎、股骨头坏死等疑难症，先生每每参古阅今，中西合璧，大胆创新，革新治则。由于北方特有的气候，该地区的风湿病发病明显高于其他地区，此地人体腠理致密，病邪抗争剧烈，先生根据《黄帝内经》"痹者，风寒湿三气杂至，合而成痹"，给予驱邪扶正的治疗大法，提出急性期给予乌头汤、大活络丹等以温经散寒，化瘀通络止痛，以驱邪为主，主张应用附子、乌头、鹿茸、人参等纯烈之品以收速效。慢性期则以补气养血熄风，扶正为主，用药多选当归、川芎、枸杞、黄精、芍药、白术、黄芪、党参等。

由于地域特点，骨病方面多数患者表现为疼痛，夜间加重，局部喜暖，功能受限等，病因偏于寒痰瘀，每种疾病都有各自的发病特点和传变规律，治疗时先生常以病为纲，细忖病机，辨证施治，分期治疗。例如痹病，发于初，邪在皮毛、肺卫，先生根据"善治者，治其皮"，"其在皮者，汗而发之"，多取宣肺发汗散寒、蠲痹除饮止痛之法。方选越婢汤、葛根汤、麻杏薏甘汤等加减；亦选用中频理疗，中药导入等方法；如果病情反复，邪渐入里，伤及血分，出现局部肌肉僵硬，麻木疼痛，病位则转入肝、脾，治则舒筋通脉，理气和血；后期出现肌肉萎缩，肌力下降、关节僵硬、活动受限，病位归于肝肾，治以补益肝肾、强筋健骨。颈椎病、腰椎间盘突出症、风湿、类风湿、强直性脊柱炎、痛风、骨结核、骨肿瘤等，先生认为：如果仔细分析会发现每种疾病都有自己的嗜发部位，风湿主要病位在肺卫，兼伤及血分而疼痛；痛风主要责之于脾肾亏虚，痰瘀阻络；强直性脊柱炎、骨结核则直接伤及肝肾。治则上的更新，缓解了许多患者痛苦。

1981年，先生被任命为骨科副主任，协助主任樊春洲教授承担骨科的行政管理及医疗、教学、科研工作。此时，开展了旋股外动脉移植治疗股骨头缺血坏死，闭合创口"骨炎灵"注射液持续冲洗治疗急慢性骨髓炎，椎板减压后路椎间植骨融合治疗腰椎滑脱，椎管侧方向减压治疗胸腰段骨折合并不全截瘫或胸结核合并截瘫，均取得较理想的效果。新发明的"骨炎灵"注射液临床至今还在使用，效果神奇。

1985年7月先生晋升副主任医师，聘为副教授；8月受聘为中医函授大学骨伤科学院顾问、哈尔滨分院副院长；9月获得黑龙江省人民政府颁发的教师光荣证，并在黑龙江省中医学会第二次会员代表大会上当选为理事；11月受聘为中华全国中医学会黑龙江分会骨科学术委员会主任。

1986年11月，受聘为中华全国中医学会骨伤科学会第一届委员会委员并被学会推荐为中医骨伤科杂志编辑委员会委员。

1987年，我院附属一院骨科成为国家中医药管理局重点专科，先生时任骨科主任，作为学科带头人负责组织协调专科建设工作。在全面、优质地完成医疗、教学任务的基础上，在中医、中西医结合骨伤科实践中积极探索，不断开拓新疗法、新药物，为病人解决疾苦。针对股骨头无菌性坏死，尽管当时医学界并没有承认该病的发生与组织缺血有关，但是先生通过手术所见，参考中医古典医籍，提出该病的发病病机为气血紊乱，瘀血内停，筋骨失养所致，病变部位涉及皮肤、肌肉、筋骨等不同层次，对不同类型、不同时期的股骨头坏死分别研制出"骨宝Ⅰ、Ⅱ、Ⅲ号"、"骨蚀灵"等中成药胶囊以辨证治疗，明显减轻了患者病痛，一定程度上延缓了疾病的发展，提高了患者的生活质量。先生针对颈腰部疼痛，揣摩疼痛病机，深思熟虑后得出结论，认为疼痛的原因与气血水密切相关，集益气活血、化瘀利水、补益肝肾、行气止痛等诸法于一体，成功研制出“脊痛消系列”，用于治疗腰椎间盘突出症、颈椎病等颈腰椎疼痛性疾病，其中尤以补阳还五汤加减的“脊痛消Ⅱ号”最具盛名。时过十余载，目前仍有全国各地的患者络绎不绝慕名前来购买，对其疗效赞誉有加。

对于增生性疾病，退行性疾病，先生认识到实为机体代偿性机制紊乱，当增生物挤压，压缩神经、血管就会出现腿痛，酸麻不适，口服、外用治疗均有很大限制，先生师古不泥，勇敢创新，将中药制成针剂，提出病变处直接给药的治疗方法，在当时国内骨伤科给药方法上是首屈一指的。该系列有“脊痛舒”注射液硬膜外腔注入治疗脊柱疾病，如颈椎病、腰椎间盘突出症、腰椎管狭窄症，不仅药效迅速，而且副作用小，复发概率低；“骨筋宝”注射液治疗股骨头缺血性坏死；“骨增灵”注射液关节腔或痛点处注入治疗膝关节骨性炎、早期股骨头坏死。

另外，先生使用电脑中频理疗仪，利用离子透入原理，与中医熏洗方法相结合，使药效直达病所。这在当时也是一项独特的治疗颈背筋膜炎、腰肌劳损、骨关节炎等有效方法。其中骨科洗药临床应用最多，效果最显著。

春蚕到死丝方尽，蜡炬成灰泪始干。先生临终之前，也无私地将“脊痛消系列”、“骨蚀灵胶囊”、“消瘀膏”等组方精要全部贡献给大学，不为儿女谋私。先生这种无私奉献的精神值得我们敬仰、膜拜。

先生医术精湛，致力于中医骨伤科工作四十余载，把毕生积累无偿地奉献给了人类的健康事业，用自己勇于探索，无私奉献的精神开拓出一条条医学发展之路，为后学者留下了清晰的坐标和方向。正式发表有影响的学术论文近 20 篇，其中半数以上发表在国家级杂志上，并有一篇参加了 1990 年国际骨伤科学术讨论会，另有一篇获得 1988 年省科学技术协会优秀论文三等奖；1986 年、1989 年、1990 年分别获得省级科技成果奖一项；主持编写校内专用骨伤科专业教学教材 10 部，并在其中的 3 本书中担任主编，该系列教材被国内多家兄弟院校骨伤科专业使用，并于 1992 年由黑龙江科学技术出版社出版，畅销全国。先生经常被各大医院邀请会诊，作学术报告，常赴北京等地进行学术交流。1990 年，分别被收录到《中国中医骨伤科百家方技精华》和《当代中国骨伤人才》两本书中，1991 年，受聘为哈尔滨市动力区人民法院执法监督员。1992 年 10 月，晋升主任医师、教授，并被评为硕士研究生导师，享受中华人民共和国国务院颁发的政府特殊津贴，并被收录到《黑龙江名医录》一书。1993 年 10 月，被选入由新华出版社出版的《中国名医名药台历》。1995 年，被收录到《黑龙江名中医》一书，并入集 1997 年出版的《中国百科专家人物传集》；作为第一完成人《闭合性矫治骨折畸形愈合的基础与临床研究》1993 年获省中医药管理局科技进步一等奖、1994 年获国家中医药管理局科技进步三等奖。1996 年被中国中医研究院骨伤科研究所聘为博士研究生指导教师。1998 年，聘为《中国中医骨伤科》杂志编委，获得黑龙江省中医药学会颁发的第二届理事会理事突出贡献奖。

老当益壮，宁移白首之心。先生退休后接受医院返聘，在门诊继续出诊，并临床带教，为祖国医药事业奉献到最后，直至 2002 年因劳累过度心脏病突发，拟编辑的《邓氏治验——股骨头缺血性坏死》还未成型就溘然长逝，令人深感惋惜。时至今日，经先生生前同道及后辈、弟子的努力，《龙江医派丛书 · 邓福树骨伤科学术经验集》汇编成册汇聚邓福树教授临证诊治经验，集教学科研心得，铢积寸累。该书注重理论联系实际，极具中西医结合特色，继承了中外骨科的理论成就，集成了骨科理论创新和经验发挥，先生所有医学核心思想，集中显于此卷。先生泉下有知，亦可以告慰。

三、仁善为本，济世成德

先生是一名优秀的中国共产党党员，始终保持党员的先进性和纯洁性。解放思想，实事求是，与时俱进，能够辩证、理性地看待事物和问题。大是大非面前始终保持清醒的头脑，热爱祖国，热爱人民，热爱医疗事业，他常以“仁善为本，济世成德”的思想作为行医准则。言：“行医首要立品做人，做一个正直的人，一个真才实学的人，医学是仁心之术，要有仁人之心，以仁为本，只有仁善待人，才能济世活人。作为医务工作者，首先就是医德问题，医务工作是一个特殊的职业，关系到人类的生命和健康，人的生死和存亡，医生的职业道德比其他行业更具特殊的性质”。这些都道出了先生重视医德，仁善为本，济世活人的医学思想。

1976 年 7 月，唐山发生 7. 8 级地震，共造成 24. 2 万多人死亡。医院派出经验丰富的医疗队支援灾区，先生名列其中。医疗队抵达后，整座城市已不复存在，现场极其惨烈。先生曾感叹：目睹那样的灾难，更胜于年少所遇瘟疫横行的场面。初期，患者以创伤为主，数量之多，举目皆是。因设施简陋，手术不得已要在临时搭建的帐篷里施行。低级别手术，简单麻醉尚可取效；手术大则效果不佳，为保全性命，许多患者只能忍痛进行，凄惨的场面令人动容，先生也曾落下许多清泪。条件不足以施行手术的患者，初期处理后皆急转往附近城市。在急救资源和救助力量有限的恶劣环境中，短时间面对如此大批伤员治疗周转，志愿者们用医术、意志和仁爱挽救了一批又一批生命，精湛的医术避免了诸多患者高位截瘫和残留后遗症的风险。后期患者，以感染、破伤风和气性坏疽等为主。后两种疾病，在和平时期，很难遇见。特别是坏疽创面内散发出的恶臭气味，弥漫整座城市，以当时条件，对医务人员是极大的考验和挑战。坏疽需要先切开残肢，清除坏死组织。但那时，敞开筋膜肌肉，清除坏死组织后，单纯静点青霉素很难控制大面积残留物引起的感染。为此先生使用自配的药粉对患处进行擦抹，如果病员多，药粉欠缺就用中药配方，熬成汤液，施行湿敷。这样明显改善了创口的感染情况。联合抗生素与静点，效果神奇，避免了大量患者截肢的风险。先生对于急性骨髓炎，也采用了类似方法创口内灌注冲洗，效果满意，后来研制的“骨炎灵”闭合创口冲洗法的灵感正源于此。救灾功成后，医院为医疗队在香坊区电影院举行表彰大会，赞扬其高尚的医德，精湛的医疗技术，英勇无畏的奉献精神。数月后，许多患者专程赶往哈尔滨答谢，赠予牌匾礼物，先生皆推辞不受并语重心长地说：“治病救人，是职责所在，能实现平日所愿，已足够了，虚名利禄不必在意，那是集体的功劳，非我个人。”

先生心系民生，公而忘私。1977 年，幸福火车道口的一辆大客车与列车相撞，客车中乘客伤亡十余人，全被入送附属医院救治。教授亲力救助 3 名，同日为其急诊手术，其中两名病情严重，术毕时已是深夜。先生简进晚餐后，仍留在科室，不舍离开，整夜观察患者的病情。第二日继续工作，连续三天，直至患者病情稳定，才安心休息，此时已是身心俱惫。家属赶到时皆感激涕零，后来三位患者顺利康复。可见先生之仁心，非但见于日常工作，事关性命时更是临危不乱，仁爱相待。

先生育有两子、两女。笔者年幼时与祖父母同住十余年，依稀记得家中七口人同住只有一室半的住房，因房屋较小，两个姑姑睡在方厅祖父做的吊铺上，笔者则与祖父母同住一屋，睡在两个凳子拼成的小床上，个子长高了就在两个凳子中间搭个木板，夜间常能感受到祖父为孙女偎依被褥情景，永远记得祖父慈祥与严肃的面孔，永远记得祖父每晚戴着眼镜伏案而书的情景，也永远记得晚饭后家里常开着的门外传来的小儿的哭声。许多家长照顾不慎，将孩子的肘关节牵拉脱位，得知先生是骨科专家，手法复位经验独特，便抱来家中，请求祖父为其复位，先生总是能干净利落的为孩子整复好，家长们感激答谢，先生婉言拒绝，嘱咐家长："小儿娇弱，骨骼与韧带未发育好，不要大力牵拉上肢，孩子是祖国的未来，注意看护，痊愈就好"。

先生生活拮据，但一直保持廉洁奉公的崇高品质。1985年，巴彦县年仅25岁的年轻小伙王某，患慢性骨髓炎多年，多处求医治疗无效后面临截肢的痛苦，听说中医学院诊治慢性疾病更具优势，找到先生为其治疗，手术后痊愈，未留下任何后遗症，至今不曾复发。患者感谢先生再造之恩，并得知先生刚直不阿，廉洁正直，后为拜他为干爹，先生亦视之为亲生。每当节日，闲暇之时，他都会前来探望，直至先生去世时，仍为他守孝数日，天伦之情感人至深。

1987年，阿城农民王某，因患腰椎间盘突出症，腰痛不能直立，多处求医疗效不佳，经先生用亲手改良的术式和自己配制的中药口服治疗后痊愈。患者感激涕零，送来许多礼物表示感激，教授坚辞不收，他说："我们都是农民出身，知道生活艰辛，我只是尽医生之职，何足挂齿"。不仅如此，每当患者前来复诊，先生都按病情予以医嘱，尽量节省，指导他功能锻炼，并传授一系列练功方法，令其迅速康复。此后，王某每在亲朋好友中传播先生美名，亲人邻居患病，皆推荐先生为其诊治。

哈市港务局公务员王某，43岁，双髋关节疼痛，行路困难，拄双拐，被确诊为股骨头缺血性坏死，多方求医，病症不见减轻，反而加重。X线片显示已经进入Ⅲ期，教授用专配方药口服并结合病变关节囊内注射给药为她治疗。4个月后，症状明显减轻，12个月后已能离拐走路，19个月后，X线片反应空洞消失，骨质新生，完全康复，患者说："这简直是个奇迹！"先生见此疗效亦感惊讶，每有谈论，欣慰之情溢于言表。后来王某向医院办公室里写了一封表扬信，感谢先生的再造之恩。此信后由医院转交，先生见信后，置之一笑，全然不在意信中赞美之辞。

商人王某，因不明原因地出现右髋关节疼痛，屈伸困难，走路酸胀，X线片上不见明显骨质变化。凭借多年经验，先生确诊为右股骨头坏死早期，如麻痹大意，病情恶化，会造成严重后果。后经4个月细心调治，症状完全消失。患者对先生感激不尽，给予骨病神医的称号。这个故事至今在坊间传述，仍是一段佳话。

此类事例举不甚举，随着时间流逝，往事渐趋平淡稀疏，朦胧中所能感受到的，只有先生"仁善为本，济世成德"的仁爱之情。"上以疗君亲之疾，下以救贫贱之厄，中以保生长全，以养其身"。先生仁心仁德，廉洁奉公，一身正气植根中医，奋斗不息。

四、授业传道,笔耕不辍

师者,传道授业解惑者也。自从先生步入中医学殿堂始,注定被命运赋予健康缔造者和灵魂工程师的使命。先生性情温文尔雅,泰然自若。传道授业是他毕生的梦想,先生认为技能可轻易学会,而很多道理却难以参透。授人以鱼,不如授人以渔。特别是对中医医师、中医教师、中医学子来说,上工治未病,而欲成为上工,除却需要依靠勤奋和性灵外,更多的在于启蒙和指导的作用,于是,教师便是开启智慧之门的引导者。

黑龙江中医学院创建于1959年,这座百废待兴的新兴殿堂,容纳了先生毕生梦想和使命。校园开放伊始,各项条件均处于极其困窘的境地。师资力量匮乏,软件硬件对于教学和医疗都不堪能用。为此,组织部门一方面不断筹备资金,完善所需的医疗教学设备。另一方面积极寻访人才,除了聘用部分建校元老外,还招收大量青年骨干充实活力。天赐良机,此时正值先生毕业,因成绩名列前茅,品行优良,被校方选中,考核通过后录为备用。此时,又因组织对人才需求紧迫,先生尚未毕业即荣获提前上岗的资格。毕业后随即分配到医院骨伤科,一方面从事临床工作,一方面作为科室助教,协助完成日常教学任务。三年后,在科内带教本科生和进修生。

先生任职期间,对学生要求严谨又和蔼可亲,毫不吝惜地传授毕生所学。每日清晨带教查房,身边都会站满身穿白大褂前来聆听的学生,挤满病房。患者时常笑说:“邓教授的学生比患者更火”。在住院部带教,让学生先审视病人,获取的病情资料和诊治思路向他汇报,综合分析后,指出缺漏,然后系统地将疾病的来龙去脉重新讲解。经此教育,学生们对疾病的认识更是脉络清晰,细致入微。先生认为,手术是骨伤科治疗的常规手段,为了获取更高层次的深造机会,必须花费一定的时间攻克它。鼓励学生动手,勤动手,善动手。在手术中常手把手教实习生缝合打结,每到关键步骤爱先提问,然后详解,直至学生心领神会。先生极少责备学生,对他们的犯错总悉心指出,不论在病房还是手术室,常笑对实习的学生们说:放松身心才能全神贯注嘛。随先生出诊,是一件赏心乐道的事。

骨伤科涉及影像学知识,阅片是项重要的技能。在先生的办公室,曾累积了很高一叠放射片,那些片子都是患者丢弃的,先生按疾病分类管理,收集了起来。对他而言,这些是最好不过的教学资料。所以每每面对学生分析讲解,先生都会随手从旁边抽出相应的片子,绘声绘色地描述起来。

先生对待学问的严谨态度,令人敬仰。那时的纸质病历,刚学书写是一件非常棘手的事情,稍出差错,整页都要作废。对于初学者,先生总令其先翻阅教材,把采集的病情资料按标准在病历纸上填好,然后送去给他审阅,用红笔批注后再让学生修改,改后再批注,反复如此,直至满意才记入原病历。有时候整页纸张都被红字掩盖,先生病故后,许多学生将曾经的红色批注留作纪念,倍加珍惜。对于需要拔高的学生,先生建议他们从经典书籍中入手,寻找经典措辞,特别是疾病的辨证分析,时常陪学生在图书馆查询疾病源流,废寝忘食。用查阅的语言完善病历,令其更加缜密。

骨伤科的门诊患者,多数要求保守治疗。在此,先生非常注重视望触动量的诊病思路,上午患者量多,周转速度虽快,但依然诊断精准。如此时学生的思路衔接不上,就边讲解边示范。特别是在开具中药处方的时候,出方的功力非一朝一夕能够达到,对学生的疑问,先生总先说明方剂的出处,令其过后自行查询然后提问探讨。这样的启蒙教育,对回忆先生往事的学生们来说,感染力至今未曾消减。下午患者少,许多居住学院附近被先生诊治过的患者喜欢这时前来探望,与其谈笑风生,其乐融融。

1970 年先生登上大学讲堂,开始讲授中医骨伤科学。先生博学多识,善于积厚薄发,授课思路清晰,言语亲切,学生极易接受。由于黑龙江省地处关外,位置偏远,信息流通闭塞,医院极少有机会接受国内外先进的医疗理念,致使本地区医学知识储备和技术更新明显不足。为此,先生向学校领导提出建设性的意见,倡导一系列快速培养骨科医生的方式。如设立骨科专业定向班,针对性的培养;开展短期速成学期班,重视临床实践能力;定向分配,派年轻医生外出进修等。同时,分批指导学生参加各类技术操作。为了引进了新技术、新理念,在国内中医高校骨伤科教学中,率先录制、放映骨伤科经典手法及典型病例的电影、录像资料,电视直播手术过程。为本院中医骨伤系如火如荼的发展奠定了前调。

1985 年先生受聘副教授、副主任医师,着手负责中医学院骨伤系的筹备工作,领导设计教学规划,组建教研室六个,组织编写了骨伤专业教材十部,在当时是全国性高瞻远瞩的举措。此时,先生已参加研究生指导组,指导硕士课题研究。骨伤科的课题理论离不开其他科室,正如先生所说,骨伤科虽属于外科,但外治大法与内科治则基本相同。只要领会了内科精髓,外用药物的应用自然不在话下。先生经常教育学生:当好一名合格的外科医师,首先必须要是一位优良的内科医师。先生习古学今,经验独到,基础理论根基深邃。对中医理论的理解,从研制的诸系列内、外中药方剂中可窥见一斑,其中精髓非骨伤科的理论所能承载。先生常手捧专著阅读,涉及内外妇儿各科,所作笔记也累及成册。其中部分情节记录在当年 29 岁的简历上,至今仍历历在目。整个带教生涯,用实际行动引导和感染着热爱医学的莘莘学子。

1987 年成为硕士生导师后,始精心培养中高层人才。先生带教不拘一格,善于按学生的接受能力施教,经常单独约谈,对每位学生的知识初步评估,然后因材而施。学业诸方面均要求严谨,指导手术操作及疑难重症处理的时候,不忘培养他们的兴趣爱好。生活上又倍加关心,常赠送他们被品御寒,忙碌的时候和学生同吃同住。许多学生来自全国各地,先生爱听他们讲述当地的风俗习惯和民间故事,兴致高涨时,常能听得开怀大笑。手术方面,先让学生亲自动手,自己在旁指导,告诫他们不仅要关注手术本身,而且术中和术后并发症的处理及围手术期管理也不能忽略。平日里要求学生常读书,多读书,从医集经典入手,寻找灵感,只有如此才能在所在领域拓展新境界。一旦闲暇时先生就带着学生去图书馆,推荐有价值的书籍给学生,摘录资料,自己在旁忘情阅览。

在有限的时间里,先生投入了大量精力指导硕士,悉数将自己所学全力传授,并对他们怀有很高的期望,希望他们能在所属领域,发挥出更高水平的理论思想和研究成果造福社会。先生自成为硕士研究生导师后,一共培养 12 名硕士研究生。名师出高徒,这些学生不负先生厚望,现今都已成为国家栋梁人才,分布在黑龙江、上海、北京、南京、深圳、香港等地的国家大型医院。后来先生被国务院聘为全国名老中医,承担名老中医师带徒任务。1996

年先生被中国中医科学院骨伤研究院聘为博士生导师。先生没有以此自满,常常自责愧对于亲人、人民和国家,有生之年经常利用放假时光,带领门生,回家乡免费义诊。生命不息,奋斗不止。每当回忆与先生共事,对先生的言传身教,终生受益。

百龄影徂,千载心在。回顾先生的一生,不忘初心,方得始终。仁义情怀,不可媲美;灵性秀气,无所不至。其真,可以启迪,可以体悟,可以激励,又怎限于理论所指?先生虽然已逝十余年,但留下的医学思想折射了毕生矢志不渝的奋斗历史。百年光阴虽逝,坎坷起伏犹如昨日,名利富贵等似空华。到最后铅华洗尽,留一颗真心、一言真知于世人,方才是先生毕生的追求。谨以此文表达对先生的崇高敬仰和深切怀念。

学术思想和特点

一、自制系列效方，改良骨伤剂型

先生一生致力于骨伤科临床教学40余年，师古创新，融汇新知，在骨伤科方面积累了丰富的经验。参考祖国医学对骨病的认识，结合现代医学的观点，在保守治疗方面，勇于改革药物剂型，拓宽治疗方法，如治疗颈腰痛的脊痛消胶囊系列；治疗股骨头坏死的“骨蚀灵胶囊”和“骨宝胶囊系列”、“骨筋宝注射液”；用于改善骨关节炎疼痛的“骨增灵注射液”；用于软组织损伤的“消瘀膏”、常用熏洗药等；在手术方面，先生胆大心细，凭着精湛的技艺，敢于完成复杂手术，改良手术器械，改造外固定架，自制简易显微镜，规范复杂骨折、脱位的复位手法等，不仅减轻病患的痛苦，同时受到同行的推崇。具体学术思想现总结如下：

（一）师古不泥，融汇新知

先生之所以有如此成就，无不受益于古圣先贤，更离不开其深刻钻研，继承发展。他治学严谨，广涉医书，勤于思考，十分重视中医经典的学习。《素问·痹论》“荣者水谷之精气也，和调于五藏，洒陈于六腑，乃能入于脉也。故循脉上下贯五藏，络六府也。卫者水谷之悍气也。其气慓疾滑利，不能入于脉也。故循皮肤之中，分肉之间，熏于肓膜，散于胸腹。逆其气则病，从其气则愈，不与风寒湿气合，故不为痹。”先生临证中，发现起居不慎、冒受外邪往往发病或加重疼痛症状，由于地域特点，每年秋冬时节最是关节炎、老寒腿、风湿病的高发时令。据此先生认为：正气不足，营卫气血不调是痹病发生的内因，而营卫不和，则是痹病发生的导火线。故临床中治疗痹痛方面，极为重视调和营卫、实卫固表。先生对《旧唐书·许胤宗传》黄芪防风汤治疗刘太后尸厥的记载甚为称赞，明·江瓘在《名医类案》中列为全书第一案，足见其配伍精妙。先生谓：防风遍行周身，上清头面七窍，内除骨节疼痛，外解四肢挛急，为治风之仙药，黄芪补三焦而实卫肥腠理，无汗能发，有汗能止，为玄府御风之关键、补剂之风药。故而防风得黄芪，其功愈大耳，而黄芪得防风，实卫固表不留邪。此配伍在病情预后巩固、预防病情反复方面作用不小，当引起重视。除此之外，他常叮嘱患者注意保暖，佩戴护膝、腰围、围巾或高领衣服，这正是《内经》中“虚邪贼风，避之有时”思想的见证。

正所谓一阴一阳谓之道。在处方治疗中，先生不仅十分重视处方的动静配伍，更重视骨折、手术等治疗过程的制动与活动的辩证关系。例如在使用“骨增灵”治疗老年性骨质疏松症时，使用淫羊藿、枸杞、骨碎补、补骨脂、芡实、黄芪、阿胶等益气活血、补肾壮骨之时，总适当稍加陈皮、砂仁等理气醒脾，不仅可防止过用补药，壅滞气机，郁而化热，还可调动脾胃后天。这就是消补兼施，阴阳配伍之道的再现。另外，对手术并发症先生曾谆谆教导我们：手术在一定程度上大大改善了病患的生活治疗，然而临床中由于术后过分制动出现关节强直，活动受限，甚至下肢静脉血栓形成等现象数见不鲜。现代医学认为，生命在于运动，人体的组织、器官用进废退，所以先生十分重视术后指导患者早期功能活动，肌肉主动锻炼。他说这就是动静之道，功能恢复才是衡量手术、治疗效果的理想标准，康复锻炼必将成为一门新兴学科。目前康复医学备受人们重视,回想先生预言,崇敬之意,油然而生。

整体把握,重视后天,善用消法是先生的临证治疗中取得卓效的另一法宝。"饮入于胃,游溢精气,上输于脾。脾气散精,上归于肺,通调水道,下输膀胱。水精四布,五经并行,合于四时五脏阴阳,揆度以为常也。"这段经典论述备受历代医家推崇,有说是水液在人体的代谢过程,有发挥说气血津液在机体的生成与运化过程。而先生指出,这可能就是古人对机体能量代谢过程解说。气血的化生由脾胃所主,却通过肝、肺的输布。所以先生认为创伤、骨折的修复都需要它们的协同参与。故而先生十分重视健脾和胃,临床中或者使用生姜、大枣保护胃气,或者山楂、砂仁消食运脾,或者使用白术、山药调和脾胃,或使用柴胡、麦芽疏肝调达气机,对于痰饮、瘀血阻滞则重用消法,如"脊痛消"治疗颈腰痛。

(二)自制软膏,逐瘀消痛

中医方剂早有"七方""十剂"之说,而在《黄帝内经》载方 13 首中就有汤酒丸散膏丹之分,各种剂型都有其优点,治病不仅考虑病情轻重,尚应思忖药剂,熟知每种药物剂型的优缺点。

伤科疾病,多急性外伤,慢性劳损而来,由于广大人民从事体力活动,与生产活动中跌打碰撞在所难免,不仅产生疼痛影响活动功能,还影响生产。虽是小疾,亦应重视。

急性闪挫扭伤亦或劳损碰撞,常出现局部肌肉、韧带拉伤,小血管破裂,血液渗出,各种炎性细胞渗出,出现肿胀疼痛,更有甚者,出现感染,则红赤发热。现代医学一般处理主要是在急性期冰敷减少渗出水肿,慢性期热敷促进血运,加快损伤修复,疼痛明显时可局部封闭或配合口服药物。先生观察发现此法并不十分尽意,遂从中医考虑。中医认为,外伤或劳伤,不外乎是局部气血运行失常,或是血溢脉外使气机不畅而肿胀,或是气滞进一步影响血运而疼痛,治疗当调和气血,使气血调达,疼痛自然消失。然而先生认为,由于病发局部,当局部用药直达病所,用药应侧重于通、行。由此先生研制出由大黄、栀子、木瓜、蒲公英、姜黄、黄柏、蜂蜜等组成的"消瘀膏",不仅制作简单,使用方便,而且效果甚佳。方中大黄、栀子可以清热凉血、逐瘀通经,公英清热解毒消肿,有抗感染之效,木瓜、姜黄行气活络止痛,全方共奏活血化瘀,消肿止痛之功,不仅适用于外伤跌打损伤(皮肤完好),还可以用于痈疽流注等,先生曾用以治疗术后丹毒,取得十分满意的效果,不失为骨伤科常备佳品。对于慢性筋骨劳损,先生研制出"硃红膏",用于治疗胫骨结节骨骺炎、桡骨茎突狭窄性腱鞘炎、网球肘等。"骨筋贴"治疗颈椎病、腰椎间盘突出症、股骨头坏死、骨性关节炎、强直性脊柱炎、肩周炎、肱骨外髁炎、骨痨等。

对于开放性骨折、局部皮肤、肌肉破损者,西医只有通过抗菌消炎、清洁创口、无菌换药,以期创口痊愈,若患者体质较差(如有结核病或糖尿病),则愈后较差。古人早有煨脓生肌之说,先生参阅古典医籍,成功研制了"生肌玉红膏"。如某男性电路工人患者,作业中线杆倒地,砸伤自己,引起股骨干开放性骨折,局部肌肉坏死,通过手术固定,外用玉红膏等,功能锻炼 1 个月后皮损愈合。

(三)通利兼施,灵消脊痛

颈椎病、腰椎间盘突出症是骨科的常见病、多发病。由于椎间盘退变,髓核突出,或者骨质增生,压迫神经,引起神经炎症、水肿,出现受累神经支配区域的疼痛、麻木、活动不利,是二者共同的病理表现。尽管颈椎病分为颈型、神经根型、椎动脉型、脊髓型、混合型、交感神经型、混合型6种，而腰椎间盘突出症主要分为肩上型、腋下型；二者分型不同(二者也同样有着手术适应证，这里主要讨论二者非手术治疗)但二者由于感受风寒湿热之邪，寒邪凝滞收引，湿邪粘腻不化，热伤津液，导致局部经脉受阻，气血运行不畅，亦或先天禀赋不足、房劳太过、久病体虚而肾精亏虚，无以濡养经脉而发疼痛。历代医家认为多因肾虚而风寒湿热邪外客，或劳力扭伤，瘀血阻络而发。

外治：牵引、理疗、外用膏药、手法等。

内治：口服药物，静脉给药。

关于口服药物治疗，先生坚信中医有着丰富治疗方法。先生阅遍中医古籍，古圣先贤多从气、血、瘀等论治，临床中不乏有医家发表此类的文章。先生充分肯定这些经验，并根据发病时间长短、患者年龄、症状表现特点、手术与否分别研制出脊痛消Ⅰ号和Ⅱ号，前方由当归、川芎、延胡索、丹参、杜仲、地龙、红花、芍药等组成，以活血化瘀，理气止痛，少佐补肾强筋，适用于颈椎病、腰椎间盘突出症早期轻症、早期椎管狭窄、神经根炎等，后方由杜仲、三七、蒲黄、大黄、茜草、蒲公英、黄芩等组成，侧重于活血化瘀止血、清热解毒，主要用于预防术后感染。

而对于急性期的患者先生经过长时间的摸索，并参考术中所见急性期一般神经根水肿较重，是否可以从利水的角度增强治疗效果呢？如一男性患者，47岁，主因腰痛伴左下肢疼痛2年，加重1周来诊，2年前因搬运重物时不慎扭伤腰部，出现局部疼痛伴左下肢麻木。自行休息，外用风湿止痛膏等1周后疼痛缓解。2年来常因劳累、受寒后症状复发，1周前因夜间受寒后上述症状加重，甚则平卧困难，夜卧欠佳，经口服止痛药缓解不明显，刻诊：查体：腰椎前屈受限，腰部压痛明显，左直腿抬高试验60°，加强实验(+)，舌质淡暗，苔白，脉细弦。腰椎CT：腰$_{4\sim5}$，腰$_5$～骶$_1$椎间盘突出，相应硬膜囊受压，腰椎退行性改变。考虑腰椎间盘突出症，属于急性神经根水肿期，暂给予：

桂枝15g　白芍30g　当归20g　茯苓30g　地龙15g　三棱15g　莪术15g　车前子30g　防己15g　杜仲20g　黄芪30g　牛膝20g

7剂水煎服，并嘱患者注意保暖，避免久坐、弯腰劳累等不良刺激。

患者服药后疼痛减轻去半，后加强补益肝肾、益气固表等治疗20天，疼痛全消。

后来先生无意中读到《金匮要略·妇人妊娠病》篇有应用当归芍药散治疗妇人腹中疞痛，并且应用白芍药一斤(《本经》谓芍药有利小便之功)，茯苓、泽泻利水药占方中一半。于是先生相信利水能治疗疼痛这一方法。后先生以此方为基础加减成为经验方，并自制成脊痛消Ⅱ号胶囊，用于椎间盘突出的急性神经根水肿，疼痛明显者。

由于目前人们工作生活环境的改变，长时间久坐、伏案，局部肌肉持续紧张，气血运行不畅，加之喜凉，冒受寒邪，进一步痹阻局部经络，故而近年来腰椎间盘突出症、颈椎病的发病率逐年上升，并且呈年轻化趋势。然而《内经》指出，邪之所凑，其气必虚，只有补足正气才能抵御外邪。纠正不良的生活习惯也十分重要。先生谓，颈部有风府、风池、翳风、大椎等穴，而腰部有命门、腰阳关等穴，这些都是邪气容易侵袭的部位，使局部保暖往往能收到意外的收获。正所谓一阴一阳为之道，只有动静结合，有张有弛，平时适当肌肉放松锻炼，才能保持健康。

（四）辨证施治，攻克骨枯

股骨头缺血性坏死为骨科常见病，疑难杂病。目前病因主要分为创伤和非创伤二大类，如过用激素、酗酒等，临床中也可见无明显诱因而发病者。其发病机制目前医学界主要有血管学说和细胞学说，仍存在分歧，但二者骨坏死的病理改变是一致的：第一阶段血管阻塞，骨组织、细胞坏死；第二阶段主要是修复阶段，正常组织通过爬行代替完成修复重建。祖国医学虽没有该病名，但不乏有着许多类似的症状描述，属于中医痹症、骨痿、骨蚀证。中医认为该病发生与风寒湿邪痹阻，劳损外伤，瘀血内停，先天禀赋、房事不节，肾精亏虚有关。以现代医学认识，在疾病早中期可以治疗干预，延缓该疾病的发展。根据临床表现特点，患者关节局部酸胀疼痛，肌肉紧张、活动受限，喜暖恶寒，多由外伤、劳损、外邪毒素等所致，这些致病因素均可损伤气血，致使气血紊乱，瘀血停滞，可见瘀是本病病机的核心。正如内经所言：恶血在内而不去，卒然喜怒不节，饮食不适，寒温不适，腠理痹而不通，其开而遇风寒，则气血凝结，外邪相袭，则为痹痛。

先生根据该疾病的虚实夹杂的复杂情况，研制了骨宝系列和骨蚀灵胶囊，该系列适合于骨循环学会 ARCO 分期的Ⅰ-Ⅲ-A 期。如果股骨头塌陷明显，应用该药效果不理想。

骨宝Ⅰ号胶囊由木瓜、元胡、地龙、威灵仙、秦艽等组成，共奏活血通脉，除湿消肿止痛之功，主要用于该病的初期，局部酸胀不适，未见明显瘀血者。

骨宝Ⅱ号胶囊由土元、三七、元胡、乳香、没药、丹参等组成。该方明显增加了活血化瘀去瘀生新的力度，故而适用于外伤型、酒精型。

骨宝Ⅲ号胶囊则重用补肾强骨生髓药物少佐活血药，由杜仲、山药、熟地黄、淫羊藿、枸杞、蛤蚧、山茱萸、鹿角霜等，此类药协同作用，具有提高机体免疫力和修复能力，补充各种营养因子，降低血糖，降血脂和调节改善脂肪代谢的作用，故适用于因血管和血液本身病变和激素应用引起的股骨头坏死的治疗。

而骨蚀灵胶囊主要适用于无明显诱因发病者，该方主要通过活血行气，疏通经络，去瘀生新健骨，由血竭、儿茶、乳香、没药、苏木、红花、白芍、当归、土元、香附等构成，药物组方后能发挥协调作用，扩张股骨头血管，防止血栓形成、促进栓子溶解，增加血液供应从而促进坏死骨吸收，同时通过补充成骨所需物质而促进成骨，促进坏死骨的修复。

先生指出，该病的治疗手段主要是通过活血化瘀，为新骨的生成提供良好的血供和营养，在此期间，减少负重，适当功能锻炼，戒除吸烟、酗酒等不良因素至关重要，否则一旦股骨头轮廓塌陷，则很难再恢复，必要时行髋关节融合或置换术。

（五）发掘宝库，改良剂型

毛主席说：中国医药学是一个伟大的宝库，应该努力发掘，加以提高。近来中药剂型转换研究层出不穷，人们已经成功从青蒿中提取青蒿素用以抗疟治疗，从黄连中提取黄连素（小檗碱）治疗呕吐泄泻，而丹参、川芎制剂应用治疗心血管更是普遍，故而骨伤科也应该有自己的中药针剂。于是先生联合本院药剂科制成了骨增灵、骨炎灵注射液，用以骨关节炎的疼痛和慢性骨髓炎的治疗；骨筋宝注射液治疗股骨头缺血性坏死；脊痛舒注射液硬膜外腔留管注入治疗腰椎间盘突出症。

骨关节炎属中医“骨痹”、“痹症”等范畴，这些病名多散见于各古籍篇章，并没有专门论述。鉴于此,临床中医医师认识、治疗本病就要在挖掘中医传统宝库的同时,也借鉴现代医学的解剖、影像、生理、病理等知识,从而形成在中医理论指导下,中西医并重的现代治疗模式。

根据《素问・痹论》"风寒湿三气杂至,合而为痹"、《灵枢・刺节真邪》"虚邪之中人也,洒淅动形,起毫毛而发腠理,其入深,内搏于骨,则为骨痹"、《素问・宣明五气》"五劳所伤,久立伤骨,久行伤筋"。正气存内,邪不可干,筋属肝,肾主骨。先生提出本病的发病主要为:肝肾亏虚、风寒湿邪侵袭、痰瘀凝滞。所以治疗主要从补益肝肾、祛风除湿、活血化瘀、舒筋通络的角度论治。

然而现代医学的微观病理提示:主要为关节软骨的退行性变刺激关节囊内滑膜,发生无菌性炎症而出现肿痛或红赤。由于关节软骨本身没有血管和淋巴管,其新陈代谢是通过关节液进行物质交换。因此就决定了治疗骨关节炎时,全身用药量大,对病变区作用小,药物有效成分难以存留于局部等缺点,于是先生提出使用关节腔内给药的方法,采用中药提纯技术,制成纯中药混合水针关节腔内给药以理气活血,通络止痛,可以直接作用于病灶——滑膜,迅速缓解症状。

"骨增炎注射液"以延胡索为君药,《本草纲目》言:"延胡索能行血中气滞,气中血滞,故专治一身上下诸痛",用之中的,妙不可言。现代药理认为,其有效提取物延胡索甲、乙、丙素有明显的镇痛作用。臣药为秦艽,《本草经疏》言"秦艽……故主寒热邪气,寒湿风痹,肢节痛,下水,利小便",其中提取的生物碱,在实验性关节炎中可以通过神经体液系统间接影响脑垂体,促使肾上腺皮质功能增强,皮质激素分泌增加,到达缓解症状,加快消肿止痛的效果。本针剂所选药物符合该病的发病病机,而病灶直接给药还可以避免肝肠循环等首过效应,故而奏效。

通过临床发现,此针剂确实具有消炎止痛,促进关节软骨再生的作用。先生通过动物实验及临床观察发现病灶处给药能明显促进局部血液循环,加快损伤修复。研究表明:骨增灵治疗骨关节炎具有起效快、疗程短、高效长效等特点,对于病程长,年老体弱者,治疗的时间也相对较长,但一般不超过 3 个疗程即可达到满意程度。隔天腔内注射 1 次,6 次为一疗程。

由于外感风寒湿邪是本病的诱因,而五劳伤可谓是发病的内因,故而先生往往叮嘱患者适当减肥,减少膝关节受累,局部保暖或佩戴护膝、持拐运动,以期延缓复发,减少再住院。

中医认为同病异治,异病同治。由于骨折、骨关节炎、股骨头坏死有相似的痰瘀阻络,不通则痛病机,故而先生使用骨宝Ⅰ、Ⅱ号胶囊治疗股骨头坏死、骨折、骨关节炎疼痛。同样道理,骨蚀灵胶囊还可以治疗儿童骨骺炎、骨折,骨宝Ⅲ号胶囊治疗骨质疏松症。

骨炎灵注射液主要用于慢性骨髓炎术后循环灌注。首先行病灶清除,肌瓣填塞,密闭缝合刀口。在缝合前,留置用输血管制作的套管以备持续灌注之用。

二、理筋整复，心法更胜手法

用手或其他部位在患者的经络、穴位或某些特定部位进行技巧性操作，以达到治疗骨伤科筋伤疾病的中医骨伤科常用外治法。又称推拿按摩手法。

理筋手法的作用除与手法有关外，还与所选取的经络、穴位和某些特定部位有一定关系。具备行气活血化瘀、消肿止痛解痉、舒筋活络、滑利关节、理筋顺络、整复错位、驱邪蠲痹、温经散寒等作用。

其名称繁多，临床常用的理筋手法约有十余种，有按摩法、推拿法、揉法、点穴法、㨰法、叩击法、摇滚法、牵抖法、扳动法、弹拨法、屈伸法、捋顺法等。临床常用的基本手法，时常需两种或两种以上手法混合使用，达到治疗的综合作用。运用前需要在辨证诊断明确的基础上，确认无理筋手法的慎用证和禁忌证，方可使用。一般认为慎用证有：年老体弱、伴有严重器质性疾病者，急性筋伤伴较大血肿或开放损伤出血者，孕妇，伴有骨折、脱位的急性筋伤等均需慎用。禁忌证有：恶性肿瘤患者，骨强度明显降低者，骨与关节化脓性感染、结核等感染性疾患，严重的软组织感染者，内伤属脏腑损伤者，凝血机制障碍或血管脆性增加者。

在伤科临床中，先生理筋的学术思想散在于各篇中。以点推法为核心，结合其他手法对筋伤的整复，贯穿筋伤理论与实践始终。其理论基础如下：

1. 点法

点按关节周围肌腱、韧带附着点及髌骨周围等常见的痛点，作用点小而且集中，作用力可达深层组织，具有开通闭塞、通经止痛、调理脏腑的作用。常用于肌肉或骨缝深处的陈伤或宿弊之顽痛点。符合现代医学“以痛止痛”原理，局部痛点的重刺激手法刺激局部肌皮神经，抑制了痛觉信号的传入，通过一系列神经调节可释放大量神经递质，提高局部疼痛阈值，疼痛缓解。

2. 推法

沿关节周围肌腱、韧带走向由近及远反复推按，在提高局部疼痛阈值的同时，可促进了局部结缔组织中干细胞增殖、分化，降低局部组织内的炎性介质释放；同时反复推按，作用面广泛，可促进局部血液循环，消除组织及骨内静脉淤滞，降低骨内高压，促进炎性组织的吸收，从而改善无菌性炎症的症状。掌跟的反复推摩，可整体放松患肢肌群，同时对肢体生物力线的恢复有一定的帮助，本法尚具有明显的温热效应和推荡消散作用，温阳止痛，蠲痹胜湿的功效显著。

综上所述，先生运用的以点推法为核心的一系列手法，功效在于：提高局部疼痛阈值、改善局部血液循环，缓解肌肉、筋膜、韧带的紧张性，消除关节周围组织炎症，使关节周围组织达到平衡，防治术后常见的并发症等。

中医手法治疗的优势在于整体调理、治标与治本相互配合，以祛寒除湿、活血通络、补益肝肾气血。有效地改善局部血液循环及组织营养代谢状况，调节神经、肌肉功能，刺激关节软骨的再生和修复，纠正局部应力平衡失调，从而改善各损伤部位的疼痛、肿胀、僵硬、怕冷等症状，达到有效治疗的目的。

手术本身是一种创伤，造成切口气滞血瘀。近代祖国医学研究证实推拿手法和关节被动活动都可促进滑液向关节软骨扩散和渗透，改善组织的营养代谢，有助于降低骨内压，改善关节周围的血液环境，促进关节切口周围组织的修复。例如运用点推牵伸法治疗的膝关节骨关节炎关节镜术后患者，针对患膝在关节镜术后存在骨内及周围组织静脉瘀滞，是造成骨内高压的主要矛盾，点按推拿局部组织，一方面，可促进膝关节周围组织的血液循环，消除膝关节骨内静脉淤滞，降低骨内高压，促进局部炎性组织的吸收，改善膝关节肿胀；另一方面，由于刺激膝关节周围神经，提高膝关节疼痛阈值，缓解膝关节的疼痛。降低骨内压也可达到一定的效果，由此降低血流阻力，有利于血液流动，一定程度上延缓、减轻软骨的退变，阻断骨性关节关发生发展的病理性恶性循环，达到消除病因、缓解症状、恢复关节功能的目的。辅助牵伸手法，适度被动牵引，屈伸髌股关节、胫股关节，既可防止关节挛缩，促进膝关节关节软骨、韧带、肌腱的修复，改善其局部血液循环，促进肿胀、疼痛消除，又可促进修复组织中的未分化细胞向软骨细胞转化，使损伤关节面由透明软骨覆盖，关节面得到良好塑形，维护关节良好的稳定性。

可见，点推法配合其他方法的手法治疗，是先生经过长期摸索出来，适用于筋伤的独特方法。点推法是从诸多手法中脱颖而出，是针对筋伤最直接有效的方法，配合其他辅助手法则更为完善，治疗原则主次分明，疗效显著。经过现代研究证实，此手法的应用，完全符合现代病理生理原理，且与其他手法相比更具优势。先生中西医结合的学术思想，从中可见一斑。

三、理伤续断，中西医合璧

理伤手法是中医骨科临床的优势所在，集合中医骨科临床和西医现代思路，先生创造性的发挥各自的长处，并有机的结合，经过长期的临床观察，证实了所创立的一系列手法的实用性。

（一）按压翻屈法整复外翻外旋型踝部骨折

踝部骨折是最常见的关节内骨折，约占全身骨折的3.9%，青壮年最易发生。

1. 临床应用解剖

踝关节是人体负重最大的屈戍关节，其组成由胫腓骨下端的内外踝和距骨组成。胫骨下端后缘稍向后突出，成为后踝，由内、外、后三踝构成踝穴，距骨位于踝穴内。踝关节的稳定性依赖其周围的韧带维系。主要韧带包括胫腓骨下端胫腓下前、后联合韧带及横韧带，内侧的三角韧带，外侧的跟腓、距腓前及距腓后韧带。关节、肌肉与韧带之间的协调运动使足背伸、跖屈、内翻和外翻。足的内翻和外翻同时也发生在跗间关节，可以缓冲暴力的冲击，从而减少踝关节损伤的机会。

2. 分型与机制

由于外力的大小和受伤时肢体的姿势不同，可造成各种不同类型的骨折，其分型复杂，Lauge-Hansen按力学分为5型：Ⅰ型为旋-后内收型；Ⅱ型为旋后-外旋型；Ⅲ型为旋前-外展型；Ⅳ型为旋前-外旋型；Ⅴ型为垂直压缩型。

所有踝部骨折分类中以外翻外旋型（即旋前-外旋型）临床上最为多见。本篇讨论这一型骨折的整复。

受伤时足处于旋前位，踝部受到外旋应力，以外侧为轴，向前方旋转，踝关节内侧结构受到牵拉破坏。Ⅰ度为内踝撕脱骨折，Ⅱ度为Ⅰ度加下胫腓间韧带损伤，Ⅲ度为Ⅱ度加外踝骨折，Ⅳ度为Ⅲ度加后踝骨折。

其临床表现为：局部肿胀压痛和功能障碍，外伤史和临床症状及X线片可做出诊断。此类骨折需与Pilon骨折区分开。

3. 生物力学原理

踝关节的经验轴线为内外踝顶点的连线，此线与胫骨中线在冠状面上的成角平均为82°，范围为74°~94°，标准差为3.6°。踝关节实际轴线比关节面更倾斜，胫骨远端顶部关节面在冠状面上相对于胫骨中线也成一定的角度，但在踝关节轴线的相反方向。其平均外翻角为3°，范围2°~10°。胫距角是正常外踝列线的指标，其测量值为83°±4°，并且与对侧踝关节之间存在2°以内正常差异。在踝穴内距骨匹配精确,使其成为最合适的负重关节。踝穴和距骨滑车在后方较狭窄。在踝关节的运动范围内,距骨与踝穴内的合适度仍然匹配。因此踝关节在运动中的关节间宽度的变化是很小的。

踝关节面比髋膝关节面小,但其承受的体重却大于髋膝关节,而踝关节接近于地面作用于踝关节的承重应力无法得到缓冲,因此对踝关节的治疗较其他部位要求更高,骨折后如果关节面稍有不平或关节间隙稍有增宽,均可发生创伤性关节炎。即使简单的单踝骨折移位后,距骨必然发生脱位,也必然破坏踝穴正常的解剖关系。任何类型的踝部骨折,均要求胫骨下端凹形关节与距骨体的鞍状关节面吻合一致,而且要求内外踝恢复其正常生理斜度,以适应距骨后上窄,前下宽的形态。

4. 治疗

踝关节在人体运动系统中所处位置和作用的重要性不容忽视,对踝部骨折的治疗要求,不但要准确度高,而且强调一次性成功。

对有移位骨折行手法复位外固定,其原则是采取与受伤机制相反的方向,手法推移使之复位。其复位标准是:①踝穴的解剖复位;②恢复腓骨的正常长度;③踝关节面要求光整。

传统手法复位不能完全达到复位标准。基于踝部骨折受伤机制的复杂性及踝部的重要性,先生运用按压屈翻法整复,兼顾轻重两症,用传统解剖结构、生物力学机制和复位标准的指导,结合中医正骨手法,将踝部骨折的手法复位提高到了新的高度。

具体操作步骤和核心思想体现在压翻屈推四法中。

压翻屈推法连续有序,动静结合,利于踝部骨折解剖复位。在整复手法单一和不健全的时代背景下,兼顾了主次轻重,中西结合,应运而生。

压法在复位距骨及外踝骨块移位的同时,解决了胫腓分离及内踝骨块移位,并可恢复腓骨的正常长度,可谓一法多用。在复位距骨及外踝的手法中,辅助恢复胫腓分离及复位内踝。

翻法是与压法同时内翻踝关节,可达到两种效果,即配合压法使距骨及贴邻的内踝更好地向内侧横向错动复位,矫正距骨及下连的跟骨的外翻畸形。

以上两步的施行紧密相连,环环相扣,运用层次分明。在达到主要目的的同时,兼顾次要目的,并为下一步的施行作好铺垫,严密有序地完成每一步,且步步为营,最终实现理想的复位效果。

屈法则着眼于恢复踝穴的宽度、矫正内踝的向后旋转畸形和因手法的作用靠踝关节后方关节囊的牵拉,使后踝骨折块下降复位。此步不仅对复位简单的外翻外旋型踝部骨折有良好的指导,而且对于复杂的骨折,同样具有指导意义。

最后一步则是为了进一步矫正内踝的旋后移位,并使内踝骨块与原分离部位紧密接触,在使踝穴恢复解剖复位,并对后来用外固定固定踝部,维持踝穴稳定性具有重要意义。

此法的施行,反映邓教授对外翻外旋性踝部骨折的认识集中体现在:①对踝部骨折的受伤机制,生物力学原理和复位次序的深刻理解;②手法的连贯性、兼容性和多向性;③对预后的预测。

四法中,每一法环环相扣,步步为营,整个手法的立体感强烈。可谓步步相生,出奇制胜。其优点在于每法的核心治法中,兼顾了次要治法。每一法均兼容其他三法,并依据解剖关系，将骨折所致的病理错位准确复位，精确度明显高于其他传统手法。

从手法的整体性来看，对外翻外旋型踝部骨折，不论Ⅰ度，Ⅱ度，还是复杂的Ⅲ度骨折，综合运用此四步法，是对外翻外旋型踝部骨折手法复位的一种创举。

（二）足踏法矫治桡骨远端伸直型陈旧性骨折的畸形愈合

Colles 骨折是桡骨远端，距关节面 2.5cm 内的骨折，常伴有远侧骨折断端向背侧倾斜，前倾角度减少或呈负角，典型者伤手呈银叉畸形。1814 年 Abraham Colles 首先详细描述此类骨折，故命名为 Colles 骨折。它是最常见的骨折之一，约占所有骨折的 6.7%，好发于老年人，女性较多，有“老年性骨折”之称。

1. 临床应用解剖

桡骨远侧的末端形成腕关节的解剖基础。桡骨干骺端位于临近桡腕关节大约 2～3cm 处。桡骨远端关节面分成两个小关节面，通过纵向矢状嵴与月骨和舟骨构成关节。桡骨远端的尺侧面有一个独立的关节面，乙状切迹，可容纳尺骨。当前臂旋转时，此处桡骨和腕骨围绕尺骨旋转。三角纤维软骨位于从桡骨远端边缘到尺骨茎突基底，稳定下桡尺关节和支撑尺侧腕骨。

正常桡骨远端关节面在额状面上向尺侧倾斜 22°～23°。关节面向掌侧倾斜 4°～22°，平均 10°～12°。在单纯侧位片上能最好的观察到这一点。这是桡骨远端的尺偏角与掌倾角的解剖基础。

桡侧长度是指桡骨茎突顶端至远侧尺骨头关节面之间的距离，其平均值为 1～12mm。尺侧长度是尺骨头到桡骨远端关节面之间的相对长度，需要在放射照片无旋转的后前位时进行测量，才能获得准确的值，因为前臂旋转影响桡骨远端到尺骨的相对长度。尺骨底端到桡骨底端的平均长度在 1mm 之内。

2. 生物力学原理

正常情况下，桡腕关节的轴向负重主要分布在桡骨（82%），其于通过三角纤维软骨复合体负重在尺骨远端（18%）。因此当骨折影响到尺偏角及掌倾角时，都会影响尺桡骨的应力传导和腕关节的功能。当桡骨远端向背侧倾斜大约 10°时，通过桡腕关节的负重开始明显改变，例如，向背侧倾斜 20°时，尺骨承受 50% 的负重，桡腕的力量向背侧转移集中在舟骨关节面。向背侧倾斜 45°时，尺骨通过腕部承受 67% 的轴向负重。桡骨只缩短很小的 2.5mm，负重力量也会明显向尺骨远端转移。这些更加干扰了下桡尺关节的关系和力量，表现为前臂旋转时明显疼痛和受限（除尺腕关节影响之外）。

以上生物力学参数证实，桡骨末端骨折后需要更积极的治疗，畸形愈合后亦需努力纠正，以恢复其解剖关系。

3. 治疗

Colles 骨折畸形愈合，多半成掌侧成角和桡偏畸形，常伴有下尺桡关节脱位，治疗这种骨折，早期一次性闭合复位难度并不大，但在临床中因误治或失治所造成的畸形愈合仍可以见到，先生所运用的是一种简单、实用的对早期畸形愈合的矫正方法，矫正的标准参考：①保持桡骨长骨，即恢复尺偏角与掌倾角；②恢复下尺桡关节的正常关系与桡腕关节的完整性；③保持关节面光整。

在骨折已完全愈合的时候，治疗畸形愈合目前多采取楔形截骨，植骨固定术。为了避免再次手术造成的创伤，先生认为足踏法作为一种简单、安全、有效的整复手法仍具有一定的交流和推广价值。所应注意的是此手法的实行需在骨折时间在5周内，超过5周后效果不肯定。

此手法在臂丛神经阻滞麻醉下展开。

足踏固定近折端与之形成的挤压力，更增加了双人直立牵引固定的稳定性。松动折断的过程中，折旋的弧度应逐渐增大，防止突然强力。此过程主要利用所产生的拉应力和剪应力，松动后避免再强力折旋，以防止拇长肌肌腱及其他软组织卡压在两断端。在恢复尺偏角和掌倾角的时候，需要将断端持续牵引3~5分钟，待软组织松解后，逐渐屈曲腕关节恢复掌倾角，并向尺侧挤按骨折的远折端恢复尺偏角，直至骨折部畸形完全得到矫正。

手法的优点在于与传统松解手法相比，增加了折旋的稳定性。在固定不稳的情况进行折旋松解，因骨折端受力不均，有使关节外骨折变成骨折内骨折，增加骨折的危害性、复位的复杂性和预后的不确定性。恢复尺偏角和掌倾角则在软组织充分松解后，靠轻柔的手法作用于前后及侧方移位的骨端，使之恢复正常值。

正确复位后前臂肘下石膏管型保持腕部屈曲尺侧偏及前臂旋前位（松弛旋前方肌，屈肌便于背侧移位的远折端向掌侧移动）固定，当即复查患侧腕关节正侧位片，观察尺偏角、掌倾角与下尺桡关节的复位情况，如达到要求则可，若未达要求继续实施此法，至恢复。石膏固定后即开始手指屈伸活动，同时做肩肘部运动，1周后拍片复查，4周后拆除石膏，并逐步行腕手功能锻炼。

（三）床缘折旋法矫治股骨干骨折畸形愈合

股骨干骨折对骨伤科临床医生而言，都是比较熟悉的，骨折后畸形愈合临床上也较常见。

1. 临床应用解剖

股骨是人体中最长的管状骨。骨由骨皮质构成，表面光滑，后面有一股骨粗线，是骨折切开复位对位的标志。股骨干呈轻度向前外侧凸的弧形弯曲，其髓腔略成圆形，上中1/3的内径大体一致，以中上1/3处最窄。股骨干为三组肌肉所包围，其中伸肌群最大，由股神经支配；屈肌群次之，由坐骨神经支配，内收肌群最小，由闭孔神经支配。由于大腿的肌肉发达，股骨干直径相对较小，故除不完全性骨折外，骨折后多有错位及重叠。

髋部外展肌群，与其他肌群相比其肌力稍弱，外展肌群位于臀部附着在大粗隆上，由于内收肌的作用，骨折远端常有内收移位的倾向。

股骨干上1/3骨折时，骨折近端因受髂腰肌，臀中、小肌及外旋肌的作用，而产生屈曲、外展及外旋移位；远骨折端则向上、后移位。

股骨干中1/3骨折时，骨折端移位，无一定的规律性，视暴力方向而异，若骨折端尚有接触而无重叠时，由于内收肌的作用，骨折向外成角。

股骨干下1/3骨折时，由于膝后方关节囊及腓肠肌的牵拉，骨折远端多向后倾斜，有压迫或损伤动、静脉和胫腓神经的危险,而骨折近端内收向前移位。

2. 分型与机制

造成股骨干骨折畸形愈合的原因主要有复位不佳,固定不牢和负重过早。

股骨干骨折畸形愈合多有成角畸形、短缩和重叠畸形。股骨向前外的弧度较胫骨大,与骨干自然弧度相一致的成角在10°以内者,对功能多无影响。股骨超过15°,则会对其上下关节带来影响。下肢骨干骨折,短缩1~2cm以内对走步及脊柱影响较小,短缩超过2.5cm,则可表现为跛行。又因其周围肌肉丰富,1/2移位,不伴其他畸形者,愈合后对功能没有太大影响。下肢为负重肢体,股骨干的畸形愈合主要影响负载功能。

1) 粗隆下骨折的畸形愈合:一般是内翻位愈合,超过15°应予以矫正。

2) 股骨干骨折畸形愈合:常见外弓及前外弓畸形,角度超过15°,即可影响功能,需要矫正。

3) 股骨下1/4畸形愈合或髁上骨折畸形愈合:股骨下端前弓或后弓畸形因离膝关节很近,可出现膝过伸或伸不直,影响走路功能,对此应予以矫正。

股骨下端内翻或外翻畸形愈合致膝内翻或外翻,影响下肢轴线者,应行矫正。

3. 治疗

由于股骨周围的软组织非常丰厚,所以在骨折的对位、对线方面有时不尽理想。尤其是在缺乏经验或责任心的时候,常常会导致骨折的畸形愈合、迟缓愈合或不愈合。邓教授所介绍的床缘折旋法就是一种用于矫正股骨干骨折的畸形愈合的优良方法。

不论是Colles骨折畸形愈合的矫正还是股骨干骨折的畸形愈合的矫正,在折骨步骤中,先生始终非常重视骨折近端固定的稳定性,一方面避免了折骨时可能造成的关节内骨折及粉碎性骨折,另一方面提高了折骨的准确度。足踏法矫正桡骨远端骨折畸形愈合和床缘折旋法矫正股骨干骨折畸形愈合是同理。

依据解剖基础、生物力学原理和骨折复位标准,对骨折后形成的成角畸形和重叠畸形予以纠正,折法用于成角畸形,旋法是在折法的基础上适用于重叠畸形。

对于股骨干骨折畸形愈合施行此手法的适应证必须为:骨折重叠畸形在2~3个月以内者,成角畸形在4~6个月以内者、儿童在1个月以内。从理论上,需在骨折端新生骨的强度未达到临近正常骨质强度之前施行。

折法不适用于长螺旋形或长斜形等不稳定性骨折的畸形愈合,此类不稳定性骨折畸形愈合的矫正主要应用旋法。折法易使断裂线偏离原骨折线,达不到原畸形矫正的要求,又会出现新的骨破坏,因此折旋法的适应证,是相对的,而非绝对的。

(四) 整复骨盆移位性骨折的三种手法

骨盆骨折的发生率,在躯干骨中仅次于脊柱损伤,骨盆由两侧髋骨和其前部耻坐骨支与骶骨组成,髋骨包括髋臼。

1. 临床应用解剖

骨盆后环由两侧宽大的髋骨,在后面与骶骨形成骶髂关节,上半部为韧带关节,下半部为滑膜关节有前后骶髂韧带维持稳定，髋骨翼称髂骨，其下前为耻骨支与坐骨支，耻骨支最细，易发生骨折，前环则是前方正中两侧耻骨支形成的耻骨联合，双下肢负重由双侧髋臼，骶髂关节向骶骨脊柱传达，而骨盆前部则主要包容腹腔和骨盆内脏器。当骨盆骨折累及耻骨支或耻骨联合时，可发生膀胱损伤和尿道损伤，累及坐骨大孔或髋臼后柱时，有可能损伤坐骨神经干，耻骨骨折可能损伤股神经，前环损伤可能累及阴部内动脉，膀胱支或闭孔动脉，盆后壁及前列腺有大量静脉丛，骨折后可能损伤，造成大量出血。

2. 分类与机制

骨盆骨折的分类方法主要有以下几种：

根据骨折后形态分类：①压缩型；②分离型；③中间型。

根据骨盆环稳定性分类：前环骨折如耻骨支骨折，髂前上棘撕脱骨折等均不破坏骨盆环的稳定性；后环骶髂关节及其两侧的骨折脱位和耻骨联合分离，都破坏了骨盆的稳定性，为不稳定性骨折。

根据骨折的部位分类：①骶髂关节脱位；②骶髂关节韧带损伤；③髂骨翼后部直线骨折；④骶孔直线骨折；⑤骶骨骨折。

Young-Burgess 分类：将骨盆骨折分为侧方挤压、前后挤压、垂直剪切和混合性损伤 4 种。

3. 生物力学原理

人直立时，骨盆向前方倾斜，骨盆上口平面与水平面呈 50°~60°的前倾斜角，双侧骶髂关节和耻骨联合组成骨盆的关节，且均有微小的活动，在骶骨伸屈时，骶髂关节有向上或向下的旋转活动，致骨盆上口的前后径有数毫米改变，耻骨联合的活动，系由于两侧髂骨的旋转和上下移动，而发生月 1.5°的旋转活动或垂直数毫米的活动。

骨盆的稳定性与骨盆韧带的完整直接有关。骶髂关节前后韧带，骶棘和骶结节韧带，以及耻骨联合韧带，韧带的损伤将使髂骨与骶骨之间产生变形。骨盆的稳定性有赖于前环与后环的完整，耻骨联合上下支损坏，则致前环不稳，而骶髂关节，关节囊及韧带损坏，则后环不稳。

4. 合并损伤及并发症

①骨盆骨折出血及休克；②直肠损伤及女性生殖道损伤；③尿道及膀胱损伤；④神经损伤；⑤大血管损伤；⑥腹部脏器损伤。

骨盆骨折约占全身骨折总发病率的 1%~3%，在躯干骨中仅次于脊柱损伤，其中，约半数以上会出现骨盆不同部位、不同程度的变形，最常见的有如下两种：

1）骨盆环的后部有断裂（此断裂往往是较薄弱的前部分已发生断裂之后），半侧骨盆向上错位移动。

2）多数人单侧（或双侧）髂骨翼发生外旋变形，少数人发生内旋变形。

5. 治疗

骨盆骨折的治疗，并发症的处理应放在首位，尤其是血管损伤，生命体征平稳后，才能根据病程长短,骨折的类型选择不同的治疗程序。

骨盆骨折后,出血量较大。对新鲜性骨盆骨折应先行患侧股骨髁上牵引一周,待出血灶稳定后再行手法整复。这样不仅可以阻止骨折断端的出血,而且有利于移位骨块的复位和变形的矫正,继而维持量牵引配合外固定有助于骨折的愈合。对于2~3周的陈旧性者,可以直接手法整复。

骨盆骨折的分类中,移位与变形是造成并发症极其重要的原因,矫正移位及变形在骨盆骨折的治疗方案中的重要性及难度,骨科医生已达共识。临床中,对骨盆骨折所产生的变形的整复,先生根据其特点,摸索出三种方法。

术者及助手协同配合,俯卧位复位法,矫正半侧骨盆上移畸形;侧卧位复位法,予以矫正髂翼的外旋畸形,仰卧位复位法则是适当矫正髂翼的内旋畸形。三法均强调施行时要稳健有力,忌用强力,术者与助手配合要同步默契。

骨盆移位性骨折确定复位后,可维持量股骨髁上牵引,并给予骨盆弹力带保护。内旋型移位弹力带的应用则应视为禁忌。

任何手法的施行都要求稳健有力,忌粗暴。对于骨盆骨折其并发症对机体的损伤本已严重,整复时如用力过度,必然造成新的损伤,重者危及生命。

(五)治疗腰骶小关节扭错的三步法

腰骶小关节扭错,又称腰骶小关节综合征、腰骶小关节滑膜嵌顿,它是一种具有病人痛苦大、正确而及时地治疗能收到显效和速效等特点的疾病。

1. 临床应用解剖

腰骶小关节由相邻椎骨的上下关节突关节面及关节囊组成。

关节面的间隙在腰椎多呈向后内开放的弧形。成人前1/3近冠状位,关节软骨厚,后2/3呈矢状位,软骨较薄,在腰椎自上而下逐渐由矢状位趋于冠状位。下关节突与躯干横截面几呈垂直位,弯腰时上关节突的冠状位部分承重,并限制椎骨前移;矢状位部分则起导向作用并限制旋转幅度,使整个腰椎的旋转限制在左右各10°~15°的范围。

关节囊分为滑膜囊及纤维囊两层,其前方有黄韧带加强,有防止下关节突过度前移的作用。关节囊上下两端形成折皱,以适应腰椎的屈伸活动。囊腔在上、下两端形成憩室,使全囊腔呈哑铃形。上下端有脂肪垫,在屈伸时起缓冲作用。关节囊上端的脂肪垫与椎间孔脊神经周围的脂肪相连,关节囊肿胀或炎症时可影响脊神经。滑膜有绒毛伸向囊腔,在活动不协调时可受挤压。人类出生后即有伸向囊腔的关节盘软骨,位于关节囊基部,伸腰时偶有不协调,可被挤压于下关节突和下位椎弓的峡部间,形成嵌顿。

支配小关节的神经由来自本节段及上节段脊神经后内支的关节支,每个关节接受两个节段的神经支配;也有学者认为接受3个节段的神经。其神经纤维有体神经和交感神经。关节滑膜有丰富的神经支配,因而受挤压或炎症时,可产生严重的疼痛及肌肉痉挛。

起自腰椎横突乳突的披裂肌,在其向内上斜行止于上位腰椎棘突的途中,发出纤维至关节囊,在牵拉脊柱伸展时,同时拉紧了关节囊,使之不受嵌压。

2. 生物力学原理

小关节与椎间盘组成复合关节,对椎间盘起协同和保护作用。承受椎体间的剪切应力,防止腰椎过屈、过伸，以减轻椎间盘负荷；防止脊柱过度扭转，以保护纤维环免受扭伤；对腰椎的运动起导向作用。站立位时可承受脊柱压力的16%，椎间盘狭窄时则其负荷增加。曾有人试验小关节对脊柱刚度的作用，8个腰椎运动节段，破坏左侧小关节，结果扭转刚度减低39%，后伸刚度丧失14%，侧弯13%，前屈9%，说明脊柱的功能有赖于小关节的完整。而在手术中，单侧或双侧关节突破坏50%以上则会出现椎间不稳，因此手术中应当注意避免医源性腰椎失稳的出现。腰椎小关节的发育异常，使局部应力改变或过于集中；腰部的损伤，特别是过屈、过伸的载荷，使小关节受力过大；腰骶部小关节扭错，必然损及小关节，引起一系列症状。

3. 症状与体征

腰椎小关节综合征的临床表现并无特异性，本症可导致腰痛、臀部痛及大腿后痛，疼痛部位深在，很难定位，有时有交锁现象。任何休息体位，包括卧床休息均有疼痛，不得不卷曲侧卧，晨起腰部僵硬疼痛，但起立活动后反稍微缓解。病人常被迫起立走动，以减轻疼痛，被视为站立位患者。检查时腰部可变直或有侧凸，前屈过伸或自屈位立起时可诱发疼痛。立位使腰椎后伸并向一侧屈曲可诱发该侧小关节受压而疼痛，坐位腰部扭转可引起疼痛。压痛在下腰椎棘旁，但不能区别小关节或肌肉痛。利用按压棘突可减轻疼痛和向一侧推挤可诱发疼痛来确定疼痛的小关节。直腿抬高无典型的坐骨神经痛，神经系检查无感觉、运动丧失。

Lippitt（1984）界定本症的症状为：①腰、臀及髋部痛；②痉挛样腿痛，但只及膝上；③腰部僵硬，特别晨起或静息后重；④无感觉异常。体征为：①脊旁局限性压痛；②伸腰时重；③无神经缺失体征；④无神经牵拉痛；⑤直腿抬高时可有髋、臀、腰背部痛。Moran（1988）则认为本症的表现如下：①腰痛伴有臀部及大腿放散痛；②疼痛可因更换体位及姿势而缓解；③小关节区压痛；④下肢无神经功能缺失；⑤腰椎过伸时疼痛加重。

4. 治疗原则及方法

如上所述，腰骶小关节承受的是椎体间的剪切应力，腰部的损伤，特别是过屈、过伸的载荷过大，则产生小关节扭错的风险增大，主要采用的是保守疗法，包括一般的腰背痛治疗，如休息、理疗、按摩、针灸和抗感染止痛的药物治疗。特定疗法主要是局部注射和神经后支切断和行关节融合术。

目前，尽管对小关节扭错（或称半脱位）的概念以及病因、病机的解释仍有争议。但是，一组相应症状的存在和对其立竿见影的整治手法却是一种毋庸置疑的客观现实。在多年的临床工作中，我们悟出了整治腰骶小关节扭错的三步法。

三步法的核心思想在于恢复小关节之间的脱位和纠正关节面内软组织的嵌顿。

三步法的使用，将复位小关节脱位和纠正关节囊的嵌顿融于一体，兼顾彼此。第一步使腰骶小关节在脊柱纵轴上的旋转，一方面可回复小关节之间的侧方移位，另一方面，拉紧关节囊的目的在于使两侧的关节囊从小关节之间解脱出来，解除部分嵌顿。第二步则使双侧腰骶小关节产生横轴上的旋转复位，同时关节囊的后部被拉紧，解除后部分嵌顿。第三部双侧腰骶小关节产生纵轴上的开大，关节囊整体被拉紧，如此三步法完成，同时解决小关节的脱位与关节囊嵌顿问题。

此法对诊断正确的单纯腰骶小关节扭错可以收到立竿见影的效果。但不排除部分病人,因关节囊的创伤性炎症反应,整复后腰部仍会遗留轻度疼痛,卧床休息几天后既可缓解。另外,要着重强调一点,由于该手法力度大,活动范围大,故对合并有其他腰椎疾病的病人或非腰椎小关节扭错的病人一定禁用。

(六) 陈旧性踝部骨折距骨移位手法治疗

陈旧性踝部骨折指2~3周以后就诊的踝部骨折,主要是指骨的畸形愈合,迟缓愈合和不愈合而言。在2周以内就诊的踝部骨折称新鲜性踝部骨折。

因陈旧性骨折存在骨折畸形愈合,延迟愈合或畸形愈合,外伤性骨化,骨化性肌炎,创伤性关节炎,迟发型畸形,关节畸形等后遗症或并发症。出现并发症后的陈旧性骨折在住院后以处理并发症为主,治疗骨折本身则成为次要方面。由此可见其并发症的危害远甚于骨折本身对机体的危害,早期及时正确地处理骨折,对预防并发症的发生有重大意义。

踝部陈旧性骨折一旦发生,患踝即暂时丧失功能。从发生到愈合,其间要经过相当长的过程,短则数月,长则数年。陈旧性骨折本身的条件是影响愈合进程的基本因素,治疗方法对此类骨折的愈合也有一定的影响。

先生在成功处理5周以内外踝冠状位陈旧性骨折时,所用手法和固定方式,在各类踝部骨折的讲义与论文中,都采用了极为经典的按压屈翻法和踝部背伸位的外固定方式,而这些手法和固定方式,都是在前人的基础上总结并发挥出来,中西结合,创立的成果。

外踝冠状位陈旧性骨折,主要由于受到外旋及外翻暴力所致,远折断向外移位,常伴有距骨向外侧倾斜移位并踝关节内侧副韧带的断裂。在处理新鲜外翻外旋型踝部骨折中所用的按压屈翻可作为借鉴。

恢复踝关节间隙的正常解剖关系,不论是手法复位,石膏外固定,还是钢板内固定或外固定架结合有限内固定,都是复位的基本要求也是最终要求。对于两个月以内的陈旧性骨折,复位手法得当,即可折断纤维骨痂,达到骨折及距骨复位。石膏与夹板配合的外固定方法,需使关节保持内翻内旋及背伸位置,定期复查及更换外固定。

(七) 胸椎小关节错缝的手法复位

1. 临床应用解剖

胸脊肋关节是指胸椎上关节突与下关节突构成的椎体间关节,肋骨小头关节面与胸椎椎体侧面的肋凹构成的肋骨小头关节及肋骨结节关节面与横突肋凹构成的肋骨横突关节。肋骨横突关节只存在于第一至第十肋骨。每个关节都有关节囊来稳定关节,相应椎体下缘穿出一对神经,分为前支和后支,行走于肋间及穿入背部发挥其相应的作用。

2. 病因病理

多是因椎间盘组织及椎间韧带、关节囊退变松弛,或外力致伤,造成胸脊肋关节稳定性减弱,当受到扭转运动的外力的作用后就产生单一或多个胸脊肋关节的错位,或使滑膜囊嵌入,而影响胸脊肋关节的功能,刺激相应的神经根而发生相应的临床症状。

3. 症状和诊断

患者有急性旋转病史，突然发病，背部剧痛，痛点多位于棘突旁一侧，咳嗽、喷嚏、深呼吸而使疼痛加重，常可出现胆囊、阑尾、胃区的疼痛，脊柱直立姿势时疼痛不加重。有时出现相应部位的神经根刺激性放散痛。查体：患椎及相应数个椎体有深压痛，压痛在棘突上或棘间韧带处，并可触摸筋结或条索状物等软组织异常改变，患椎棘突略高或偏斜，与正常椎体棘突的距离略变宽或变窄。关节滑膜嵌顿者可见胸椎后凸或侧倾的强迫体位。背部骶棘肌紧张，局部有压痛显著。X 线片检查，部分患者患侧棘突偏斜改变。该病与椎间盘突出症，在体征和神经感觉、运动障碍方面有区别。

4. 治疗

胸脊肋关节脱位的病理改变是为 3 个关节单一或多个共同发生扭错，或关节滑膜嵌入引起局部或放射性疼痛。只要使关节恢复正常位置，疼痛就会完全消除。先生主张用以下三种方法进行治疗：

1）牵引按压法：患者俯卧硬床上，双手握住头端床缘，一助手站立头顶侧，双手拉患者腋窝向上，另一名助手双手分别握持患者左右小腿，进行对抗性牵引 3～6 分钟。术者站立床边一侧，双手重叠放在疼痛部位，急骤向下压迫，有时可听到咔嚓响声，表示复位成功。

2）旋转扳推法：患者坐在凳子上，双手抱肩端坐。以棘突向右偏斜者为例，术者坐在背后，左手从偏斜棘突右侧向左推，而右手经患者胸前握住左肩，使患者向前屈及右侧旋转，在此前屈旋转和推扳动作过程中有可听到复位响声。

3）封闭疗法：经过手法复位症状减轻而不痊愈者，可应用强地松龙 25mg，加 0.5% 普鲁卡因 10ml，注入痛点内。但注意别误入胸腔内引起气胸。封闭可重复药液注入，一般隔 7 天 1 次，可连续 3～4 次为一疗程。

四、器械机巧，活泼圆通

先生对于各种器械发明的巧妙之处不言而喻，以下几种发明，可供大家欣赏，学习，运用。

（一）弧弹板矫治骨折成角畸形的应用体会

骨折成角畸形是骨折畸形愈合之一。从功能意义上讲，骨折在非正常解剖位置上愈合并影响功能者谓之畸形愈合。骨折没有恢复原来正常解剖位置的愈合，并不都称为畸形愈合。

常见畸形愈合的原因如下：

1）复位不佳：常因骨皮质的对合失准造成。

2）固定不牢靠：石膏外固定时有时难以控制石膏在固定中的变位，石膏固定长度不够或固定时间不足；未按时更换石膏；内固定不牢等。

3）过早负重：下肢骨折，当骨折未达到临床愈合之前，过早负重，可导致骨折畸形愈合。

成角畸形是骨折后断端间常出现的一种形态异常。它可以是骨折时外力直接造成的，也可以是整复欠佳而残留的。如不能得到很好地矫正，不但会留下外观上畸形，更重要的是会对局部甚至于整个肢体的功能产生后果严重的不利影响。

股骨、胫骨、尺桡骨等均有其自然弧度，大小亦不同。股骨向前外的弧度较胫骨大，与骨干自然弧度相一致的成角在10°以内者，对功能多无影响。股骨超过15°，胫骨超过12°，则对其上下关节带来影响。上肢虽然不负重，在尺桡骨之间，如有一骨的成角大于10°，将对其前臂功能产生影响，而肱骨干的角度数可以稍大，但不产生不良影响。

以往对骨折成角畸形的治疗都是采用早期的一次性手法复位。本文则报导不用手法整复而单纯借助制作、使用都非常简单的弧弹板缓慢复位的治疗方法。经用该法治疗的骨折成角畸形的病人效果肯定。根据体会该法与传统疗法相比具有操作简单、病人无痛苦、无副损伤、易于掌握、费用低廉等许多优点。

拍骨折区域的X线片，定准骨折端成角的方向、度数和顶点的位置。制备弹性良好的弧形木板或硬塑板一块，长度近似等于所固定骨的长度，宽度为长度的1/7，厚度3~5mm，弧度约50°。首先在骨折成角的顶点处放置平垫，然后将弧弹板中段的凸面对准骨折端的顶点处，再在夹板的两端处用宽布带将弧弹板与肢体捆扎成一体即可。弧弹板的设计充分展示了小夹板外固定的发展应用。小夹板外固定骨折是中医治疗的传统方法。而弧弹板的设计则集可塑性、弹性、稳固性、轻便性、合体性等优点于一体，免除了用传统方法治疗成角畸形时折骨以松动骨端的步骤。

弧弹板的应用，先生十分重视成角畸形的角度测量值与弧弹板弧度之间的结合，这一点也是治疗能否成功的关键。经验证实，骨折端畸形角度与弧弹板弧度之和在60°~75°之间为宜。为了分散板对畸形顶点的局部压力，应该在两端肢体对侧表面处最好放置一块略超过捆扎带宽度的硬纸壳，以缓解压力。捆扎带的松紧度则以病人感觉到骨折端存在有成角反方向的弯折力而且能够承受为宜，适时根据病人的感觉变化和骨折端成角度数的变化调整，对欠稳定的畸形可利用弧弹板结合小夹板的固定方式固定。

纤维骨痂和骨性骨痂都具有一定的可塑性，充分利用骨痂的这一性质设计的弧弹板矫形，减少了患者的痛苦，并且减少了许多并发症的发生，其弹性、可塑性、稳固性、轻便性、合体性始终是运用的亮点。

（二）毫针治疗手掌侧腱鞘囊肿

腱鞘囊肿可发生于任何年龄，多见于青年及中年，女性多于男性。

病因是由于经常用手握持硬物摩擦挤压，关节囊、韧带、腱鞘上的结缔组织因局部营养不良，引起屈指肌腱鞘滑膜充血、渗出、肥厚、变性形成囊性包块。部分病例与外伤有关。其囊壁为致密的纤维结缔组织，囊壁内无衬里细胞，囊内为无色透明冻胶黏液，囊腔多为单房，也有多房者。囊肿与关节囊或腱鞘密切相关，囊腔是否与关节腔或腱鞘滑膜腔相通，存在争议。囊肿的生长多较缓慢，也有突然出现。少数可自然消失，以后可再长出。部分病例除局部肿物外，无自觉不适，多数病例有局部胀痛或不适。

手掌侧腱鞘囊肿好发部位多见于食指或中指、环指掌关节掌侧。检查时可摸到一外形光滑，张力较大的包块，有轻度压痛，有囊样感或波动感。张力大时，包块有时被误为骨突。手掌侧的囊肿握物时有挤压痛。在腕掌侧或手掌部的腱鞘囊肿，可压迫尺神经或正中神经，而出现感觉运动障碍。

X 线检查骨质无异常变化。

针刺方法：使患侧手心向上，手指伸直平放诊桌上，以包块为中心用碘酒、酒精涂擦、消毒皮肤。然后取消毒的 1 寸长毫针 1 根，针体与皮肤成锐角，从包块一侧刺穿对侧，进行反复提插 3~5 次。一般拔针后包块立即消失。如有残余可用酒精棉球在包块上揉按至完全消失为止。

应用此法治疗手指掌关节掌侧腱鞘囊肿，方法简单，病人容易接受，无痛苦，效果好，无复发病例。

（三）肩肘带在锁骨外 1/3 骨折中的应用

锁骨骨折是常见的骨折之一，占全身骨折的 6% 左右，各种年龄均可发生，多见于青壮年及儿童。其中锁骨外 1/3 骨折占锁骨骨折的 12%~21%。直接暴力和间接暴力均可引起，以间接暴力较多，主要造成横断形或短斜行骨折，直接暴力可从前方或上方作用于锁骨发生横断形或粉碎形骨折。幼儿多为横断或青枝骨折。

锁骨全长为 S 型，无明显的髓腔。中 1/3 直径最小，无韧带及肌肉附着，是前弓，后弓及外 1/3 扁平状骨与内 1/3 棱柱状骨交界部位是锁骨最易发生骨折处。外侧端则有肩锁韧带，喙锁韧带加强。喙肩韧带连接喙突外缘与肩峰末端前缘之间，三者形成喙肩弓，可防止肩关节脱位。锁骨下动静脉及臂丛神经由锁骨与第一肋之间称为肋锁间隙经过，锁骨骨折时，可压迫或损伤神经血管。

锁骨外 1/3 是斜方肌的止点，也是三角肌的起点。胸锁乳突肌锁骨头起自锁骨内 1/3

的后缘，胸大肌锁骨头起自锁骨前缘。锁骨下肌起自胸骨柄和第一肋，止于锁骨下面，锁骨骨折常位于该肌止点的外侧。

根据骨折和喙锁韧带的不同损伤程度，可分为5型：①Ⅰ型发生于喙锁韧带外侧，占外1/3骨折的大部分，因喙锁韧带仍与锁骨连接维持其位置，此型多无移位。②Ⅱ型发生于喙锁韧带内侧，近折端失去牵拉固定而容易向上错位，而上肢重量和肌肉牵拉使远折端下移。③Ⅲ型为外侧端包括肩锁关节面的骨折，该型骨折几乎全能愈合但易引起肩锁关节退行性关节炎。④Ⅳ型见于儿童喙锁韧带与骨膜相连而骨折近端移位。⑤Ⅴ型为粉碎性骨折，喙锁韧带附着骨折与远近骨折端分离。

肩肘带作用锁骨外1/3骨折的机制：有沿肱骨纵轴上提上肢，控制肩胛带、肱骨干、骨折远段自身重量牵拉力下压锁骨的作用，使锁骨外1/3骨折保持对位，矫正向上成角，肩锁关节分离复位，骨折断面接触紧密，可防止断端发生分离，有分离者可得到矫正。

肩肘带的构成：用毛巾2条连接成1条，或用布绷带经患侧肩上、健侧腋下缠数圈称为肩腋环形带；用硬纸壳一块长30cm、宽20cm，在两长边中1/3处分别横行剪断为其宽度的1/3，两端对折成90°角，用胶布同定成为硬纸槽内衬脱脂棉一层，肘关节屈曲90°装进硬纸槽中，绷带“8”字形缠绕固定于肘上，绷带相互交叉于肘窝处，称为提肘带；患侧肩上用硬纸壳垫毛巾和健侧腋下毛巾衬垫，用2条布带或松紧带将提肘带与肩腋环形带的肩上端前后侧连接拉紧。前臂置于胸前，三角巾悬吊颈部。

注意事项：锁骨外1/3骨折，肩腋环形带的肩上端应压在锁骨骨折的近侧端上，对抗胸锁乳突肌的牵拉移位，保持断端对位；锁骨骨折单纯向上成角畸形，肩腋环形带的肩上端压在成角处；肩锁关节脱位，肩腋环形带的肩上端压在锁骨外端上；肱骨干中段或中下1/3横断、粉碎，小斜形骨折，手法复位后按再移位方向放置压垫，四块局部夹板固定之后，肩腋环形带的肩上端压在肩锁关节处。肩肘带的提压力可沿肱骨干纵轴发挥对骨折断端的挤压力，避免断端发生成角，一旦发生成角可调节连接带的松紧来矫正。

（四）自制的连体架股骨干横断骨折治疗中的创新

股骨干骨折的解剖概要及生物力学原理在前面我们已经描述，现不做赘述。上、中、下1/3的骨折均会受到来自肌肉的纵向牵引而移位，对于稳定的横断型骨折，折断面整齐，复位后肌肉的纵行收缩力使两断面紧密接触，伤肢如给予连体架妥善固定，不易再重新移位。骨折愈合快，并发症少，病人不受医源性创伤，无痛苦。

连体架的应用需在准确的复位后。各部骨折的复位，上1/3屈髋外展位，中1/3中立位，下1/3屈膝位对抗牵引5~10分钟，若使用不当的牵引方式，易因拉力的作用造成神经损伤，术者手法复位则使用扩大成角折顶手法。在扩大成角折顶过程中有顶触韧性牵拉感觉；助手握持膝部和小腿沿伤肢纵轴向近侧推挤时，骨折处可向一侧有成角，但皮肤无重叠皱纹，躯干也有移动；用尺测量股骨与健侧等长；听骨传导音恢复，比健侧稍减弱；触摸骨折处平坦无骨性隆起。如有这些现象存在，则表明复位已成功，成功手法复位后，解除对抗牵引，保持远段沿伤肢纵轴向近侧断端推挤，否则麻醉后肌肉处于松弛状态，两骨折断面缺乏肌肉牵拉而形成的咬合力易再移位。

使用连体架固定的关键点在于连体架将髋膝关节固定于各45°角屈曲位，屈髋固定保留了大腿屈肌群的拉力，屈膝固定则保留了大腿伸肌群的拉力，充分发挥肌肉沿股骨纵轴收缩，在骨折端产生生理性挤压应力，促进骨折快速愈合。髋及伤肢暂时制动，搬移病人拍X线片检查或抬臀部放置便器时，骨折端无成角应力可减少发生二次创伤。

（五）自制简易手术显微镜在显微外科中的应用

先生自制的手术显微镜名为双人单目（术者和助手各用一只放大镜筒）显微镜，由支架和光学放大部分组成，其具体组成原理会在其论文集中有讲述。其使用性能并不亚于价格昂贵的其他镜式，使用过程中，因双人单目，术野的暴露更为全面，增加了手术的可操作性。制作简单、容易，材料来源方便，花费低廉是其独特的优点。经过对血管口径1mm以下的大白鼠股动脉的缝接实验，血管腔显示清晰，镜下操作方便，缝接后血流通畅良好。优良的实用性已经经临床证实。

（六）小型腰椎牵引器

本实用新型为一种微型腰椎牵引装置，适用于需要牵引治疗的各种腰椎疾病，获国家实用新型发明专利（专利号89250）。目前，国内、外使用的各种腰椎牵引装置，均为床式或座椅式，体大笨重，价格昂贵，不适合在家中应用；而腰椎牵引支架，由于牵引力不足，不能达到治疗疾病之目的。

本实用新型的目的是提供一种不论是在家庭还是医院均适用的微型腰椎牵引治疗装置，以方便广大腰椎疾病患者。

本实用新型的优点是：型小体轻，使用方便，价格低廉，应用广泛，适应于需要牵引治疗的各种腰椎疾病；适用于在家庭使用也可在医院使用。

（七）腰椎间盘凿

腰椎间盘凿为行腰椎间盘髓核摘除术中凿出突出间盘使用的一种手术器械。目前，临床上在行腰椎间盘髓核摘除术时，一般用尖刀在间盘突出的最高点“十”字切开后纵韧带，然后用髓核钳摘除突出的椎间盘。上述摘除间盘方法，在遇到椎间隙明显变窄、突出间盘变硬或骨化、椎体后缘唇样增生等病理改变时，很难达到彻底摘除突出间盘之目的。而腰椎间盘凿可一次性凿除各种突出的椎间盘，并可根据间盘突出大小、硬度以及椎间隙变化程度选择大小不同3种型号间盘凿，从而达到彻底摘除突出椎间盘之目的。

腰椎间盘凿是提供一种在腰椎间盘髓核摘除术中，不论突出的椎间盘大小、硬度以及椎间隙变化程度均适用的椎间盘髓核摘除的手术器械，从而达到彻底摘除突出椎间盘之目的，并在手术操作中有减少神经根、硬膜囊副损伤的作用。

五、常中有变，发明新术式

从标准的术式中解脱出来的新术式，总要经历长期的蜕变，在浩如烟海的医学史程中，每一个新的发明，一次小的改变，均能给社会带来无限的福祉。实事求是，恪尽职守，严格自律的作风始终如同先生临床中的应用风格——简易，合理，不苛求，不造作。在此，将所传心得记载与后来者学习。

（一）后路减压椎间楔状植骨术治疗椎体滑脱症

腰椎滑脱是指两个腰椎椎体之间发生脱位，主要指峡部裂脊椎向前滑移。病因主要有峡部裂和脊椎滑脱两部分。

峡部裂引起腰痛的原因：①峡部不连椎弓的异常活动，使峡部疲劳骨折难以愈合，新生纤维软骨，骨痂样组织中的神经末梢受到刺激引起腰痛。此神经末梢构成的椎管外和椎管内的分支可能通过脊神经前支引起向臀部或股后部的反应痛。②峡部的纤维软骨样增生可较大，压迫或刺激性神经根，引起疼痛。③椎间盘退行变性，继发腰部韧带关节囊及腰背肌劳损，合并髓核突出均会引起腰痛。④峡部裂对其上位椎体的活动度有一定的影响，亦可由此造成腰痛。

脊椎滑脱的方向有椎体、椎间盘、后关节及骨盆四个方面。而引起腰痛的原因则有：①腰骶部软组织及关节的劳损；②骨结构改变；③下腰神经根，甚至马尾神经受压迫或刺激而痛等。

腰痛病人中有4%~5%属于腰椎滑脱症，其余症状与体征与其解剖病理直接相关联，譬如神经根性症状，压痛、腰椎失稳等。

通过放射线检查，将下位椎体上缘前后径分为4份，由滑脱椎体后缘引出直线，与下位椎上缘交角，测量前移程度。前移在1/4之内者为Ⅰ度，在2/4之内者为Ⅱ度，超过2/4者为Ⅲ度，超过3/4为Ⅳ度。与下位椎体全错开者为全滑脱。MRI检查可显示滑脱后硬脊膜及马尾受压的部位及程度。

诊断时当症状与体征和放射学检查一致便可确诊。并需明确相关诊断：①滑脱水平的小关节，有无关节炎性改变。临床有无早起时腰痛，阴雨天腰痛等症状。②有神经根或马尾神经受压症状者，其受压的确切部位，此常依靠MRI或脊髓造影确定。③滑脱的程度，骶骨倾斜的程度。依据这些情况确定治疗方案。

非手术治疗和手术治疗各有适应证。传统的成人脊椎滑脱手术适应证为：①Ⅰ度以上腰椎滑脱，非手术治疗不愈者；②进行性滑脱或Ⅱ度以上滑脱；③腰椎滑脱并有神经根或有马尾压迫症状者。

峡部不连主要行局部植骨术或峡部内固定植骨术，腰椎滑脱手术包括：①对马尾或神经根压迫的解除，应探查峡部纤维骨痂增生有无压迫或切除椎弓彻底减压；②滑脱复位，切除其下椎间盘使复位较易，不切除椎间盘，亦可使Ⅱ度脱位复位；③融合，椎体间植骨融合或横突间（后侧方）植骨融合。具体术式则有：①减压，复位内固定，椎体间植骨融合术；②减压，复位或不复位后侧方植骨；③前路手术。普遍认为，前路及侧路椎间植骨融合率较高，不能同时进行椎管减压，并会使腹腔内脏器受到不同程度的扰乱，风险也相应增加；横突间，椎板间及棘突间的植骨融合术操作较简单，危险性小，并可同时做椎管减压，但由于融合效果不尽理想，所以术后腰椎骨结构方面的稳定性仍难以保证。此篇邓教授则讲述了一种新的手术方式，治疗Ⅱ度以内腰椎滑脱，增加了椎间植骨融合率，同时降低了植骨后风险的术式。

后路减压椎间楔状植骨术，打消了经后路植骨做椎间融合后所植骨块松动后脱入椎管内，造成加重神经根受压的顾虑，集椎间融合、后路操作、简单可靠、椎管减压较彻底几大优势于一体，成功解决了Ⅰ度和Ⅱ度内腰椎滑脱传统手术中的几大难题。对于超过Ⅱ度的腰椎滑脱，因椎体间重叠面积有限，势必会降低骨块植入后的稳定性，因此不提倡此法。

（二）手背部大面积瘢痕挛缩及伸指肌腱缺损的治疗

手部大面积瘢痕挛缩和伸指肌腱缺损影响手部各掌指关节及指间关节的屈伸活动，虎口部组织挛缩，限制拇指功能，会严重降低患者生活质量。

修复瘢痕挛缩和重建缺损肌腱，对改善患肢功能有决定性的意义。

大面积瘢痕挛缩，先生采用带胫前动脉、大隐静脉，伸趾长肌腱足背皮瓣，一次性完成手术。

按传统方法：

一是利用腹部皮管形成或腹部扁平皮瓣转移，初次创造良好的皮肤条件后，二期行肌腱移植术重建伸指肌腱，如此反复数次手术，感染率高，治疗周期长，遗留脂肪厚，皮肤臃肿的缺点。

二是用前臂桡侧带血管蒂转移皮瓣修复。如手背瘢痕挛缩面积大，累及前臂桡侧，则不宜此法。

综合方面因素，在术式的选取方面在重建血管和肌腱的过程中，需仔细无菌操作，防止术中术后血管痉挛和扭转而造成皮瓣坏死。行足背血管肌腱皮瓣移植的关键点在于成功吻合血管。因此要求在有力皮瓣时勿损伤动静脉，吻合时避免血管内膜和管壁损伤，术中术后均应精心观察，操作。

重建血管的优劣直接决定了手术的成败，是先生处理这类手术要求关注的重点，并要准确判断血管闭塞的征象，动静脉闭塞的区别。术后抗凝解痉对症，预防性用药，提供皮瓣生长的最佳环境，促使手术成功。

（三）针刀挑割腱鞘

针刀挑割腱鞘，临床中，先生主要用于治疗桡骨茎突狭窄性腱鞘炎和屈指肌腱腱鞘炎。

桡骨茎突狭窄性腱鞘炎：桡骨茎突部有一窄而浅的骨沟，上面覆盖以腕背侧韧带，共同形成纤维性鞘管。拇长展肌腱和拇短伸肌腱通过鞘管后，折成一定角度分别止于拇指近节指骨和第一掌骨。因此肌腱滑动时在此鞘管内产生较大的摩擦力，当拇指及腕部活动时，此折角加大，更增加肌腱与鞘管壁的摩擦，久之可发生腱鞘炎，鞘管壁变厚，肌腱局部变粗，遂逐渐产生狭窄症状。这类症状起病多缓慢，逐渐加重，但部分也可突然发病。主要表现为桡骨茎突部局限性疼痛，有时放射至手、肘或肩臂部，活动腕部及拇指时疼痛加重，甚至伸拇受限。检查时桡骨茎突处明显压痛，局部皮下可触及硬结。握拇尺偏实验阳性。

手指屈肌腱腱鞘炎：又称扳机指或弹响指。指屈肌腱的环形纤维性腱鞘与掌骨头构成相对狭窄的纤维性骨管。当指屈肌腱经过此管时，受到机械性刺激而使摩擦力加大，又由于该部掌骨头隆起，用手掌握物时，腱鞘易受硬物与掌骨头的挤压损伤，逐渐形成环形狭窄。指屈肌腱亦因狭窄变形，形成梭形或葫芦状膨大。早期在掌指关节掌侧多存在局限性酸痛，晨起或劳累后加重，活动轻微受限，逐渐发展，疼痛范围亦可往腕部及手指远侧放散。随着病情的加重，可出现手指屈伸时产生扳机样动作及弹响。检查时，局部压痛明显。患指掌骨头掌侧皮下可触及结节状物，手指屈伸时可感到结节状物滑动及弹跳感，时有弹响。如狭窄严重时，手指多固定于伸直位不能屈曲或固定于屈曲位不能伸直。

传统治疗方法则分为早期的局部封闭疗法和后期的手术松解。

此处，先生介绍了利用针刀挑割腱鞘的方法来处理，效果肯定，松解被束缚的肌腱，更具可操作性。避免了手术切开松解肌腱后的高感染率，肌腱粘连，皮肤坏死等并发症。使用针刀时，必须明确的是，对局部解剖的熟悉要达到相当程度，防止操作时损伤血管，肌腱及神经和皮支。术后早期功能锻炼，防止肌腱粘连。

六、见微知著，提出新病种

经过多年的观察体悟，在现有骨科疾病的基础上，从细微处着手，先生发现了前人所未涉及的疾病，命名为闭膜管综合征。

闭膜管综合征是由于闭膜管内容积减少或压力增高，使闭孔神经在管内受压，造成髋关节前内侧痛、麻，外展、外旋受限为主要表现而形成的综合征。

闭膜管综合征发生的原因，是指管内压力增高导致闭孔神经受卡压。闭膜管是由耻骨上支下面的闭孔沟，闭孔膜上缘以及闭孔内肌和闭孔外肌所构成，由后外上方向前内下方斜行，闭膜管的内外口均成椭圆形。闭孔神经可分为腰段、盆内段和管内段，管内段紧贴管内沟下面，而位于闭孔动脉和静脉的上方，它们的位置关系从上向下依次则为神经、动脉、静脉。

无论是闭膜管内的内容物增加，还是闭膜管容积减小，都可导致管内压力增高。最常见的导致管内压力增高的原因，是特发性闭膜管内腱周滑膜增生和纤维化，其发生的机理尚不明了。有时也可见到其他一些少见病因，如滑膜炎症，创伤或退行性变导致管内软组织肿物，如腱鞘囊肿等。

多数无明显外伤史，缓慢发病。髋关节前内侧隐痛反复发作，逐渐加重。部分病人疼痛向大腿内侧（甚至向膝关节内侧）放散。久卧后可有髋关节“脱节感”。盘腿动作受限，走路迈步时患肢在后位牵掣痛。检查：内收肌紧，髋关节外展、外旋、后伸受限，内收长肌外缘与腹股沟韧带下缘交点压痛，少数病人髋关节后侧面深部压痛，大腿内侧中下段皮肤感觉轻度减退，“4”字试验阳性，X 线检查：骨与关节无异常改变。

本病需与髋关节炎症、结核、肿瘤、类风湿、股骨头无菌性坏死等疾病鉴别。

根据病人的发病时间和疼痛程度具体施行以下三种治疗方法：①局部中药外熥法；②局部封闭结合中药外熥法；③闭孔神经干部分切除术。

著作擷粹

实用骨伤科学——整骨学分册

整骨学分册是《实用骨伤科学》丛书的重要组成部分。整骨学是研究防治骨折、脱位、软组织损伤性疾病的一门科学，它是骨伤专业学生必读专业课程之一，使学生较系统地掌握中医整骨基本理论，骨折、脱位、软组织损伤疾病的诊治能力，并熟悉手术治疗的适应证及处理原则。又有助于从事骨伤科临床医师、教师、科研人员专业理论和诊治技能的提高，紧密与实践相结合，达到学而致用。

本分册的初稿（《中医正骨》讲义）在骨伤专业经过三期讲授，并征求了讲授教师和学生的意见，进行修改和补充而撰成此书。

第一章 总 论

第一节 损伤病因

（一）概述

损伤病因，是指引起人体损伤疾病发生的原因或称致病因素。损伤疾病如骨折、脱位、软组织损伤等发生的原因，可分为外在因素和内在因素两方面。

1. 外在因素

外在因素，是指从外界作用人体的伤病因素，如外力作用。外感六淫及邪毒感染。

外力作用：由于跌仆、坠堕、撞击、闪挫、扭折、压轧、负重、刀刃、劳损等致伤形式所致人体的伤病。根据外力性质及作用人体的形式，可分为四种。直接暴力，损伤发生在外力接触部位，如挫伤、创伤等；间接暴力，损伤发生在外力接触远离部位，如传达暴力、扭转暴力，易发生骨折及脱位，而软组织损伤较轻；肌肉强力收缩暴力，由于肌肉猛烈收缩造成的损伤，如肌肉附着处的撕脱伤或带骨片，肌肉、肌腱、韧带断裂及骨折；劳损，由于强迫体位，姿势不正确，关节频繁屈伸或旋转性活动，使持续性外力作用于某一部位，可引起疲劳性骨折或肌腱腱鞘炎。

外感六淫：外感风寒湿邪，可引起气滞、血瘀，经络受阻，腰背痠痛、肌体麻木、关节疼痛或活动不利。如患落枕、老年肩等疾病。

邪毒感染：由于损伤积瘀、创伤、开放性骨折等，可以使邪毒乘虚侵入机体。轻者仅局部化脓，肌肉腐烂；重者则全身感染，寒热往来，体温增高，脉数，发生败血症。开放性骨折，易发生外伤性骨髓炎。

2. 内在因素

内在因素,是指在人体的内部存在致成损伤疾病的因素,有时只通过轻微外力作用,就能发生骨折、脱位等。如生理特点、病理因素等与损伤疾病的发生有一定的关系。

年龄:老年人由于骨质易疏松、脆弱,易发生股骨颈或粗隆间骨折;小儿由于骨质柔嫩、骨膜厚,易发生青枝或不完全骨折;少年因骨骺尚未闭合,局部薄弱,易发生骨骺移位;青壮年筋骨健壮,需较大外力作用才易发生骨折、脱位。

体质:体质健壮,气血旺盛、肾精坚实、筋骨坚强,一般外力作用,不易发生损伤;体质衰弱者气血虚弱、肝肾亏损、筋软骨松,轻微外力易发生损伤,如体弱的老年人易发生颞颌关节脱位。

解剖结构特点:长管骨干骺端,是密质骨与松质骨交界处,遭受传达暴力时,比骨干部易发生骨折;如桡骨远端骨折,骨骺分离,肱骨髁上骨折等。骨骼自然弯曲最大处,缺少肌肉保护,亦是外力传达集中处;如肋骨常发生腋中线处骨折,锁骨常发生在二个弯曲交界处骨折。活动范围较大的关节部位,亦是外伤或劳损常发生之处;如脊柱常发生颈椎$_{5\sim6}$骨折或脱位,腰椎$_{4\sim5}$常患椎间盘突出;四肢关节部位的肱骨外髁炎、屈指肌腱鞘炎、桡骨茎突狭窄性腱鞘炎等。骨骼有发育畸形存在,常发生关节不稳而致病;如骶$_1$椎板闭合不全中间有缺损,棘突游离,易发生棘间韧带劳损;腰$_4$或腰$_5$峡部不连,易发生腰椎滑脱;儿童髋臼发育变浅,可发生先天性髋脱位,髋臼发育小而股骨头过大,至成年后易发生股骨头缺血坏死、变形、骨性关节炎等病变。

骨质病变:骨与关节结核,可引起骨折、关节脱位。骨髓炎、骨肿瘤、骨质疏松症、骨质软化病、脆骨病(成骨不全)均可因轻微外力作用引起骨折。大骨节病因关节面破坏,边缘有骨赘形成,常发生关节内游离体,膝关节较多见。

生理退行性改变:人体到30岁以后,脊柱的间盘组织(软骨板、纤维环、髓核)开始逐渐发生退行性改变,当组成的间盘组织在退变过程中不能同步进行时,则可发生颈椎病、腰椎间盘突出症、腰椎失稳等疾病。

(二)骨折病因

骨折的定义:由于外力的作用破坏了骨的完整性或连续性者,称为骨折。但也有对骨折的定义作如下叙述的:"常因外力所引起、骨连贯性的中断"或"骨与软骨由于外力的作用失去其完整性谓之骨折"。上述三种对骨折的定义概述,均有外力的作用,但对骨骼破坏的叙述,前者包括了后两种,所以前者的定义是比较全面的。大部分骨折是由于外伤所致,但是也有一少部分骨折,由于全身性或局部骨骼病变而引起,如脆骨病、甲状腺功能亢进引起骨质病变,骨囊肿、结核及骨髓炎等,可以因骨质破坏太多,而通常不足以引起任何骨折的轻微外力,或甚至毫无外力作用引起骨折,把这类骨折称为病理性骨折,因此应该在临床上和普通骨折相区别。

1. 直接暴力

骨折发生在暴力接触机体部位。暴力首先与机体某一部位软组织接触,暴力继续作用,软组织受伤害后,引起其部位下的骨质破坏。此类骨折易合并不同程度的由外向内的创口,软组织损伤较严重,局部肿胀严重。直接暴力常致成的桡、尺骨干或胫、腓骨干双折,掌、跖骨干多根骨折,骨折部位多在同一水平面。直接暴力常包括以下三种外力。

(1) 撞击外力:是指运行的物体撞击人体上或人体突然碰撞静止的物体上,而致成骨折,多引起横断、凹陷、短斜形骨折。如举起前臂抵挡棍击,当棍棒打击在前臂部位发生桡、尺骨骨折,或被推倒而胸部撞在物体角上,可引起肋骨骨折,又如拳击鼻部,可引起鼻骨骨折。

(2) 压砸外力:是指重物压迫致成骨折,多为粉碎性骨折。如果被压迫的肢体面积较大,或受挤压时间较久,易发生挤压综合征。如车轮子滚过小腿部位引起胫腓骨骨折。又如锤子砸在手指上,可引起指骨骨折。

(3) 枪伤、炸伤:是由于枪弹、炸弹片所致成的骨折。此类骨折为横断或粉碎,属于由外向内致成的开放性骨折,软组织损伤重,由于将棉絮、衣片、泥砂带入创口内,感染机会多。

2. 间接暴力

骨折发生在暴力接触机体远离部位。外界暴力首先接触机体某一部位后,该处并未发生骨折,由于暴力的传达,距离接触较远部位则发生骨折。间接暴力所致成的骨折,软组织损伤较轻,有时可致成由骨折端从内向外穿破皮肤的开放性骨折,创口污染较轻,感染机会较少。双骨部位的双骨折,骨折部不在同一水平,如桡尺骨干双折,桡骨的骨折部位比尺骨骨折部位低或高。如胫骨在下 1/3 骨折而腓骨在上 1/3 同时发生骨折。间接暴力通常包括杠杆或成角外力,扭转外力、传达外力 3 种。

(1) 杠杆或成角外力:是弯曲力作用在长骨上,使骨骼发生弯曲。骨折在弯曲的凸面,在最外而纤维有最高的张应力处开始。在任何情况下,裂隙都是横向的。而且垂直于由弯曲引起的张应力而进行,骨折是横断的或蝶形。儿童则是青枝骨折。如足髁部踏入两物体之间缝隙中,身体突然倾斜或跌倒发生胫骨、腓骨骨折。或跌倒时上臂处于外展位手掌触地,而暴力上传至肱骨外科颈处产生向内的成角力,发生外展型骨折。

(2) 扭转外力:扭转外力是使物体绕长轴旋转倾向而使用之力。将一根圆木加以拧或扭转,使它在水平而受到剪应变(及应力)。在拧的过程,注意纵纤维被剪力拉伸变形。纤维在接近垂直方向也是剪力,但既不是水平剪力又不是垂直剪力,而是拉伸变形或拉力变形的临界状态。对旋转轴成 45°角时张应力可能为最大,故骨折常发生在这个角度。很多病例的骨折一直在这个角度上裂开,因此描述为一个 45°螺旋线。其结果就是所谓的“螺旋”骨折,所以扭转外力发生螺旋形骨折。桡尺骨干、胫腓干双骨折时,骨折部位不在同一水平,但骨折线走行方向一致。如两人进行掰腕较力时,一可发生肱骨下端螺旋型骨折。或前臂远端被机器绞住产生急速扭转,可发生桡尺骨干双骨折,桡骨骨折部位低于尺骨呈螺旋形,骨折线走向一致。

(3) 传达外力:外力沿肢体纵轴传到,在骨骼产生弯曲或薄弱处发生骨折。如跌倒肩部外侧着地,外力沿锁骨纵轴传达至二个弯突交界处,发生骨折。或由高处坠落,臀部或足跟部着地,易发生脊椎压缩性骨折或跟骨骨折。

3. 肌肉收缩

人体的肌肉起止点附着在骨骼上,当肌肉猛烈收缩过程中,突然遇到外界阻力,但是肌肉仍旧不自主地收缩时,骨折发生在肌肉与骨骼附着处。此类型骨折,称为撕脱性骨折。如在行走过程中膝关节突然屈曲位跌倒,而股四头肌猛烈收缩伸直膝关节过程中,髌骨被横形拉断,断端被肌肉牵拉翻转分离移位。常见下列肌肉引起的撕脱骨折。

肱三头肌:尺骨鹰嘴骨横断骨折。

冈上肌:肱骨大结节骨折。

缝匠肌:髂前上棘撕脱骨折。

股直肌:髂前下棘撕脱骨折。

股二头肌:坐骨结节撕脱骨折。

4. 累积外力

每一次作用于骨骼上不足引起骨质断裂的外力,如果是经常或反复的作用在骨骼一个部位上,则会发生该处骨质断裂,称为疲劳性骨折。如果人经常长途步行军,易发生足第二、三跖骨颈部骨折。

5. 骨骼病变

患有全身或局部性骨疾病。如先天性肱骨病、营养不良、佝偻病、成人的骨质软化症、骨质疏松症、副甲状腺功能亢进等均因轻微外力的作用发生骨折。又如骨结核,骨髓炎、骨囊肿、骨肿瘤而骨骼本身破坏较大,有时毫无外力作用,由于病灶远段肢体的重力或自身体重的压力就可以发生骨折。把这类骨折,称为病理性骨折。

(三) 脱位病因

脱位亦称脱臼或脱骱。

脱位的定义:凡是构成关节的上下关节面相互间的关系越出正常范围之外者,称为脱位。由于暴力的作用丧失正常关系者,称为外伤性脱位。如果因关节内的病变,关节面或关节囊及韧带破坏,关节正常关系异常者,称为病理性脱位。又如先天关节发育不良者,引起关节失去正常关系,称为先天性脱位。亦有将微动关节的移位称为骨错缝。

1. 间接暴力

直接暴力发生关节脱位较少见,多数是由于间接暴力所致脱位。

(1) 杠杆力:由于肢体处于外展位时,同时遭受使肢体过度外展的暴力,骨干上端外侧为支点,而骨上端头部突破内侧关节囊,脱离关节窝。如上肢受到暴力,使其过度外展,肱骨大结节与肩峰接触,肩关节下方关节薄弱处破裂,则发生肩关节下方脱位。又如行走在泥水滑路上,下肢超外展位跌倒,可发生髋关节下方或闭孔脱位。

(2) 传达挤压力:关节囊处于比较松弛位置时,暴力沿肢体纵轴向上传达至关节处,发生关节脱位。如弯腰工作而下肢屈曲内收内旋位,髋关节处不稳定状态,背部遭受重物压砸,可发生髋关节后侧脱位。又如手掌触地,腕关节强迫背伸其前方关节及腕骨间韧带破裂,则发生月骨或月骨周围脱位。

(3) 扭转牵拉外力:肢体遭受沿肢体纵轴旋转及牵拉暴力,使韧带及关节囊拉伤,可发生关节囊移或脱位。如牵拉幼儿前臂使之内旋,可发生桡骨小头半脱位。

2. 关节化脓性病变

由于关节软骨及关节囊破坏,可发生关节脱位,称为病理性脱位。如髋关节结核,由于局部疼痛,骺关节处于屈曲内旋内收位缓解或减轻疼痛,当发展为全关节结核时,关节囊后侧被破坏,内收肌处于痉挛状态,可逐渐发生髋关节后脱位。又如肩关节结核可发生半脱位。

3. 肌肉痉挛

如患癫痫病人,癫痫病发作,肌肉痉挛性收缩,有时可发生肩关节脱位。

4. 肌肉麻痹

肌肉麻痹可因外伤性神经损伤,或小儿脊髓灰质炎后遗症引起。由于肌肉麻痹萎缩,肌张力消失,可发生半脱位或全脱位,亦称病理性脱位。如颈丛或腋神经损伤引起三角肌麻痹,可发生肩关节半脱位。如果臀肌麻痹,可发生髋关节半脱位或全脱位。

5. 关节发育不全

关节发育不全常见髋关节及腰骶关节部位,由于关节在先天形成不完全,或缺损,引起关节脱位或逐渐脱位。亦称先天性脱位。

(1) 髋臼发育小或浅:在发育过程中髋关节臼窝很小,不能容纳股骨头,或臼窝表浅及指数大于正常数值,而股骨颈前倾角比正常过大,发生髋关节半脱位或全脱位,称为先天性髋脱位。

(2) 腰椎峡部缺损或不连:腰$_{4\sim5}$椎峡部缺损或不连接,或骶$_1$上关节突缺损,由于体重或轻度外力作用,可发生腰椎向前滑移,称为腰椎滑脱。

6. 生理性退变

生理性退变发生关节移位(或失稳),常发生腰椎间关节及骶髂关节等。如腰椎间盘组织发生生理性退变,椎间盘间隙变狭窄,相应的关节突关节发生重叠性降落,其关节囊松弛,椎间其他韧带亦松弛,退变的椎间隙的上下椎体可产生前后移动,临床上称为腰椎失稳。

(四) 软组织损伤病因

软组织亦称筋。其组织应包括韧带、关节囊、滑膜、肌肉、肌腱、腱鞘、腱周膜、筋膜、滑液囊、软骨等组织。

软组织损伤的定义:由于外力作用破坏软组织的连续性或正常形态及生理功能,称为软组织损伤。由于急性暴力所致的软组织伤害,称为急性软组织损伤。如由于累积外力作用或急性软组织损伤迁延而来者,称为慢性软组织损伤。

1. 扭转外力

凡是突然的外力使肢体关节部位发生扭转、牵拉、闪挫的动作,关节附近的软组织被拉伤。如踝关节突然跖屈内翻,可发生踝关节外侧副韧带折伤或断裂伤。

2. 挫伤外力

凡打挫、砸压、跌仆、坠落等外力作用肢体上，均可发生软组织损伤。如膝关节伸直位站立时，膝外侧部位被重物打击，膝关节被迫外翻，可发生膝关节内侧副韧带断裂合并内侧半月板损伤。

3. 锐器、刃器伤

枪弹贯穿伤、钉子扎伤、刀斧砍伤等，均可致成皮开肉断，称为创伤。

4. 累积外力

肌肉或肌腱长期频繁收缩运动，或关节屈伸旋转活动。经长期受其摩擦，肌肉或肌腱、腱鞘逐渐被磨损致伤。多无肿胀，或轻度肿胀有一方向活动受限疼痛，称为慢性筋损伤或劳损。如腕关节频繁活动的职业工人，由于伸拇短肌及外展拇长肌在桡骨远端茎突处为同一腱鞘，长久的与腱鞘摩擦，可发生桡骨茎突狭窄性腱鞘炎。

第二节　损伤的分类

损伤定义：是指人体受到外力的作用引起皮肉、筋骨、脏腑等组织的破坏，称为损伤。祖国医学对损伤的分类早就有了认识，如周代的《礼记·卷九》已将损伤分为金疡、折疡，还记载了损伤可分为伤（皮伤）、创（肉创）、折（骨折）、断（骨肉皆断离）4类。唐代《外台秘要》又将损伤分为外损与内伤两类。

现代将损伤按人体受伤部位分为外伤和内伤两大类，外伤包括骨折、脱位、软组织损伤；内伤则包括头脑、胸腹、盆腔等脏器的损伤，由于医学从古至今不断的进展，新的学科逐渐分化出来，并已形成独立一科，因此内伤已归相应的脑外、胸外、泌尿外科等治疗，骨折、脱位、软组织损伤疾病是本书重点研究的内容。

（一）骨折的分类

1. 按骨折断端与外界相通否分类

（1）闭合性骨折：骨折断端的骨质不和外界相通者。如肢体骨折部位同时合并皮肤创伤，甚至皮下筋膜（浅筋膜）或肌肉浅层有撕裂伤，只要有深层肌肉或其他完整的软组织作为间隔，而骨折断端与外界不相通，仍属于闭合性骨折。

（2）开放性骨折：骨折处皮肤或黏膜破裂，断端与外界相通，甚至骨质外露者。如下颌骨骨折，骨折处皮肤无破裂，但口腔内的黏膜破裂，使骨折端直接与口腔相通，仍属于开放性骨折。

开放性骨折因致伤原因不同，引起感染机会及预后也不一样，故又分两类。

1）外穿形骨折：间接外力致成的骨折，骨折断端由里向外刺破肌肉、皮肤一时露出外面。这种骨折，大多数软组织损伤不严重，只不过是局部穿刺伤，骨折端虽有污染，一般不严重，感染机会少。

2）内穿形骨折：致伤物是由外向里造成骨折，局部的皮肤、皮下组织、肌肉破损，丧失其活力，甚至骨折处软组织缺损骨端外露，同时带进灰尘、泥土、碎石及细菌，感染机会很大。另外可发生破伤风、气性坏疽，或骨髓炎。

2. 按骨折程度分类

（1）单纯骨折：除骨折外无其他重要软组织或脏器损伤者。如肱骨髁上骨折，无正中神经、桡神经或肱动脉损伤。

（2）复杂骨折：除骨折外，并发神经、重要血管、肌腱或脏器损伤者。如肱骨髁上骨折并发正中神经损伤；如骨盆骨折并发膀胱破裂，或髂内、外动脉破裂者。

（3）完全骨折：骨小梁的连续性全部中断者，管状骨骨折后形成远近两个或两个以上的骨折段。此类骨折断端多有移位。

（4）不完全骨折：骨小梁的连续性仅有部分中断者，如儿童的青枝骨折骨膜下骨折、裂纹骨折等。

3. 按骨折断端形态分类

（1）横形骨折：骨折线走行与骨干纵轴接近垂直，断端整齐。

（2）锯齿形骨折：骨折断而一侧除有三角骨瓣外为横形，另一侧则为三角形缺损，故呈现锯齿形状。

（3）斜形骨折：骨折线与骨干纵轴斜交成锐角，断端成斜坡状。根据断端斜坡长短可分为长斜形或短斜形。长斜形骨折，尖端较锐，易刺破软组织引起副损伤。

（4）螺旋形骨折：骨折线走行如螺纹状与骨干纵轴亦斜交锐角，骨折发生于长管状骨骨干部位。如股骨干、胫骨干骨折及肱骨干骨折较多见。

（5）梯形骨折：骨折断面呈楼梯形状。

（6）粉碎骨折：骨折处有三块以上骨折片。

（7）蝶形骨折：两断端斜坡形，同时有底边较长的三角形骨片或分离移位。

（8）压缩骨折：发生于松质骨部位受压力而变形，如脊椎骨折呈椎体前窄后宽的楔形。

（9）凹陷骨折：骨体或关节面塌陷，如直接暴力导致肋骨骨折，断端向胸腔凹陷。又如跟骨涉及关节面的骨折，发生跟骨外侧或全部关节面塌陷畸形。

（10）嵌入骨折：骨的干骺端坚质骨插入骺端的松质骨内，如戴帽形状。如肱骨外科骨折，有时干骺端插入松质骨内，称为肱骨外科颈嵌入骨折。

（11）“丁”字或“T”字形骨折：骨折线呈“丁”（“T”）字形走行，如股骨髁间骨折在股骨髁上的骨折线与股骨干垂直，两髁之间正中点又有一条纵形骨折线，上端与上一折线垂直相接，下端伸入关节面。

（12）“Y”字形骨折：骨折线呈“Y”字形，如股骨下端骨折，两条骨折线从股骨下端关节面两髁之间正中开始，分别向上斜至内、外髁上方，使两髁分开，骨折近端呈尖端向下的三角形。

（13）裂纹骨折：骨折处呈裂缝或线状，形似瓷器碰裂样，常见颅骨及肩胛骨骨折。

（14）青枝骨折：常发生于儿童，骨组织有弹性，骨膜较厚，所以骨折处仅有部分骨质和骨膜被拉长，皱折或破裂，并成角弯曲改变，好像枝条一下子不能完全折断似的，因此又称青枝或绿枝骨折。

(15) 骨骺分离:骨折发生于骨骺未愈合的儿童和青少年阶段,在骨骺板部分离移位,骨骺的断面可带坚质骨片一同移位。

4. 按骨折复位后稳定程度分类

(1) 稳定性骨折

骨折经手法复位及外固定后,骨折断端不易发生再移位者。

1) 无移位骨折:如青枝骨折、裂纹骨折、嵌入性骨折等。

2) 有移位骨折:如横断骨折断端整齐,复位后有利相互顶挤,但牵引时重量过大易发生断端分离,锯齿形骨折断端呈锯齿形,复位后咬合稳定。

3) 变形骨折:骨折虽无移位,但骨体原来形态改变。如单纯椎体压缩性骨折,椎体压缩不超过1/2,无合并附件骨折者;凹陷性骨折,骨折处塌陷,如颅骨、鼻骨、直接暴力的肋骨骨折。

(2) 非稳定性骨折

骨折断端移位较大,断端形状较斜,复位及固定后易发生再移位,复位次数可达3~4次。

如斜形骨折、螺旋形骨折、梯形骨折、蝶形骨折、粉碎形骨折、“T”字或“Y”字形骨折等。前5种骨折,易发生重叠畸形愈合,而后两种则属关节内骨折,要求复位程度高,手法复位及外固定均较困难。

5. 按骨折的时间分类

(1) 新鲜骨折:骨折发生2~3周以内者。即使骨折端有纤维组织形成,但施行手法矫正畸形是容易的,多数能达到解剖复位。

(2) 陈旧骨折:骨折发生超过2~3周以上者。因骨折端已形成骨样组织,或因时间过久,形成骨质。手法矫正畸形较困难,多数不能达到解剖复位,只能矫正重叠及成角,旋转畸形。有时需手术切开复位行内固定术。

6. 按骨折发生原因分类

(1) 外伤性骨折:骨质正常,由于一次暴力引起骨折。

(2) 疲劳骨折:累积外力引起骨折,常发生第2~3跖骨、胫骨、股骨、腓骨下1/3部位。其骨折端面有硬化,骨痂明显但连续性中段,断端一般无移位改变。

(3) 病理骨折:有全身或局部骨质性病变,较轻微外力作用或毫无外力作用引起的骨折,治疗较困难。

(二) 脱位的分类

1. 按脱位的原因分类

(1) 外伤性脱位:关节无病变,由于外力作用而致的脱位。

(2) 病理性脱位:关节有病变,由于轻微外力作用或无外力作用引起的脱位。

（3）先天性脱位：由于先天关节发育不完全，而发生的关节脱位。

2. 按发生脱位的时间分类

（1）新鲜脱位：发生脱位的时间在2~3周以内者。关节内软组织损伤尚未形成瘢痕及粘连，手法容易整复。

（2）陈旧性脱位：发生脱位的时间超过2~3周以上者。随脱位时间的延长，由于软组织损伤瘢痕形成，移位的骨端粘连，手法整复脱位较困难，甚至失去手法复位机会。有时需进行切开复位或关节成形术。

3. 按脱位的程度分类

（1）全脱位：构成关节的骨端关节面完全离开正常关系者，常发生肩、肘、腕、髋、膝的大关节部位。

（2）半脱位：又称不完全脱位或骨错缝等。构成关节的骨端关节面相互间关系，发生部分移位。

（3）单纯性脱位：仅发生关节脱位，不合并骨折及神经、血管损伤。

（4）复杂性脱位：脱位同时合并骨折或神经、血管的损伤。

4. 按脱位的方向分类

根据构成关节的远端骨端关节面脱出后的移位方向，可分为前脱位、后脱位、上脱位、下脱位、中心脱位及侧方脱位。

5. 按脱位的关节与外界相通否分类

（1）闭合性脱位：脱位的关节不与外界相通，即使有皮肤破损，但因有筋膜相隔，关节骨端不与外界沟通，亦称闭合性脱位。

（2）开放性脱位：皮肤及其他软组织破损，而脱位的骨端关节面与外界相通，易引起关节感染，发生化脓性关节炎机会多。

6. 按脱位的次数分类

（1）初次脱位：或称首次脱位。由于暴力作用发生关节脱位，无该关节脱位的病史。

（2）习惯性脱位：多因首次外力作用发生关节脱位，合并关节臼缘骨折或骨端关节面塌陷及骨折，或手法复位后未进行固定及固定时间不足，受轻伤或活动范围过大而发生再次脱位，有时可达多次的再脱位者，称为习惯性脱位。在治疗上比较困难，往往需手术治疗。

（三）软组织损伤的分类

1. 按软组织损伤的原因分类

（1）急性损伤：由于明显暴力作用，软组织发生损害。

（2）慢性损伤：亦称劳损，因累积性外力所致的软组织损伤。

2. 按软组织损伤暴力形式分类

（1）切割伤：由于锐刃器将软组织如皮肤切开，或肌肉、肌腱、韧带、关节囊等断裂。

(2) 扭伤:系间接的扭转外力所致的损伤,使肢体和关节周围软组织损伤。

(3) 挫伤:系直接的打击、压砸引起的软组织损伤。

(4) 擦伤:系与肢体表面相平行的摩擦力,使皮肤浅表层损伤,愈合后不遗留受伤的瘢痕。

3. 按软组织损伤肢体的部位分类

(1) 躯干部损伤:颈部、背部、腰部、臀都、胸部、腹部的损伤。

(2) 四肢除关节部位的损伤:上臂部、前臂部、手部、大腿部、小腿部、足部等损伤。

(3) 关节部位的损伤:肩关节、肘关节、腕关节、手部关节、骶髂关节、尾骶关节、髋关节,膝关节、踝关节、足部各关节等损伤。

4. 按发生软组织损伤的时间分类

(1) 新鲜损伤:发生损伤时间在2~3周以内者。亦由明显暴力所致。

(2) 陈旧损伤:发生损伤时间在2~3周以上者。系新鲜损伤迁延而转变形成的。

5. 按软组织损伤病理变化分类

(1) 软组织伤:软组织损伤后,从解剖组织学角度来看,无组织纤维断裂,只将纤维拉长,或受挤压组织中毛细血管破裂,故局部发生瘀血肿胀,无功能障碍。

(2) 组织断裂伤:常见韧带、肌腱的肌肉或其他软组织,发生部分或完全性断裂性损伤。多发生在韧带、肌腱的附着部位,有时附带骨片一起撕脱。

(3) 肌腱移位:或称筋跳槽。肌腱离开正常位置偏向一侧,常见伸拇长肌腱在拇掌指关节处,向尺侧滑移;腓骨肌腱在外踝后方滑至外踝前外侧。其次是伸指肌腱在掌指关节背侧向桡侧或尺侧滑移。

(4) 肌腱肿胀:或称筋肿。肌腱由于长期与附近组织摩擦,可引起肿胀增粗,甚在鞘管口端形成硬结节病理性改变。

(5) 腱鞘炎:系由于腱鞘发生水肿、肥厚,腱鞘管腔发生狭窄,影响肌腱的滑动。常见屈指肌腱鞘炎,桡骨茎突狭窄性腱鞘炎。

第三节　损伤的症状

损伤的症状是以局部体征为主,但往往由于局部损伤过重亦会引起全身机能变化。故对出现的全身性症状也不可忽视。

(一) 共有症状

共有症状,亦称一般症状,是骨折、脱位、软组织损伤疾病共同存在的局部症状。

1. 肿胀

肿胀是指损伤之处突出隆起,严重者肢体周径粗大。由于局部受外力作用,络脉、经脉破损,肌筋损伤,循经之血液离经外溢,积瘀肌肤之间,而形成局部肿胀。如果暴力较大,不仅软组织内的毛细血管或微细血管破裂出血,而且骨膜、骨折断面、髓腔或知名的不同管径的血管破损,血液瘀积在皮肤下,肌皮间、骨折断端,呈现局部肿胀,有时血液沿组织间隙延蔓,肿胀范围较大,或有瘀斑,张力性水泡。如闭合性股骨干骨折,局部出血可达500~1500ml,局部有严重的肿胀;骨盆骨折如合并血管损伤,血肿可沿后腹膜扩散至膈肌下方,在腰部有波动性肿胀。较大血管损伤出血较快、肿胀发展迅速。累积外力所致局部损伤,有时亦可出现肿胀,主要是软组织充血,渗出液积存,而肿胀局限较轻微,皮肤不红亦无瘀斑表现。

2. 疼痛

疼痛是受伤者主观上对局部病变的反应。其机制是由于局部组织损害、血肿、充血、渗出引起局部内压增高,或致痛物质刺激神经及肌肉痉挛,经痛觉神经纤维将疼痛信号传至大脑产生疼痛症状。

祖国医学对疼痛的产生是认为脉络受损,气机凝滞,阻塞经络,故有"通则不痛","痛则不通"和"形伤作肿","气伤作痛","先肿而后痛者,形伤气也,先痛而后肿着,气伤形也"。这就说明肿胀、疼痛与气血有密切关系,气受阻塞则可发生疼痛;血瘀凝滞,能导致气机病变。

疼痛轻重与局部损伤程度有关系,局部损伤轻则疼痛轻,而局部组织损伤严重,如肌腱、肌肉断裂,骨折则疼痛明显。累积外力所引起的劳损,则休息疼痛轻,或不疼痛,而休息后再活动时疼痛严重。

3. 功能障碍或丧失

肢体的功能是由于神经,肌肉、肌腱动力系统和骨骼的杠杆支架及关节囊、韧带稳定关节的作用,肢体才会有完全的功能。功能障碍是指肢体受伤后,组织损伤较轻,因疼痛,筋肉痉挛,其功能达不到正常程度。如足踝部挫伤、局部瘀血肿胀、疼痛,活动范围达不到正常程度,能行走而跛行步态,则为行路功能障碍。功能丧失则是肢体的动力系统或杠杆和支架作用丧失。如发生股四头肌断裂,或髌骨骨折者,下肢不能伸直膝关节抬起小腿,股骨骨折不能站立,均称为功能丧失。

(二)特有症状

特有症状亦称特殊症状,是骨折、脱位、软组织损伤后各自单独存在的体征。如果出现其中一个症状,就可以明确诊断。

1. 骨折特有症状

(1)畸形:骨折同时由于暴力作用、肌肉或韧带牵拉或搬运不当而使断端移位,出现肢体形状改变,而产生各种畸形。

1)成角:骨干骨折远、近折端纵轴线构成的角度。如股骨干上1/3骨折易受肌肉的牵拉作用,产生向前外侧成角。严重的脊椎压缩性骨折,脊柱有后突成角畸形。

2)侧方移位:骨折后断端可向内、外或前、后侧方移位改变。有时与重叠同时存在。

3)缩短:骨折后肢体比健侧变短,是由于两骨折端相互之间发生重叠移位。如股骨干、肱骨干骨折受较强肌肉的收缩牵拉,而发生患肢缩短明显,断端可重叠3~5cm。

4）旋转：骨折后患肢远段向内或向外旋转，一般上肢向内旋，下肢向外旋转。如股骨粗隆间骨折，下肢可最大外旋90°，足部外侧缘可接触床面。

5）凹陷：骨体发生塌陷。如颅骨、鼻骨或多根肋骨骨折处出现塌陷改变。

6）分离：骨折断端间隙扩大，间隙超过0.3cm以上称为分离。

（2）骨擦音：移位性骨折，由于肌肉收缩，两断端相互接触，而碰撞产生的音响。一般是检查局部进行触摸，或移动患肢时，在骨折处产生响声。

（3）异常活动：亦称假关节。骨体部位不发软亦无关节样活动，但骨折后，骨体可出现屈曲变弯或如关节样活动，称为异常活动。

2. 脱位特有症状

（1）关节畸形：关节脱位后，骨性标志改变或出现特有的形态畸形。如肘关节后脱位，肘三角关系改变并有靴状畸形；肩关节脱位后肩峰突出明显，称为方肩；髋关节后脱位，患肢呈屈曲、内收、内旋，患膝搭健膝上（黏膝征阳性），下肢短缩。

（2）关节空虚：关节完全性脱位，原关节处呈现凹陷改变。如肩关节脱位，肩峰下关节盂空虚，触之有凹陷；颞颌关节脱位，在耳屏前方出现凹陷。

（3）弹性固定：关节完全脱位后，离开正常关节关系的骨端被痉挛的肌肉或肌腱固定，被动外展、内收、屈伸解除后，仍弹回原畸形位置。如肩关节脱位，上臂处于20°~80°外展位，被动使肘关节内侧靠胸壁，解除被动力后，又弹回稍外展位置。

3. 软组织损伤特有症状

（1）摩擦音：摩擦音是病变的软组织相互之间摩擦发出的声音。其声音好似手握雪或手指捻头发发出的刷刷响声。如桡侧伸腕肌腱周炎，在屈伸腕关节过程中，手指掌侧面放在病变处可感觉有握雪音。

（2）弹响：关节在屈伸或旋转活动时可出现弹拨性或滑动性响声。如屈指肌腱鞘炎，在手指屈伸过程中出现弹跳功作及响声；膝关节半月板损伤或盘状半月板破裂，在膝关节屈伸过程中可有响声。弹响髋，当患肢内旋位，屈伸髋关节活动中，臀大肌筋膜在股骨粗隆上前后滑动出现响声。

（3）关节松动：是指关节活动超过正常范围，或在一定位置不应有的活动现象称为关节松动。关节出现松动，是韧带损伤的特征。如膝关节伸直为0°时，关节无侧向活动，当出现向外侧或向内侧活动时，则为膝关节内侧副韧带或外侧副韧带损伤。

（4）肌腱附着处压痛：肌腱的损伤多在附着处损伤，而在该处压痛敏感。如肱骨外上髁炎，其典型临床症状是在肱骨外髁及附近压痛明显。

第四节　损伤的并发症

（一）骨折的并发症

1. 早期并发症

（1）创伤性休克：是指机体遭受暴力后，机体组织广泛或严重的破坏，强烈的刺激局部神经结构，引起周身循环、代谢和内分泌的紊乱。创伤性休克最根本的原因是有效循环量不足。常见引起休克的创伤，如胸腹腔损伤性内出血，烧伤创面渗出液很多，血浆大量丧失；股骨干骨折或挤压综合征等大量血液，主要是血浆向软组织内或体外渗出；脊柱或骨盆骨折时血管紧张度消失，血液瘀积潴留周围血管，另外在创伤性休克中还有其他加速休克的因素如骨关节损伤时疼痛；放开止血带时，止血带下组织由于无氧转为有氧代谢以及其他生化方面的改变等。

（2）内脏损伤

1）肺损伤：肋骨骨折易合并肺脏损伤或肋间血管破裂，引起血胸、气胸（闭合性气胸或开放气胸、张力性气胸）、血气胸。

2）肝、脾破裂：胸壁下段肋骨骨折，可发生肝脾脏破裂，在脾肿大时遭受外伤更易破裂，形成严重内出血和休克。

3）膀胱、尿道、直肠损伤：若耻骨和坐骨支同时骨折时，容易发生后尿道损伤，若此时膀胱呈充盈状态，则可发生膀胱腹膜外损伤。骶尾骨骨折易发生直肠损伤。

（3）血管损伤：多因骨折同时由于暴力作用或骨折断端移位刺伤、压迫等所致。若主要血管损伤不能修复或侧支循环不能代偿时，患肢就很可能由于缺血坏死而丧失，甚至酿成大出血危及生命。若能早期诊断及合理的处理，不仅能保存肢体，挽救生命，同时也能避免搏动性血肿、假性动脉瘤、动静脉瘘、缺血性肌挛缩等晚期并发症。血管损伤根据其病理变化之不同可有以下几种类型：

1）动脉受压：动脉受压较常见。可因移位的骨折断端、深部血肿压迫主要动脉。

2）外伤动脉痉挛：各种类型的血管损伤，都可并发不同程度的血管痉挛。但动脉痉挛更多发生于血管周围组织受伤或血管被牵拉，被压迫时。其发生的机制，多年来一般认为损伤或栓塞的动脉引起血管挛缩，是由于神经反射作用所致。但是最近许多学者认为除了血管运动反射的因素外，尚可能是肌源性收缩，是由于损伤动脉的肌肉发生痉挛所致。

3）动脉挫伤：动脉挫伤后无外出血，在挫伤一段动脉内膜出血肿胀，在血管壁各层间形成血肿，逐渐肿大，闭塞管腔，并由于内膜粗糙和血管狭窄，在损伤处常形成血栓。肉眼所见动脉呈现肿胀，失去正常光泽，硬而无波动或波动极为微弱，发生循环受阻现象，甚至引起广泛的继发性动脉痉挛。动脉壁又因挫伤而产生病变。

（4）动脉断裂：动脉可发生纵形、横形、斜形不完全断裂，由于血管壁肌肉的收缩，使伤口更为广大，常引起持续性大量出血，即使一时出血停止，亦易再度出血。动脉亦可完全断裂，两断端回缩到血管外膜和周围组织之间，同时由于血管环肌和弹力组织的作用，管腔缩小，血压下降和血管痉挛或血栓形成，均有助于止血，所以动脉完全断裂后，常不发生持续性大出血。动脉断裂的严重性，不只在于出血，更重要的是依据损伤部位的不同，可引起不同程度的缺血，导致组织缺血甚至坏死。

常见血管损伤的骨折部位：肱骨髁上骨折易合并脑动脉损伤；股骨髁上骨折易合并腘动脉损伤，胫骨上端骨折易合并胫后动脉或胫前动脉损伤；骨盆骨折易合并髂总动脉，髂内或髂外动脉损伤。

（5）神经损伤：早期神经损伤亦可为原发性，即骨折同时发生的损伤。其原因，可由于神经缺血造成损伤，骨折断端压迫造成损伤，神经受牵拉而致成损伤，骨折断端的骨峰刺伤，或直接外力挫裂性神经损伤。但大多数为部分性损伤，有时亦可造成完全性神经损伤。

神经损伤按其解剖结构损坏情况，可分为三类：

1）神经功能失用：功能一般不完全丧失，神经轴索及鞘膜均完整，肌肉麻痹，但肌肉并不萎缩，几天或至数周就能恢复。

2）神经轴索断裂：仅轴索断裂而鞘膜并未断裂。临床症状有肌肉麻痹，感觉消失，变性反应和肌肉萎缩等与神经被完全切断的症状相同。其功能可自行恢复，不需手术治疗。

3）神经断裂：是神经的全部或一部分失掉其连续性的损伤需进行手术修复，神经功能才能恢复。

常见神经损伤的骨折部位：脊椎骨折易发生脊髓损伤；肱骨干中下1/3骨折合并桡神经损伤；肱骨髁上骨折易合并正中、桡神经损伤；股骨干下1/3骨折易合并坐骨神经损伤；腓骨上端骨折易合并腓总神经损伤。神经损伤后，其所支配区的感觉、运动及神经营养均障碍。

（6）感染：开放性骨折，可因污染严重，处理不及时，软组织挫伤严重，清创不彻底，遗留异物，而发生化脓性感染，引起骨髓炎，甚至败血症。或发生特异性感染，如发生破伤风或气性坏疽等。

（7）脂肪栓塞：骨折后骨髓腔内的脂肪滴进入血液循环，在血管内随血液流动而形成脂肪栓子，堵塞血管，可以引起肺、脑等重要脏器的缺血，因而危及生命。

（8）挤压综合征：由于肢体损伤的部位广泛严重，或肢体长时间重压后，引起严重的全身性改变，形成挤压综合征。它的主要特点是肾功能衰竭。

（9）缺血性肌挛缩：缺血性肌挛缩亦称伏克曼氏挛缩。由于骨折同时损伤血管或筋膜间隔内血肿、内压增高等，肌肉供血障碍，缺血肌肉纤维坏死变成瘢痕组织（纤维化），肌肉失去弹性而挛缩，肢体远端指（趾）呈屈曲畸形。

缺血性肌挛缩早期症状有肢体持续性剧痛，被动伸指（趾）痛加剧，麻木，冰冷，紫绀或苍白，远端动脉搏动减弱或消失。继而由于神经麻痹，肌肉坏死，经机化后，形成瘢痕组织，在上肢出现爪形手，在下肢则出现爪形足，可造成严重的功能障碍。

缺血性肌挛缩，上肢多见于肱骨髁上骨折或前臂双骨折，下肢多见于股骨髁上或胫骨上端骨折，或上述骨折因外固定过紧所致。

2. 晚期并发症

（1）坠积性肺炎：老年人骨折后，由于长期卧床或躯干被外固定，致使肺功能减弱，咳痰困难，引起呼吸系统感染，严重者可危及生命。尤其患有慢性气管炎、肺气肿的患者，在不影响骨折的治疗情况下，应经常坐起，鼓励咳痰，并作深呼吸，注意练功活动。

（2）褥疮：颅骨骨折合并严重脑挫裂伤而昏迷者，或脊椎骨折合并截瘫者，由于强迫一个体位卧床，而后枕、骶部、足跟、大粗隆部等处，软组织受长时间压迫，局部循环障碍，组织坏死，形成溃疡，经久不愈。易发生褥疮者，应加强护理，按时翻身，二便加强管理，局部按摩，保持干燥。

（3）尿路感染和结石：骨折长期卧床或截瘫患者。长期留置导尿管，易引起尿路感染或结石。常发生膀胱炎、肾盂肾炎；由于尿酸盐的沉积，可引起肾、膀胱、输尿管的结石，临床症状多在起床活动后，出现阵发性绞痛。尿路感染和结石的预防很重要，有留置导尿管者，每周更换1次，每日要冲洗膀胱，鼓励患者多饮水，以防结石形成。

（4）外伤性骨化（骨化性肌炎）：关节内或关节附近骨折，骨膜有广泛剥脱或软组织损伤严重，手法整复粗暴，致使局大量出血，积存于骨膜下或关节内，肌肉纤维之间，血肿机化后，通过附近骨膜化骨的诱导作用，转变为软骨，然后再钙化，骨化，在 X 线片上可显示骨化阴影，临床上可常见肘部、膝部的骨折易合并骨化性肌炎，常可引起关节功能障碍。

(5) 关节僵硬：骨折长期外固定，或关节内骨折及关节附近骨折长期超关节的外固定，而引起关节周围组织粘连和肌腱挛缩而导致关节功能障碍。因此，对关节内骨折的积血，应穿刺抽吸，外固定时间及范围恰当，早期练功防止关节僵硬。关节僵硬常易发生在膝、肘关节，而儿童比成年人发生机会少，成年人连续外固定超过 3 个月以上，易形成关节永久性强直。

(6) 外伤性关节炎：多因关节内骨折复位不良，或关节软骨面损伤，而致软骨面粗糙不平整，活动疼痛功能障碍。

(7) 神经损伤：因骨折畸形愈合或新生的骨痂压迫所致。如肱骨外髁骨折畸形愈合形成肘外翻，尺神经被牵拉而引起牵拉性尺神经炎。

(8) 缺血性骨坏死：骨折一端因供血障碍而发生密度增高或囊性变，称为骨坏死。如常见股骨颈骨折合并股骨头坏死，腕舟骨腰部骨折合并舟骨近折端坏死。距骨颈部骨折合并骨体坏死。

(9) 迟发性畸形：儿童骨骺遭受纵向挤压伤，肢体发育障碍，而比健侧短；儿童时期发生前臂屈肌缺血性挛缩，而腕骨发育楔状畸形可产生腕部屈曲畸形；儿童时期肱骨髁上骨折，可易发生肘内翻畸形等。

（二）脱位的并发症

1. 早期并发症

脱位的早期并发症是因构成关节的骨端移位时所引起的其他损伤。

(1) 骨折：多发生于关节附近的骨骼或关节盂唇的边缘，如肩关节上脱位合并肩峰骨折，前脱位合并肱骨大结节骨折，下脱位合并肱骨于上 1/3 骨折；肘关节后脱位合并尺骨喙突骨折，其前脱位合并尺骨鹰嘴骨折；髋关节后脱位合并髋臼后上缘骨折或股骨干上 1/3 骨折。

(2) 神经损伤：多为脱位的骨端压迫或外力牵拉所致伤害。如肩关节脱位时腋神经被肱骨头压迫或牵拉而损伤；髋关节前脱位闭孔神经被股骨头压迫、其后脱位坐骨神经被股骨头压迫或牵拉而损害。这种神经损伤，一般在关节复位后，随着压迫或牵拉因素解除，可在 3 个月以内功能逐渐恢复。

(3) 血管损伤：由于强大暴力或脱位骨端的压迫或牵拉而致伤。如肩关节前下方脱位合并腋动脉损伤；肘关节后脱位合并肱动脉损伤；膝关节后脱位合并腘动脉损伤。若是老年动脉硬化者，可因动脉挫伤而导致血栓形成。应立即手法复位，观察远端肢体血液循环各动脉搏动恢复情况，若无恢复则立即手术探查，进行修补或结扎。

(4) 感染：开放性关节脱位，污染严重，时限较久或清创不彻底，而则发生关节或创口化脓性感染，形成化脓性关节炎，或发生特异性感染，如破伤风、气性坏疽等。严重者可危及生命。

2. 晚期并发症

脱位晚期并发症是脱位时并未发生任何并发症,而在脱位后逐渐发生的病症。

(1) 关节僵硬:由于关节周围的软组织撕裂损伤,关节内、外的血肿机化,滑膜及软组织粘连或形成瘢痕,发生关节活动范围受限,严重者则僵硬不能活动。

(2) 骨的缺血性坏死:由于关节脱位后,骨端供血障碍,而易发生骨坏死。如肩关节脱位合并肱骨头坏死;腕月骨脱位发生月骨坏死;髋关节脱位合并股骨头坏死,踝关节距骨脱位发生距骨坏死。

(3) 骨化性肌炎:关节脱位后,骨端的骨膜有广泛剥离,关节内的血肿与骨膜下沟通,由于血肿机化,在骨端周围形成骨样组织,称为骨化性肌炎。常见肘、膝、肩关节脱位易发生骨化性肌炎。

(4) 创伤性关节炎:多在关节脱位时软骨面损伤,或整复时粗暴,使关节面损伤,造成关节面的软骨不平整,由于负重活动,遭受挤压摩擦,发生退行性变或关节面边缘新骨增生,产生创伤性关节炎,常见于下肢负重的膝、踝关节。

(三) 软组织损伤的并发症

(1) 骨片撕脱(撕脱性骨折):由于肌肉起始在骨突部位,肌肉的猛烈收缩或牵拉外力而造成起始点部位骨质撕脱,骨片分离。如伸指肌腱可在末节指骨基底处撕脱,带有骨片分离,形成锤状指畸形。

(2) 神经损伤:肢体被牵拉后软组织损伤同时,神经亦被损伤。如膝关节外侧副韧带断裂,则可引起腓总神经的牵拉伤。

(3) 创伤性关节炎:关节的韧带、关节囊损伤同时,可以发生关节软骨面的挤压损伤,或关节面边缘撕裂伤,或关节软骨板破裂,日久摩擦引起关节面粗糙,关节的软骨变薄或消失,而关节间隙变狭窄,边缘骨刺形成等。

(4) 损伤性骨化:肌肉间隙或关节内形成血肿,血肿机化、钙化,而骨化形成骨样组织。如肘关节内血肿,或冈上肌腱损伤后可出现骨化现象等。

(5) 关节内游离体:关节周围软组织损伤兼有软骨损伤,在后期软骨剥脱,游离关节腔内,钙化、骨化形成游离的骨样组织。

第五节 损伤的治疗

损伤之疾病,由于暴力所致。暴力有轻有重,轻力者则软组织损伤,重力者则骨折或脱位,其均可发生软组织损伤。局部损伤可引起脏腑功能变化,或同时并发脏器的损伤,在治疗时不可忽视相互之间的关系。所以,在治疗上要求,局部与整体兼顾(内外兼治)、骨与软组织并重(筋骨并重)、固定与活动结合(动静结合)、医生与患者配合(医患协作)。

(一) 骨折的治疗

1. 骨折愈合过程

骨折的治疗是治骨组织及邻近组织的破裂。骨折愈合是指骨折断端间的组织修复反应,这种反应代表愈合过程。在愈合过程中组织解剖结构、生理、病理及生化等方面,是按一定的规律进行的,亦是连续不断的。

目前对骨折愈合过程做了大量的实验研究,对骨折愈合过程中的一些环节有了一定的认识,但对其机制还不十分了解,有些看法尚未达到一致。一致认为骨折愈合过程一般可分为血肿机化期、原始骨痂期、骨痂改造期,在三期之间并无明显的界限。

(1) 血肿机化期(肉芽组织修复期):骨折后,骨膜、骨质及邻近软组织的血管断裂,和骨髓腔出血,血液积瘀骨折断端之间、髓腔、被掀起的骨膜下及邻近组织之间隙中,形成骨折部位的血肿,血肿的大小除与损伤的程度有关外,亦决定骨折端移位程度及间隙的大小。若骨折无移位,断端之间无空隙,软组织损伤轻,则血液渗出的少血肿小;若骨折断端有较大重叠移位,断端之间隙大,则血液渗出的多血肿形成就大。

由于损伤炎性反应,红细胞的坏死,纤维蛋白的渗出,血肿约在6~8小时开始凝结成含有网状纤维素的血凝块。在血肿周围组织中毛细血管增生,同时血管周围产生许多成纤维母细胞(成纤维细胞),这些细胞与新生的毛细血管,从四面八方侵入血肿和坏死组织中,将其分隔成许多小块,血肿被吞噬细胞和异物巨细胞清除,逐渐变成肉芽组织,再演变纤维结缔组织,凝结于骨折断端之间及周围,使骨折断端初步连接在一起,成为纤维性骨痂,此期约在2~3周完成。同时骨折断端皮质骨由于血运断绝,部分骨细胞陷于坏死,每个断端坏死范围约有几毫米。纤维性骨痂非常脆弱,骨折处仍有活动,如对位不满意可以进行手法矫正畸形。X线片可显示骨折线间隙比原来增宽、清晰存在。

(2) 原始骨痂期(骨痂形成期)

1) 骨痂形成的方式

①软骨内骨化:充填在骨折断面之间由血肿机化而形成的纤维结缔组织,大部分转变为软骨,软骨细胞经过增生、变性、钙化而骨化,称为软骨内骨化。

②膜内骨化:骨折后在24小时内,骨折断端处的骨外膜开始增生、肥厚,骨外膜的内层(生发层)成骨细胞增生,产生骨样组织,骨样组织与骨组织结构相似,有均匀的基质,但无钙盐沉积,骨样组织将骨折端连接起来,并包围骨皮质周围,起类似夹板作用。最后钙质沉积其上,形成新生骨,称为膜内骨化。骨内膜成骨与骨外膜成骨方式相同。

2) 骨痂种类

①外骨痂:由骨外膜形成,包绕骨折端外围,与断端皮质骨表面紧密相贴附,越靠近骨折线处新生骨越多呈斜坡状,使整个骨折端外形呈梭状。

②内骨痂:是由骨内膜形成,包绕骨折端骨髓腔内层骨皮质,最后新生骨堵塞骨髓腔。由于血运不佳,故内骨痂生长较慢。

③桥梁骨痂(中间骨痂):桥梁骨痂周围与内外骨痂相连,两头与断端的坏死骨相接。桥梁骨痂与接近骨折线的部分内、外骨痂,一般是通过软骨内骨化产生新生骨。软骨内骨化比膜内骨化过程复杂而缓慢,所以产生的骨痂耐折力较弱。因此,在处理骨折时应设法减少软骨内骨化的骨痂,多数学者认为,骨折断端所受的扭转、剪力和成角力大,是促进骨痂经软骨内骨化的主要原因。

3) 内外骨痂与桥梁骨痂融合:内、外骨痂沿着坚质骨的髓腔侧和外骨膜侧向骨折线生长,内、外骨痂与桥梁骨痂会合,经过不断的钙化,逐渐完全融合。其强度足以抵抗由肌肉收缩而引起的成角、剪力和扭转力时,则骨折已达临床愈合,一般需要4~8周。此时骨折处无压痛、无纵轴叩击痛、自动或被动活动患肢时，骨折处无异常活动。X 线片显示，邻近骨折线皮质骨外周，有梭形骨痂阴影连续通过骨折线。由于内骨痂量少，桥梁骨痂骨化的较晚，骨折断端部分骨质坏死被吸收，骨折线开始扩大，故在 X 线片上骨折线是清晰可见。

(3) 骨痂改造期(塑形期)：骨折临床愈合以后，骨痂范围和密度逐渐加大，新生骨小梁逐渐排列规则和致密。骨折断端坏死的骨皮质，经破骨细胞移除坏死骨，由成骨细胞所形成的新生骨而更替，骨髓腔被骨痂堵塞。X 线片显示骨折线消失，骨痂与皮质骨界限不能分清，骨折已达骨性愈合。

骨折达到骨性愈合后，随着肢体运用和负重，为了适应力学的需要，骨痂中的骨小梁不断进行调整排列。不需要的骨痂(髓腔内或皮质骨突出处)通过破骨细胞作用而吸收，骨痂缺少部位(弯曲或凹陷处)通过膜内骨化而产生新生骨充填。最后骨折的痕迹在组织学或放射学上可以完全或接近完全消失，称为塑形期。儿童塑形改造能力强，一般需 2 年左右时间完成；成人则得需 2~4 年才能完成，如果对位不良，可以终身遗留骨折痕迹。

2. 影响骨折愈合的因素

(1) 内在因素

1) 骨折断端血液供应对骨折愈合的影响：骨折愈合快慢的主要因素之一是断端血液供应。若两断端有充分的血液供应，则愈合得快；若断端之一的血液供应发生障碍，则愈合的慢；两断端的血液供应都发生障碍，则愈合缓慢；若断端之一的血液供应完全断绝，则愈合极慢或骨不连接。

①骨折断端血液供应通畅的重要性：骨折的愈合是由肉芽组织开始，若骨折断端血液供应通畅，肉芽组织形成及生长迅速。肉芽组织的毛细血管扩张、充血为骨折愈合以后阶段准备条件。

正常骨体的血液供应不仅主要来源于骨体滋养血管，还来源于关节囊、韧带和肌腱附着处的血管进入骨皮质。所以在儿童的干骺端，成人的长骨端均有充足的血液供应，这些部位骨折愈合很快，如在肱骨外髁颈、肱骨髁上、桡骨颈、桡骨远端、股骨粗隆、股骨髁上、胫骨上端和踝关节上部发生骨折均愈合迅速，基本不发生连接缓慢或不连接现象。

②断端之一发生血液供应障碍：有些骨干部位未有血管孔，骨体血液供应完全依靠滋养动脉，一旦发生骨折切断远侧断端的血液来源，而影响生长活力，造成断端肉芽组织和骨痂生长力弱，骨折愈合缓慢，若固定不良可以引起骨不连接。如胫骨下 1/3、肱骨干中下 1/3 骨折愈合缓慢，就是一断端血液供应发生障碍所致。

③两断端的血液供应均发生障碍：若一骨干只由滋养动脉供应血液，发生两段骨折，两断端血液供应必将发生障碍。由于两断端均血液供应不足，不能促成大量肉芽组织的生长，若不及时复位妥善固定，可能发生不愈合。

④断端之一完全丧失血液供应：若骨折断端之一的血液供应完全被切断，因完全缺血，此断端将失去活力，不能参与骨折的修复工作。常见股骨颈或颈中以上骨折，股骨头供血丧失，发生缺血性坏死，骨折不易连接；腕舟状骨腰部骨折，骨折近段易发生缺血性坏死；距骨顶部骨折，易发生距骨体部缺血性坏死。上述骨折若能长时间恰当的固定，供血充足的断端可以促进组织生长，并逐渐伸入坏死骨内，骨质经新生而代替之。虽然愈合的缓慢，但是可以愈合，否则不愈合。

2）骨感染的影响：常因开放性骨折未进行清创术或清创的不彻底，引起骨折断端感染。极个别的闭合性骨折因切开复位亦可引起感染。骨折感染发生后，局部充血，由于脓液和微生物的代谢产物刺激，骨破坏、坏死，甚者骨折片形成死骨（断端出现空腔或缺损）。只有控制感染，死骨移除，骨折方可愈合。影响骨折的原因如下：

①骨骼的破坏不仅限于损伤，同时亦由于感染所致。

②断端骨质的吸收，不但是由于损伤性充血，同时亦由于感染性充血。而损伤性的充血数日内即消失，而感染性充血则要持续很久。

③只有感染痊愈，充血消失后，方能开始骨化，所以感染性骨折延长骨折的修复期。

④感染性骨折，有疮口存在，因经常换药、固定不牢，易产生骨折断端的剪式或旋转的伤力，撕破肉芽组织造成分离。骨折处的骨质因破坏，变成坏死骨或死骨，形成骨缺损等。

3）年龄的影响：由于年龄不同而骨折愈合的速度也不一样。年龄越小骨折则愈合越快，因其组织再生和塑形能力强。如股骨骨折，小儿1个月就愈合，成人则需3个月才能愈合，老年人愈合的更慢。

骨骼在人的一生中，不断地有破骨性吸收和成骨性更替。但是由于骨细胞不能发生有丝分裂，不能代谢繁殖，所以死亡之后，必须与旧骨一同被完全移除，再由新骨包括年轻而富有活力的骨细胞来更替。而一般老年人，因新骨成骨性更替机能减退，而破骨性吸收继续进行，故骨质变成疏松，所以骨折后骨痂的形成很慢，影响骨折愈合。

4）体质营养状态的影响

①身体健壮、气血旺盛对骨折愈合有利，愈合较快。

②营养不良者，尤其是维生素的缺乏者骨折愈合的慢。

维生素C：对胶原基质的生长和维持是必需的，不仅在促进软组织损伤的修复时胶原生长，而且对骨折连接时的骨样组织生长是很需要的。

维生素D：其功能是调节钙、磷代谢，主要是促进消化道吸收钙质，血钙量有增加的趋向，甲状旁腺机能被抑制，尿中磷的排泄量也减少。

如果维生素D缺乏，自肠内吸收的钙量减少；存留消化道内的钙与磷结合而成不溶解的磷酸钙，使磷的吸收量亦减少；钙的吸收量减少会刺激甲状旁腺的分泌，使甲状旁腺肥大，所以血钙量虽然正常，但钙不能沉积于骨内，甚至自身内排出；甲状旁腺机能亢进可以增加尿内的磷排泄量而使血磷量减少；成骨细胞活动力的增加产生的未钙化骨样组织，不能转变为成熟骨。

烟酸：在骨折时有刺激并加速骨痂形成的作用。

5）全身性或局部骨质病变的影响：如骨质疏松症、骨质软化症、脆骨病、骨纤维异常增殖症、恶性骨肿瘤、骨髓炎、骨结核等骨折后，均愈合缓慢甚至不愈合。

6）骨折断端缺损者：开放性骨折进行清创术将无骨膜的骨片摘除，骨感染进行死骨摘除，闭合性粉碎骨折手法复位，骨碎片分离均可造成骨折断端的骨质缺损，所以骨折的修复需大量的骨痂来填补，要延长骨折愈合的时间。

7）骨折断端软组织嵌入：骨折时或手法整复时将软组织嵌入骨折断端，若骨折两断端中间一部分有软组织嵌入，则骨折断端骨皮质周围骨痂部分被嵌入的软组织所阻挡，不能通过骨折断端的骨皮质。在X线片上显示骨折断端的骨痂，有一部分骨痂是中断的，而其余骨痂均连续通过断端。若经妥善的固定是可以愈合。

若骨折断端完全有软组织嵌入,骨折两断端的骨痂不能会师,骨折不能愈合。

8) 骨折类型的影响:长斜形骨折和螺旋形骨折,均有面积宽阔的髓腔和有广大范围的血管区域,促进组织的生长,因此骨折愈合速度比横断骨折快。

嵌入性骨折、稳定性骨折比非稳定性骨折愈合得快,陈旧性骨折比新鲜骨折愈合的慢,病理性骨折愈合慢或不愈合。

9) 神经、血管损伤的影响:骨折合并肢体主要神经和血管损伤,将影响骨折的愈合。若有神经损伤肌肉麻痹,失去肌肉对骨折断端“内固定”的作用,断端而分离不稳定,若血管损伤不仅形成局部较大血肿,而且损伤程度不同,对软组织及骨质的血液供应营养通道障碍不同,直接或间接地影响骨折的愈合。

(2) 外在因素

1) 复位的影响

①复位时间:骨折后复位时间对肉芽组织的生长有直接关系,骨折后4~5小时内就复位,可以保证肉芽组织按正常速度生长,若是复位时间越迟肉芽组织形成期就要延长。所以复位时间越早骨折愈合越快,越晚就愈合越迟。

②复位次数:对于骨折的复位理想要求,是一次达到满意的复位。若间断反复多次的进行复位操作,在复位过程中反复刺激骨折断端,引起断端反复充血骨质吸收;还可以撕破已形成的肉芽组织及断端周围邻近的软组织遭受严重损伤,肌肉“内固定”力减弱,骨折断端间隙增宽,需大量肉芽组织充填,延长愈合时间。

③复位程度:骨折断端复位程度与愈合时间成反比,断端对位程度(断面接触程度)大,骨折修复时间短,对位程度小,骨折修复时间长。因为,修复骨折过程中骨痂的多寡是与对位有关,对位越好骨痂相应生成的少,对位不良需大量的骨痂来填补不足之处,才能达到骨的连接。

④复位方法:骨折断端的复位方法有二种,即闭合性手法复位和手术切开复位。前者对骨折断端的骨膜、软组织损伤性很小,不加重骨折断端血液供应的破坏,骨折愈合得快。而手术切开复位,加重软组织损伤,骨膜被剥离,骨折断端血肿被破坏,断端血液供应障碍,故骨折愈合的慢。

2) 固定的影响

①固定方法:固定的方法对骨折愈合的速度有一定的影响。采取切开复位,应用金属接骨板,螺丝钉、髓内针等内固定,不仅手术损伤软组织,破坏骨的血液供应,而置入的金属物对骨的物理性作用,可以延长骨折的愈合时间。如骨髓内针破坏内骨膜较大,骨痂形成受障碍;加压钢板内固定,对骨折断面施加压力,往往压力超过生理的挤压力,两断面骨质因压力过大而缺血坏死吸收,不易形成新生骨而连接。相比之下内固定比外固定愈合的慢。

②固定不恰当:影响骨折愈合的难易、快慢,或不愈合因素很多,但因固定不恰当,延长骨折愈合时间或促成不连接是主要因素之一。确实可靠不间断的固定,是保证机体充分发挥修复骨折的有利条件。如骨折断端血液供应不良、老年人骨折、体质衰弱、骨折感染、骨折类型、软组织嵌入、骨质缺损、神经血管损伤、复位时间迟,次数多,复位不正确、手术切开复位骨膜被剥离,肌肉损伤,骨折断端血肿被破坏等。上述不利骨折愈合的因素,但只要给以不同间断的固定条件,骨折是可以愈合,不致造成不连接。若是骨折具有易愈合良好因素,相反固定不恰当或不给固定,可能发生愈合缓慢或不愈合。

固定时间不足:金属物的内固定和石膏、夹板外固定,取出或解除的过早,对骨折愈合均无利,金属物内固定之后,需要有外固定协助一定时间。若将外固定解除过早,接骨板、髓内针可变弯曲甚至折断或螺钉拔出等。若在骨折断端未达到骨性愈合之前将内固定物取出,可以发生再骨折。如闭合性骨折采用局部外固定治疗,若将外固定解除过早,骨痂因量不足可发生成角或骨折,轻则愈合慢,重则不易愈合。

固定技术:采取内固定治疗需有一定的操作技术和无菌条件,并选择好适应证及固定器材。若达不到无菌操作,易引起骨折断端感染,钢板在切口外露,创口经久不愈,只有钢板取出后才能愈合,给治疗造成极大困难。若金属接骨板选的过长,孔眼不必要的增多,骨质及软组织被破坏大;过短则固定作用差。螺丝钉选的过长,易损伤对侧的组织,过短了不能穿过对侧骨皮质;骨体上的钻孔直径比应用的螺钉直径稍大,或用高速骨钻钻孔,孔道周围骨质被高热破坏而吸收,术后均易使螺钉脱落。若髓内针比骨髓腔直径细,骨折断端易分离、髓针可以向肢体远端滑动,上述均比正确手术内固定治疗骨折受影响。

局部夹板、石膏等外固定,固定结扎过松或夹板过宽易成槽形状;管型石膏固定因肢体肿胀后,不及时更换;骨折断端在固定物内可产生活动,易再移位或骨折断端反复充血吸收,间隙增宽、破坏肉芽组织生长,在中期损伤骨痂而易成角改变。夹板、石膏固定范围过短,不能控制骨折断端的活动,而过长则影响关节功能活动。

若固定过紧压迫软组织及障碍血液循环,同样发生断端血液供应不良。压垫位置放的不正确,骨折固定不稳,易再移位。

3)牵引的影响

①牵引量过重:持续性牵引优点很多,但用的不恰当危害极大,尤其是骨骼牵引量较大,由于牵引量过重可使肌肉收缩力薄弱,造成骨折断端分离,如1~2天影响不大,而分离过大时间过长才得到矫正,随着超重量牵引时间而延长愈合时间,由于断端分离间隙过宽时间过长,这时血肿在机化的毛细血管因拉张力而被绞窄,产生瘢痕组织或纤维软骨填塞两断端,内、外骨痂不能会师。

②牵引不加外固定:单纯进行持续牵引治疗骨折,骨折断端对位不准确,易产生剪式活动和成角畸形愈合。

4)动静结合的影响:合理的让病人进行功能操练是中西医结合治疗骨折优点之一。要骨折病人只养不练,则骨折愈合的慢。但要功能操练不恰当,骨折断端易产生不利的活动,则影响骨折的愈合。保持骨折处相对的静、充分发挥伤肢肌肉纵轴收缩运动,促使断端紧密接触,促进局部血液循环,肌张力增强,骨折愈合快。骨折断端的成角、旋转、剪力活动是不利骨折愈合,应注意避免发生不利的活动。

3. 骨折愈合的标准

(1)临床愈合标准

1)局部无压痛。

2)局部无纵向叩击痛。

3)局部无异常活动(自动或被动的)。

4)X线片显示骨折线模糊,有连续性骨痂通过骨折线。

5)外固定解除后,肢体能满足以下要求者:

上肢:向前平伸持重 1kg 达 1 分钟者。

下肢:不扶拐在平地上连续行走 3 分钟,并不少于 30 步者。

6) 连续观察两周,骨折不变形者。从观察开始第一周计算到受伤日期,其所需时间为临床愈合时间。

(2) 骨性愈合标准

1) 具备临床愈合标准条件。

2) X 线显示骨痂通过骨折线,骨折线消失或接近消失。

注意事项:临床愈合标准中之 3)、5)、6)项的测定,必须慎重。可先练习数日,然后再进行测定。以不损伤骨痂及防止再骨折为原则。

4. 治疗原则

使骨折早期愈合,伤肢恢复功能好,是治疗骨折的目的。肢体以关节为枢纽,以骨骼为支架,通过软组织舒张和收缩为动力,产生其功能作用。当肢体骨折后,骨折断端受外力方向性作用和肌肉牵拉发生移位畸形,肢体失去骨骼支架作用,其功能则丧失。骨折同时软组织亦有不同程度的损伤及其他并发症。单纯性骨折,早期正确的复位,恢复骨骼支架作用,免除加重软组织损伤;妥善的外固定,巩固对位和加强骨支架作用,保持伤肢一定活动功能,给肌肉舒张和收缩活动创造有利条件,充分发挥软组织加强骨折固定和促进骨折愈合的作用;合理的练功(动静结合),防止关节僵硬及其他并发症的发生,改善伤肢循环,骨折愈合得快,功能恢复好,疗程短,并发症少;分期用药,促进骨折修复机能,加速骨折愈合。复杂性骨折,在治疗时应先抢救生命后。再治疗骨折,或处理无危及生命的并发症同时,治疗骨折。

5. 骨折的复位

古人将骨折的复位称为接骨。《伤科补要》中说:“接骨者,使已断之骨合拢一处,复归于旧也。凡骨之断而两分,或折而陷下,或破而散乱,或岐而傍突,相其形势,徐徐接之。使断者复续,陷者复起,碎者复完,突者复平,皆赖乎手法也。”

(1) 复位标准

1) 解剖学或接近解剖学复位:骨折经复位后,矫正了各种畸形,也就是对位(指两骨折端断面的接触)和对线(指两骨折段在纵轴线的关系)完全良好,恢复解剖结构的正常形态,称为解剖学复位。有些骨折经复位后仅次于解剖学复位标准,而骨折愈合后,经过一定时间的自然修复不遗留任何骨折痕迹,称为接近解剖学复位。对每一个骨折的复位应争取达到解剖学或接近解剖学的复位。对关节内或邻近骨折更应达到解剖学复位,其功能才能不受障碍。

2) 功能性复位:骨折经复位,固定愈合后,骨折处有轻度重叠、成角、旋转畸形存在,即使经过很长时间的自然修复塑造,仍然存在骨的形态异常改变,但肢体功能恢复正常,则称为功能性复位。

在骨折治疗结果中属于功能性复位是较多数。在临床实践中,有些骨折承受暴力较大畸形严重,失治或治疗较迟,给骨折复位造成困难,虽经反复努力进行复位,在 X 线片上显示对位,对线不良,但骨折愈合后其功能很满意。如股骨干骨折重叠畸形愈合,经手法折骨后因骨痂较丰富断面无对位,解决了重叠畸形影响功能的主要矛盾,X 线片显示感觉不满意而实际功能恢复正常。应该认识到治疗骨折的目的,不仅是恢复X线片上骨影像解剖学结构形态的正常,而是恢复伤肢功能正常为主要目标。所以对有些骨折经过努力复位仍达不到解剖学或接近解剖学的复位,估计愈合后,对功能不受影响者,不必采取手术切开复位。

对骨折处存在各种畸形程度是否影响功能的恢复,应有所估计是很重要的。

①骨折断端对位程度:单一的骨干骨折及小腿胫腓骨干双骨折,骨折断面即使无接触相对,只要有两断端骨皮质侧方相接触,无重叠骨折愈合后对功能无任何影响。但要发生于桡尺骨则旋转功能受限,若桡尺骨骨折断而接触在1/2以上,骨间隙不变狭窄,旋转功能无明显受限。

若是关节附近部位骨折,除肱骨上端、桡骨远端骨折外,只要有部分对位,对其功能恢复无影响。

但儿童肱骨髁上骨折,由于塑形能力强、骨骼的生长,骨折断端随年龄的增长远离关节,只要无左右移位,单纯前后移位,过2~3年肘关节屈伸功能可恢复正常。

②重叠长度与方向对功能影响:骨折断端发生重叠,使肢体长度短缩。若是锁骨骨折发生重叠畸形愈合,患肩相对变窄,除影响美观外,无功能障碍,但是一般锁骨骨折多数重叠畸形愈合。

若是上肢重叠畸形愈合,因上肢功能主要是屈伸、灵活旋转为主,健肢与患肢等长不是主要的。除关节附近或桡尺骨干断端重叠使骨间隙变窄而影响前臂旋转功能外,其他部位发生重叠愈合,则功能不受影响。

若是重叠畸形发生于下肢,超过代偿性的短缩限度,下肢行走功能受影响,出现跛行。大腿部位肌肉丰富收缩力大,骨折发生后,骨骼支架作用消失,肌肉收缩可将断端重叠达4~5cm,小腿肌肉比大腿肌肉回缩力差,亦可使骨折断端发生轻度重叠。下肢骨折因治疗不当,发生了重叠愈合如短缩不超1.0cm,由于肢体通过骨盆倾斜的代偿作用,行走无功能障碍。儿童短缩不超过2.0cm,其功能不受限制。

重叠短缩对功能恢复有影响。有些部位的骨折对功能的恢复与重叠方向有关,若跖(掌)骨干骨折,应避免骨折断端前后重叠,否则行路(握物)产生压迫性疼痛。

③成角畸形对功能的影响:骨折断端成角畸形愈合,对肢体功能恢复的危害,比对位不良或重叠畸形更大。成角畸形发生部位不同,产生危害也不一样。如上臂肱骨干骨折出现成角畸形机会少,发生的角度亦小,一般不产生功能障碍。前臂桡尺骨骨折,若有轻微角度存在,前臂旋转功能就要受限。下肢骨折断端有成角较大时愈合,不仅行走跛行,因应力线的改变,关节水平轴线亦改变,关节一侧受压磨损疼痛。下肢骨折有不超过15°成角(自然屈度在内)畸形愈合,对持重行走功能无明显影响。

④旋转畸形对功能的影响:上肢骨折遗留旋转畸形机会少见,即使存在旋转畸形,一般对功能影响不明显。下肢骨折发生旋转畸形机会较多见,尤其单纯局部小夹板外固定易产生外旋畸形,一般旋转畸形不超过15°,则对功能恢复不受影响。

(2)复位时间:骨折后,立即复位是治疗骨折原则之一,手法操作容易,有促进骨折愈合。但又必须灵活掌握骨折复位时间,根据骨折发生时间、患者年龄、骨折部位、类型及并发症情况分别对待。

1)早期复位:骨折发生后在1~4小时以内,骨折断端血肿尚未严重,软组织肿胀不重,可摸清断端移位情况,而伤肢有麻木感疼痛不显著,有利于手法复位,有的简单骨折可不用麻醉，病人痛苦不大，这个时间称为复位“黄金”时期。在这个时间内复位成功率高，复后较稳定。

但有些骨折发生后，可因距医院较远（特别偏僻农村）交通不便，不能在1~4小时以内来院就诊，往往超过24小时以后，骨折断端局部软组织发生严重肿胀，甚至皮肤有小面积擦伤或局部出现几个张力性水泡。进行手法复位虽然有一定难度，但在麻醉下仍然可以复位满意，由于骨直、肌顺、加上局部外固定，局部肿胀可逐渐消失，有利血肿机化形成。

若是骨折合并创伤性休克或内脏损伤，应以抗休克、抢救致命脏器损伤为主，不宜先复位骨折。

若是开放性骨折，创口直径在0.5cm之以内，清洁换药或敷止血中药，按闭合骨折复位治疗；若是创口较大，未超过清创时限，进行彻底清创同时复位骨折，行简单内固定或外固定（固定牵引）。

若是骨折并发副损伤，更应立即进行骨折复位。如有神经或血管损伤，经手法复位尤其血管损伤体征被解除，表明是由骨折断端压迫或刺激痉挛所致；如果经复位后，固定合适，血管损伤体征不缓解，表明血管有破裂，应立即手术探查同时复位骨折行内固定。

骨折发生于血液供应不良部位，更应早期一次复位完全，防止骨折连接缓慢或不连接。如股骨颈囊内骨折、肱骨干及胫骨中、下1/3骨折，局部血液供应不良，应争取早期复位。

儿童骨折再生能力强，骨折愈合快，如肱骨髁上骨折14天可达临床愈合。对儿童骨折复位时间比成人要早，否则骨折的对位不易达到解剖或接近解剖学复位。

早期复位，包含着有一良好的复位时间，另外患者发生骨折时间虽然较长，如病人无复位的禁忌证，应抓紧时间进行复位，不应以任何理由推迟复位时间。

2）延期复位：骨折后因某种因素影响，不宜早期复位，推迟复位时间，称为延期复位。

若骨折合并创伤性休克或危及生命的内脏（脑、肝、脾、肺、肾、膀胱）损伤，休克治愈，内脏损伤好转后，则进行复位骨折。

骨折局部肿胀严重，应先进行暂时外固定或牵引，患肢抬高等处置，待肿胀消减后则手法复位。继发广泛性张力性水泡发生，应将水泡在无菌条件下刺破放出渗出液，观察几天后无继续产生张力水泡则进行复位。

若开放性骨折继发感染者，先应换药和抗感染治疗，炎症局限时则进行复位。

若非稳定性骨折，经多次复位又移位者，局部软组织挫伤性损伤较重，肌肉内“固定”力减弱，需待肿胀消退，肌力增加，复位对位较稳定。

有的学者主张，对非稳定性骨折（小斜形、梯形、粉碎形骨折）早期进行手法复位再变位机会多，而采取在骨折后10~14天肿胀消减，复位较容易，变位机会少。其原因有二，一是血肿有明显吸收，肌肉松缓断端骨质坏死吸收易对位；二是肉芽组织开始生长，有一定的粘着作用，对位后稳定性大。

延期复位时间成人在2~3周以内，儿童在7~10天以内。时间太迟复位困难，不易达到完全对位。

3）晚期复位：因骨折后失治或治疗不当，由新鲜骨折转为陈旧性骨折。骨折在3周左右时间，X线片上骨折线虽然清晰存在，无明显的骨痂形成，但在两断间骨质上有软骨样组织敷盖，肌肉回缩相应变短缩。复位时牵引力及手法用力均应加大，有时亦可达到较理想的对位。如有少量骨痂存在，真正达到复位更难，只能做到矫正重叠，成角及旋转畸形目的。

对有重叠畸形愈合的骨折，在X线片上显示有骨痂阴影，但密度低于正常骨质时，骨折线尚存在，成人骨折在3个月内，可行手法折骨，矫正短缩畸形。若股骨干骨折成角畸形愈合，在骨性愈合之前可以手法折骨矫正畸形。

而骨折畸形愈合，影响肢体功能者，不宜手法复位者，或骨不连接者，均应手术切开复位。

(3) 复位方法：根据骨折时间、骨折部位、类型及移位程度不同，复位方法分为闭合复位方法，切开复位方法2种。

1) 闭合复位方法

①手法复位：应用手的机能使骨折复位，称为手法复位。《医宗金鉴·正骨心法要旨》说："夫手法者，谓以两手安置所伤之筋骨，使仍复于旧也。"又说："一旦临症，还须神而明之存乎其人矣。"

手法要求：在进行手法之前必须做到"素知其体相、识其部位，一旦临症、机触于外、巧生于内，手随心转、法从手出。"施行手法者，做到手摸心会，胸中有数，也就是手摸骨折断端移位方向。"胆大心细"，"机智果敢"，动作熟练稳重施展手法。手法要轻缓、徐徐进行。禁忌粗暴避免神经血管损伤。总之要做到早、稳、准、巧的原则。早，是早期恰当及时选择的运用手法；稳，是手法进行时稳重，轻拿轻放伤肢，骨折复位后稳妥的放置在适合位置；准，是手法使用准确无误，对局部解剖结构、伤病性质，移位方向准确掌握；巧，是手法轻巧灵活防止用力粗暴，防止复位时造成副损伤。对老年体弱、病情严重、妇女妊娠期、局部皮肤感染、类风湿、恶性肿瘤、骨髓炎、骨结核病人，慎用手法。

助手的配合：骨折复位，施行手法时，有时单独一个人是不能完成。复位成功否，与助手的密切配合有直接关系。复位时往往需多人相配合，一般需2~3名助手配合。助手起到对抗性牵拉，矫正骨折的重叠畸形及在复位后，扶持伤肢位置的作用。

复位时的体位：施行手法者及助手，应站立在便于进行手法操作的位置。患者可根据年龄、身体健康、骨折部位，采取卧位（仰卧、侧卧、俯贴）或坐位，将伤肢放置在肌肉处于松弛位置。或根据骨折近段移位方向，放置外展、内收、屈曲、内外旋转的位置。

复位原则：骨折复位时，需子骨（远折段）服从母骨（近折段）。在复位过程中，施行手法者，用骨折的远折端寻找近折端，达到对位同时调整轴线。

复位手法：中医治疗骨折的手法种类繁多。《医宗金鉴·正骨心法要旨》提出"摸、接、端、提、按、摩、推、拿"8种手法。摸法，是诊断手法，《医宗金鉴·正骨心法要旨》说："摸者，用手细细摸其所伤之处，或骨断、骨碎、骨歪、骨整、骨硬、筋强、筋软、筋歪、筋正、筋断、筋走、筋粗、筋翻、筋寒、筋热，以及表里虚实，并所患之新旧也。先摸其或为跌仆，或为错闪，或为打撞然后依法治之。"接、端、提手法，是整复骨折、脱位的手法。按、摩、推、拿手法，是理筋（按摩）手法。

《仙授理伤续断秘方》将骨折复位手法分为"拔伸、捺正"。拔伸就是牵引的意思，矫正骨折重叠短缩畸形的手法，捺正是矫正骨折侧方移位、成角、突起、凹陷等畸形的手法。

天津医院骨科《中西医结合治疗骨折》提出"手摸心会、拔伸牵引、旋转屈伸、短挤提按、摇摆触碰、按摩推拿、夹挤分骨、折顶回旋"8种手法。

尊古人之手法经验，结合临床实践，骨折复位手法有不断的改进，逐渐完善、形成如下手法：

手摸心会:在骨折复位之前了解骨折移位情况的重要手法。现在虽然有X线片或透视证实骨折类型,断端移位方向。必须将这个变位情况,通过触摸,在医生的头脑里形成一个骨折变位的立体像,才能施法成功。触摸时先轻后重,由浅及深、从远到近、两端相对。必须达到“知其体相、识其部位、一旦临证、机触于外、巧生于内、手随心转、法从手出”。经手法复位后,亦可通过触摸,了解是否复位满意。

拔伸牵引:主要对抗肌肉的回缩力,矫正重叠和成角畸形,前者作用为主。此种手法是属于暂时对抗性牵引,在伤肢近心端用布带或助手握住做固定力,伤肢远心端由助手握持或布带系绑,尊古人“欲合先离、离而复合”的原则,先按损伤后肢体畸形位置进行对抗性牵拉,持续4~5分钟,待肌肉松弛,肢体短缩畸形矫正后,然后改变牵拉方向。如原来是内旋位改为外旋位,内收位改为外展位用力牵拉。牵拉力应均匀、平稳、徐徐缓慢加力,用力大小视病人肌力强度而定。成年男性肌力发达者用力要大,妇女、老年人、儿童肌力不发达者用力要小,避免牵拉力过大造成骨折断端分离。肌肉拉力遭受破坏后,对位后骨折断端不稳定,易再变位。对于横断、粉碎新骨折,用力要轻。而斜形、螺旋形骨折用力可适当加大。拔伸牵引手法,在整复骨折过程中是很重要的,是不可缺少的手法之一。

推拉提按:是用于矫正骨折断端侧向移位或单纯成角畸形。如骨折断端向左右(内外)侧向移位,用推拉手法,短小骨体或肌力不强部位用手指推拉;长骨体或肌力强者,用一手握近或远侧折段进行拉,另一手掌部推远或近侧折段迫使骨折对位。

骨折断端前后(上下)侧向移位,使用提按手法,根据骨折部位可用手指、手掌或肌力强大的股骨干骨折,用双手指交叉相握双前臂夹住骨折处进行提下,按上迫使骨折断端对位。推拉提按手法是相向用力,多用于横断、粉碎或近于横断骨折,必须在重叠及旋转畸形矫正后,方可使用此手法,才能获得满意的复位效果。

单纯成角畸形骨折,只可用一手握近折端做固定点,另一手握持伤肢远侧段向突侧拉,即可矫正成角畸形。

成角折顶:是用于横断、锯齿形骨折或双骨部位的单一骨折。因发生在骨体短小的指(趾)、掌(跖)部位骨折,双骨部位单一尺(桡)骨折或肌肉发达的股骨干骨折。单纯使用拔伸牵引手法是不能完全矫正重叠畸形,而用扩大原来成角度数达到对位。扩大骨折端的成角方向,要避开重要血管和神经。

伤肢在轻度牵引维持下,减少重叠程度,操作者双手拇指低压突起折端,其余手指重叠环抱下陷折端,拇指用力下按,迫使骨折端向下陷折端尽量扩大角度,拇指感觉突起消失,两折端一侧骨皮质相接触而平坦。开始拇指继续下压,余指上提进行突然反折,在反折过程中有支撑力阻碍,说明已整复成功。如果扩大成角反折顶一次未成功,可反复如此操作几次,用力大小可根据重叠程度及肌肉松弛情况而定,当肌肉被拉松进行成角折顶时,用力可减轻,反之力量应加大。

旋转扣合:应用于骨折远段肢体有旋转(内旋、外旋)畸形,骨折断端有软组织嵌入,斜形骨折长峰骨皮质相对(背靠背),螺旋形骨折对位不严密有较大间隙,或在手法折骨时剥离断端周围骨痂。

肢体旋转畸形:须在拔伸牵引下矫正重叠畸形后,将肢体远段进行适当的内旋或外旋后,即可矫正旋转畸形。

解除组织嵌入:股骨干及肱骨干中段骨折易有软组织肌肉被嵌入骨折断端。在强力拔伸牵引作用下，使断端分离，嵌入其中的软组织被拉紧变直而解脱嵌夹，而稍放松牵拉力操作者双手分别握住两骨折断端，按外力移位方向将伤肢段逆行旋回原位，可完全解除软组织的嵌夹。

斜形骨折长峰相对：认真研究外力作用方向及远折端旋转移位径路，来确定旋回径路。在施行旋转手法时，不要强行牵引，强力牵拉肌肉紧张影响旋转操作。不牵拉时进行旋转手法骨峰易刺破软组织，特别是血管神经。可先进行较强力的对抗性牵引使肌肉被拉松，此时助手维持较小的牵拉力，操作者双手分别握住两个骨折断端，按原移位径路进行回旋远折端，如在旋转过程中有阻力，可改变旋转方向或稍加大牵拉力，即可达到斜断面相对。

螺旋形骨折：虽然经拔伸牵引重叠畸形已矫正，因骨折断面呈螺纹状，两断面不易扣合，断面间隙较大。操作者一手握持近折端，另一手握住远折段，按旋转损伤方向进行反向旋转扣合，可达到断面扣合严密。

端挤靠拢：适用于大斜形、粉碎、断端分离、断端侧向移位，撕脱性骨折的复位。

大斜形骨折：重叠、旋转畸形矫正后，操作者两手拇指或手掌在断端左右或前后侧做相对性挤压使断端向中线靠拢，消除断面间隙。

粉碎性骨折：骨折断端主要骨体已对位，而骨折片与骨体尚分离、在保持对位情况下，用拇指向骨体方向挤压骨片回原位。

撕脱性骨折：如髌骨横断分离性骨折，近心端被股四头肌牵拉向上移位，远侧端由韧带拉向前下方旋转。矫正远折端旋转后，操作者两手拇、食指分别置在近、远端上、下缘，做相对端挤使断端相互靠拢。

分离性骨折：如肱骨干中段骨折分离，进行复位时，在矫正侧方移位后，一名助手抵压患侧肩部，另一名助手的一手扶持前臂肘屈 90°，另一手抵住尺骨鹰嘴突向上推肱骨远折端，使肱骨断端产生纵轴挤压力，使分离之断端靠拢相接触，保持不再移位。就是肌肉丰富的股骨干横断骨折，经强力牵引也易产生断面分离，单纯应用推拉提按手法进行复位也是不可能的，矫正侧移位后必须由助手向近折端推远侧段，保持对位不变位。

对于一般的横断、锯齿形骨折亦可在复位后进行纵向挤压。如股骨干横折复位后，用手抵挡再移位方向，用拳叩击患侧足跟，使断而咬合紧密。

分骨相对：适用于桡、尺骨干双骨折、掌(跖)骨多根骨折。因骨折断端受骨间膜或骨间肌牵拉相互靠拢，复位时需用两手拇及食、中、无名指放折端掌(跖)背侧或前后侧两骨之间，将相互靠拢之骨分开，两个骨之近远侧折端按一根骨折进行折顶复位。

推拿按摩：适用骨折复位前或复位后的准备及治疗。如新鲜骨折局部淤血肿胀较严重，进行手摸心会，了解骨折端移位方向有困难。可通过推拿按摩手法，把淤血推开，可摸清骨体，有利手法的施行。

关节附近的骨折，骨折畸形的产生，通过沟嵴的肌腱亦会发生折曲、翻转，在复位骨折过程中可得到理顺，但有时不够完善，需按肌内、肌腱径路进行顺骨、捋筋。如桡骨远端骨折复位后，需牵拉各手指就是达到顺骨捋筋目的。

②牵引复位(持续牵引复位)：在手法复位中讲到的拔伸牵引是在暂短的时间内将重叠畸形得到矫正，与其他手法相配合而完全复位，该拔伸牵引之法，亦称暂时牵引。

有些特殊部位骨折及不稳定性骨折，采用牵引方法可以复位，并需要长时间的牵引作用防止再重叠移位，将维持时间长的牵引方法，称为持续牵引。如颈椎骨折脱位、股骨颈骨折、股骨粗隆间骨折，可以应用持续牵引即可复位，并可起固定作用。又如粉碎、大斜形、大螺旋等不稳定性骨折，尤其股骨干骨折先进行牵引，有时配合手法复位，复位固定后继续持续牵引力。持续牵引按牵引的形式可分为皮肤、布带、骨骼牵引3种；而按牵引性质可分为滑动、固定牵引二类。

皮肤牵引：是用橡皮条粘于皮肤上，或用泡沫做成的牵引用具绑扎伤肢远段上，牵引的重力通过皮肤、肌肉，作用于骨折远折端的一种拉力，亦称为间接牵引。其牵引重量不超过5kg，作用时间短，不能超过4周，时间过久易从皮肤上脱落，如需延长牵引时间者，得重新更换橡皮膏。

皮肤牵引常应用于老年人肌肉消瘦者或下肢稳定性骨折手法复位后的患者，8岁以下的儿童骨折。如老年人的股骨颈外展形骨折、股骨粗隆间骨折、肱骨外科颈骨折的甩手皮肤牵引，儿童的股骨干或肱骨髁上骨折肿胀严重者的牵引治疗。

患肢如有外伤、溃疡、静脉曲张、皮肤病，或对橡皮膏过敏者，禁用皮肤牵引。

橡皮膏皮肤牵引的操作方法是肢体用肥皂水刷洗、剃毛、涂上安息香酸酊，可增加黏性，减少橡皮膏对皮肤的刺激。准备一块比足底稍宽四方形木板，其厚度约为1cm，其木板正中钻孔准拴绳用，此木板称为扩张板。然后取5~8cm宽及所需长度的橡皮膏一条，两端各纵形撕开10~30cm长，在橡皮膏长度的中间处剪一小孔，该孔对准扩张板的孔相贴牢，将一条绳子从孔眼穿过打结于板的足底侧，将扩张板与足底平行放置，用少许棉花垫在骨突处，则把橡皮膏拉紧与伤肢平行贴在内、外侧上，橡皮膏的两端不可超过骨折线，用绷带从伤肢远端向近端环行包扎，松紧度要适宜，最后将伤肢放置在牵引架上，绳子通过滑车拴上重锤，抬高人体足端的床端约20~30cm，利用身体的倾斜作对抗性滑动牵引。

成年人及5岁以上的儿童股骨骨折，可以将伤肢放置在波朗氏架上进行滑动牵引。4岁以下的儿童则进行双腿悬吊（或称勃来安氏）牵引。用双下肢皮肤牵引向上悬吊，使臀部稍离开床面，自身重力与牵引重锤对抗性牵拉开骨折断端。此种牵引应用于过大儿童，易发生远端肢体供血不足导致缺血性坏死的恶果。

骨骼牵引：是在无菌的条件下，将消毒的克氏针或骨圆针穿过骨骼，牵引力直接作用在骨骼上，称为直接牵引。牵引重量最大可达15kg左右；作用时间长，只要针道不感染，骨孔不扩大就可继续使用。有利者放练功，病人痛苦小，比皮肤牵引舒服。

一般除8岁以下的儿童不应用外，均可采用骨骼牵引治疗骨折、关节脱位、关节屈曲挛缩等。如下肢骨折的复位及防止再移位的固定，手部不稳定性骨折的复位治疗，颈椎骨折脱位的复位治疗等。常用的骨骼牵引有以下几种：

颅骨牵引：适用于颈椎骨折脱位，剃去头发、肥皂水刷洗。仰卧头中立位，皮肤常规消毒，铺放无菌巾。用龙胆紫（甲紫）在头颈正中画一前后矢状线，使颅顶分为左右二半，然后以二侧外耳道（或乳突）为起点经过颅顶画一联线，在此线上对准两侧眉弓的外缘画一标记，使两侧标记与中线距离相等，约4.5~6cm（或在二联线颅顶交点向左右旁开3.5~4cm）为颅骨钳钉尖插入处，为切口和钻骨孔的标记。

局部浸润麻醉后，在颅顶两侧标志处分别作横切口，其长度约1cm，深达颅骨，先将颅骨钳放于切口内，确定钻孔方向，务必要求与颅骨钳钉方向一致（约倾斜45°），然后用骨钻钻透颅骨外板，颅骨钳钉插入骨孔，旋转其后部的螺丝钮，使颅骨卡紧，再用带钩的牵引绳挂在牵引钳尾部的孔内，通过滑轮加重施行牵引。牵引重量开始为7~

15kg,复位后维持量为2~3kg。

尺骨鹰嘴牵引:适用于肱骨骨折,肿胀严重的肱骨髁上骨折,不稳定的肱骨髁间骨折。患者仰卧肩外展90°,肘关节屈曲90°,助手握持腕部固定,自尺骨鹰嘴尖向远侧1.5横指处距尺骨背侧皮缘约1cm画线交点处,局部浸润麻醉后,选用的克氏针装骨摇钻上,从尺侧(内侧)将克氏针刺入皮肤至骨质,徐徐摇动骨钻,当针尖刺入对侧皮肤下疼痛时,局部皮肤注入麻药,手指压迫针尖使针穿破皮肤,继续旋转手钻,至适合上牵引弓的长度为止。亦可采用大号手巾钳子夹住鹰嘴代替克氏针牵引。安装好克氏针牵引弓后,将上肢放置于装好帆布带的妥马斯氏架上,屈肘至90°,牵引重量开始为2~3kg,维持量为1~2kg。其牵引进针时勿损伤尺神经。

桡尺骨下端牵引:适用于桡尺骨干不稳定性骨折。在桡骨茎上方3.5cm处,在臂丛或局麻下,用克氏针从桡侧向尺侧钻入骨骼,安装克氏针牵引弓,常与尺骨鹰嘴牵引联合使用,进行对抗性肘屈90°牵引。开始重量为2~3kg,维持量为1~2kg。

第二、三、四掌骨牵引:适用于前臂双骨折、桡骨下端骨折、腕关节疾病。用克氏针在臂丛麻醉下由桡侧向尺侧在掌骨颈近侧穿针,横贯2~3或2、3、4掌骨干。开始重量2~3kg,维持重量1~2kg。

指骨牵引:适用于掌骨骨折、腕掌关节骨折脱位、指骨骨折等。用细克氏针在末节指骨基底远侧(指侧正中线与指甲根向正中线画垂直线交点处)由桡侧向尺侧钻入,安装用铁丝制的小牵引弓。拇指牵引者,短臂石管型将腕关节背伸拇指对掌功能位固定,并将"U"字形铁丝圈固定于石膏管型的两侧,待石膏干固后,用胶条一端系于牵引弓上,另一端拉紧拴于"U"形铁丝圈上进行牵引。其他4指牵引者,用棉垫保护手腕及前臂,再将"T"形铝制夹板用石膏绷带固定于前臂腕部掌侧,保持腕关节、掌指关节功能位。在前臂石膏管型的掌侧安放一铁丝钩。待石膏干固后,用胶条一端系于牵引弓上,另一端挂于前臂的铁丝钩上,并以撑起胶条,保持适度的牵引力。

股骨下端牵引:适用于股骨颈骨折、股骨粗隆间骨折、股骨干骨折、股骨干下1/3屈曲形骨折、髋关节脱位。患者仰卧膝关节屈曲位放于波朗氏架上,足中立位,皮肤消毒后,在髌骨上缘2cm画一横线与内侧纵轴线交点处或内收肌结节上2横指处为进针点,用骨圆针由内向外锤入针穿出对侧皮肤,避免血管损伤,安装牵引弓,将伤肢放于下肢牵引架上,根据骨折部位要求,确定牵引方向,牵引绳一端系于牵引弓上,另一端通过滑轮,拴上重量,开始重量7~8kg,维持重量3~5kg。

胫骨结节牵引:适应证为股骨颈骨折、股骨粗隆间骨折、股骨干骨折、股骨干下1/3伸直形骨折、股骨髁部骨折、髋关节脱位等。患者仰卧位,膝关节屈曲位放于波朗氏架上,足中立位。皮肤消毒后,在胫骨结节向后一横指即1.25cm处在其平面下部局麻后由外向内用克氏针或骨圆针穿透骨质及皮肤,避免损伤腓神经。牵引装置同股骨下端牵引。

跟骨牵引:适用于胫骨骨折、踝部骨折、膝关节屈曲肌挛缩。患者仰卧、足中立位,皮肤消毒铺无菌巾。在外踝顶点下2cm再向后2cm垂直线的顶点处,或内踝顶点下3cm处再向后画3cm垂直线顶点处,或自外踝顶点沿跟骨纵轴2横指,或内踝顶点至跟骨顶中点联线之中点处为进针点。局麻后,用骨圆针由内向外侧打入骨圆针穿透皮肤,要求出针点比进点向上倾斜15°,牵引时有利恢复胫骨的正常生理弧度。避免损伤胫后动脉。安装牵引弓后小腿放波朗氏架上,进行滑动牵引。开始重量4~6kg,维持重量2~3kg。

布带牵引：用布或皮带制作的牵引用具。取材方便、无创伤性牵引，对颈椎骨折脱位移位不大的骨折，颈椎病、骨盆骨折、腰椎骨折脱位、腰椎间盘突出症的复位及治疗效果较好。后踝骨折用织套牵引可达解剖学复位。常用的布带牵引如下：

头部吊带牵引（或称枕颌带牵引）：作用力较小，最大重量不超过5kg，但简便易行，适用于颈椎骨折脱位移位不大者、颈椎病、颈寰枢椎自发性脱位、或痉挛性斜颈。

利用两条布带或毛巾按适当角度缝在一起，一带托住下颌，一带牵引枕后，利用二带的合力施行牵引。牵引重量为3~5kg，否则下颌活动受限，影响张口，妨碍饮食，甚至滑脱至下颌部压迫颈部大血管或气管，引起脑缺血或窒息。如唾液分泌较多，布带潮湿，可引起皮肤糜烂发生感染。严重者颌部及枕部压破形成溃疡。男性患者有胡须者因经常剃洗尤为不方便。

骨盆悬吊牵引：有对骨盆两侧向身体纵轴挤压力，即使抬臀动作时挤压力不减。

适用于对位比较良好的耻骨骨折、髂纲冀骨折块向外移位，耻骨联合处分离，严重的骶髂关节分离者。

患者仰卧位，将用帆布制作的骨盆牵引带放于腰及件臀后部，两条绳索一端分别系于帆布两侧端绳子上，两条绳索分别通过床架上的两侧滑轮，另二端拴挂重量，起复位作用。

胸部及骨盆牵引带：适用于腰椎间盘突出症、腰椎骨折脱位的复位。用帆布和泡沫塑料制成胸部及骨盆牵引带，外部有皮带或帆布带加强固定或防止滑脱作用。患侧仰卧或俯卧床上，二布带分别捆扎于胸部及骨盆部，胸部牵引带系于头部床端上，骨盆牵引带两侧挂重量或通过绞杆拉力进行牵引。

织套悬吊牵引：适用于踝部骨折而后踝骨折片超过胫骨下端关节面1/3者，单纯夹板固定不易达解剖复位时。将织套套在伤肢上，织套上端开口边缘达大腿根部用宽8cm橡皮膏一半粘织套边上，另一半粘皮肤上松紧适当环行固定，织套足端超过足尖20cm，用绳结扎备牵引用。根据踝部骨折类型手法复位后踝部夹板固定，将膝关节置于屈曲位作悬吊滑动牵引。经膝关节屈伸活动和织套兜后踝的作用，后踝骨折片逐渐可复位。

持续牵引的作用及应用：持续性牵引，有较长时间对抗肌肉收缩作用，经过慢性的牵拉可矫正重叠畸形，亦可矫正成角畸形，保持伤肢轴线良好，使骨直筋正有利肿胀的消失。

有些部位的骨折可经牵引逐渐复位，如股骨粗隆间骨折，用股骨下端或胫骨结节牵引，先按原畸形位置牵引，待肢体恢复与健肢等长后再将伤肢矫正为外展，内旋或中立位牵引，逐渐达到复位。

股骨颈骨折进行闭合插钉术治疗者，尤其陈旧性骨折应先进行牵引复位，然后行插钉术。在局麻下常规作胫骨结节牵引，将伤肢放置在妥马氏架上，采用悬吊平衡滑动式牵引。伤肢髋、膝关节屈曲角度及牵引方向应与股骨头变位方向而决定，若股骨头移位向前，则髋、膝关节屈度要大些；若股骨头移位向后，则髋膝关节屈曲度要小些。若股骨头呈内收外旋位，则伤肤先内收外旋位牵引，若股骨头呈外展外旋位，则伤肢先外展外旋位牵引；若股骨头呈中立位，则伤肢先中立位牵引；牵引3~4天，肢体短缩畸形已纠正，则使伤肢改变为中立或稍外展内旋位牵引。继续牵引2~3天，在床上拍照股骨颈正位和侧位片，如复位尚不满意可根据情况，适当调整肢体髋、膝关节角度，或牵引方向及伤肢旋转度。一周内均可达到满意的复位。颈椎骨折脱位，可选用颅骨牵引或头部吊带牵引自行复位。骨盆骨折，可用骨盆悬吊带和股骨下端牵引进行复位，三踝骨折后踝移位较大者，可用织套悬吊牵引复位。

有些骨折需持续牵引配合手法复位。如下肢不稳定性骨折，股骨干骨折先采用胫骨结节或股骨下端牵引，股骨髁上屈曲型骨折必须应用股骨髁部牵引，胫骨骨折采用跟骨牵引，儿童在8岁以下的股骨骨折采用皮肤水平位牵引。开始牵引重量要大重量，24~48小时后重叠畸形被矫正或断端稍角离，而根据骨折类型进行手法复位，达到对位、对线完全良好后，局部夹板外固定，减轻重量进行维持牵引。对于股骨横断、锯齿形骨折亦可先牵引后手法复位。对这类骨折手法复位后，就减轻牵引重量，使断端可接触严密，离手后不易再移位，有利固定。对于开放性骨折清创后或手术切开折骨的陈旧性骨折不做内固定者，先采用骨牵引，牵引的重量应先轻后量，逐渐加到足量，避免血管神经被牵拉损伤，4~7天创口好转后，则进行手法复位。手指、掌骨骨折，下肢有移位的稳定性骨折，背靠背的大斜形骨折，断端有软组织嵌夹的骨折，先进行手法复位夹板固定，然后用持续性牵引，防止断端再重叠或成角畸形产生。

解除持续牵引的时间：自从应用持续牵引或配合手法进行骨折复位，与局部小夹板外固定相结合治疗骨折的临床应用，给病人伤肢功能的恢复创造了有利条件。由于使用的不恰当亦给病人造成痛苦和不同程度的残疾。如果长时间的过重量的牵引，可使骨折断端产生分离，引起骨折连接缓慢或不连接的恶果。

若是牵引时间过长（下肢）不能使病人早期离床持重练习，易发生并发症。

若是股骨干中1/3以上部位骨折，牵引时间过短，骨痂量不多，单纯局部小夹板无法控制强大肌肉的牵拉，而易发生骨折部的成角，或再移位短缩，粗隆间骨折形成颈干角变小而产生髋内翻，同时因骨骼的杠杆作用未恢复，伤肢不能自动抬举及屈伸活动，影响练功活动，伤肢重新肿胀，循环不良，影响骨折的愈合。

从临床实践中证明，因牵引时间适当延长，对伤肢功能恢复的影响，要比过早解除牵引所造成成角，再骨折移位好得多。尤其骨骼牵引病人在床上带牵引装置可以操练伤肢髋、膝、踝三个关节，膝关节得到锻炼的机会更多，不会引起关节强直。而造成骨折断端畸形的再发，给病人造成极大痛苦，需要重新矫正处理再做牵引，伤肢关节屈伸功能易强直或需更长时间才能恢复，严重者永久不能恢复正常功能。如已畸形连接，在治疗上更为困难，往往需手法或切开折骨治疗。总之过早的解除牵引，害大于益处，也是给医生自己在治疗中增添困难的做法。

解除牵引时间，一般股骨骨折4~8周，胫腓骨骨折3~6周，时间只能做一个参考，不可机械的应用。因病人体质、营养状态、年龄、骨折类型、骨折部位及局部血液供应、复位时间及程度等很多因素影响骨折愈合，所需时间也就不同。应根据骨折断端的骨痂量多少，骨痂密度，加上局部外固定作用，足可以控制成角移位等畸形的再发为准则。

解除牵引的可靠临床体征，伤肢暂去牵引重量，能自动在床面上或在牵引架上举起，此时解除牵引病人在床上活动两天，就可以带夹板离床活动。

若是骨折处皮肤有压垫伤或开放伤口感染未愈合者，应适当延长牵引时间，有利换药及防止发生意外。

2）切开复位：是指在无菌条件下切开皮肤、皮下组织、筋膜、分离肌肉、剥离骨膜、暴露骨折断端，直视下进行复位，并闭合各层组织，称为切开复位。切开复位是将闭合性骨折变成开放性骨折，感染机会多，一旦感染发生，影响骨折的愈合，在临床治疗中应慎重施行，掌

握好适应证,另外有一定的技术和设备条件才能进行,否则手术失败。切开复位的主要适应证有:

①有移位的关节内骨折,而手法复位不能达解剖复位者。如肱骨外髁翻转骨折。

②骨折断端之间有软组织嵌入者,手法不能将嵌入组织解除者。

③由于肌肉的牵拉而使骨折断端分离远,手法不能使之靠拢者。如髌骨和尺骨鹰嘴骨折。

④多发骨折。特别是同一肢体多发骨折,复位和固定均较困难,往往需切开复位并同时内固定。

⑤合并血管、神经损伤,需手术探查及同时复位内固定。

⑥陈旧性骨折,不能手法复位者。

⑦其他经过闭合复位仍未能达到功能要求者。

关于切开复位时机的选择,新鲜骨折一般在两周内施行切开复位多无困难,且不延迟骨折愈合。但在某些情况下则应早期施行,如局部皮肤擦伤,延缓时间可能招致感染者,或肢体肿胀将有水泡形成者,特别对于肘部、小腿和踝部均易发生这类情况,以早期手术为宜。

6. 骨折的固定

骨折经手法或切开复位后,均需固定,防止再移位,恢复骨骼支架作用,有利伤肢活动。固定可分外固定和内固定两种。

(1) 外固定:是利用夹板、石膏在肢体骨折处为中心的一定范围,或在整个伤肢表面进行包扎固定,称为外固定。

1) 骨折断端再移位的因素:骨折经手法复后,再发生移位和原移位方向相同。了解这些对指导外固定的操作,有重要意义。

①骨折外力的作用方向和性质:骨折处软组织损伤:外力作用于骨体上,引起骨质断裂而移位,断端移位方向与外力作用方向一致,在移位过程中损伤了接近骨折端的软组织。虽然骨折移位被复位,损伤的软组织失去稳定骨折端的作用。如伸直型肱骨髁上骨折合并尺偏型,跌倒时肘关节处于伸直或过伸位手掌触地,外力从前臂传达至肱骨髁部前、外下方,骨折远端向后、内上方移位,在损伤时断端内侧骨皮质被压缩,而同时远折端向尺侧移位时造成近端内侧骨膜剥离。所以断端复位后,远折端易向尺侧移位或呈肘内翻畸形。

骨折线的走行:伤肢在不同姿势和体位,呈受不同暴力形式作用,可造成不同类型骨折,而骨折线的走行对再移位有很大的影响。如横断性骨折,外力方向与伤肢纵轴线垂直或接近垂直作用肢体上,而骨折线与骨体纵轴线呈直角或接近直角、走行,骨折端复位后,两断端可产生顶触力,再发生移位时是按照外力作用方向,循原径路移位。

如斜形、螺旋形骨折,是受传达或旋转外力造成的骨折,外力方向与肢体纵轴线有不同角度传至骨折端,或内、外旋转的外力方向作用。骨折线与骨体纵轴线有不同角度走行,构成角度越小,骨折再移位机会越大。虽然骨折复位后,断面可吻合,而失去顶触力,再移位时远折端顺原移位方向移动,而再产生重叠移位。

又如屈曲型肱骨髁上骨折,因肘关节处于屈曲位,跌倒时肘后方触地,外力是来自后下方,骨折远折端向前上方移位,骨折线的走行是从后下方斜向前上方。骨折复位后再移位方向是同原方向及径路。

②骨折远段肢体重量:骨折发生后,骨骼支架作用丧失,骨折线以下肢体重量而对骨折断端产生剪力性活动,就是骨折复位后远折段肢体不做合理的处理,剪力活动亦可存在,使骨折端发生成角、旋转、侧移位、分离等。

如肱骨干中下1/3横断、粉碎形骨折,经复位固定后、远折段肢体不做恰当处理,可因远折段肢体下垂牵拉力产生断端分离,影响骨折愈合。

③肌肉牵拉力:正常骨骼上有不同组肌群附着,起着相互保持平衡协调作用。骨折后骨骼支架作用丧失,肌肉平衡状态被破坏。另外疼痛可引起肌肉痉挛收缩,而使骨折断端移向肌肉回缩方向。熟知骨体各部附着肌肉的功能,骨折发生后远折端移位方向一般是有规律性的。

例如股骨干上1/3骨折,近折端因髂肌、臀中、小肌和外旋肌的牵拉而呈屈曲、外展、外旋移位,远折端受内收肌群作用向上、向后、向内移位;中1/3骨折变位方向不定,受外力方向影响较大;下1/3骨折远折端被后方关节囊和腓肠肌牵拉向后旋转移位。骨折虽然复位固定后,因受肌力牵拉作用,易发生原移位方向变位。

④骨折断端间有软组织嵌入:骨折发生在骨干中段而又是斜形,或暴力过大迫使断端刺入肌肉内,复位时未被解脱,易使骨折再移位。

⑤治疗不恰当:结扎带捆扎过松,如肿胀消减后调整不及时,木板不符合体形,长度不适宜或过宽;压垫过薄或放的位置不准确,下肢不稳定性骨折未配合牵引,牵引重量不足;练功方法不正确等,石膏固定因肢体肿胀消退后,未及时更换者。

2)夹板固定

①夹板固定的作用:骨折复位后,应用压垫、木板、结扎带维持骨折断端对位,对线及控制再移位的因素影响,使骨折在良好位置上愈合。不稳定性骨折配合持续牵引治疗效果更加满意。

有利关节活动:骨折部位上、下关节一般不被固定,有利关节早期活动,骨折愈合后随之关节功能亦恢复正常。四肢部位的肌肉通过1~2个关节,当关节屈伸活动时,肌肉收缩力增大,发挥肌内的"内固定"作用。关节内或关附近骨折进行超关节固定,将附近的一个关节固定在一定位置,限制易引起骨折再移位方向活动。如伸直型肱骨髁上骨折,将肘屈曲90°固定,可进行主动屈肘活动、防止伸肘活动。

控制肢位旋转:肢体旋转活动可引起骨折端的再移位。如前臂附有旋转肌群,前臂内旋可引起骨折再移位,利用分骨垫使骨间膜紧张及掌背侧木板的宽度,将前臂固定在中立位,有效的控制旋转活动。

防止或矫正成角畸形:骨折处成角畸形的发生,是因肢体两侧肌群拉力不平衡,丰富拉力强大的一组将折端拉弯曲突向对侧。利用三点压垫法和木板挤压作用,可防止或矫正成角畸形。

防止侧方移位:按原移位方向,在骨折端放置两点压垫,应用压垫和木板两点挤压作用,可有效地控制和矫正轻度的侧方移位。

纵向挤压(防止断端分离):局部外固定后,恢复脱肉拉力协调作用,合理的练功肌肉沿骨干纵轴收缩,使远折端断面向近折端靠拢挤压,有促使骨折愈合作用。如股骨干骨折外固定后,就开始练习股四头肌收缩,断端产生生理的挤压力,促进骨折愈合快。

②夹板固定的作用力

结扎带的结扎力:局部外固定作用力的大小,决定结扎带结扎的松紧程度。过松作用力小不起固定作用,过紧作用力又大,肢体肿胀、压垫严重阻碍血液循环,造成缺血性肌坏死或肢体坏死。标准的结扎力是结扎后,结扎带不费力在木板上面上下活动 1cm,摸肢位末端动脉跳动有力,不会因固定造成副损伤。

标准的结扎力,对肢位血循环无影响。虽然对肢体静脉有一定程度的压力,但可通过局部外固定的优点,得到改善。如因局部外固定有利肌肉收缩活动,通过肌肉一舒一缩间断性挤压静脉,使血流畅通(对静脉回流起"水泵"作用)。肢体周围木板间有一定间隙,即使压迫浅静脉,可通过侧支循环代偿改善。抬高患肢,促进静脉、淋巴液回流,有利伤肢活动,尤其全身性功能锻炼,对局部血流也有促进改善作用。

结扎带的结扎力通过木板作用在所固定肢体部位软组织最后作用到骨骼上,而木板对肢体的压力是平均的,因骨折复位后受各种再移位因素的影响,为了对抗再移位因素的影响,对骨骼需要有重点加压,才能收到良好治疗效果。这样需在木板与软组织之间放置有重点压力的压垫,维持骨折对位或矫成残留的侧方移位或成角畸形。

压垫的压力:是结扎力通过木板、压垫、软组织传达到骨折断端的压迫力。起到重点加压固定作用,可防止或矫正侧方及成角移位有效的作用力。压力大小取决于压垫的厚薄、面积大小。过厚压力大,面积小压强增大,易压伤皮肤,引起压疮或使木板与肢体贴附不紧,失掉固定作用。如果面积过大或薄,重点压力分散,起不到重点加压作用。要求压垫的厚薄、大小及形状适宜,视肢体部位及需压力情况而做,安放位置必须准确,否则起相反作用。

固定后肌肉舒缩的内在动力:骨折复位固定后残留的侧移位或成角,可通过肌肉舒缩产生的内在动力得到逐渐复位。内在动力产生是由于肌肉舒缩,促使结扎力和重点压力的变化,将有移位的骨折远折端推向对位方向移动。

当木板内的肌肉收缩时,肌肉膨胀,肢体周径随之增粗,结扎力及压垫的压力增高木板弹起扩张,但骨折端不会有成角或侧移位。肌肉舒张时,肌肉膨胀力消减,随之肢体周径变细,木板内扩张力变成弹回力,其力通过压垫作用于骨折端,如此反复操练肌肉的舒缩,可达到矫正移位目的。

③夹板固定要求

牢:骨折固定时必须达到真正的固定作用,在不妨碍肢体血循环的原则下,固定要牢固可靠,防止骨折再移位。

短:使用的固定器具(木板)长度要适当。如骨干中 1/3 部位骨折木板不超过上、下关节有利关节活动,关节内或附近骨折,只固定相邻的一个关节。任何外固定,对局部组织及伤肢血液循环有不同程度的影响,易引起肌肉和骨萎缩,肌力减弱,关节粘连等。所以在不影响骨折愈合的原则下,尽量缩短固定时间。

少:在不妨碍固定作用的情况下,尽量减少木板、压垫及结扎带的数量。

轻:制作夹板的材料要轻,有利于伤肢功能练习,避免增加肢体重量。进行固定安放压垫、木板、捆扎结扎带的动作要轻、稳,防止骨折端移动。伤肢固定后要轻轻移动,减少伤肢发生疼痛。

窄:木板宽度适宜。每块板之间应保留 1~2cm 的空隙,过宽当肢体肿胀消失后,木板邻边相接触失去固定作用。

④夹板固定的适应证：

四肢闭合性骨折：不稳定性骨折，常需配合持续牵引。

四肢开放性骨折：创面较小或经清创缝合后创口愈合者。

畸形愈合的四肢骨折：手法折骨后能复位者。

⑤夹板的选材：制作夹板的材料应选有一定弹性、韧性和可塑性，并能被X线穿透不影响透视和拍片观察骨折对位情况。弹性是指有弹力，可随肢体肌肉收缩和舒张时产生夹板内部压力的变化，夹对扩张弹起及弹回力通过压垫作用于骨折端，起到逐渐复位作用韧性是有足够支持力，硬韧而不易劈裂和折断。塑性是指经热力作用，可塑成所需的各种形状，符合肢体形态和生理弧度要求。

一般就地选材为宜，多用柳木板、杉树皮、椴木板、竹片、硬纸板、粘合板、铝板、塑料板等制作固定的夹板。夹板宽度应按肢体周径而定，捆扎后要求两板之间留有一定的间隙。其厚度根据材料和长短而定，一般夹板短、抗弯度大、韧性好者，可薄些，反之应厚些。

北方盛产柳木和椴木，将其锯成所需厚度的木板，经热水煮沸除去木浆，根据四肢各部位骨折固定范围要求，制成各种型号的塑形夹板而备用。如外翻型踝部骨折，手法复位后，需进行内翻位固定，其固定用的木板五块，其长度上端位于小腿上1/3，内、外侧板下端超足底1cm并向内侧弯曲30°。前侧木板两块下端均向上形成撬头至踝上方，后侧木板呈S型，下端至足底水平。

硬纸板各地均有，取材方便，如用包装板的纸板、橡皮膏纸筒、X线胶片盒等，可按骨折部位剪成所需的各种形状，进行包扎固定。常应用于锁骨、肱骨干、肱骨髁上、前臂桡尺骨干、桡骨远端、手及足部骨折的固定，儿童及幼儿四肢骨折的固定等。

⑥夹板固定的范围：可分为超关节固定和不超关节固定两种。不超关节固定，骨折部位的上、下关节不被固定，便于及时练功活动关节，又不妨碍肌肉纵向收缩。如胫骨干中1/3骨折，夹板上、下端不超过膝、踝关节。超关节固定，只是固定骨折相邻的一个关节。如伸直型肱骨髁上骨折，而夹板下端超过肘关节，将肘关节屈曲90°固定。

⑦衬垫和外套；夹板制成后，将木板接触皮肤的那一面，用胶粘上一层衬垫，并在木板的表面缝上外套。衬垫应有一定的吸水性、散热性，质地柔软，对皮肤无刺激，常用棉花、海绵、毛毡等制作，其厚度约0.3~0.5cm，平整、厚薄均匀。外套以绷带缠绕或棉、锦纶针织品缝制成。

⑧压垫：压垫是夹垫重点加压一种用具。有保持骨折对位，防止成角及矫正成角、侧移位使用。制作压垫的材料要求柔软，又能维持一定形状，有一定弹性及支持力，能吸水、散热，对皮肤无刺激，用毛头纸制作较好，棉花次之，散热较差，维持一定形状困难。制作时可在压垫中间放铅丝，在透视或照X线片可观察压垫位置是否正确。压垫的大小、厚薄、形状，按肢体部位的需要而制作。常用的压垫有9种。

平垫：应用范围较广，多用骨体平坦部位。其形状为方形或长方形，宽度应稍宽于木垫的宽度，增加与肢体接触面积；长度一般为4~8cm，小腿前侧的平垫长度可为胫骨全长，其厚度可根据局部软组织的厚薄及多少而定，一般为1.5~4cm。软组织薄处用薄垫，其厚部位用稍厚垫。

塔形垫：多用关节凹陷处，如肘、踝关节内、外侧。压垫形状是两边薄中间厚，像金字塔形。

梯形垫:适用于肢体的斜坡处、如肘关节后侧,踝部后侧。压垫形状是一边薄另一边逐渐增厚,如台阶形状。

高低垫:常用于锁骨及桡骨远端骨折背侧,做成为一边高另一边低的压垫。

抱骨垫:适用于撕脱性骨折,如尺骨鹰嘴、髌骨骨折,月牙形。

葫芦垫:适用于桡骨脱位及桡骨头骨折,做成两头宽、中间狭窄呈葫芦形状。

长形垫:适用于桡骨下端骨折。一般长约6~7cm,宽约1.5~2cm,厚约0.3cm。

合骨垫:适用于桡骨下端骨折合并下桡尺关节分离者,其形两边厚中间部薄。

分骨垫:适用于桡、尺骨骨折,掌、跖骨折。用棉花或毛头纸中间放铅丝一条,卷成长柱状(直径为1~1.5cm,长约6~10cm)。

压垫的放置方法,可根据骨折类型及移位方向,和防止再移位重点加压处,放置需形状的压垫。按力学原理可分为两点加压法和三点加压法。

两点加压法,适用有侧方移位的骨折,多用横断骨折。骨折复位后,将两个平垫分置放于骨折远、近折端原移位方向一侧,两垫不超过骨折线,压垫起到相对挤压骨折两断端的作用。

三点加压法,适用于有成角畸形的骨折。一个平垫放置在成角骨折处突出侧二个压垫分别放置在凹陷(弯曲)侧的远离骨折处,三垫起杠杆力作用防止再发成角畸形。

⑨结扎带:是捆扎夹板的带子。一般要求伸缩力小,又能耐用,拉力大。常用1~2cm宽的白寸带,或用绷带捻细。大腿部捆扎时,则将绷带两股搓成绳便用。

⑩夹板安放步骤

扶持肢体:骨折经手法复位后,继续将伤肢保持在复位后的姿势和位置,牵引或挤压力不可消除。如斜形骨折保持牵拉力,防止重叠移位,横断骨折或分离骨折,保持对端纵轴挤压力,可防止侧方移位。扶持伤肢助手的手部,不要妨碍夹板的安放。

外敷药物:若是闭合性骨折皮肤完好者,严重肿胀时,外敷消淤退肿、活血止痛之软膏。将软膏涂在骨折周围皮肤上,或先摊在纱布上再贴于骨折处,摊抹要平坦,厚度0.3~5cm,缠绕绷带2~3层,其范围超过木板两端,注意不可缠绕过紧适当松些较好,不妨碍血循环。

缠绕绷带:一般骨折复位后不外敷软膏,就单纯用绷带在骨折处缠绕2~3层,一定要松些,或用毛巾包缠伤肢一周,然后再放木板。其作用,能防止水泡形成,否则在木板间隙易有水泡形成,肌肉在木板空隙间不易突出。结扎带不能与皮肤接触,不摩擦皮肤损伤;防止木板侧方移位,保持木板在正常位置。

若骨折处皮肤发生水泡,消毒后用注射器吸出。若有皮肤擦伤清洁换药纱布覆盖,不影响夹板固定。

放置压垫:在包扎绷带或毛巾上将准备适宜的压垫,放在骨折断端移位方向相同或距断端较远位置上,用橡皮膏条进行固定,防止压垫移动。

安放木板:四肢部位除小腿应用5块木板外,一般长管状骨用4块木板。面掌、跖骨部则用2块木板。安放木板是继放于压垫之后,将选择合乎要求的夹板安放伤肢骨折部位四周,先放置哪侧的木板是以易再移位方向而确定。一般是骨折断端易向哪侧移位,则先放哪侧的木板。如骨折复位后再移位方向是前后(即上、下)侧,则先安放前、后侧木板,然后放内、外木板。木板放正、摆好距离后,继续扶持肢体同时将肢体周围木板两端用手合拢紧贴肢体,准备结扎木板。

结扎木板:结扎顺序是先结扎中间两条带,然后分别结扎近、远端两条带,各条带间距均匀,两端结扎带应尽量靠近木板端侧。结扎扣,一般采用“8”字形扣(猪蹄扣)不易松扣,并且紧带时方便,在肢体木板上环行的两条带紧张度一样。带结应位于肢体外侧,便于调整结扎力。结扎时用力要均等,动作要轻,防止肢体擅动。结扎带松紧要适合标准结扎力。但是新鲜性骨折固定结扎时,必须留出血肿发展余地,只允许稍松不可过紧,若是在血肿高峰已过而逐渐吸收时,结扎力稍大些也不会产生恶果。

X线检查:固定完毕须立即进行X线透视或照片,检查复位程度,有无分离及成角存在,压垫位置是否准确。如复位不满意,可解开固定重新复位固定,或有轻度的移位,单纯解开结扎带,调整压垫位置,一直达到对位满意固定妥善为止。

⑪夹板固定后的注意事项:伤肢位置的处理:外固定后伤肢位置处理恰当,有协同夹板固定作用,防止骨折再移位的发生。如锁骨骨折用“8”字绷带固定后,前臂悬挂胸前伤肢轻度后伸位,卧床时应平卧位,肩脚区垫高保持双肩部伸展。若外展型肱骨外髁颈骨折,伤肢保持下垂或稍内收位,内收型骨折则伤肢保持外展,平卧床时将肘后垫高使肩稍前屈,防止骨折向前成角。若前臂桡、尺骨骨折中立位或稍后旋位肘屈90°悬挂于胸前,股骨干中1/3以上部位针骨折伤肢应外展膝屈曲位,躯干向患侧倾斜,继续保持远折段服从近折端放置。股骨髁上骨折,固定后,膝关节屈曲90°放置,松缓腓肠肌和后方关节囊对远折端的牵拉。

移动病人时扶持好伤肢:下肢骨折病人因麻醉作用未消失,肌肉处于麻痹无力状态,病人失去控制伤肢能力,这时搬动病人,或移动伤肢,必须用手托起远段肢体,防止因肢体重力或旋转力而致骨折再移位。

抬高患肢:夹板固定后,需将伤肢末端尽量抬高超过心脏水平位,有利静脉、淋巴液回流,加强局部血液循环,伤肢水肿消失的快。如上肢前臂骨折,卧位时前臂依托胸侧或悬吊。下肢用软枕或下肢支架托起,在不影响骨折移位情况下尽量将足端抬高。

观察肢端血运及感觉情况:骨折复位固定后,还要继续肿胀,常是由于在复位过程中造成软组织损伤,静脉受压引起局部损伤性反应,木板内压力增高,伤肢末端循环不畅通,或者有重要血管及神经通过骨折部位,可能在复位中造成损伤,应注意观察。如在伤肢远端出现剧痛,牵拉伸指痛,或肤色发绀或苍白、发凉、痛难忍、动脉搏动减弱或消失,是肢体远端供血不良或丧失表现,可能是结扎力过紧或血管损伤,松解结扎带后仍不缓解表明动脉损伤,或损伤性血管痉挛,应及时循因处理。如在肢端无血循环障碍改变,逐渐发生针刺样麻木痛感觉,是神经被固定物压迫受损伤。

调整结扎带:保持结扎带松紧恰当,是夹板固定治疗骨折的成功关键。可根据肢体局部肿胀发展及消退,来进行调整松紧度。一般在固定后第一周内血肿逐渐有发展应每日稍放松一点结扎带,保持有1cm的活动度,第二周开始肿胀逐渐消退,随消减而结扎带变松,应及时紧缩为适度。

注意夹板内压垫及板端部位疼痛:在木板内压垫位置及骨突处有剧痛发生,应及时解开夹板,检查处理,防止形成压垫伤。压垫伤如褥疮性质一样,皮肤全层坏死,深达筋膜或骨骼,愈合较慢。若在木板端出现疼痛,是板端压迫所致,多因板端边缘锐或木板较长练功时阻碍关节屈伸,亦可造成压迫伤。

检查骨折对位情况:听骨传导音,测量伤肢长度,注意伤肢远端旋转度(即内旋、外旋)变化。

要定期应用X线透视或拍片检查。骨折在最初两周内,易再移位。尤其对不稳定性骨折更应注意,一般在最初2周内透视1次,床头拍片1次,如有移位应及时手法矫正。两周以后再移位机会较少,易出现成角改变,注意肢体轴线是否正常,第四周应拍片观察骨痂形成情况。在夹板固定期间的初期阶段,情况正常时不要随意解开夹板检查,防止再移位发生。

指导和督促病人练功活动:骨折复位夹板固定后即开始练功。需向病人讲清练功对骨折治疗的作用及伤肢功能恢复的好处。注意对骨折愈合不利的活动,指导病人骨折不同阶段选用不同的练功方法,每日应督促检查纠正练功姿势。在练功中出现的正常反应,及时讲解清楚,打消顾虑,取得病人与医生的合作,共同完成治疗任务。

伤肢肿胀:骨折初期伤肢肿胀是损伤性反应结果。损伤组织出血,体液外渗至组织间隙。部分静脉或淋巴管破损,血液回流受阻。伤肢功能丧失,肌肉收缩功能障碍,起血液循环的“水泵”作用不够。在复位时暴力过大,继发性组织损伤,固定过紧,造成压迫性血流障碍。虽然有原发和继发性损伤肿胀,但可经过活动和抬高患肢均能使肿胀消失。

晚期伤肢肿胀,主要以下肢表现明显,在去掉牵引和下床后发生。其原因床上练功不好、肌肉收缩力弱,对静脉瓣挤压作用差,血液回流不畅。继续坚持练习会逐渐减轻,最后肿胀消失。临床表现离床活动后,晚间小腿及足背出现凹陷性肿胀,卧床休息1夜之后,次日清晨则肿胀消失明显,经过周而复始练习可完全消失,恢复正常。

3)带类固定

①布绷带固定:适用于锁骨骨折。分离不大的髌骨骨折、肋骨骨折。用白平纹布宽5~7cm,长5~6m制成一条长绷带。如锁骨骨折,两腋窝部用棉花或毛巾垫好,用布绷带进行“8”字形缠绕固定。又如髌骨分离不大骨折,腘窝后用硬纸板托扶,以“8”字形缠绕,白布绷带经过髌骨上下端边缘,交叉于腘后推挤髌骨合拢固定。

②纱布绷带固定:儿童锁骨骨折,利用纱布绷带进行“8”字固定,或肩胸带固定。

③四头带固定:适用于下颌骨骨折的固定。用白平纹布宽6~8cm,长60~70cm,两端由中间剪开,20~30cm,便成为4个头。4个头相连接处兜于下颌部,位于前边的两个头打结在头后侧,位于后边的两个头打结在头顶上。

④多头带:适用骨盆骨折、耻骨联合分离或骶髋关节松动症。用白平纹布带15~20cm,长80~90cm,两端分别纵行剪开3~4个头,每头长约30~40cm长,多头带相连处放在骨盆后方,两端各头相对打结在骨盆前方。

⑤三角巾:适用于上肢骨折,前臂悬吊于胸前。用$1m^2$的白平纹布,对角折叠剪开形成两个三角巾。每一个三角巾为等腰三角形,使用时将底边位于前臂远端,肘屈90°兜起前臂,两个底边角在颈部打结,顶角在上臂下端折向前并用别针固定。

⑥骨盆兜固定:适用于骨盆分离性骨折的固定。用长方形帆布1块,宽与长视体形大小而定,两端边缘被穿入1根木棍,用绳将帆布悬挂在木制架上。

4)其他固定器具

①抱膝圈:适用于髌骨骨折分离不远者。用竹条或铁丝作一个比髌骨稍大些的圆圈,用绷带和棉花缠裹,拴4个带子距离相等,髌骨手法复位后,将抱膝圈套在骨上,腘窝后垫硬纸板,四条带子拉紧打结于腘窝侧。

②腰柱:适用于脊柱骨折的固定。古人用4根扁担形的木棍,并用2根绳串联,其长短

根据身长而定，现改用6根1cm厚，4cm宽的木板用火烤成符合体形的屈度。前3根木板正中一根从胸骨柄下至耻骨联合，另外2根稍短，后3根木板正中的一根从胸$_1$至骶骨部，另2根略短，用2根绳子串联围胸腰部结扎固定。现在应用背心支架、代替腰柱固定脊柱骨折。

③胶条牵引固定：适用于髌骨、尺骨鹰嘴分离性骨折。用厚1cm，宽6～8cm，长15～20cm的木板一块，在一端制成月牙形，在水板月牙底钉一长10～12cm、宽3cm的横板条。如髌骨骨折，在膝关节后侧放一块硬纸板，将带横条板的木板放大腿前侧，月牙端接触髌骨上缘皮肤，绷带环行固定，胶条1条，长度适宜，两端分别拴在横板条内、外端，将折回端挂在伤肢穿的鞋底部。

④固定牵引：适用于不稳定性骨折、或开放性骨折创口较大清创缝合后，或软组织损伤继发感染者。固定牵引，是在骨折处近端和远端相应部位，各有1个固定（支撑）点，用支架或木板等对抗肌肉的收缩力，保持骨折对位或防止再重叠移位，称为固定牵引。其牵引拉力持续而衡定，优于滑动持续性牵引，不必担心骨折断端有过牵分离的危害性。固定牵引根据固定点的设计，可分为无创伤性及创伤性固定牵引两种形式。

无创伤性固定牵引：骨折近端系以支架近端抵触肢体相应部位，而骨折远段用皮肤牵引或屈曲关节用胶条牵拉，与上端固定点呈拮抗作用，矫正重叠移位。如内收型肱骨外科颈骨折，肩关节前屈外展90°，肘关节屈曲90°，放在外展支架上与身躯及上肢固定牢固，外展支架抵触腋下躯干部，在前臂上端用硬纸板包绕，前臂下端与支架臂部托绷带缠绕固定，用胶条系于前臂上端拉紧拴在伸出肘部铁丝弓上，进行牵引固定治疗。

创伤性固定牵引：在骨折处近、远端肢体部位，各穿1根粗钢针作为固定点，在2个固定点之间用特制的支撑架或木板支撑，对抗肌肉的回缩力。如胫骨中段开放性骨折，清创缝合后，用骨圆针在胫骨结节和跟骨正常穿针部位各穿1根，选2块木板厚1cm，宽8～10cm，长度从胫骨平台上缘至足底下3cm，或5层胶合板更好。手法复位后，测量上、下端骨牵引针的间距，将木板上、下端按骨牵引针间距相应位置钻孔，然后小腿内、外侧外露的针端穿过板孔，小腿内、外侧各1块木板支撑骨圆针，上下端用石膏绷带环形固定，针端留短应包在石膏内。

5）外固定辅助器具

①前臂托板：用长方形木板1块，手端钉1个立柱。长度与前臂加手伸直等长，相当手掌横纹处安装立柱。前臂骨折夹板固定后，肘屈曲90°，前臂放置托板上，手握立柱，防止旋转性活动。

②踝关节背屈活动板：足下板如鞋底形，小腿后侧板上端至腘横纹以下，两板以折页相连，在直角时两斜边为橡皮条连接足板与小腿板。小腿骨折、踝部骨折者，用此活动板锻炼踝关节屈伸活动。

③支架：抬高伤肢末端和牵引用的各种支架。常用的有妥马斯氏架。勃郎氏架，外展文架。

④牵引用具：克氏针、骨圆针、牵引弓、骨锤、骨钻、克氏钳子、线绳，皮肤牵引用的扩张板及橡皮膏，滑车。

⑤砂袋：缝成布口袋，装入细砂，规格可分大、中、小三种型号。

⑥软枕：用白布缝制成大枕头形状。装入稻糠或棉絮，抬高伤肢使用。

⑦防旋鞋（丁板鞋）：在鞋底足跟部与鞋底成直角钉一条木板，宽4cm，厚1cm，长25～

30cm,木板边缘与鞋底后跟边缘齐。股骨颈、粗隆间,股骨骨折解除牵引后,穿防旋鞋防止旋转。

6) 石膏固定:外固定用的石膏是由天然石膏石,含水硫酸钙锻制而成。将天然石膏石砸碎,加热到100~200℃,除去部分结晶水即成。大规模制作可用窑烧,小规模制作可用铁锅炒时一面加热,一面搅拌,粒状石膏粉先变粥状,再变为白色粉时即可使用,使用时石膏粉水浸后,吸水又变成结晶石膏而硬固变化过程需10~20分钟。水中加适量食盐或提高水温可使硬固时间缩短,但坚固性降低,石膏硬固后体积膨胀1/500,应用石膏管型不宜过紧。石膏完全干燥坚固,一般需24~72小时。

制作石膏绷带是用每厘米12根丝的浆性纱布,剪成宽15cm、长5m,宽10cm、长5m,宽7cm、长3m的长条,去掉边丝2~3根,卷形绷带卷形状备用。做石膏绷带时,将绷带卷拉出一段,收平板上,上面撒上石膏粉约1~2mm厚,木板抹匀。撒上石膏粉的绷带卷起,边撒抹边卷,卷地不宜过紧或过松,过紧时则水不渗透,过松时则石膏粉丢失太多。为了使用方便,可制成石膏片,长度按需要而做,每个石膏片可叠成6~8层,再从两端向中间叠好备用。石膏绷带和石膏片应在干燥密闭桶或箱内保存,防止受潮湿不能使用。石膏绷带除自做外,还可到生产厂家购买,其规格可分大、中、小三种型号。

①使用方法:将石膏绷或折叠的石膏片平放30~40℃的温水桶中,待气泡出净后,手握其两端,挤去多余水分即可使用。不可浸泡过久,过久则硬固,影响使用效果。

②石膏的衬垫:石膏绷带塑形好,但固定后坚硬缺少弹性,为了保护骨突部位皮肤或其他软组织不压伤,在石膏内必须放些软性衬垫。常用的衬垫为做背心的罗纹筒子纱、毡子、棉花、棉纸、毛巾等。衬垫厚薄根据肢体瘦胖,预计肿胀程度和固定的需要而确定。根据衬垫的多少,可分为有垫石膏和无垫石膏。前者凡是在石膏的肢体皮肤上铺放衬垫,衬垫较多,病人较舒适,但固定效果较差。后者只覆在骨突出部位放些衬垫,其他部位的皮肤只涂凡士林油,固定效果可靠,不易影响肢体血运或压伤皮肤。

③石膏固定注意事项:

皮肤应清洗干净,若有开放伤口,应将纱布、橡皮膏条要纵行放置及粘贴,禁止环行绷带包扎,以免妨碍肢体血运。

肢体或关节必须固定在功能位或所需要的特殊位置。肢体摆好位置后用支架悬吊或手术者(助手)专人扶持,在上石膏过程中,不可变换位置,否则易折裂硬固的石膏或在关节屈侧产生向内的皱褶,形成硬棱。皱褶和硬棱易压伤皮肤,严重者可造成肢体缺血或坏死。

扶持肢体者,要用手掌托起,切忌用手指。因手指接触面积小,可使石膏产生向内凸出的隆起而压迫皮肤。

包扎石膏绷带不宜过紧,过紧可引起呼吸困难、呕吐(石膏型综合征)、缺血性肌挛缩、神经麻痹,甚至组织坏死;过松则失去应有的固定作用。

上石膏时要每层之间贴紧,必须边缠边向逆缠方向抹,各层粘贴紧密。不留空隙,凝固一体。在肢体凹陷处,应放松铺放,使绷带与体表附贴。

四肢石膏固定者,必须将指、趾端外露,以便观察指、趾的血运、知觉和运动能力。

石膏管形硬固后,用彩色铅笔在石膏上标明上石膏和拆除石膏日期,有伤口者画出伤位置,以便开窗位置准确,防止偏离伤口。

④石膏固定后的护理：

抬高肢体末端，减少或避免肢体肿胀。

注意患肢血运，经常观察指、趾皮肤的颜色和温度，并与健侧比较。如发现指、趾发绀、苍白、温度降低，则应将石膏立即剪开。

经常检查指、趾的运动能力及皮肤知觉。如指、趾不能主动运动，皮肤知觉减退或消失，但血运尚好，表明是神经受压，应立即在受压部位开窗减压，或更换石膏管型。如同时有血运障碍，则应考虑缺血性挛缩的可能性。必须立即拆除石膏，寻找引起缺血性挛缩的原因，并给予必要处理。

注意局部压迫症状，其最早症状是局部持续性疼痛，时间稍久则可能引起皮肤坏死和溃疡。发现后应及时在压迫处开窗减压或更换石膏。

寒冷气候中应注意外伤肢体的保暖，以防冻伤，炎热气候中应预防中暑。

石膏型硬固后，必须使其快干。温度低、湿度大、石膏自干有困难时，可用灯泡加温烘烤，并注意保持空气流通或用电风扇吹干。

注意保持石膏的整洁，勿使尿、粪或饮食物沾污石膏，翻身或改变体位时注意保护石膏型，避免折裂。

⑤开窗、切开和拆除：切割石膏常用的工具有长、短柄石膏剪、石膏刀、石膏锯、撑开器、电锯（摆动式）等。

进行石膏开窗时，根据受压部位或伤口位置划准需开窗的范围，再用石膏刀、锯或电锯沿划线切割，深达衬垫时即停止，勿损伤皮肤。有衬垫者在中心向开窗边缘剪开，将其向外翻转，再用石膏浆或石膏绷带把剪开的衬垫粘合，固定在石膏窗的边缘，严防石膏渣落入伤口内。

管型石膏的切开一般都是纵形切开，可在背、掌面或两侧进行。切开必须完全，包扎的绷带亦全切断，如衬垫紧张亦切开。

拆除时将管型沿其薄弱处切开后，再将切口撑大必要时对侧也须切开，直到能把肢体移出石膏型为止。石膏拆除后，皮肤上附着的痂皮或角化层可涂上凡士林油，并包扎 1~2 日，待其软化后再用温肥皂水洗净。

⑥固定形式

石膏托：

前臂石膏托：患者可以立位、坐位、仰卧位。固定范围，自前臂上 1/3 至掌横纹，需固定手指时将石膏托向远端延长稍超过指端。拇指不需固定者应将大鱼际露出，以便拇指活动。

石膏托可放在掌侧。前臂旋前式中立位，腕关节 30°背伸位拇指对掌功能位。

用卷软尺测量由前臂至掌横纹（或指端）长度。取大号或中号石膏绷带，按测得长度做成 8~10 层石膏板（或水浸后做成石膏，或将石膏绷带直接铺在肢体上），在其上面敷以比石膏板稍宽、长的棉花、棉纸为衬垫，用绷带固定在上述部位，手保持腕、掌指关节功能位，石膏硬固为止。绷带固定时应注意将石膏托两端衬垫向外翻转、绷带包缠，而整齐光滑。

全臂石膏托：患者体位为坐位、立位或仰卧位。固定范围自腋下至掌横纹。应将肘关节屈曲 90°，腕关节背伸 30°，前臂旋转后或中立位固定，石膏托可量放伸侧或屈侧。应选大号石膏绷带制成托，绷带固定，余方法同前臂石膏托。

短腿石膏托：患者坐位膝屈曲小腿下垂位或仰卧位，助手扶持伤侧足部。自小腿上 1/3

至超过足尖1~2cm,测量其长度。取宽10~15cm石膏绷带,水泡或不先水泡制成10~12层石膏板,上敷衬垫,石膏板敷在小腿后方,踝关节90°,足中立位,趾伸位,绷带缠绕固定。

长腿石膏托:患者仰卧或坐在高椅上,助手扶持患侧下肢。固定范围应自大腿上1/3至超过足尖1~2cm,测量其长度,将宽15cm的石膏绷带水泡制成12~14层的石膏板,上敷衬垫,在腓骨头、跟骨与两踝部衬垫应厚些。然后将膝关节屈曲15°(或按骨折部位需要确定屈度),踝关节90°,趾伸直位,则把石膏板置放下肢后侧,绷带缠绕固定。

石膏夹和U字形石膏:

石膏夹:是应用两个石膏托固定肢体,两托之间留有一定空隙,比石膏管型优越地方是稍紧张,亦不会有严重血运障碍,而抗折力比石膏托大。

U字形石膏:采用需要长度的石膏托板,在固定肢体末端,将长石膏托板在中间部折回,两侧段敷于肢体内、外两侧,放置衬垫绷带包扎固定。如外翻型踝部骨折复位后,采用U字形石膏内翻固定。又如膝内翻畸形,截骨矫正术后,可用长腿U字形石膏固定。可用两个所需长度的石膏托板,敷于下肢内、外两侧,足端两侧托板在足底重叠包扎固定。

石膏管型:

前臂石膏管型:患者体位,固定范围和固定位置均与前臂石膏托相同。

操作方法,将备好的衬垫敷在自肘窝下至掌横纹肢体皮肤,腕关节多衬垫棉花或棉纸,各关节保持功能位。用宽10cm或7cm的石膏绷带,水泡后将前臂及手掌部缠绕2~3层,再将备好6~8层的石膏板放在掌侧或背侧,然后继续缠绕石膏绷带1~2层,待石膏硬固后,修剪石膏管型两端,做好标记。

全臂石膏管型:患者体位、固定范围及固定位置均与全臂石膏托相同。做悬垂石膏时肘关节屈曲95°~100°,使重力通过肘关节,达到向下牵引的目的。其方法,腕关节和肘关节都用棉花或棉纸做衬垫,其余操作同前臂石膏管型。

短腿石膏管型(石膏靴):患者体位,固定范围及回定位置同短腿石膏托,但足趾背侧必须全露出。

操作方法,先按其需要长度做6层石膏片两条,穿上衬里,在胫前缘,两踝、足跟及管型上、下开口处放置衬垫。先用水泡后的石膏绷带缠绕2~3层,将两条石膏片放置小腿及足部前、后侧,继续缠绕石膏绷带2~3层,注意足弓的塑造。石膏硬固后,修剪边缘,将衬里外翻、固定,并写好标记。如需带石膏行走,足底可安装上走铁。

长腿石膏管型:患者体位,固定范围及固定位置同于长腿石膏托,但足趾背侧外露。为了避免患肢在管型内旋转,也可使膝关节多屈曲些(30°)。

操作方法,基本与短腿石膏管型相同,注意在腓骨头处多放些棉垫。

胫腓骨骨折用长腿石膏管型固定后,如发现有成角畸形,可在成角的凹面及两侧将石膏管周径的3/4横行一切开,衬里不必切开。以成角凸侧(未切开部分)为支点把石膏管型掰开,至成角畸形完全纠正为止,再将石膏型的缺口补好。应用此法时,应注意避免石膏压迫凸侧软组织,而造成压迫性坏死。

肩人字石膏:患者清醒者采用立位,全麻术后者采用仰卧位。站立时,伤肢上臂用支架悬吊,患手扶在立柱上或助手扶持。仰卧时,头部放在石膏台的台面上。此台面与骶托之间放一宽约10cm,长约40cm的薄板。患者背部和腰部即仰在薄板上,骶部放在骶托上。伤肢用吊带吊起。固定范围,应包括患侧全臂、患肩、胸背及患侧髂嵴。

固定位置是肩外展75°，前屈30°，前臂旋后位并与身体的横切面成25°，肘关节屈曲90°，腕背伸30°。在此位置手掌与口都遥遥相对。

操作方法，躯干及患侧上肢均穿衬里，用人片毡子覆盖患肩，胸背部和患侧髂嵴，患侧腋下、肘、腕部均用棉花或棉纸垫好。用大号石膏绷带水泡后，将患侧上肢、患肩及躯干缠绕3~4层，然后将6层的石膏片放置在肩关节周围，用以连接上臂和躯干部分。躯干部分的下缘，胸背部周围，患侧髂嵴部分也要用石膏片加强。外面再缠绕2~3层石膏绷带，硬固后，继续完成上臂以下部分的石膏管型。应注意加强肩部和肘部的联接，以免长时间使用而折裂。

为了加强肩部的连接，可在肘部与躯干部分之间加一木棍。

石膏完成硬固后，修剪边缘，将衬里向外翻转固定，并写好标记。

"8"字石膏：患者坐位，两手插腰，两肩后伸。操作方法，两肩、两腋及上背部均垫以棉垫、棉花或棉纸。骨折复位后，术者用10cm宽的石膏绷带沿"8"字走行，通过两肩的前方交叉于后背，缠绕8~10层。

髋人字石膏（石膏裤）：

患者体位：患者仰卧。先穿好腰部和下肢的衬里。有专用石膏台的可将患者放在石膏台上。头部和上背部放在台面上，腰部悬空，骶部放在骶托上，两下肢用吊带悬挂。没有专用石膏台的，可将一个方凳放在手术台或长桌上，以支持头部和上背部，骶部放在一个铁制骶骨托上。两下肢可由助手或术者本人扶持。

固定范围：单腿石膏裤，裤腰部分的前方由肋缘到耻骨联合，后方由腰1~2棘突到骶骨下方。会阴部要充分外露，以便护理大小便。裤腿部分与长腿石膏型相同，上端与裤腰部分相接。双腿石膏裤，患腿与裤腰部分与单腿石膏裤相同，健侧大腿（膝上5cm）也包括在石膏型内。

固定位置：腰椎平放，两髋各外展约15°~30°（按需要），膝关节在15°微屈位，其他位置同长腿石膏管型。

操作方法：穿好衬里后，患者仰卧石膏台或方凳和骶托上。腰部用毡围绕，两侧髂嵴、骶部、大粗隆、髌骨、腓骨头、胫骨前缘，两踝和足跟都放些棉花衬垫。在衬里与腹壁之间放一薄枕，待石膏硬固后将其取出，这样裤腰与腹壁之间便留有较大空隙，给患者留有饮食和呼吸的余地。

用15cm宽泡好的石膏绷带接腰部和大腿中、上部缠绕3~4层，使成雏形。在髋前方放交叉的石膏片两条，侧方、后方各放1条。再用长石膏片把裤腰的上、下缘各缠1圈，以后再缠石膏绷带3~4层。石膏硬固后，继续完成石膏裤的裤腿部分，其方法与上长腿石膏管型相同。为了坚固可在石膏裤的两腿之间放一木棍。最后修剪边缘，翻转衬里，并写好标记。

躯干石膏背心：

患者体位：能站立的患者，尽可能采取立位。患者直立，两手扶吊环。仰卧位者，腰部用宽约10cm的坚固布带悬吊的石膏台上，待石膏背心上好后，再将布带撤出；对于既不能直立，又不便吊起的病人可采用两壳法。患者仰卧石膏台上，腰部以薄枕垫起。先做好前部石膏壳，待其硬固，取下后烘干，数日后患者俯卧在前方石膏壳里，再制作背部石膏壳。最后将两个石膏壳用石膏绷带连结在一起。

固定范围：前方上起胸骨柄，下达耻骨联合；后方上起胸椎中部，下到骶骨中部。

固定位置：使胸腰部脊柱在后伸位。

操作方法：穿好衬里，摆好体位。按预计固定范围垫好毡子。按测量长度预制 6 层石膏片 8 条，即：由胸骨柄至耻骨联合，左右各 1 条；由胸椎中部到骶骨中部，左右各 1 条；由胸骨柄绕到骶骨中部，左右各 1 条；由胸椎中部绕到耻骨联合，左右各 1 条。用宽 15cm 的石膏绷带缠绕 2~3 层，使成雏形，循序放好上述。8 条石膏片，再用石膏绷带缠绕 2 ~3 层。硬固后修剪边缘，外翻衬里，写好标记。

石膏围领：患者取坐位。固定范围上缘前方托住下颌，上缘后方托住枕骨结节。下缘前方到胸骨柄，后方到胸椎 2~3 棘突，左右两侧到锁骨内 1/2。颈部先穿衬里，围以毡垫。用宽 10cm 或 7cm 的石膏绷带缠绕 2~3 层，使成雏形，在围领的前、后、左右各放一短的 6 层石膏片。再用石膏绷带缠绕 1~2 层。石膏硬固后修剪边缘，翻转衬里，并写好标记。

石膏床：

患者体位：仰卧式石膏床患者取俯卧位。俯卧式石膏床患者取仰卧位。

固定范围：胸腰椎病人用仰卧式或俯卧式均可，仰卧式上方起于胸 1~2 棘突，下方小腿中部，俯卧式上方起于胸骨柄，下方到小腿中部。颈椎或上胸椎病人只能用仰卧式，而且必须包括头、颈部。

固定位置：脊柱尽量按正常生理弧度。两髋稍屈曲并适当外展，膝关节稍屈曲。

操作方法：以仰卧式石膏床为例。患或俯卧，腰背部包括两下肢后方垫以衬里和毡子。骶骨下方至两大腿下方内侧开窗，以利患者排便。

按下列部位预制 6 层石膏片：a. 由肩部到膝下，2 条；b. 横贯两肩部 1 条；c. 横贯腰部，1 条；d. 横贯两小腿之间，1 条；e. 沿开窗四周，4 条。用宽 15cm 的石膏绷带平铺 4~6 层，制成石膏床的雏形。将上述石膏片循序放好。上面再平铺石膏绷带 4~5 层。硬固后修剪边缘，翻转衬里并写好标志。干燥后再让患者仰卧其上。

7）外固定并发症

①骨折畸形愈合：夹板固定者而木板选择应用不恰当（宽度、长度，不符合体形；压垫位置不准确，厚薄不适合），下肢不稳定性骨折未配合持续牵引，在整个固定期间管理不合理，石膏固定更换不及时等，均可在固定物内再发生重叠、侧移位及旋转畸形愈合。

②肢体缺血性挛缩：由于固定的过紧，或压垫下面有重要血管通过，严重阻碍血液循环，肌肉纤维发生缺血性坏死，瘢痕化，而使肢体远端发生屈曲畸形。

③神经损伤：木板边缘，压垫直接压迫神经，或外固定严重阻碍血液循环，造成肢体缺血性神经损坏。

④压迫性溃疡（压疮）：压垫部位或骨突出部位皮肤，被外固定物压伤。常见骶部、大粗隆、内外踝、足跟等处。

⑤关节强硬：多见超关节固定者，关节在固定物内，长期不能活动，发生粘连，多见膝关节、肘关节、踝关节、手部关节，发生强硬。

⑥骨质疏松、肌肉萎缩：多由于长期肢体被制动、肢体血循受影响，骨骼和肌肉供血不良所致。解除固定后，经一段时间的锻炼，均可恢复正常。

8）解除外固定的标准：解除外固定的标准，即是骨折已达临床愈合的标准。在这个时间解除外固定基本不会有意外发生。

（2）内固定：骨折切开复位同时或手法复位采用闭合方法，将固定物置于骨骼上，留在体内保持骨折对位,称为内固定。我国古代医学家早已采用内固定技术治疗骨折。如隋代巢元方著《诸病源候论》指出:“若被疮截断,诸解身躯,肘中及腕膝髀,若踝际亦可连续,须急及热,其血气未寒,碎骨便更缝连。”元代危亦林《世医得效方》叙及:“诸骨碎骨折出臼者,每服(麻药)二钱,好红酒调下,麻倒不识痛处,或用刀割开,或用剪剪去骨锋者,以及整顿骨归元、端正、用夹夹定,然后医治,或箭铁镞入骨不出,亦可用此麻之,或用铁钳拽出,或用凿凿开取出,后用盐汤或盐水与服立醒。”骨折切开复位后,可选用对人体组织无不良反应的金属内固定物(如接骨板、螺丝钉、髓内钉、克氏针、不锈钢丝、三翼钉及鹅头钉等)或用自体或同种异体植骨片,或丝线、尼龙线,将骨折端固定,从而达到解剖复位和相对稳定的要求。

有时手法可达到解剖复位,但外固定再移位者,可在 X 线指导下行闭合插克氏针内固定。

1) 适应证:某些骨关节骨折采用非手术治疗效果不佳者或需切开复位者,或开放性骨折清创术后,为保持骨折对位稳定,常采用内固定。

2) 内固定方式

①缝线内固定:可采用不锈钢丝、丝线(7 号或 10 号丝线 4 股拧成绳)、尼龙线(搓成粗线绳)。多用于髌骨、尺骨鹰嘴、肱骨内上髁、胫骨棘骨折等。简便病固定可靠,除不锈钢丝外一般不需取出。有时可用缝线进行闭合式,围绕髌骨周缘,进行腱膜缝合固定。

②钢针内固定:主要适用于儿童关节波及骨骺的骨折(用螺丝钉固定,可破坏骨骺,影响发育)。也适用于短小骨骼骨折、邻近关节的骨折。如手掌、指、跖、肱骨外髁肱骨外科颈、股骨颈等骨折。可根据骨折部位选择不同直径的钢针,如手、足可用 1.5~2.0mm 直径细钢针。一般需插入二根而相互交叉,避免肢体旋转,针尖穿出对侧骨皮质 1mm 或不穿出,其尾端埋于皮肤下或留在皮肤外,骨折愈合可拨出。如股骨颈囊内骨折,进行非手术复位,闭合性在 X 线指导下,插入 2~3 根,直径 3~3.5mm 的钢针固定。

③螺丝钉内固定:用一枚或数枚螺丝钉主要固定关节内骨折。如尺骨鹰嘴、髌骨、骨髁部、内髁、距骨、髋臼缘骨折等。对开放性胫腓骨干斜形骨折,清创后为减少异物,可采用螺丝钉固定。术后可用外固定。

④髓内针固定:髓内针按之形状可分“V”字形、“梅花”形、三角形、圆形四种。“梅花”形髓针抗弯度、耐折力强,术后可不必外固定协助。如能使用恰当,其坚强性胜过接骨板及其他内固定。它不但保证骨折对位,可控制骨折端的扭转活动及成角畸形。最适用股骨干的上、中部横断骨折及多节段性骨折,斜面及螺旋骨折及下 1/3 骨折不宜采用。肱骨干、尺骨干、胫骨干骨折亦可选用不同直径或不同类型的髓内针固定。而肱骨、桡、尺骨骨折手法复位后,进行闭合穿针行内固定。目前亦有人进行加压髓针内固定,有使断端接触严密,产生一定压力,促进骨折愈合的作用。

⑤接骨板内固定:接骨板一般为长形板,亦有“人”字形板用于骨髁部骨折。板上的孔呈偶数,如 4 孔、6 孔、8 孔接骨折,亦有的板孔是长形槽,每端各 1 个长槽,螺丝帽在板上可滑动,使骨板端有纵轴挤压活动,有利骨折断端相互靠拢。另外有一种接骨板厚约 3~4mm,宽 15~20mm,长短不一,板的一端近骨板折处有一个长形短槽,以便利用加压器加压用,称为加压板。固定后不用外固定,即可活动伤肢。接骨板最适合于固定坚质骨折。在骨折端松质骨使用普遍接骨板时,螺丝钉方向不要完全平行,以相交叉为佳。钻孔时,应用比螺钉直径稍小的钻头,或仅将骨皮质钻透后,改用锥子钻孔。骨干的横断、斜面及螺旋骨折接骨

板的螺丝钉的方向力求平行，与骨干呈垂直。同时应使钉尖超过对侧皮质1~2mm。横断骨折最好能在接骨板外，另加用1枚或2枚螺丝钉，穿过骨折两断面，斜面及螺旋骨折，要使螺丝钉穿过骨折两端的斜面，这样可以增强接骨板固定作用。接骨板一般应放于骨体的外侧，前臂在背侧或肌肉丰富无重要血管、神经部位。

⑥三翼钉及鹅头钉内固定：三翼钉有三个刃中心空，可穿过定位针。股骨折颈骨多采用三翼钉内固定，切开复位三翼钉内固定或牵引复位，闭合三翼钉内固定。鹅头钉是三翼钉尾端带有接骨板。适用于股骨粗隆间骨折内固定。

3）内固定的术后处理

①切开复立内固定的骨折，在短期内仍须适当的外固定保护，一般可采用石膏，皮牵引或其他方式外固定。根据临床及X线检查决定固定日期。

②防止肌萎缩及关节强直：在术后1周应有规律性地开始患肢肌肉收缩锻炼及其他正常肢体的体操活动，上肢可以早期下床，下肢不能起床者，亦应在床上锻炼。

③继续使用抗生素预防伤口感染。

④按时进行X线检查，以便确定后期治疗。

4）内固定的缺点

①异物反应：内固定器材质量差，或同时使用两种不同金属引起电解的结果。表现局部组织肿胀、疼痛、破溃流出无菌坏死组织液。内固定物（螺钉、针）周围骨质吸收而发生松动，取出内固定物后可愈合。

②内固定失效：多因操作技术不正规或内固定物选择不合要求所致。如接骨板过短，螺丝钉未穿透对侧骨皮质，骨孔过大，髓内针过细等。或缺少必要的外固定，持重过早，导致内固定物弯曲、折断或螺钉拔出。

③迟缓愈合及不愈合：属于内固定较常见的并发症。由于骨膜的广泛剥离影响外骨痂的形成，因此对愈合较困难的骨折，应同时做植骨术。另外对应用加压钢板、髓内针固定时，特别注意施行加压的压力，达到生理压力要求为止，否则压力过大反而影响骨折的愈合。

④深部组织粘连，关节活动障碍：如股骨干骨折内固定后，有时引起股中间肌粘连影响膝关节功能。

7. 功能锻炼

古代医医家将功能锻炼称之为“导引”。如张介宾注：“导引，谓摇筋骨、动肢节以行气血也，……病在肢节，故用此法。”汉代华佗创立“五禽戏”，以运动肢体的方法来医治疾病。唐代蔺道人著《仙授理伤续断秘方》已主张骨折固定后关节必须转动，“时时为之方可”。《素问·异法方宜论》说：“故其病多厥痿寒热，其治宜导引按跷。”说明古人在治疗骨折、外伤及防治实病，很重视功能锻炼，并阐明共有行气血健筋骨之功，防治疾病的作用，还有具体的练功方法。

正确的功能锻炼，是治疗骨折中重要方法之一。有促进血肿吸收，加速骨折自然修复速度；防止关节粘连、肌肉及骨萎缩；使骨折断而接触严密，有矫正残留的移位作用。

固定时要为将来功能活动创造条件，活动不要影响固定为限度，增强固定作用为原则。

（1）功能锻炼的作用

1）行气活血消肿：正确的功能活动，能促进全身和局部的气血运行，脏腑功能协调统一，机体新陈代谢功能增强，改善局部血运，加强骨折断端血液供应，保证组织的修复。由于肌肉收缩作用，起到静脉"水泵"作用，静脉回流畅通局部循环旺盛，骨折端的血肿被吸收，肿胀消失，为骨折自然修复奠定基础。

如前臂部骨折，因外固定作用常引起手部肿胀，称之为反应性损伤性水肿，及时加强手指自动性伸屈活动，水肿很快消失。又如下肢骨折下床负重后，可发生小腿及足部凹陷性肿胀，称之为坠积性水肿。其肿胀可白天轻，晚间加重，清晨起床时消失，继续坚持下床负重活动，水肿逐渐从重到轻，最后完全消失。

2）防止关节粘连（或关节囊和韧带挛缩）：局部外固定在一般情况下，虽然不固定上、下关节，由于长时间的固定作用，也可易发生关节不同程度的粘连、或关节囊和韧带挛缩。

因关节部位不同或年龄之别，关节对外固定时间的耐受是有区别的。如肩、肘、指、膝关节固定时间过久（3个月左右），易发生粘连或强直，而髋、腕关节则发生机会较少；老年人易发生关节粘连强直。儿童则很少有发生。

关节粘连或强直的原因：由于静脉和淋巴淤滞，局部循环变慢，组织发生水肿。在关节皱襞和滑膜反折处及肌肉间，有浆液纤维素性渗出液的沉积；或关节内血肿机化，形成纤维结缔组织索带，而均可造成关节粘连，严重则形成强直。另外一个原因是由于关节被固定在一定位置时间过久，可易造成一侧关节囊和韧带挛缩，影响关节活动。

根据产生关节粘连和强直的原因，可做到预防。如关节内骨折或邻近关节骨折，浆液纤维素性渗出液或关节内血肿较大，活动过早可引起反复渗出，对此类骨折应晚一点活动，可做骨折肢体远侧关节及肌肉收缩活动。骨干部骨折复位固定后，就开始合理的功能活动，促进静脉和淋巴回流，减少组织水肿和渗出。对被固定的关节，争取早期关节屈伸性活动。

3）防止肌肉在骨折断端粘连：骨折同时，在骨折处周围肌肉亦有损伤，整复用力过旋或反复多次手法操作加重肌肉损伤。若手术切开复位或内固定，软组织遭受破坏性更大。肌肉损伤后同样有浆液纤维蛋白渗出，肉芽组织生长，易发生肌肉之间和骨折断端粘连。尤其开放性骨折更容易产生瘢痕粘连。早期肌肉纵向活动，可以避免粘连发生。

4）防止肌肉和骨萎缩：骨折治愈后，而伤肢肌肉消瘦无力。其主要原因就是因受伤固定后，伤肢功能活动不良，血液循不畅。肌肉得到的营养差，故称废用性肌萎缩。伤肢骨质因长期被固定活动差，而引起脱钙变成疏松改变，称废用性骨萎缩。如果复位固定后，即开始伤肢或全身性功能活动，促进全身和局部气血旺盛，增强新陈代谢，均可避免发生或减少肌肉和骨萎缩的程度。

发挥肌肉的"内固定"作用：骨折后，应用外固定和内固定方法维持骨折对位，是很必要的。但肌肉正常的紧拐长度有内固定的作用，是不可忽视的。另外有保持骨折对位，矫正复位的残留侧移位的作用，并使断端相互挤压紧密接触。只有加强功能锻炼，促使肌肉健壮，肌肉张力增强，才能发挥"内固定"作用。

（2）充分发挥病人的主观能动作用：骨及软组织损伤后，机体有自然修复组织的能力。自然修复能力受很多因素影响，如同一机体损伤部位、年龄、个体生理之差别，治疗时间及方法等的影响因素都很熟知。有的病人对骨折疾病的精神负担及斗争决心不可被忽视。

在临床实践中常见到骨折部位、类型、体质、年龄、治疗方法基本相同，而骨折愈合情况却相差明显。一个是损伤后思想、精神对损伤后果无负担,睡眠好、饮食正常,在治疗中与医生合作,在各阶段练功时都认真大胆,而骨折愈合快,功能恢复好,并发症少。另一个是损伤后,对伤肢功能恢复的后果有担忧,顾虑重重,精神抑郁不振,引起失眠,饮食欠佳,身体逐渐消瘦。还怕在活动伤肢时骨折再移位,一心静养,对医生的指导是半信半疑,而其结果骨折愈合较慢,甚至连接缓慢。

只重视复位、固位、练功、药物治疗骨折等方法,而忽视局部与整体、思想精神状态的关系,所以治疗骨折的疗程长,并发症多。在治疗骨折过程中,必须充分发挥病人的主观能动作用。重视病人对症病产生的内心变化,使病人树立战胜伤病的信心和决心,克服一切阻力坚持功能活动。医生须向病人交代清楚诊断、预后(好的方面)、治疗方法、功能锻炼的作用,解除思想负担,精神愉快的接受各阶段的功能活动方法,并讲清注意事项及可能出现的反应,达到医患密切合作目的。

(3) 功能锻炼方式和操作方法:在功能锻炼整个过程中,以病人的自动运动为主,在医护人员及家属帮助下被动运动为辅。有目的、有步骤的操练肌肉收缩、舒张,关节屈曲、伸展、旋转、下肢持重性功能锻炼。

1) 自动运动:病人自行活动全身及伤肢。认真用力、重点突出、操练某一群肌肉收缩和舒张性活动。关节屈伸、旋转性活动,根据骨折部位及时间选择应用,活动范围由小到大,由单一关节到几个关节,动作协调有力。以健肢带患肢,以上带下,徐徐渐进。根据骨折愈合过程,在不同阶段采取不同的活动方法。

第一阶段(血肿期):骨折后1~2周。局部疼痛,骨折处血肿形成,肿胀明显,骨折端不稳定。需要肌肉有力的收缩和舒张,使血肿尽吸收,消除肿胀。练功主要方式是肌肉活动为主。

上肢:伸指握拳,指要伸直,屈要握紧;悬臂、提肩。关节内或邻近关节部骨折,该关节暂不做活动,必须时可做有利方向活动。

下肢:在支架上做踝关节背伸、趾间关节活动,股四头肌充分收缩和舒张(髌骨纵轴运动)活动。医生指导患者先用健肢做股四头肌活动,掌握活动要领后则操练伤肢,可防止有屈膝动作发生。无持续牵引的髁部骨折,可练习抬举下肢活动。

脊柱:单纯胸腰椎屈曲型骨折,锻炼背腰肌活动,采用飞燕点水法俯卧位上肢后伸,头与背部尽力后伸,下肢伸直后伸,全身翘起,仅让腹部着床呈一弧形。

第二阶段(纤维肉芽组织形成及少量骨痂生成期):伤后3~4周。血肿已经完全被吸收,肿胀逐渐消退,损伤的软组织一般已修复,局部疼痛消失。骨折端纤维组织形成,骨痂也开始有少量的生成,断端逐步粘连比较稳定。在此阶段除做肌肉的舒缩活动外,开始关节屈伸性活动。

上肢:除前臂防止旋转活动外,骨折部上、下关节均可做适当的活动,逐渐加大幅度。如肩部外展前屈旋转、肘、腕、指关节屈伸活动。

下肢:踝关节背伸,膝关节屈伸活动。小腿骨折未牵引者练习抬高举起,或下床扶拐行路,但不持重。股骨骨折坐起抬臀,在牵引床上攀索站立,全身性活动,促进患肢活动。

脊柱:单纯胸腰椎屈曲型骨折,锻炼背腰肌活动为主。在飞燕点水练功方法基础上,进行五点、三点、弓桥支撑法锻炼。

①五点支撑法:病人仰卧床上,用头部、双肘及足撑起全身,使背部尽力腾空后伸。

②三点支撑法:病人双臂置于胸前,用头部及足撑在床上,而全身腾空后伸。

③弓桥支撑法:病人用双手及双足撑在床上,全身腾空呈一拱桥状。

第三阶段(骨痂形成期):骨折 5~7 周。软组织损伤已恢复正常,肌肉张力增强,骨痂量较丰富,骨折断端相当稳定,一般不易再移位,易有成角发生。主要通过功能锻炼恢复关节功能。

上肢:各关节均可进行较大幅度的活动。如做小云手、大云手、反转手及前臂旋转活动。肩部可做上举及旋转活动,如手拉滑车等功能练习。

下肢:除在床上锻炼之外,股骨骨折带夹板一般能在床上举起时,去掉牵引,可下床扶拐行路,伤肢肌肉绷紧,全足着地但可不持重。儿童可持方凳下床练习,劳累时可坐凳休息,又不易跌跤。

第四阶段(临床愈合期):骨折后 8 周以上。骨折处周围骨痂丰富,成板状而致密坚实,达到骨折临床愈合标准。除超关节固定的关节尚有功能障碍外,其他各关节基本恢复近正常活动范围。主要操练有功能障碍的关节及练习伤肢功能。

上肢:可以取拿轻物到重物,参加一些日常的生活工作。

下肢:在室内不持拐行路,外出时可手持单杖。如膝关节屈曲受限,可俯卧位在床上练屈小腿,或适当的练习蹲位。

2) 被动运动:病人合并神经损伤,肌肉麻痹,不能进行自动活动者,或骨折远端肢体严重肿胀。需在医护和家属或用健肢协助进行功能锻炼。按摩手法操作时要轻柔,防止骨折端发生移动。活动关节范围应由小到大为宜。

(4) 功能锻炼注意事项

1) 功能锻炼宜早不宜迟:固定后立即进行。根据骨折的不同阶段而选用练功方法。

2) 避免不利骨折愈合的活动

①旋转活动:可引起骨折断端骨痂为旋转状生长,不能产生连续的板状骨痂。如前臂桡、尺骨和胫骨骨折,练功时易发生远折段肢体内旋或外旋性活动,均应加以控制,肱骨于下1/3 骨折,前臂左右摆动应受限制,否则骨折远段易有旋转活幼。

②剪式或成角性活动:可引起骨折断端的骨饰连续性中断。根据骨折类型和部位,在早期练功时应限制一定方向性的活动。如外展型肱骨外髁颈骨折,控制外展方向活动,其内收型骨折,控制内收方向活动,伸直型肱骨髁上骨折,控制肘伸直活动,屈曲型控制肘屈曲活动;桡骨下端伸直型骨折,控制腕背伸及桡偏活动,股骨上端骨折控制内收及外旋活动,伸直型股骨髁上骨折控制伸膝活动,屈曲型骨折控制主动屈膝活动;胫骨干及踝部骨折,控制踝及足跖屈方向活动。

③分离活动:长时间过重量的牵引,或肢体远段重量作用,可引起骨折断端分离。其间隙增大,软骨内骨化的骨痂量增加或不产生软骨而产生纤维软骨,引起骨折连接缓慢或不连接的后果。如肱骨干中下 1/3 骨折,前臂及远端应吊起,防止自然下垂牵引力的作用。

3) 充分发挥有利的活动

①纵向肌肉舒缩活动:如股骨干骨折做股四头肌舒缩;胫腓骨干骨折做胫前肌舒缩;单纯脊柱屈曲型骨折做背腰肌舒缩。

②对向纵轴挤压:如下肢骨折,早期离床持重行路;肱骨干骨折连接缓慢或分离者,肘屈 90°尺骨鹰嘴接触桌面,触案锻炼。

③在不影响骨折断端稳定情况下,早期做关节屈伸性活动,防止关节囊挛缩或粘连。

④功能锻炼必须在医务人员正确的指导下进行,医务人员须认真地督促和检查病人的活动效果。

⑤在外固定期间活动伤肢时,医生和病人检查夹板的位置是否正确,结扎带结扎的是否变松。处理妥当后,则进行练功,可以防止再移位或再骨折等意外发生。

8. 分期用药

骨折是由于暴力所致。骨折之处一般可发生瘀血肿胀,如合并脏腑损伤或血管损伤,则经脉之血外溢于肌肤之间,或体表之外,形成亡血之症。《医宗金鉴·正骨心法要旨》说:“今之正骨科,即古跌打损伤之证也。专从血论,须先辩或有瘀血停积,或为亡血过多……二者治法不同。有瘀血者,宜攻利之;亡血者,宜补而行之。”对损伤有瘀血停积应采用攻利之法,而亡血过多应采取补气养血之法。根据古代伤科学家治伤之经验,以“跌打损伤,皆瘀血在内而不散也。血不活则瘀不能去,瘀不去则折不能续”和“瘀去、新生、骨合”的原理。内服和外用药物,对纠正因损伤而引起的脏腑、经络、气血功能紊乱,促进骨折的愈合均有良好作用。根据骨折不同阶段和兼证,分为初、中、后三期用药。

(1) 初期:骨折后1~2周以内,由于骨质和软组织俱损,血离经脉,积不散,气血凝滞,经络受阻,气血不得宣通,筋骨不能得到气血濡养。需要散瘀,生新,即是血肿迅速机化形成纤维结缔组织,钙质沉积而形成软骨及骨样组织。

1) 治法:行气活血、活血化瘀、消肿止痛。

2) 内服方:复元活血汤、活血止痛汤、和营止痛汤、新伤续断汤、肢伤一方和损伤1号冲剂,七厘散等。

3) 外用方:消肿止痛膏、清营退肿膏、双柏散、定痛膏、紫荆皮散。

4) 兼证的处理:

①腰椎骨折合并大便不通,舌红苔黄,脉数体实者,宜用攻下逐瘀法,内服桃仁承气汤合地龙散加减。

②有软组织开放伤,或开放性骨折宜内服玉真散,外用金刀散或彻底清创缝合,肌肉注入抗破伤风血清,预防破伤风的发生。

③开放骨折或单纯软组织创伤,化脓感染。热毒蕴结于筋骨,发热口渴引饮,舌红苔黄、脉数、局部红肿热痛者,宜用清热解毒法,服用五味消毒饮,附骨痈用黄连解毒汤、龙胆泻肝汤等。

④颅骨骨折合并颅脑损伤,若昏迷者,宜用通窍安神法,内服苏合香丸、至宝丹等。若牙关紧闭者,宜用通关散吹鼻。

⑤骨折合并主要血管损伤,或胸腹脏器损伤或骨盆腔生殖、泌尿器官破损,易引起亡血之证,出血过多,气失所舍,宜补气固脱,用独参汤;失血虚脱阳气大伤者,回阳救逆用参附汤;损伤血虚肝阳上亢,宜养血潜阳熄风,用四物汤加龙骨、牡蛎、天麻、杭菊、龟板等;心血不足而惊悸者,宜养血安神,用四物汤、生脉散或天王补心丹等。对此并发症应观察血压、脉搏、体温、呼吸四大生命指标变化,根据外周血象,确定是否输注血液制品及补液。

(2) 中期:骨折后3~6周以内,局部肿胀逐渐消退,疼痛明显减轻,但瘀肿虽消而尚未尽,骨尚未连接,故需要促使骨痂形成,使骨得到连接。

1）治法：宜接骨续筋为主。

2）内服方：驳骨丹、正骨紫金丹、新伤续断汤、续骨活血汤、接骨丹、肢伤二方等，接骨药有自然铜、血竭、地鳖虫、骨碎补、续断、马前子等。

3）外用方：接骨续筋药膏，外敷接骨散、驳骨散、碎骨丹等。

（3）后期：骨折后7～10周以后。一般已有骨痂生长，骨折已达到或接近临床愈合标准。但由于损伤日久，气血不合，脏腑功能紊乱或关节功能恢复不完全。

1）治法：宜壮筋骨、养气血、补肝肾为主。

2）内服方：壮筋养血汤、生血补髓汤、六味地黄汤、八珍汤、健步虎潜丸、肢伤三方和续断紫金丹等。

3）外用方：可用舒筋活络类膏药外贴，如万应膏、损伤风湿膏、坚骨壮筋膏、金不换膏、跌打膏、伸筋散等。

如有关节粘连、筋脉拘挛，可外用熏洗、熨药及伤筋药水揉擦，配合练功活动，达到活血散瘀、舒筋活络，迅速恢复功能的目的。常用的药方有海桐皮汤、骨科外洗一方、骨科外洗二方、舒筋活血洗方，上肢损伤洗方、下肢损伤洗方等。常用的伤药水有伤筋药水、活血酒等。

9. 陈旧性骨折的处理

陈旧性骨折从时间而言是2～3周以上的骨折。其内容包括骨折畸形愈合；迟缓愈合，不愈合。对骨折畸形愈合有功能影响者，迟缓愈合和不愈合应采取措施治疗。

（1）骨折畸形愈合：骨折发生移位、重叠、旋转、成角而愈合，称为骨折畸形愈合。

1）治疗适应证：一般轻度骨折畸形愈合，而对肢体功能恢复无明显影响者，可不必治疗。如重叠畸形发生在前臂，则影响其旋转功能；下肢重叠畸形，成人在1cm以上，儿童2cm以上，下肢等长差较大，影响步态而出现跛行，需要治疗。成角畸形在10°～15°以上，旋转在30°以上均需矫正畸形。

2）矫正方法

①手法折骨：根据骨折发生畸形愈合的部位及骨折后时间，手法折骨治疗是有一定限制的。骨骺部位均为松质骨，血液供应充足，骨折虽然愈合快，成年一般在4周内，儿童在3周内；四肢长管状骨干若重叠畸形2～3个月，单纯成角4～6个月左右，均可在麻醉下进行手法折骨，矫正畸形。手法折骨时用力较大，应防止发生并发症，只要慎重施行是可以避免，并能获得成功。介绍两个部位骨折畸形愈合矫正手法。

伸直型桡骨远端骨折畸形愈合：臂丛麻醉生效后，病人仰卧硬板床上，伤肢稍外展手掌面朝上，在骨折远端背侧与床面之间放置2～3cm厚的砂垫或棉花垫，助手站在床上，一足跟踏在桡骨近折端掌侧面上，术者双手分别握住伤肢手的大、小鱼际，进行牵引和腕背伸及旋转性活动，其目的是折断骨痂、剥离和松解骨折断端，当骨折远折端移动明显时，在牵引下进行屈曲腕关节，同时助手足部用力踏住近折端，助手的足踏力与软垫的抵抗力对骨折端产生挤压而复位。

股骨干骨折畸形愈合：采用硬膜外麻醉。若股骨干单纯成角愈合，其成角向前侧则采取俯卧位，向外侧则采取患侧卧位；若股骨干重叠愈合者，两断端是左右（内外侧）重叠则采取俯卧位，两断端是前后侧重叠则采取患侧卧位。病人卧在检查床或手术台上，骨折处与床一端边缘相齐，肢体与床缘之间用砂袋或厚棉垫垫好，防止压破皮肤，将缠棉花的木棒1根，两名助手分别持握木棒两端,压住骨折近段(重叠断端之上方),术者握持骨折远段肢体,逐渐加力向下压,可感觉或听到骨痂撕裂响声证明折骨成功;若是单纯成角折断骨痂即可,若是重叠畸形折断骨痂后,将膝关节屈曲90°进行旋转手法,剥离骨折断端周围的骨痂,剥离越充分越容易复位。

②手术折骨:手法折骨失败者(或骨干骨折已达骨性愈合),儿童干骺端或关节内骨折畸形愈合,手法折骨可损伤关节周围韧带和骨痂,宜做手术折骨。若单纯成角愈合发生于骨干部位,应在骨折线附近上下部位,切小口凿断骨质,周围软组织少剥离,有利骨折愈合和保持骨折断端的稳定性;若重叠畸形愈合骨折线尚可辨认者,在原折线部切断,整新断端,取出断端堵塞髓腔的骨栓,或凿通骨髓腔,而骨折线无法辨认时,则于两重叠断端相接触部位,斜形凿断。重叠畸形程度较大者,不宜一次手术达到断端对位。否则对位困难。而短缩神经血管易损伤。

3) 复位方法

①手法复位:畸形愈合时间较短的骨折,手法折骨后,即刻进行手法复位。如桡骨远端、踝部骨折成人在3~4天以内。手法折骨充分后,可立即进行手法复位。

②牵引复位:骨干重叠愈合时间较久,或重叠2~3cm以上,折骨后应进行骨骼持续牵引,逐渐加牵引重量,在一周内,将重叠畸形得到矫正,可避免发生牵拉性神经血管的损伤,然后再进行手法复位。

③切开复位:多用于邻近关节或关节内的骨折畸形愈合,必须在骨折线可辨认情况下进行,易达到断端解剖复位。

4) 骨端或骨突切除术:如桡骨远端骨折畸形愈合,可进行尺骨小头切除术;肱骨髁上骨折前后段重叠愈合,无肘内翻畸形,而只屈肘功能障碍,可行骨突切除术。

5) 固定

①手法或手术折骨不易立即复位者,应采用持续牵引,夹板外固定。

②切开复位者,采用接骨板、克氏针或三刃钉内固定,同时配合外固定。

(2) 骨折迟缓愈合:是指骨折经过治疗后,愈合速度缓慢,已超过该类骨折正常临床愈合时间较多,尚未愈合,称为迟缓愈合。

1) 临床表现:骨折处仍有疼痛、压痛、纵轴叩击痛、异常活动。X线片显示:骨折端因活动引起反应性充血,有吸收和脱钙,骨折线不消失或增宽,有时成为囊性变,但无硬化改变。对位佳者骨痂量很少,但对位不佳者则相比骨痂量多些。如能及时恰当地处理,骨折还是能够愈合的。

2) 治疗:妥善固定,如股骨颈囊内骨折后,骨折断端往往存在剪力和旋转力,一般的外固定,则不能控制这两种外力,应采用三翼钉或粗钢钉进行内固定。腕舟状骨骨折后,常因血循环差,而引起迟缓愈合,应采取较大范围及较长时间的外固定。

骨折断端有感染者,应用祛腐生肌药膏或药面外敷,口服清热解毒或托里排脓类方剂,或使用足量有效的抗生素。局部条件较好者,可以进行病灶清除术,局部转移或移植肌皮瓣闭合创口,持续用药液灌洗,感染被控制,又改善局部供血,骨折可以愈合。

由于持续骨牵引或肢体远端重量作用,发生骨折断端分离影响愈合者,减轻牵引重量,或将远段肢体适当处置,使骨折断端回缩相互严密接触。

加强功能锻炼,是治疗迟缓愈合重要方法之一,肱骨骨折,屈肘尺骨鹰嘴按触桌面,下肢骨折卧床时卧位足蹬砖或方凳,下床持重行走,或俯卧位,屈膝活动,均产生骨折断端纵轴挤压力,刺激骨痂生长。

(3) 骨折不愈合:迟缓愈合达到了某一程度,由量变到质变,达到了不能愈合的程度,称为不愈合。

1) 临床表现:骨折端有异常活动为主要体征,经常有触痛,持续性肿胀,骨折处皮温增高。X线片显示:骨折断端硬化,骨折断面光滑而圆或呈蕈状,有时近端凹陷远端凸形呈杵臼关节,髓腔堵塞,有时骨折端萎缩呈锥形,伴有骨质疏松,骨折断端分离较远,骨痂量极少。

2) 组织学改变

①纤维性不愈合:骨折面上有一致密的硬化层,断端间为成熟的无血管的纤维组织(瘢痕)。无骨小梁通过骨折间隙。

②形成假关节:骨折断面有纤维软骨覆盖,而形成类似关节并有关节液。

上述二种情况,骨折自然修复能力终止,不论固定多久,骨折也不会愈合。

3) 治疗:查找骨折不愈合的原因,根据具体情况制定措施,目前主要是用电刺激和手术治疗。

①电刺激疗法:是国内外采用微量的直流电或电磁场治疗骨不愈合,效果满意的新方法。

②手术植骨内固定术:切除硬化的骨折端及骨端间的纤维组织,打通髓腔,形成新骨折的断面;植入自体新鲜松质骨块,或带血管、肌肉蒂的骨块,解决骨缺损;采用髓内针、接骨板,或骨块嵌入法行内固定;一般内固定后,均应用石膏做外固定。

(4) 陈旧性骨折治疗注意事项:骨折畸形愈合、迟缓愈合、不愈合,均可影响肢体功能的恢复。而骨折上下端的关节活动障碍,骨折处愈合得愈好,对伤肢的功能恢复关系愈密切,所以有人认为宁愿要短缩的肢体,不愿有强直的关节。

如果迟缓、不愈合骨折,均经过长时间的外固定,或功能锻炼不当,骨折邻近的关节发生不同程度的僵硬。迟缓愈合者应在外固定保护下,操练关节活动,骨折愈合而关节功能恢复,如骨折不愈合也有条件治疗。骨折不愈合者,关节练好后则手术,可以避免关节发生永久性强直。

(二) 脱位的治疗

1. 治疗原则

脱位可分为外伤性脱位(新鲜性、陈旧性、习惯性脱位),病理性脱位(关节结核、儿麻病)、先天性脱位(关节发育不完全,如先天性髋脱位)等,在治疗时采用复位、固定、练功、药物4大方法治疗为主。若新鲜外伤性脱位,易合并关节内或关节附近部位的骨折者,应先进行手法复位,复位后骨片即可复位;或复位后再复位骨折,骨折易保持对位。若合并神经、血管损伤多属牵拉或压迫性损伤,关节复位后多数可自然恢复;血管损伤复位后,经严密观察血管损伤体征不消除时,应采取切开探查术,按血管损伤性质进行处理,否则易引起远端肢体坏死。陈旧性脱位则采取牵引、松解,然后复位。病理性脱位、根据致成脱位的病因,而采取有效的治疗措施。如髋关节结核、合并脱位,早期应用下肢持续性牵引,抗结核药物治疗;晚期则行病灶清除,或髋关节重建手术。若儿麻疾病引起的肩、髋关节脱位,可选择采用关节融合或肌腱移位术，稳定关节，若先天性关节脱位，如髋关节脱位，在3岁以内，手法复位，支架或蛙式石膏固定；4~7岁，牵引、手术复位并同时进行骨盆截骨、股骨旋转截骨、或髋臼造盖手术。本节重点介绍新鲜外伤性脱位、陈旧性脱位的治疗。

2. 新鲜外伤性脱位的治疗

（1）麻醉：发生脱位的时间很短（1~2小时以内），肌肉不发达者，可不需用任何麻醉，即可顺利复位。若脱位发生时间较久，或关节周围肌肉丰富的成年人，如肩、髋关节等，为了减轻患者的痛苦，并使痉挛的肌肉松弛，避免因复位造成软组织的牵拉伤和发生骨折，可选用有效的麻醉方法。如上肢关节脱位，肩部采用高位硬膜外麻醉，肘腕关节则用臂丛麻醉；下肢可用低位硬膜外麻醉；必要时可给以全身麻醉。

（2）复位：关节脱位后，关节囊滑膜或韧带均有损伤，在损伤组织未修复及发生粘连之前进行复位较容易，否则随时间的延长而增加复位的困难。所以早期复位容易效果佳，要求争取早期复位。复位方法可分为手法复位、手术切开复位二种方法。

1）手法复位：关节脱位后，骨端突破关节囊经关节囊的裂孔移向关节囊外面，由于肌肉痉挛收缩使骨端关节面，远离裂口外侧缘一般位于其上方。根据关节脱位的病理变化，欲想使脱出的骨端复原位，必须使骨端关节面拉到关节裂孔附近，再选用相应的手法，如屈伸展收、旋转回绕、端提捺正等手法，利用杠杆原理，将脱位的骨端通过关节囊的裂孔还纳原位。总之，是将脱位的骨端从关节囊破裂的裂孔处，还纳原位才能复位。常用的手法如下：

①手摸心会：虽然经过X线片可以明确是全脱位、半脱位及前、后、侧方移位的方向和是否合并骨折等，但在施行复位前，必须用手触摸关节脱位的局部，摸到脱位的骨端，在施术者头脑中形成实体感，做到手法准确，施力恰当。

②拔伸牵引：该方法作用有两个，一是使痉挛的肌肉松弛，二是使脱位的骨端从异常向上位置拉回到关节水平及关节囊裂孔附近，为关节复位重要手法之一，不论采用何种手法复位，是不可缺少拔伸牵引之法的。进行拔伸牵引时，必须顺关节畸形位牵拉肢体。当使关节分离后，再选用其他手法复位，否则易发生骨折。

拔伸牵引的操作方法：拔伸牵引的方法较多。其原理一样，均在关节近侧有一个固定点，而在关节远侧有一个牵拉力，如肩关节脱位。患者仰卧位，用一条布带从患侧腋下绕过胸廓前后壁，助手握两带端作固定力，另一名助手将肩外展，握住伤肢前壁进行对抗性的牵拉，或术者用足蹬患侧肩的腋下，双手握前臂牵拉伤肤；亦有用自身重量进行牵拉，如肩关节脱位，将患侧肩的腋部放在竖立的梯子横档上，助手向下牵拉伤肢，患者身体悬空牵引。

③屈伸展收与旋转回绕：在拔伸牵引手法配合下进行。如肘关节后肘位，术者一手握注肱骨下端，另一手握住前臂牵拉，然后屈曲肘关节即可复位，若是其前脱位，在牵拉后，伸直肘关节即可复位。

屈曲、伸直、展收、旋转回绕手法有时可联合使用。如髋关节脱位，髋、膝关节屈曲各90°，在对抗力牵引下，若是髋关节后脱位者，则髋关节过度屈曲，然后进行外旋外展，伸直髋、膝关节，使脱出的股骨头经过后上方的破裂的关节囊裂口绕回到髋臼内，达到复位；若是前方脱位，在牵引作用力下，进行屈髋，内收内旋伸直髋、膝关节，使脱出的股骨头经髋关节下方的关节囊原裂口回到髋臼内，达到复位。尤其拇指掌指关节脱位，掌骨头常被破裂的关节和屈拇长肌腱绞锁住，越进行牵引，则卡锁越紧，必须通过旋转屈伸及展收手法，使其复位。

④端提捺正：端提捺正手法主要复位向下和侧方移位的骨端，常在牵引下拉开关节后，施行其手法。如肩关节脱位经对抗牵引后，双手拇指触肩峰余四指上提(端)肱骨头进入关节盂内。捺正关节移位，经端挤手法而恢复正常位置。

⑤按摩推拿：关节脱位后在施行复位前，应用在局部点穴，揉按软组织，有利手法的进行；脱位被复位后，经按摩推拿手法，捋顺筋肌，止痛及促进康复。

2）切开复位：在无菌技术条件下，切开皮肤、皮下组织、分离肌肉，切开关节囊，将移位的骨端恢复原位，按层闭合创口。切开复位的适应证如下：

①关节囊裂口与肌腱呈纽扣状，将脱位的骨端交锁住，手法复位失败者。

②脱位并发骨折或韧带、肌腱断裂，复位后可能产生关节不稳定者。

③脱位并发严重血管神经损伤，经手法复位后，仍不恢复者。

④开放性脱位者，清创同时行关节复位。

(3) 固定：关节脱位均合并关节囊、滑膜破裂性损伤或关节内骨折，经手法或切开复位后，必须将伤肢固定于功能位或关节稳定的位置；以减少因活动产生疼痛，并有利软组织损伤的修复，防止关节再脱位或发生习惯性脱位和骨化性肌炎。脱位复位后一般采用橡皮膏条、绷带、三角巾、夹板、硬纸壳、石膏等进行固定关节。一般性脱位固定关节 2~3 周，合并骨折或韧带断裂者，则适当延长固定的时间，一般 4~6 周。

(4) 练功：关节脱位整复后，未被固定的关节应小幅度而进行逆脱位方向，主动活动及关节附近的肌肉主动收缩活动。被固定的关节，解除外固定后则用小范围到大范围的活动关节。经过练功可防止关节粘连、肌肉萎缩、骨质疏松等并发症的发生。

(5) 药物治疗：一般性的脱位伤筋为主，如合并骨折则治疗骨伤为主同时兼治伤筋。脱位复位后，可分三期药物治疗。

1）初期：伤后 1~2 周以内，单纯脱位，软组织损伤较轻、肿胀不严重；而合并骨折者，肌肉与络脉受损，血离经脉、瘀积肿胀较重，气滞血瘀疼痛明显，故治疗以活血化瘀为主，佐以行气止痛。内服方药可选用舒筋活血汤、肢伤一方、活血止痛汤、活血丸、七厘散、跌打丸、云南白药等；外用方药可选用双柏散、活血散、散肿止痛膏、定痛膏等。

2）中期：伤后 2~3 周，肿胀有消减，但尚未完全消退，筋骨尚未修复，治疗应和营生新，续筋接骨为主，内服方药应选用壮筋养血汤、跌打营养汤、续骨活血汤、肢伤二方等；外用方药应选用活血散、接骨续筋药膏、舒筋活络药膏等。

3）后期：受伤 4 周以后，筋骨基本续连、肿胀而消退，关节稳定，外固定已解除，但是肝肾、气血亏损，体质虚弱，治疗应养气血、补肝肾、壮筋骨为主。内服方药应选用补肾壮筋汤、壮筋养血汤、生血补髓汤、健步虎潜丸、肢伤三方等；外用方药应选用熏洗方药，如五加皮汤、海桐皮汤、八仙逍遥汤、上肢损伤洗方、下肢损伤洗方、骨科外洗一方、骨科外洗二方等。

3. 陈旧性外伤性脱位的治疗

新鲜性关节脱位，在 3 周以上尚未复位，称为陈旧性关节脱位。

(1) 病理特点

1）关节囊、韧带及关节周围的肌肉，撕裂出血，关节腔及其周围被血肿充填，如果未及时复位，血肿机化后，即形成坚硬的瘢痕结缔组织，充满关节腔、关节囊间隙。

2）关节周围肌肉，韧带及破裂之关节囊，于关节脱位后处于不正常的短缩状态，日久发生挛缩，并与周围组织粘连。

3）关节周围可发生骨化，特别是脱位合并骨折时，可易发生畸形愈合，并可引起关节周围骨化。

4）移位的骨端软骨面，因失去正常之环境与营养供应，关节软骨常发生萎缩变薄。

5）构成关节之硬质骨，因损伤后失用，可续发废用性萎缩。

以上病理改变，不但增加复位的困难，更影响关节功能的恢复，且其程度与日俱增。

（2）治疗方法的选择

1）年老体弱者，脱位的关节有一定的活动度，则不宜采用复位治疗，以防止因骨质疏松手法复位造成骨折，或手术切开复位后发生关节粘连。如果关节酸痛者，可用按摩、中药熏洗治疗。

2）青壮年患者，关节脱位不超过3个月，并有一定的活动度，不合并骨折，骨质不疏松，无骨化及神经损伤并发症，可以试行手法复位。

3）青壮年患者，如有上述并发症或手法复位失败者，可考虑切开复位或做关节成形或融合术。

（3）手法复位的禁忌证

1）年老（年龄在60岁以上）、体虚、有心血管疾患如高血压、心脏病等。

2）关节脱位时间较长（超过3~6个月），X线片显示骨质疏松者。

3）脱位的关节被动活动范围极小而僵硬者。

4）脱位的关节有骨折、血管损伤、神经损伤、损伤性骨化或钙化、感染者。

（4）手法复位步骤

1）牵引舒筋：陈旧性关节脱位，不能采取一次手法复位，应先进行持续牵引1周左右，成人用骨牵引，儿童用皮肤牵引。牵引期间每日3次中药熏洗，每次1小时，同时进行脱位关节周围软组织按摩，使软组织的挛缩逐渐松弛，粘连缓解，脱位的骨端达到关节原位水平。在牵引情况下拍X线片检查矫正程度。如脱位时间较短，关节活动范围较大，则牵引时间可缩短或不需牵引。

2）松解粘连：陈旧脱位关节的骨端经牵引舒筋处理后，在麻醉下由轻到重、由小到大的进行拔伸旋转，反复摇晃，然后进行关节的屈伸和收展的被动活动，使关节肌肉、韧带、关节囊的粘连得到剥离，达到关节松弛程度，一般需反复操作1小时左右。

3）复位：经上述二个步骤后。再根据不同的关节脱位，采用适当的手法进行复位。在手法操作过程中，用力稳妥，不可粗暴，防止发生骨折及神经血管的损伤。如果经过反复的手法复位，仍不能复位者应进行手术切开复位。

（5）常见的陈旧关节脱位的处理

1）肩关节脱位：陈旧性肩关节脱位，多不易采用手法复位，手法操作必须慎重，以免造成骨折及神经损伤。手术复位易获成功，但术后功能也不太满意，应根据具体情况选用治疗方法。

①手法复位：脱位在3周左右者，应争取手法复位。先应用旋转、拔伸牵引、反复摇晃关节，在摇晃中并做前屈后伸、内收、外展、回转等反复活动，范围由小到大，松解粘连至最大限度，则进行手法复位。

②手术复位：脱位3周以上至3个月以内青壮年者，关节功能不好，或合并神经血管损伤者，均应采用手术切开复位。

手术后肱骨头必须稳定在关节盂内，防止再脱位。稳定方法常用肱二头肌腱长头在大结节间沟远侧切断，其近端自盂上粗隆起始部穿过肱骨头，再自相缝合。或用克氏针稳定术：呈“十”字交叉，经肩峰至肱骨头。

③关节融合术：关节面有破坏的体力劳动患者，由于职业上的需要，复位同时可行肩关节融合术。

④功能治疗：若老年体弱，脱位已超过2~4个月，局部无痛，亦无神经和血管并发症。若50岁以上体格健壮者，关节活动尚佳，经过功能运动虽然遗有畸形，但可以恢复相当好的功能。

⑤肱骨头切除术：高龄不能参加体力劳动者，如畸形较大，妨碍功能及挤压神经血管者，可考虑行肱骨头切除术。

2）肩锁关节脱位：陈旧性肩锁关节脱位遗留锁骨外端突起畸形，如活动好，不疼痛，不需要处理。若疼痛和影响上肢完全上举和外展者，可行肩锁韧带修补术、韧带重建术，术后外固定1个月左右。有时可做锁骨外侧端切除术、术后早期行练功。

3）肘关节脱位：肘关节脱位时间越久，复位难、预后差。主要原因是肱三头肌等软组织挛缩，鹰嘴窝充满瘢痕组织，关节软骨损伤退变。治疗方法有数种，辨证选用。

①手法复位：脱位在3~4周以内，关节周围无骨化，可以试行手法复位，如能完全复位其效果比其他方法为佳，先进行手法松解粘连，然后按新鲜脱位手法复位。复位后，肘屈曲位固定1~2周。

②手术切开复位：手法复位失败者，关节周围无广泛骨化，可切开复位。

③托马氏的“假性正复”：适应于脱位在2~3个月，关节周围有骨化，手法复位难成功、手术条件不具备者，尤其儿童可以考虑使用。其方法：在麻醉下，用手法屈曲超过90°，用颈腕带固定此位置3周，解除固定后加强屈伸活动，虽然脱位仍存在，可有一个较好的活动功能。

④关节切除术（成形术）：适应脱位3个月以上，附近有骨折、关节有骨性融合者，关节软骨面破坏，不规则，肘关节呈疼痛性纤维性僵硬，肘关节屈肌挛缩，患者因工作关系不要求用力过多者。

手术方法：肱骨在两髁水平切除，鹰嘴突、冠状突、桡骨小头一并切除。桡骨小头切除一段，形成假关节，术后活动度增加，但关节力弱。有时骨端切除过多可造成连枷肘。

⑤肘关节融合术：体力劳动者，需有力稳定的关节及无疼痛。

手术方法：将关节软骨切除，关节复位，固定在功能位，结合采用内固定或植骨术。应避免桡骨上端融合，只固定肱尺关节，保留前臂旋转功能。

4）下尺桡关节脱位：陈旧的下尺桡关节脱位，多为前臂骨折及桡骨远端骨折的并发症，很少单独存在，早期延误复位机会，留有腕及手部畸形，尺骨茎突及尺骨头异常隆起。

治疗：畸形不严重，手部及腕功能尚好，可不必进行任何治疗。如年纪轻，握力明显减弱，前臂旋转受限，并有疼痛及严重畸形，可行尺骨小头切除术。

5）髋关节脱位：髋关节周围肌肉丰富拉力强，关节囊厚又有坚强的韧带加强。脱位后时间过久，髋臼内有瘢痕充填和软组织挛缩，复位困难。应根据脱位类型、病理变化，和现在关节活动度及病人的职业、年龄和要求等具体情况选用复位方法。

①手法复位:对一些时间短,关节比较松动、活动度大,关节周围无骨化,可试行手法复位。复位后其功能恢复优于其他方法。

②手术复位:脱位不超过10个月的青壮年,均应采用手术切开复位。术前先用骨牵引2~4周,将股骨头拉至髋臼水平后,再进行手术,否则复位也不易成功。

③功能锻炼疗法:脱位1年以上者,局部无痛,走路无大困难者,最好听其自然,不予特殊处理,练习行走。

④若患者不能走路,或不稳,疼痛,影响患者工作及生活者,可考虑矫形手术。

截骨术:截骨的目的是矫正畸形,改变持重线,增强外展肌群的张力,稳定骨盆。其优点是不丧失股骨头已经获得的运动度,手术操作简便;能矫正畸形,增强稳定从而减轻疼痛,但不能增加下肢长度,跛行仍然存在。

手术截骨方法:选用股骨粗隆下外展截骨术(山玆氏截骨术),三角骨瓣粗隆下截骨术(孟继懋氏改良法)。

金属杯成形术:股骨头修正戴金属杯。

贝氏髋关节改造术:股骨头颈切除,粗隆下外展截骨,钢板固定于外展35°。

(三)软组织损伤的治疗

1. 理筋手法

理筋手法是治疗软组织损伤(亦称伤筋)方法之一,是由按摩推拿手法组成,骨科医师必须完全了解理筋手法的治疗原理,掌握操作方法及注意事项,根据损伤程度、类型及部位,选择应用理筋手法。

(1)理筋手法的作用

1)活血化瘀,消肿止痛:软组织损伤不论是早期(急性期)或晚期(慢性期),肿胀、疼痛是主要症状。损伤局部血脉破裂,血离经脉,瘀注于四肢关节内或软组织间隙中,血瘀则气滞,气血运行不畅,影响其功能。《素问·阴阳应象大论》中论述"气伤痛、形伤肿。"而按摩推拿手法能消除血肿,促进局部血液循环,加速瘀血吸收,行气活血而消除肿痛。

2)舒筋活络,解除痉挛:局部组织损伤后产生反射性痉挛,通过理筋手法可达到行气活血,舒通经络,解除局部病灶的不良刺激,调节神经功能,缓解肌肉痉挛解痉止痛。

3)理顺筋络及整复错位:可将"筋出槽"、"缝开错"通过手法使其复原位。对关节的韧带和关节囊的断裂,肌肉、肌腱的慢性劳损、肌腱炎、软组织无菌炎症,腰椎间盘纤维环破裂髓核突出的还纳,颈椎轻度的错缝等,均有复位、捋顺及止痛作用。

4)松解粘连,消除狭窄:伤筋后局部出血肿胀,组织粘连,造成腱鞘狭窄或影响关节的屈伸、旋转、收展功能,通过理筋手法,可起到剥离粘连,消除狭窄,滑利关节的作用,以恢复其正常功能。

5)疏通经络,调和气血:通过理筋手法中的点穴,按摩等手法,可以达到疏通郁闭之经络,祛散瘀结之气血,调和气血,使气血通畅,以达到消肿止痛之功用,并可通过手法使机体紊乱的功能得到调整。《医宗金鉴》指出,按其经络,以通郁闭之气,按其壅聚以散瘀结之肿。医生在压痛点施按压之手法,可以提高局部痛阈,减轻疼痛,称之为镇痛。循经取穴,或伤处邻近取穴,使伤处疼痛减轻,称之为转移痛。反复用强手法作用于陈旧损伤之处,以达解除疼痛效果,称之为消痛。

6）驱风散寒,祛痹除湿:风寒湿三气侵入而为痹,风邪善行数变而为行痹,寒邪凝滞而为痛痹,湿性重浊而为着痹。痹在骨则体重,痹在脉则血涩,痹在筋则拘挛,痹在肉则不仁,痹在皮则寒。理筋手法具有舒通经络,通经脉,行气活血除痹痛的作用。所以,对临床上风寒湿所致的颈肩腰背痛及四肢的疼痛有驱散风寒湿止痛的作用。

（2）理筋基本手法

1）轻度按摩手法:用手掌或指腹作用于伤处,轻轻慢慢地,持续均匀来回作抚摩动作,以达消肿止痛的功用。此法常用于理筋手法开始或结束时,消除局部组织的紧张或痉挛状态,缓解疼痛,以助其他手法的施行。适用于全身各部,以胸腹胁肋最为适宜。

2）深度按摩手法:用手指、掌根、全掌或双手重叠在一起进行推摩的手法。按摩力量较轻度按摩手法大,作用力达深部软组织。摩动频率的快慢可根据病情、体质及病变部位而决定,动作要协调,力量要均匀。由肢体的近端向远端推摩的手法称为捋法,多用于肢体外侧,即所谓“推上去、将下来”,其手法的劲力与推摩相同,只是向心与离心方向上的区别。

用拇指单独进行的摆动性推法又称一指禅推法。术者要沉肩、垂肘、悬腕,通过腕部的摆动和拇指关节的屈伸活动,用拇指指腹或两侧着力,持续作用于患部或穴位上,压力均匀摆动自如,推动局部之筋肉,并可根据需要加用其他手法。久伤主要用按摩,新伤主要用加压镇定。单指操作力量集中,指感确切,能更好地了解手法部位下筋的细微病理改变,作用深透。本法常在理筋手法开始后由轻度按摩法转入,或结合点穴进行,并可运用在各个手法中。能舒筋活血、祛瘀生新,对消肿及减轻患部伤痛有效,并可解除痉挛,使粘连的肌腱、韧带分离,瘢痕组织软化。适用于肢体各部的急性损伤、慢性劳损、风湿痹痛等。

3）揉法:用手指或手掌在伤处皮肤上作均匀和缓的揉捻动作,也可用手指相对进行揉动,揉动时要求指、手掌不移开接触的皮肤,力达深部组织,皮肤无不良反应为宜。本法柔和,有行气活血,消肿散瘀之功用。适用于四肢、颈项躯干部的软组织伤,也可用于胸腹部外伤气滞血瘀,胸腹胀满者。

4）拔络法:用拇指或其他四指作用于软组织损伤处,压住筋络与其横向柔动,或弹拔肌肉、肌腱、韧带,如拨动琴弦一样,用劲由轻到重,频率可快可慢,有止痛,缓解痉挛,松解粘连的作用。适用于全身各部位急慢性伤筋而致痉挛或粘连者。

5）擦法:用手指,手掌,大小鱼际,掌根在伤处皮肤上进行均匀,持续不间断摩擦的一种手法,也可以用拳进行梳发式擦摩。施法局部皮肤无损伤,施法前皮肤涂上润滑剂,擦致皮肤有红热舒适感。本法有活血祛瘀,行气消肿止痛,温经通络作用,也可松解皮下粘连,软化瘢痕促进吸收。适用于腰背胸腹及股部的软组织损伤及风寒湿痹痛等症。

6）滚法:用手背近小指侧部分,背侧掌指关节,附着在损伤的部位上,并行滚动的一种手法。操作时前臂不要过分紧张,手指屈曲任其自然,滚动要连续协调不间断,力量要均匀,避免来回摩擦或往返跳动,力达深部肌肉组织。其作用是疏经活络,调节血液循环,消肿止痛。适用于肩背腰臀四肢肌肉丰厚之处的伤筋。

7）击打法:用空拳掌心向下锤击肢体的手法叫锤击击法,以手掌拍打伤处的手法叫拍打法。两法合用称之为击打法。亦有用桑木棒或其他击打的。击打时要求动作协调有节奏,频率适中,用力轻巧均匀,蓄劲收提,腕关节活动灵活富有弹性,双手击打一上一下。能疏通气血,祛风故寒,消瘀积,去疲劳。适用于腰背臀四肢等肌肉丰厚部位的陈旧性损伤或有风寒湿兼症者。

8）掌捏法,用拇指与其他手指相对如钳形用于伤筋部位,用力将肌肉或韧带等皮下组织一紧一松拿捏的手法。若将肌肉、韧带拿捏提起后迅速放开,在术者手指间滑落弹回,如同拉弓放箭的动作一样,称之为弹箭法。弹筋时有上提和弹拔两种作用,所以又称提弹法。它常与拨络方法配合应用,称为弹筋拨络法。若用拇食二指对患指指间关节进行对称用力捻动的手法称为捻法。以上手法有缓解肌肉痉挛、剥离或松解粘连、活血化瘀、消肿止痛的作用。适用于急慢性伤筋而致的痉挛或粘连者。

9）点穴法:用指尖或指间关节在经穴上或痛点按压的手法称为点穴法。因为用指点穴作用与针灸刺激类似,故又称指针疗法。点穴时力量要由小到大贯入深层,与其他按摩手法配合应用。有开启经络,疏通气血,调和脏腑、平衡阴阳,止痛的作用。适用于全身各部的伤筋疾患,或伴有内症者,以背、腰、臀及四肢的损伤更为适用。

10）屈伸法:使关节做被动屈伸活动,操作时一手握远段肢体,另一手握关节部位固定,然后逐渐用力屈伸活动,活动的幅度可逐步增加。在屈伸过程中,可稍结合拔伸或按压力。必要时可在麻醉下,进行过度屈伸撕裂粘连,要谨慎操作,防止造成骨折或脱位。本法对筋络挛缩,韧带及肌腱粘连,关节强直均有舒筋活络,松解粘连的作用,使用于膝、踝、肩肘等关节屈伸活动障碍者。

11）旋转摇晃法:应用于关节旋转功能障碍,使关节作被动旋转摇晃时活动的一种方法,常与屈伸法配合使用。操作时一手握住关节近端,另一手握住肢体远端,做来回旋转及摇晃的动作。要按关节功能活动的范围,掌握旋转及摇晃的幅度。在腰部旋转时一般采用卧位,一手推肩,另一手扳臀,作相反方向用力使腰部旋转,又称斜扳手法。除卧位外,还可采用坐位、立位进行。本法可松解关节周围粘连的软组织,适用于关节僵硬、轻微滑脱错缝、腰椎间盘突出症等。

12）腰部背伸法:分立位与卧位两种方法。立位操作时术者背部与患者背部靠紧。使其骶部抵住患者之腰部,双手反扣,将患者背起使双足离开地面。卧位背伸法又名扳腿手法。即一手推按于腰部,一手托起患腿,并迅速向后上抬拉而达到腰部过伸的目的,能使胸腰椎扭错之小关节复位。适用于急性腰扭伤及腰椎间盘突出症。

13）按压与踩跻法:用手掌心或掌根,亦可双手重叠在一起向下按压,由轻到重,力达深部,作用于患处。对腰臀部肌肉比较丰厚的部位可用肘尖加压。如需更大的按压力,可用踏跳法,或称踩法,古称跻法。患者俯卧位,胸及耻骨联合处垫软垫术者站立患者腰背部手扶支架进行跳踏,注意轻重,防止造成骨折。此法使突出间盘髓核还纳,松解韧带粘连。适用于腰椎间盘突出症、腰臀肌劳损所致的腰腿痛。

14）抖法:手握患肢的远端顺势上下轻轻地抖动的一种手法。为理筋结束手法,能松弛肢体肌肉骨节,松解粘连缓解外伤后所引起的关节功能障碍,并有减轻施行重手法按摩后的反应,增强效果,增加舒适感,多用于四肢关节的筋伤。

15）搓法:用两手分别放置患部的两侧,掌心相对,用力作用上下或前后搓动肢体的手法。操作时宜自上而下,反复搓动多次,动作要轻快、协调,力达皮下组织,力量平衡、连贯。对气血凝滞较严重者,开始时手法宜略重,以后逐渐减轻。本法为理筋结束前的手法,能使局部气血调和、松弛肌肉、消除肌肉疲劳及紧张状态,多用于四肢、肩、膝等关节及腰背的伤筋。

(3) 操作要求和注意事项

1) 理筋手法操作要求:理筋手法操作一般分为三个阶段来进行。第一阶段为准备阶段。应用一些轻手法求得镇静或麻醉止痛作用,行气活血、放松肌肉的痉挛紧张,使局部筋肉轻舒松,创造一个“松则不痛”的良好条件,也是使患者有一个适应过程;第二阶段为治疗阶段,是用较重合适的手法理顺筋络,活动关节,解决主要矛盾;第三阶段为结束阶段,在使用轻重手法后,往往有一个刺激反应的过程,多用整理收功手法,使肢体充分放松。

因伤有轻重之别,又有皮肉、筋骨、关节之分解剖位置又各有不同,故必须辨证论治,选用相应的手法,手法之轻重,巧拙,直接关系着损伤的恢复,使用正确就能迅速治愈,否则就得不到良好的效果。

2) 手法注意事项

①施行手法之前对病情充分了解,必须有明确的诊断,了解肌腱、韧带等软组织有无断裂、粘连的程度。全身的体质情况等都要做充分的了解,才能做到使用正确的手法。

②应用手法前应根据局部解剖特点做出计划,选用何种手法。如何进行操作,患者的体位。

③手法操作轻重适当,准确熟练敏捷,尽量减少患者痛苦。施用时应先轻后重,由重到轻而结束。操作过程中注意观察患者的神色、表情,询问其感受反应、随时调手法强度,手随心转,法从手出。

④手法操作时要严肃认真,热情体贴,争取其治疗信心和取得配合,下可轻浮马虎、草率。

⑤严格掌握适应证和禁忌证。对急性传染病、恶性肿瘤的局部,皮肤病、脓肿和脓毒血症、骨关节结核、血友病、妇女怀孕期、老年性骨质疏松及脊椎滑脱等患者禁用和慎用。

2. 药物治疗

药物是治疗软组织损伤主要方法之一,急性伤筋可分初期、中期、后期药物治。劳损及伤筋兼证,应辨证施治选用方药,可获得最佳效果。

(1) 初期:伤筋初期肿痛剧烈,宜消瘀退肿、理气止痛。

内服方药:云南白药、七厘散、跌打丸、三七片等。

外用方药:三色敷药、消肿止痛药膏。如红热较明显可用四黄散,清营退肿膏等亦可用万花油、茴香酒搽擦药。

(2) 中期:患部肿痛初步消退,宜舒筋活血。

内服方药:舒筋汤、舒筋活血汤,亦可用补筋丸或加减补筋丸等。

外用方药:与伤筋初期相同。

(3) 后期及劳损(慢性伤筋):常兼夹风寒外邪,局部疼痛乏力、关节不利,肌肉萎缩,或浮肿。治宜养血和络,祛风宣痹;对老年体弱者须补脾肾、祛风湿。

内服方药:小活络丹、活血酒、大活络丹、健步虎潜丸、补肾壮筋汤等。

外服方药:活血止痛用宝珍膏、万应膏等。患处苍白不温,肌筋肿硬拘挛,可用熏洗方煎熏洗患肢,常用四肢损伤洗方、八仙逍遥汤、海桐皮汤等。陈伤隐痛及风寒痹痛可用熨热药,常用熨风散。

3. 火罐治疗

火罐治疗方法在《肘后备急方》和《外台秘要》均有记载。应用此法治疗历史较久远，在民间颇受欢迎。火罐治疗方法，又称吸杯法，是以杯罐内加热产生抽吸力，抽吸局部软组织，引起充血和瘀血从而达到治病目的。古代用兽角或竹管做吸杯工具，所以又称角法和吸筒法。有温经通络，去湿逐寒，行气消肿止痛的作用。

(1) 点火方法

1) 闪火法：用镊子或钳子，夹住酒精棉球，点燃后在火罐内中下部摇晃 2~3 圈，然后迅速取出，立即将罐拔在穴位或特定部位上，轻轻晃动，火罐就会紧紧拔在部位上。此法适用于各种体位。

2) 投火法：用纸片或酒精棉球点然后投入罐底，燃烧片刻后立即将罐拔在应拔部位上，轻轻晃动，拔紧为止。此法仅适用于侧位或立位拔罐，不宜将罐底向上，否则燃烧的纸片或酒精棉球落到皮肤上会烧伤局部皮肤。

(2) 推罐法：推罐法又称拉罐法、行罐法或移罐法。它可使治疗面积增大，但要求行罐处局部皮肤必须平坦，没有骨突，操作时在罐边缘及推罐所经过的皮肤上先涂上凡士林油或其他油类，然后以闪火法拔罐，罐吸着后，一手捏罐底略向后倾，慢慢向前方推动，并来回移动，以使行罐下皮肤出现一条线形血晕，以加强行气活血，祛散风寒湿邪的作用。

(3) 取下方法：行罐结束或留罐 10~15 分钟，就应取下火罐，切不可留罐时间过长，以免拔出水泡。取罐时用手指压罐旁皮肤，使空气进入罐内，即可自行松脱落下。

(4) 火罐疗法的注意事项

1) 根据病情选择舒适的体位及拔罐部位，避开毛发和骨突隆起处，利求稳、准、快。

2) 皮肤有溃疡面，水肿及较大动脉、静脉部位不宜拔火罐。

3) 有高热抽搐、孕妇腹部、腰骶部，有血液病出血倾向者，不宜拔火罐。

4) 如拔罐后出现水泡，量少而小者，一般不需处理，若量多而大者，在无菌条件下刺破外涂龙胆紫即可。

4. 针灸治疗

伤筋应用针灸配合其他方法治疗、在临床治疗中是经常使用的。伤筋初时可取阿是穴或邻近局部的穴位，以泻法为主，一般留针 5~10 分钟，有舒筋止痛作用。

急性伤筋后期及慢性伤筋，针刺痛点即以痛为俞，与循经取穴相结合，手法以补法为主。可结合艾灸，以温经止痛。耳针及耳压法，可留针刺激反应时间长，效果好。

5. 水针疗法

水针疗法是针刺与药液注射相结合，治疗软组织、关节病变引起疼痛的一种方法，有消除无菌炎症、止痛的作用。根据疾病性质和发病部位，而分为穴位注射和封闭疗法两种。

(1) 穴位注射：根据不同疾病循经取穴将药物注射相应穴位上而发挥的针灸与药物相结合的共同作用称为穴位注射。针灸可以疏通经络，调节机体功能，药物注射在穴位上在增强针刺效果的同时，又有药物的相应奇特功效。

穴位注射要求无菌操作，用碘酒、酒精常规消毒，也可用 1‰新洁尔灭溶液消毒，然后根据穴位应刺深度,取相应长度的注射针头,以针灸手法进针,提插捻转得气后即出现酸、麻、胀感觉后,回抽注射器,如无回血,则缓慢注入药液。药物用量根据药物特点和穴位所在部位而定。穴位注射可每日1次,也可隔日1次,或根据药物性质及作用时间而决定。一般4~10次为一个疗程,一疗程结束后休息1~2周再进行第二疗程。

(2) 封闭疗法:是将药物注射在特定部位或压痛点上而达到治疗疾病为目的的一种方法。

1) 封闭疗法的作用与适应证

①具有消除无菌性炎症反应和麻醉作用,松弛局部组织,消除局部水肿,有利于组织修复,治疗急慢性软组织损伤所致的无菌炎性疼痛。

②阻滞神经根、神经末梢,消除神经及其周围的无菌性炎症,以及被卡压等刺激所产生的疼痛。

③通过药物起到抗感染、解除粘连,抗风湿止痛作用,治疗骨关节局部的炎性损伤及骨关节退行性疾病所致的疼痛。

④封闭可以用于诊断疾病,或鉴别诊断疾病。

2) 封闭疗法的操作原则与注意事项

①严格消毒,无菌操作,防止发生感染,若封闭部位皮肤或深部组织内有化脓性感染病灶者禁用。有活动性结核及全身急慢性感染亦禁用或慎用。

②选择舒适的体位,封闭点做好标记,不要变动体位,所用药物如普鲁卡因需常规试敏,备好急救药,以防封闭时出现意外。

③了解局部解剖,注意进针深浅度,防止刺伤内脏,刺入血管内。不要将对神经有刺激的药物注在神经上。进针时要观察病人表情,询问病人感受,以便随时调整进针方向及深度。

④注药前回抽注射针管管心,只有在确认无回血,无脑脊液和无气体的情况下,方可缓慢给药,给药过程中如针头稍有变位,就应做回抽注射器针管管心。如将针尖刺到神经干上,出现相应部位的放散痛,此时应将针稍退出一些后再给药。

⑤对于年老体弱,或伴有溃疡病,糖尿病等并发症患者应慎用封闭。

3) 封闭的常用药物

①普鲁卡因溶液:普鲁卡因溶液是封闭中以常用又很安全的药物,多与强的松龙(泼尼松)、地塞米松配合应用,常用的浓度范围是0.25%~2%之间。

0.25%普鲁卡因溶液:其毒性很小,用量可较大,一般一次用量可达200ml,主要用于颈封、肾封、骶封或四肢的环封。

0.5%普鲁卡因溶液:其毒性也较小,一次注射可达100ml,适用于骶管硬膜外,神经丛、神经干及其周围组织封闭。

1%普鲁卡因溶液:一次注射可达20~30ml,主要用于椎旁神经根、周围神经干等较局限组织的部位封闭。

2%普鲁卡因溶液:一次注射量10ml左右,主要用于局麻或诊断性封闭,腱鞘炎的封闭。

②利多卡因溶液:利多卡因比普鲁卡因扩散能力强,但其毒性较大,常用浓度范围为0.5%~1%之间,一次注射不能超过20ml,多用于普鲁卡因过敏者。

③醋酸强的松龙、地塞米松:通常与普鲁卡因或利多卡因配合应用,具有较强的抗感染,

抗风湿等作用。强的松龙常用剂量为1~2ml即25~50mg，地塞米松常用剂量为1~2ml即5~10ml。

④庆大霉素：通常与其他封闭药物配合应用，取其抗感染灭菌作用，以预防封闭部位感染。常用剂量为8万单位。

⑤维生素类药物：常与其他封闭药物配合使用，常用维生素B_{12}，剂量为0.1~0.5mg，维生素B_1，剂量为10mg。

4）封闭疗法的常用部位

①压痛点部位：体表较局限，压痛最敏感部位进针给药。如第三腰椎横突痛，应将针尖刺在横突尖部给药。肱骨外髁炎将针尖刺在肱骨外髁压痛最敏感处给药。

②腱鞘内注射：腱鞘狭窄，滑膜水肿、粘连、肌腱滑动受限，常见屈指腱鞘炎、桡骨茎突狭窄性腱鞘炎。通过腱鞘内药物注入，有液压性扩张，及消炎作用。

③脊椎管硬膜外药物注射：由于脊神经根炎，粘连引起腰腿痛。常用于腰椎间盘突出症、椎管狭窄症等。

④对神经根炎，或神经根受压迫产生炎性水肿、粘连性疼痛，将药液经神经很出孔处注入神经根部，以消除炎症，解除粘连，减轻疼痛。常用于颈椎病，腰椎间盘突出症。

6. 离子透入疗法

离子透入疗法是通过治疗仪器使药物离子进入体内达到治疗目的方法。它能使药物直接作用于局部组织，起到活血通络，消炎止痛、调节机体的作用。该方法取效快，疗效好，无明显副作用，对急性腰扭伤、腰肌劳损、腰背筋膜炎、腰椎间盘突出症、骨关节炎等有较好疗效，对软组织损伤效果更为理想。

常用离子透入仪器和风湿治疗仪、骨质增生治疗仪等。根据病情拟定中药方剂煎浓汁，或酒精浸泡后使用，或用生理盐水加强的松龙使用。治疗时先将二电极板套上布套，置于特定部位或穴位上，然后将药物液滴在布套上（约10~30ml），开启治疗仪10~20分钟即可。电压、电流因人而异，不可固定不变，以局部出现轻度针刺感为宜。两极板不可跨越心脏，不可置于颈部动脉窦处、心前区，皮肤有溃疡、孕妇及高血压患者禁用或慎用。

7. 固定和练功

肌腱、韧带多数在附着部撕脱，肌肉常在肌腱移行部断裂，伤后应用石膏、夹板进行固定，为组织修复创造有利条件。即使关节囊或关节周围软组织牵拉性损伤，亦应适当的固定，有利功能恢复。

肌肉、肌腱断裂应固定4~6周，解除固定后采用中药熏洗及自动和被动活动，尽快恢复关节正常活动范围。

8. 手术缝合

（1）切开缝合术：肌腱、韧带在附着部断裂，非手数据治疗失败，或肌腱部及肌肉完全断裂，应立即进行切开施行修补手术。陈旧性断裂，则进行修补或转移手术。

（2）闭合切开手术：主要适用于屈指肌腱狭窄性腱鞘炎，桡骨茎突狭窄性腱鞘炎及肱骨外髁炎，经药物、手法、封闭等方法治疗效果不佳者。

第二章 骨 折

第一节 肩部骨折

（一）锁骨骨折

1. 解剖生理

锁骨为近似S形长骨，无髓腔，内为松质骨，分为一体两端，内侧端与胸骨柄相接，构成胸锁关节为胸骨端，胸骨端骨骺于18岁时显露25岁融合，外侧端与肩胛骨的肩峰关节而相接，构成肩锁关节为肩峰端，此端无骨骺。体部有两个弯突，内侧段向前突，外侧段向后突。体全长内侧2/3有三个面，前上面光滑在皮肤下，后侧面更光滑，下侧面靠胸骨端有一肋肌粗隆，有从第一肋骨来的肋锁韧带附着。外侧1/3扁平二个面，上侧面光滑下侧面靠肩峰端有一喙突粗隆，有从肩胛骨喙突来的喙锁韧带附着（内侧为锥状韧带，底附着锁骨，外侧为斜方韧带为菱形）。从锁骨的横切面来看，内侧1/3呈三角形，中1/3与外1/3交接处为类似椭圆形，外1/3呈扁平状。锁骨上有许多肌肉附着，外1/3上面有斜方肌，下面有三角肌附着，内1/3上面有胸锁乳突肌，下面有胸大肌附着。锁骨的作用是支撑肥骨不使肩关节向前倾斜，供来自颈部和胸部肌肉的附着，使上肢的游离部分与躯干发生联系，躯干承受上肢的重量，另外有保护锁骨下动脉、静脉、臂丛神经的作用。

2. 病因

（1）间接外力：跌倒时手掌部或肩部外侧着地，外力经上肢和肩部传至锁骨，而锁骨遭受纵向撞击多在中1/3发生骨折。另外婴儿在分娩时，由于两侧肩部在相向挤压力超过锁骨支撑限度时易发生骨折，称为产伤骨折。

（2）直接外力：外力直接打击在锁骨上，发生外1/3部位骨折较多见，但造成骨折的机会少见。

（3）肌肉拉力：由于附着锁骨上的胸锁乳突肌猛然收缩，亦可造成骨折，但是罕见。

3. 分类

（1）婴儿和儿童锁骨骨折：多为青枝或裂纹性骨折，折端轻度向上成角。

（2）成年人和老年人锁骨骨折：成年人多为横断性骨折，老年人多为粉碎性骨折，骨折断端移位程度较大。锁骨中1/3骨折，是发生在胸锁乳突肌锁骨头外侧，喙锁韧带内侧，骨折端的近侧段受胸锁乳突肌牵拉又因胸锁关节活动范围大向上方后方移位，远侧段受三角肌和上肢重量的作用向前下方移位，因胸大肌和锁骨下肌的作用使断端重叠移位。外1/3骨折是发生在肩锁韧带和喙锁韧带之间部位，近折端被喙锁韧带固定抵制胸锁韧带的牵拉作用，远折端被肩锁韧带固定在肩峰上，一般断端无移位。如果肩锁韧带或喙锁韧带有断裂则骨折端有轻度的移位，近端比远端高或远端比近端高，无重叠移位。内1/3骨折少见，变位更不明显，除非喙锁韧带断裂远折端比近折端稍高，亦无重叠畸形。

4. 症状和诊断

患侧肩部比健侧肩部低而向前倾斜，健侧手扶托患侧前臂，头部倾向患侧，下颌转向健侧。这种姿势的出现是防止骨折断端被肩胛及上肢重量的牵拉，减轻胸锁乳突肌的痉挛，防止断端上移和减轻疼痛。因锁骨仅位于皮下，骨折后局部症状明显。皮下瘀血肿胀，骨体突出，压痛，骨摩擦音，尺量患侧肩部比健侧短缩。幼儿锁骨部皮下脂肪丰富，尤其青枝或裂纹骨折局部症状不明显，又缺乏自诉能力，诊断比成人相对困难，如有明显的外伤史，家长提患儿腋部抱起，患肢穿衣伸袖，扯拉上肢均出现哭啼，局部有肿胀，按压局部哭声加重，就可诊断为骨折，如果伤后较久局部有骨性隆起可确定诊断。X 线片检查是必需的，可证实诊断，明确骨折部位、类型及移位程度。

5. 治疗

（1）非手术治疗

1）复位方法：凡是有移位、重叠畸形或成角畸形的新鲜骨折，均应进行手法复位，但对断端有骨片竖立者手法复位时应注意刺破皮肤或损伤锁骨下动静脉及臂丛神经。

①单人复位方法：适应 6~7 岁以下的儿童骨折，因多数为青枝骨折，即使是完全移位骨折，因肌肉拉力薄弱复位也易成功。复位方法以右锁骨骨折为例，家长坐方凳上，儿童坐家长右大腿上，患儿脸朝向左侧方，右患肩部朝前方，家长双手在腋下提住患儿。医生站立患儿右后方，右手从腋前伸至腋下到肩部后方手掌贴紧肩胛部。肘窝夹住患儿上臂右手为支点前臂为杠干使肩部后伸上提牵开骨折断端，医生左手按压突出部位（一般是近折端）可听见复位响声。

②双人复位方法：适应青少年和成人肌力较强的重叠移位畸形明显的骨折。患者坐在方凳上，如果是椅子，患者面向椅靠倒坐，两手叉腰，拇指向前，余指向后，端坐挺胸拔背，嘱患者头倾向患侧，下颌转向健侧，使胸锁乳突肌松弛减轻对近折端的牵拉。助手站立背后一足踏在凳面上，膝关节顶在肩胛区，双手在两肩部前外侧徐徐向后方提拉，使肩部极度后伸提起胸廓展开矫正重叠畸形。术者站立患侧前面用一手提远折端向上，另一手按压近折端向前下方，可听见骨折复位响声，手摸断端平坦，两肩等宽证明已复位，如不成功可如此反复操作满意为止。

2）固定方法

①三角巾悬吊法：对幼儿青枝或裂纹，无移位性骨折仅用三角巾悬吊前臂于胸前即可。

②双圈固定法：骨折手法复位后放置高低垫，高低垫的厚部放在锁骨上窝，压住近折端使之向前下方，薄部搭于锁骨上，用橡皮膏 2 条将高低垫粘在皮肤上固定防止移动。然后把葫芦垫放在高低垫上，也用橡皮膏两条固定皮肤上。2 个固定套分别套入两侧肩部、患侧圈套压住纸垫，腋窝部圈下加缠棉垫 1 个以加大肩部外展防止肩下垂，有利断端对位，术者在背侧拉紧固定圈向后，用 1 条短带先固定两圈后下部（肩胛下角上方），然后用另 1 条短带固定两圈后上部用一条长带固定在胸前相当胸骨角处固定两圈，胸前、背后固定带是防止两圈从肩部滑脱不宜过紧，特别胸前部过紧使肩部前倾失去固定作用。固定后患者手及前臂有麻木感，桡动脉摸不清或有静脉怒张表现，提示有血管和神经受压迫症状，固定应松一松，一般松解后方带就能解除上述症状，肘关节屈曲 90°，前臂用三角巾悬吊胸前。

③“8”字绷带固定法

两腋下各置1块，儿童用绷带，成人用宽6~7cm白布带，固定带从患侧肩后经腋下，绕到前臂上方，横过背部肩胛区，通过健侧腋下，绕道肩前上方，再次横过背部肩胛区回到患侧腋下至肩前上方，如此路经缠绕9~12层，固定带尾端用橡皮膏粘住或针线缝合，然后用三角巾悬吊患肢于胸前。

“8”字石膏绷带固定法石膏绷带固定不易松脱，作用时间耐久，固定效果可靠，适应成年人锁骨骨折。两侧腋缠绕方法同“8”字绷带固定方法，石膏绷带经过固定，下部分变成圆条状，防止下肢下垂时压迫腋窝，石膏干硬后，患肢用三角巾悬吊于胸骨。

④肩胸带固定法：肩胸带固定有使肩部上提、压迫近折端向前下的作用。锁骨骨折复位后，放置压垫及腋下棉垫，用6~7cm宽的白布带，按“8”字绷带缠绕6~8层，当布带卷回到患侧腋下后方时围胸前、背后，缠绕3~4层，布带卷回到患侧后上方至肩前方，通过胸前围带环返回至患侧肩上至背后，通过背后围带环返回至患侧肩上，如反复折穿4~6层，布带尾端与开始端打结于肩上方，用三角巾悬吊患肢于胸前部。

⑤肩肘带固定法：患侧肘关节屈曲90°，肘关节鹰嘴部及健侧腋下放置棉垫，白布带从患侧肩上开始，经上臂桡侧向下至肘后方，经上臂尺侧向上回到患肩后部至上方，与布带开始端交叉，横过胸前经健侧腋下，通过腋下横过背部至患肩上方，如此经过反复缠绕8~12层，当布带回至患侧上臂下端过肘后尺侧时，环形上臂缠绕至肩上方，针线缝合尾端，用三角巾悬吊患侧上肢于胸前部。

3）固定方法的选择：锁骨骨折的固定方法较多，因骨折部位和类型不同，在临床治疗中只有恰当地选择应用，才能取得满意的疗效。

①儿童青枝或裂纹性骨折，虽然畸形不明显，为避免伤肢过多活动发生骨折移位，或减轻局部疼痛，一般用三角巾悬吊法固定。

②儿童青枝骨折成角畸形严重，成人中1/3斜形，横断、粉碎性骨折，或内1/3骨折、选用肩胸带固定法。

③粉碎性骨折，断端有骨片竖立者，应避免骨片尖端刺破皮肤或锁骨下神经及血管，使用“8”字绷带固定法，双圈固定法或“8”字石膏绷带固定法较安全。

④锁骨外端骨折，锁骨外端与肩峰相连，骨折同时喙锁韧带断裂，症状与肩锁关节脱位相似。近折端上移，远折端被肩胛骨及上肢重量牵拉向前下方移位，应选用肩肘带固定法。

4）后疗法

①锁骨骨折手法复位固定后，仰卧硬板床，肩胛间区垫高保持肩后伸拉，防止肩部前倾。

②注意上肢血循环及感觉，如上肢出现静脉怒张、麻木疼痛、手指发凉、桡动脉跳动微弱或消失。提示有神经和血管压症状，应及时松解固定或重新固定。

③6岁以下儿童10~12天可愈合，6岁以上儿童2~3周可愈合，成年人4~6周可以解除固定。

5）功能锻炼：固定后可做手指伸屈、握拳、肘屈伸、手叉腰肩后伸活动。

（2）手术治疗：适用于锁骨骨折后，引起锁骨下动脉及臂丛神经损伤症状，经手法复位固定后不缓解者，或骨折不连接者。

(二) 肱骨大结节骨折

1. 病因和分类

无移位的单纯大结节骨折:多由于直接暴力挫伤大结节处,骨折块大多粉碎不移位。

有移位的单纯大结节骨折:多因冈上肌、冈下肌、小圆肌牵拉而发生撕脱性骨折。肩关节脱位和肱骨外髁颈骨折合并大结节骨折者,骨折块均有移位或分离。

2. 症状和诊断

肱骨大结节处肿胀显著、压缩,移位骨折有骨擦音,肩关节脱位或肱骨外髁颈骨折,应考虑合并大结节骨折。肩关节正位片,可证实骨折情况。

3. 治疗

(1) 非手术治疗:肱骨头的关节面大部分包围在关节囊和肌肉之间,小部分和关节盂软骨面接触。故肩部软组织损伤容易产生粘连造成关节强直,影响其功能。因此,对大结节骨折除非骨折块移位阻碍关节活动外,不采取切开复位内固定。

1) 无移位的骨折:不需手法复位,只用三角巾悬挂伤肢在胸前即可,约1周后开始进行主动功能锻炼。

2) 有移位的骨折:局部浸润麻醉后,伤肩外展,外旋位,手持骨折块向下和肱骨干方向推按,使之复位,然后应用外展支架固定。肩关节脱位或肱骨外髁颈骨折合并大结节骨折者,手法整复脱位或肱骨外髁颈骨折后,大结节骨折块即可复位,然后进行外固定。

(2) 手术治疗:有移位的大结节骨折,手法复位失败者,而骨折被拉至肩峰下时,应采用切开复位和内固定。

(三) 肱骨外科颈骨折

1. 解剖生理

肱骨外髁颈位于解剖颈下2~3cm,相当于肱骨大小结节以下松质骨与坚质骨交界处,骨质脆弱最易发生骨折,故称为外科颈骨折。

2. 病因和分类

(1) 裂纹骨折:多因直接外力所致,常见外力直接撞击在肩部的外侧,致成骨膜下无移位的大结节和外髁颈裂纹骨折,有时骨折断端相互嵌插。

(2) 外展型骨折:是间接传导外力所致,跌倒时上肢处于外展位手掌触地,暴力沿前臂向上传导至肱骨外髁颈部位发生骨折,骨折线从内上斜向外下方,骨折近段的肱骨头呈内收位,骨折远段的肱骨干呈外展位,骨折远端向内侧移位或完全内侧重叠移位,骨折断端向内成角畸形。

(3) 内收型骨折:是传导外力所致,跌倒时上肢处于内收位,手掌触地而致骨折,骨折线从内下斜向外上方,骨折近段肱骨头呈外展位,骨折远段肱骨干呈内收位,骨折远端向外侧移位与近折端内侧皮质相嵌插或完全重叠移位,骨折断端向外侧成角畸形。

3. 症状和诊断

裂纹型骨折,肩峰下方肿胀明显,血肿形成较快,局部有瘀斑,上肢抬举,功能受限,压痛明显而局限,纵轴叩击痛和旋转痛均存在。外展型骨折,上肢处于外展畸形状态,大结节下部呈凹陷,肿胀较严重,功能丧失,压痛明显,有骨摩擦音,异常活动。内收型骨折,上肢处于内收畸形状态,大结节下部呈突出,其他症状同外展型骨折。根据肩部正侧位 X 线片,确定骨折类型及骨折断端移位情况,不可忽视断端的前后移位。

4. 治疗

肱骨外髁颈骨折,是接近关节部位的骨折,骨折移位后影响肱骨结节间沟的平滑,易使肱二头肌长健磨损或粘连,影响肩关节活动,老年人因固定过久可导致冻结肩。必须要求解剖复位,早期活动关节。

(1) 非手术治疗

1) 复位方法:对肱骨外髁颈裂纹或嵌插型骨折不需进行手法复位。外展型骨折,内收型骨折必须进行正确的复位。

①坐位复位方法:患者坐在方凳上,一名助手站立患者背后,用一条布带绕过患侧腋下向上提拉肩部,另一名助手以双手握肘部,外展型骨折先外展位牵引,助手改为一手握肘部,另一手握腕部,继续牵引,内收型骨折内收位牵引,矫正缩短畸形后,按骨折断端移位方向而进行复位。

矫正内外侧方移位:外展型骨折,术者双手握骨折部,两拇指按于骨折近端外侧,其余各指按骨折远端内侧,拇指向内推近折端,其余指向外拉折端,然后内收上臂。内收型骨折,术者双手拇指按压于骨折端外侧向内推,其余手指在骨折远段内侧向外拉,助手在维持牵引下外展上臂。

矫正向前方成角:术者立于患侧前外侧,两拇指按于骨折远段后侧,其余指环抱肩前相当成角部,助手继续牵引,将上臂前屈上举过顶,术者拇指向前推远折端,其余指向后压成角部,如感到骨擦音者断端有相互抵触,表示成角畸形矫正。

②卧位复位方法:患者仰卧床上,一助手站立床头端,用一条布带绕过患侧腋下牵拉肩部。另一名助手腰部系一条布带,布带兜住患肢肘部,肘关节屈曲 90°,一手向前推前臂,另一手握肘部,外展型骨折外展位牵引,内收型骨折内收位牵引。此法牵引力量较大,适应肌肉发达的或骨折时间稍长的重叠移位患者。

矫正内外侧方移位:外展型骨折,术者一手掌部放在骨折近折端外侧,向内侧推,另一手 4 指放在骨折远折端内侧,向外拉远折端,然后助手内收上臂。内收型骨折,术者一手掌部,放于骨折端外侧,向内推断端,另一手 4 指在远折端内侧,向外拉远折段,同时助手外展上臂。

矫正向前成角:术者站立患侧床头端,两手掌重叠压于肩前成角部位,牵拉肘部的助手,在保持牵引下向前屈曲抬高上臂,成角畸形消失,表示整复成功。

2) 固定方法

①三角巾悬吊法:肱骨外髁颈裂纹或嵌插无移位的骨折,肘关节屈曲 90°,前臂用三角巾悬挂胸前部。

②木板固定法:手法复位满意后,肩部和上臂用绷带缠绕 4~5 周。骨折断端向前成角,在肩前侧成角部和上臂远端后侧各放一平垫,内收型骨折在骨折断端外侧放平垫,外展型骨折在骨折近端外侧放平垫,橡皮膏条固定压垫。放置选择好的木板,内收型骨折,内侧板的蘑菇头向下在肱骨内上髁的上部;外展型骨折,蘑菇头向上伸入腋窝顶部。3 块长木板分别置放上臂前后外 3 侧。用 3 条布带结扎上臂部位,然后用 1 条长布带穿过 3 块超肩关节木板顶端的布带环,每穿一条打一结,作环状结扎。用长布带套上棉垫卷,绕过对侧腋下打结。肘关节屈曲 90°,前臂中立位,悬吊于胸前部。

③外展支架固定法:内收型骨折,移位较大复位后易再移位,需将上臂前屈外展位固定,才能保持对位,除木板固定外,用外展支架将上臂置于前屈外展位,有时可用橡皮条通过前臂缠绕的纸壳挂在支架远端的勾上,持续牵引防止重叠移位。

④硬纸壳固定法:用绷带在肩部和上臂缠 4~5 周,或用一条毛巾包裹。在肩前侧成角部位,骨折断端按移位方向放置平垫,橡皮膏条固定。将剪裁好的两块硬纸壳分别收内外侧。用一条宽布绷带从上臂下端向上缠绕,到肩部通过肩后背部至健侧腋下,经腋下胸前部回到患侧肩部,经患侧腋下缠肩部 1 周,再通过背部至健侧腋下,如此缠 4~5 周,形成肩部交叉的“8”字带。前臂用三角巾悬挂于胸前部。

3) 固定后注意事项:患者固定后,平卧位时,上臂下端后侧应垫高超过肩关节水平,防止骨折端向前成角。除用外展支架固定外,应早期开始肩关节活动,尤其老年患者更应注意。

4) 功能锻炼:骨折初期两周以内,开始握拳伸指,腕关节、肘关节的屈伸性活动。3 周后肩关节可做各方向的活动,开始范围小,逐渐增大活动范围,但练习肩关节开始活动时,外展型骨折禁忌外展,内收型骨折禁忌内收,向前成角明显的骨折禁忌上臂后伸,鼓励作前屈活动,一般 4 周可解除外固定,活动范围较差者可协助按摩或理疗。

(2) 手术治疗:骨折手法复位失败或青少年骨折畸形愈合有功能障碍明显者。

第二节 肱骨干骨折

1. 解剖生理

肱骨干上界为外髁颈,下界为肱骨内外上髁上 2~3cm,肱骨干为一长管状骨,上段轻度向前外侧凸,横切面为圆形。中段变细为三角形,骨质最坚密弹性小,后侧有一自内向前外下方斜形浅沟,桡神经紧贴肱骨干下行。下段呈扁平状,并向前倾。肱骨干主要营养动脉,多在骨干前内侧中下 1/3 交界或中 1/3 下部进入,经骨干中下 1/3 交界处骨折很可能损伤此动脉,远折端血运不良而影响骨折愈合。

肱骨干周围的肌肉,肱骨大结节有胸大肌、冈上肌、冈下肌、小圆肌附着;肱骨小结节有背阔肌、大圆肌、肩胛下肌附着,三角肌附着于肱骨干中 1/3 外侧三角肌粗隆部;喙肱肌起于喙突,止于肱骨干中 1/3 内侧;肱肌起于肱骨干下 2/3 内侧面与前外侧面,止于尺骨冠状突前;肱三头肌长头起于肩胛骨盂下粗隆,外侧头起于肱骨大结节之下部,内侧头起于肱骨干后侧及内侧肌间隔,3 个头向下合成一扁腱止于尺骨鹰嘴;肱二头肌不与肱骨附着,短头起于喙突,长头起于肩胛骨盂上粗隆,止于桡骨粗隆之后部。骨折断端移位方向与肌肉牵拉有密切关系。

2. 病因和分类

（1）直接外力：如打击，压轧伤常发生肱骨干中1/3部位，多为粉碎或横断骨折，软组织损伤较重，亦可发生开放性骨折。

（2）传导外力：跌倒时手或肘部直接着地，外力经肘部向上传导，造成肱骨干下1/3部位斜型骨折。

（3）旋转外力：如前臂被机器强烈扭转或掰腕子，骨折常发生肱骨干中下1/3部位，多为螺旋型骨折。

（4）肌肉拉力：如投掷手榴弹，肌肉猛然收缩造成斜形或螺旋形骨折。

（5）骨折移位机制

1）肌肉牵拉作用

①骨折发生于三角肌止点与胸大肌、背阔肌及大圆肌止点之间，骨折近折端受胸大肌、背阔肌及大圆肌的牵拉内收及内旋，远折端被三角肌、喙肱肌、肱二、三头肌牵拉向外重叠移位。

②骨折发生三角肌止点以下，近折端被三角肌、喙肱肌及冈上肌牵拉向外上方移位，远折端受肱二头肌与肱二头肌牵拉向上重叠移位。

2）重力和体位作用

①肱骨干中1/3或中下1/3横断型或碎性骨折，因远折段肢体重力作用、骨折断端可产生分离。

②肱骨干斜型或螺旋型骨折，近折段处于中立位，而前臂因悬吊胸前使远折段内旋，断端可产生旋转移位。

③肱骨干下1/3骨折，因肘关节过大屈曲而向后方成角，肘关节伸直可向前方成角。

3. 症状和诊断

骨折部位肿胀，皮肤有青紫瘀斑，功能丧失，异常活动，局部压痛和纵轴叩击痛，骨摩擦音，上臂短缩或成角畸形。合并桡神经损伤时，拇指及掌指关节伸直功能丧失，腕下垂，第一、二掌骨间背侧皮肤感觉丧失。

4. 治疗

（1）非手术治疗

1）复位方法

①矫正重叠移位：患者坐在方凳上（幼儿或老年人平卧位），一名助手站立患者背部，用一条布带通过患侧腋下向上提牵，患肢前臂中立位，另一名助手握持前臂上部沿上臂纵轴牵引，斜型、螺旋型骨折牵引力可加大，横断型和粉碎型骨折牵引力不宜过大，否则易引起过牵，断端产生分离。

②矫正侧方移位

a. 上1/3骨折（骨折线位三角肌止点以上）：术者站于患侧，两拇指按压于远折端外侧，其他四指放近折端内侧。两手四指向外拉近端，做断端向外成角，然后两拇指向内推压远折端迫使复位。

b. 中 1/3 骨折(骨折线位三角肌止点以下):两拇指按压于近折端外侧,其他 4 指放远折端内侧。两手拇指向内推压近折端同时两手 4 指向外拉远折端,侧方移位可矫正。

c. 下 1/3 骨折:多为斜型或螺旋型骨折,因骨折远段肢体内旋或外旋,骨折远折端易发生旋转移位,先应用回旋手法使断面相对,然后进行牵引矫正重叠,则应用对向挤压手法使其对位。向前成角则屈肘调整,向后成角则伸肘调整。

d. 粉碎性骨折:不要牵引,防止断端产生分离,助手持握前臂,肘关节屈曲 90°,术者用手掌从内外侧或前后侧进行挤压骨折部,使骨折面相互接触。

③矫正断端分离:患者坐方凳上,一名助手双手持握患侧肩峰部。肘关节屈曲 90°,另一名助手一手握肘部。另一手握前臂,术者站立于患侧,按骨折断端移位方向,应用推拉挤按手法矫正侧方移位,持握骨折端保持复位,立即让第一助手向下按压肩峰,第二助手从鹰嘴突向上推肱骨下端,使骨折远近断端间产生纵轴挤压力,矫正骨折断端的分离,断端接触严密,保持骨折对位否则再移位。

2) 固定

①木板固定:手法整复后,肘关节屈曲 90°,助手扶持好肢体,防止再移位。上臂用绷带缠绕 4~5 周,或用毛巾包缠。放置压垫,上 1/3 骨折,近折端前内侧,远折端后外侧各放 1 个平垫;中 1/3 骨折近折端前外侧,远折端内后侧各放 1 个平垫;斜型或螺旋型骨折,在骨折端移位相同方向的侧方各放 1 个平垫对骨折断端移位较大,或有成角畸形,可利用三点加压法,其放置方向与下骨折端压垫位置相反,是利用三点挤压原理,使骨折断端持续逐渐复位。压垫放置妥当后,用橡皮膏固定,放置 4 块木板,用 4 条带捆扎,木板固定范围,上 1/3 骨折超肩关节,中 1/3 骨折不超上下关节,下 1/3 骨折超肘关节,固定后肘关节屈曲 90°,以木板托将前臂中立位悬吊胸前部。

②肩肘带配合木板固定法:肱骨干中段,下段横断型,粉碎、短斜型骨折,易发生骨折断端分离或治疗不妥当而产生分离者,均可用肩肘带配合木板固定,有预防和矫正分离的作用。

③固定后注竟事项:骨折固定后,在最初两周内透视或拍片,斜型、螺旋形骨折注意断端是否重叠,横断型、粉碎型、短斜型是否断面间隙增宽。在 3~4 周后应注意轴线是否恢复正常,出现成角畸型,可通过三点挤压固定或调整肘关节屈伸角度矫正,尤其应用肩肘带配合木板治疗肱骨干分离性骨折,因肩肘带纵轴挤压力方向所致,骨折断端易向前外方成角,初期可不必矫正,骨折有初步连接,骨折处尚有轻度异常活动,解除肩肘带的固定,用三点挤压单纯木板固定矫正成角畸形。

3) 功能锻炼:肱骨干上 1/3 或下 1/3 骨折,超关节固定了 3~4 周,骨折初步连接,可改为不超关节固定至骨折临床愈合。术后鼓励病人伸指握拳、适当活动,促进血液循环及加强木板固定作用。早期活动肩、肘关节时紧握拳,肌肉纵向收缩,断面接触牢,有利保持对位及促进愈合。横断、粉碎型骨折,或分离性骨折,要多做纵轴挤压活动。如用健手扶持患侧前臂,尺骨鹰嘴部向桌面上轻缓触压,使骨折处产生纵轴挤压可促进骨折愈合。老年人肩关节易粘连,更要早期活动,禁止上臂旋转,成角活动。

(2) 手术治疗:严重开放性骨折,合并桡神经血管损伤闭合性骨折,骨折不愈合者,常应用钢板和髓内钉内固定。

第三节 肘部骨折

（一）肱骨髁上骨折

1. 解剖生理

肱骨下端扁而宽，前面凹陷与尺骨冠状突接触，称为冠状窝，后而凹陷与尺骨鹰嘴突接触，称为鹰嘴窝。两窝之间骨片很薄，两窝下方内侧为滑车，亦称内髁，有关节面与尺骨半月切迹接触，组成肱尺关节；两窝下方外侧为肱骨小头，亦称为外髁，与桡骨小头关节面相接触，组成肱桡关节。内外两髁连成一块，侧方纵轴线与肱骨长轴形成向前 30°~50°的前倾角因滑车略低于肱骨小头，所以肘关节伸直时上臂纵抽与前臂纵轴形成 5°~7°外翻角，称为携带角。肱骨内外髁上方隆起部称为内外上髁。

肘关节骨骺（化骨中心）显露年龄，肱骨小头 17 个月~20 岁，内上髁 7~17 岁，滑车 6~16 岁，外上髁 12~20 岁，桡骨小头 6~18 岁，尺骨鹰嘴 9~14 岁。

肱动脉和正中神经，在肘窝前方经肱二头肌筋膜下进入前臂。在肘部除肱动脉以外侧支循环丰富，必要时在肱动脉分出肱深动脉以下，尺、桡动脉分出返动脉以上的范围内对肱动脉可以结扎，不影响前臂血循环。尺神经由内上髁后方尺神经沟进到前臂。桡神经在外髁外侧分成深浅两支进入前臂。

2. 病因和分类

（1）伸直型：当跌倒时手掌触地，肘关节微屈或伸直位地面反冲力沿前臂上传和身体作用力沿上臂下传，两个传导力汇集在肱骨髁上薄弱部位致成骨折。骨折线由前下斜向后上方，而骨折近折端移向前方，远折端移向后方。因骨折时除肱骨下端呈受前后外力外还兼有来自尺侧或桡侧的外力，骨折远端向尺侧移位，称为尺偏型，向桡侧移位，称为桡偏型。

1）尺偏型：外力来自肱骨髁前外方，骨折远端向后内侧移位，因移位时远段强力内收，内侧断端是皮质受压挤压陷。前外侧骨膜断裂，后内侧骨膜完整，而近折端内侧骨膜与骨干皮质分离。因此，骨折复位后远端易向尺侧再移位。

2）桡偏型：外力来自肱骨髁前内方，骨折远端向后外侧移位，外侧骨膜完整，近端骨膜与皮质分离，内侧骨膜断裂，断端外侧骨质塌陷，骨折远端易向桡侧移位。

（2）屈曲型：当肘关节屈曲位跌倒，肘后着地。外力由后下传向前上方，骨折线由后下方斜向前上方。骨折近折端移向后方，远折端移向前方。

3. 症状和诊断

（1）无移位的髁上骨折：肘部轻度肿胀、疼痛、纵轴叩击痛。X 线片可显示骨折线，肱骨下端前倾角变小或增大，在前侧或后侧骨皮质有凹陷痕。

（2）有移位的髁上骨折：肘部肿胀严重，有时皮肤出现水泡，骨擦音，功能丧失。肘后三角关系保持正常，肘伸直位内外上髁及鹰嘴突三点在一直线上，屈肘呈三角形。伸直型骨折肘关节呈半屈位，肘部向后突，在肘窝前方可摸突出的近折端。屈曲型骨折肘关节是屈曲位，在肘后突起部可摸到近侧端。通过肘关节正位、侧位 X 线片可确诊，阅读片时应注意与以下肘部损伤鉴别。

1）肘关节脱位：成年人肱骨下端骨骺已闭合，肱骨髁上骨折与肘关节脱位，在X线片上是易区别的。儿童有时发生肱骨下端骨骺分离，发生机理与治疗和肱骨髁上骨折完全相同，亦称低位肱骨髁上骨折。1岁以内儿童，肱骨小头骨骺及滑车骨骺尚未出现。一旦发生肱骨下端骨骺分离，易误诊为肘关节脱位。可试行复位，肘关节脱位复位后稳定，肱骨下端骨骺分离肘关节伸直，畸形复现。

2）肱骨小头骨骺移位：1~10岁之间的儿童，肱骨小头骺已出现。滑车骨骺尚未出现，一旦发生肱骨下端骨骺分离，易误诊为肱骨小头骨骺移位。肱骨下端骨骺分离，是肱骨小头及滑车骨骺与肱骨下端骨干位置异常肱桡关节关系正常。在肘关节正位X线片上桡骨纵轴线正通过肱骨小头中心，肱骨小头骨骺移位，是肱骨小头与肱骨端位置异常，而肱桡关节亦发生变化，桡骨纵轴线不通过肱骨小头中心，偏向尺侧。

4. 治疗

（1）非手术治疗

1）复位方法

①手法复位

a. 牵引：患者仰卧位，患肢外展手掌向上。一名助手握持上臂，另一名助手握持前臂，按肘部畸形位置进行对抗牵引矫正已重叠畸形。

b. 矫正旋转及侧方移位：一般骨折远端有向前旋转，在助手牵引下，术者一手握近折端，另一手握肘部使前臂旋后，然后改变向内推近折端及向外拉远折端，矫正尺偏畸形。

c. 矫正前后移位：伸直型骨折，术者双手环抱肘部，双拇指按放远折端后方向前推，其余4指放近折端前方向后拉，矫正前后移位。骨折复位后，肘关节屈曲小于90°。屈曲型骨折，术者双手拇指推骨折近端向前，其余4指拉骨折远端向后，伸直肘关节即可。

d. 矫正肘内翻：伸直型肱骨髁上骨折兼尺偏型。因骨折时断端尺侧骨质挤压塌陷，虽然解剖复位，愈合后易发生肘内翻畸形。所以复位后，术者一手握住骨折端保持对位，另一手握持前臂伸直肘关节，然后外展前臂，使断端桡侧骨质受挤压塌陷，再使肘关节屈曲小于90°。

②牵引复位：有移位的肱骨髁上骨折，肘部肿胀严重，或有大面积水泡形成，不能手法复位或复位后固定不稳定者，应采取牵引复位或经牵引肿胀消减后再复位。

a. 鹰嘴部骨牵引：患儿仰卧位，肘关节屈曲90°，肘部皮肤进行消毒，局麻下用大号直柄手巾钳子夹住尺骨鹰嘴下方骨质，无菌纱布敷盖皮肤孔，患儿卧床滑动牵引。牵引重量1~2kg，一般3~7天再复位固定。

b. 腋杖架牵引：用8号铁丝制成带有上臂和前臂的支架，用硬纸壳和毛巾缠裹。患肢肘关节屈曲90°，用一条毛巾将腋杖架上端挎患侧腋下，上臂用绷带缠绕架上，前臂放一块硬纸壳绷带包绕，用一条橡皮条绕过前臂上端稍拉紧挂在肘部钩上。腕部用绷带固定腋杖架上。患儿带牵引架可离床活动，简便易行，不受条件限制。

2）固定

①木板固定法：骨折复位后，上臂下段及肘部用绷带缠绕3~4周，伸直型骨折，在近折端前方放平垫，远折端后方放梯型垫，橡皮膏条固定。屈曲型骨折，远折端前方放平垫，尺桡

侧放垫位置同伸直型骨折。按放前后侧及内外侧木板,肘上方结扎二道带,经肘部捆扎一条带,最后将内外侧木板下端的条带结扎一起。伸直型骨折或近于横断的屈曲型骨折,屈曲肘关节 90°悬吊于胸前。

②木板纸壳固定法:屈曲型骨折复位后肘关节应固定于伸直位 38°~80°。先用木板固定,然后用硬纸壳制成的肘伸直固定器,托在肘后,按"8"字形缠绕固定。

③硬纸壳固定:骨折复位满意及断端较稳定,上臂及肘部用绷带缠绕 3~4 周,按骨折再移位方向放置 4 块压垫。伸直型骨折放屈肘固定器,屈曲型骨折放伸肘固定器,按"8"字形缠绕绷带固定。

④腋杖架固定法:肘关节肿胀严重,水泡面积较大,或伸直型骨折屈肘 90°,有远端肢体血循环障碍者。进行腋杖架固定,并可配合橡皮条牵引。

3) 固定后注意事项

①密切观察患肢桡动脉搏动情况,如有桡动脉搏动减弱或消失,手指麻木胀痛、发凉、发绀,应将结扎带放松再观察 4~6 小时。

②注意肘部血肿发展或消减情况,调整结扎带的松紧度。第 1 周内应拍片或透视 1 次观察对位情况。一般 1 周后很少再移位。

4) 功能锻炼:固定后开始练习肩关节及握拳活动。木板固定的伸直型骨折,1 周后练习屈肘活动,禁止伸肘活动。两周后解除外固定练习肘关节屈伸活动。

(2)手术治疗:骨折合并血管损伤,手法复位后不缓解,探查血管,骨折采用克氏针或钢板固定,或畸形愈合者手术治疗。如果肱骨髁上骨折已 3 周以上,骨折愈合较坚固,而手法折骨不能矫正存在的畸形,可根据不同情况采取手术治疗。

(二) 肱骨外髁骨折

肱骨外髁骨折是属经骺关节内骨折,多发生于 5~10 岁儿童。骨折远端包括外上髁,肱骨小头骨骺,滑车骨骺桡侧部分及干骺端的骨质。有时儿童发生单纯肱骨小头骨骺分离。

1. 病因和分类

肱骨外髁骨折由直接外力所致少见,多由间接外力所致。当跌倒时,肘部稍屈曲或伸直位手掌触地。同时肘关节外展,外力沿桡骨上传撞击肱骨小头而致外髁骨折。若肘关节伸直内收位,外力沿桡骨远端上传至尺骨切迹,撞击滑车骨骺桡侧部,又因前臂伸肌及关节囊的牵拉作用,发生滑车骨骺桡侧部及外髁骨折。

肱骨外髁骨折可根据外力作用程度,骨折块移位的情况而分为无移位型骨折,轻度移位型骨折和旋转移位型骨折。无移位或轻度移位型骨折是覆盖断端的腱膜完全或不完全的断裂、外髁骨折块断面与肱骨干断面保持对位或有轻度的向外及后方移位。旋转移位骨折腱膜完全断裂,由于前臂伸肌群的牵拉致关节面指向内侧,而骨折面指向外侧,还在纵轴和横轴上旋转移位。

2. 症状和诊断

肘关节半伸直位,肘外侧部肿胀、压痛,有移位骨折触摸外髁有异常活动,同时有骨摩擦音,如果有旋转移位,外髁有骨性突起。投照肘关节正侧位 X 线片可明确骨折类型。X 线片显示的骨块影像，比实际骨块小，因软骨部分不显影。

3. 治疗

（1）非手术治疗

1）复位方法：轻度移位型骨折手法复位比较容易成功，一名助手握持上臂，另一助手握持前臂。腕关节背伸位，肘关节屈曲。前臂旋后，轻力对抗性牵引。术者一手握肘内侧，另一手拇指与四指捏住外髁，由后向前推。然后，向尺侧推挤，听到响声表示复位。

旋转移位型骨折，手法成功机会较少。以右肱骨外髁旋转移位型骨折为例，一助手握持上臂，另一助手握前臂。肘屈45°、内收、前臂旋后及腕背伸位。术者右食指或中指扣住骨折滑车端，拇指扣住外上髁端，将骨折向后方推移，然后将滑车端向后下方推，同时把外上髁向外上方推，矫正旋转移位后，右手拇指将骨折块向尺侧挤压，并将肘伸屈，内收，外展以矫正残余移位。复位成功，则摸肱骨外髁嵴平正，肘关节屈伸不受影响。手法复位不成功可试用钢针顶拨法，均不成功，则切开复位，克氏针内固定。

2）固定方法

①无移位型骨折：肘关节屈曲90°，用纸壳屈肘固定器或石膏托外固定，2周后解除外固定，开始练习活动。

②木板固定法：有移位或旋转移位骨折，手法复位后，肘伸直前臂旋后位，外髁处放压垫，尺侧肘关节上、下部各放一压垫，4块木板从上臂中上段至前臂中、下段四条带结扎，1～2周后，改肘屈90°木板继续固定，至临床愈合。

③纸壳伸肘固定法：肘部三点压垫放妥后，前臂旋后，肘关节伸直位，外敷4块硬纸壳，从上臂上1/3至前臂下1/3，绷带环行缠绕4～5层。

④闭合穿针固定法：外髁旋转移位骨折，复位后易再移位，用克氏针顶拨复位后，可用两枚细克氏针交叉，把骨块固定。针尾留于皮肤下或皮肤外，肘屈90°外用石膏托或纸壳屈肘器固定。两周后拔针，解除固定后练习功能。

3）固定后注意事项：注意远端血液循环，抬高末端肢体，第一周内透视一、二次，观察骨块对位情况。

4）功能锻炼：一周内练习手指屈伸活动，禁止前臂旋转活动，1周后可练习腕关节活动。解除外固定后练习肘关节活动。

（2）手术治疗：陈旧性肱骨外髁翻转骨折，手术切开复位的效果也很难达到理想目的。可根据骨折块移位程度，骨折后的时间及关节功能情况，而慎重考虑。

（三）肱骨内上髁骨折

肱骨内上髁骨骺，在7～8岁显露，18岁开始与肱骨融合。在18岁以前骨骺线是薄弱的。内上髁骨折常发生在7～17岁的儿童及青少年，称为骨骺分离。成年人则称为撕脱性骨折。

1. 病因和分类

跌倒时，肘部伸直和过度外展位，手掌触地，因前臂屈肌猛然收缩及内侧副韧带牵拉，致成肱骨内上髁骨折。外力直接打击内上髁部位亦可发生骨折，较少见。因外力作用强度的关系及根据骨折块移位程度，临床上可分四度。

第一度：外力作用较轻，筋膜完整，骨折块仅分离无移位，或外力作用稍大，筋膜部分破裂，骨折块向下移位在关节水平以上，无翻转。

第二度：外力较大，筋膜大部分破裂骨折块下移至关节水平，受屈肌牵拉向下翻转。

第三度：肘部外翻力大，筋膜及内侧关节囊撕裂，肱尺关节间隙增大，内髁骨折块被屈肌拉至肱尺关节内，当肱骨与尺骨合拢时，骨块夹于关节内，骨折块断面朝向尺骨半月切迹。

第四度：肘外翻力最大，分离的骨块，移向肱骨下方，断面朝向肱骨小头关节面，合并肘关节向桡侧移位。

2. 症状和诊断

肘关节内侧肿胀，局部有青紫瘀斑，压痛，抗阻力屈腕及屈指疼痛加重，前臂旋转无力。有移位骨折，内上髁异常活动，位置异常，有骨摩擦音，肘三角改变。第三度骨折内上髁消失，肘外翻有异常活动。第四度骨折不仅内上髁消失，而肘关节向桡侧移位，呈外翻畸形，关节增宽。有时内上髁骨折因移位程度大，伴有尺神经损伤症状，X 线片可以确定移位程度。在阅 X 线片时，如内髁消失，应详细观察所在异常位置，骨块往往与滑车的阴影重叠，或在肱骨滑车尺骨之间。

3. 治疗

（1）非手术治疗

1）复位方法

①手法复位：第一度骨折无需手法复位。第二度骨折复位手法，是肘关节屈曲大于90°，腕关节掌屈，前臂内旋，使前臂屈肌松弛，缓解对内上髁的牵拉。术者用一手握前臂使患肢保持上述位置，另一手拇指与食指捏住内上髁，向上后方推至原位，然后向肱骨干侧挤压。

第三度骨折复位手法：患者仰卧位，肩外展 70°~80°，助手握持上臂固定伤肢，术者两手分别握前臂及手部，伸直肘关节并外翻，使肱尺关节张开，同时，使前臂旋后伸腕伸指，通过拉紧前臂屈肌，将进入关节内的骨折块牵出变成第二度骨折，然后则按第二度骨折手法复位。

第四度骨折复位手法：患者仰卧位，肩外展 70°~80°，一助手握持上臂，另一助手握持前臂及手部。伸直肘关节并外翻，前臂旋后，伸腕伸指。术者一手握肱骨下端向外推，另一手握住尺桡骨上端向内拉。骨折块经屈肌牵拉及整复侧脱位时的推挤，可从关节内滑出变成第三度骨折，然后按第三度骨折手法整复。

②钢针顶拔法：肱骨内上髁骨折手法复位有时不成功，尤其第三、四度骨折失败病例较多，手法复位失败后，可进行钢针顶拨法复位。肘关节皮肤常规消毒，第二、三度骨折，伤肢维持手法复位的体位，将肘内侧皮肤向下拉紧，克氏针穿入骨折块内，在透视下将骨块顶拉向原位，然后用克氏针钻入骨干内固定，咬断克氏针，尾端留皮肤外或皮肤内。若是第四度骨折，伤肢位置同手法，克氏针从肱尺关节前侧或肱骨下端内侧前方进入，克氏针刺入骨折块上向内侧拨，使骨块从关节滑出后，拔出克氏针按第三度骨折手法复位或克氏针再次顶拨复位固定。

2）固定方法

①木板固定方法：内上髁骨折块复位后，肘部及上臂下段用绷带缠绕3~4层，外髁放塔形垫，内髁放梯形垫，而内上髁放入梯形垫缺口内，橡皮膏条固定，4块木板放妥后，肘上3条布带结扎。经肘部结扎一条，最后结扎内外侧板下端的布带。肘屈90°前臂旋前位，放托板上，悬吊于胸前位。

②纸壳固定方法：骨折复位后，压垫位置同木板固定法。肘关节屈曲90°，前臂旋前位，外敷纸壳屈肘固定器，肘部用绷带"8"字形缠绕，上臂至前臂环形缠绕。

③石膏托固定法：肘关节屈曲90°，前臂旋前及腕掌屈位，石膏托从腋下至第五掌骨颈，绷带缠绕后，在内髁部注意塑形。

④闭合钢针固定法：内上髁骨折手法复位失败、应用钢针顶拔方法复位后，或复位后再移位影响功能者，进行克氏针固定，方法同顶拨后固定。

3）固定后注意事项：肱骨内上髁骨折复位后进行单纯外固定者，在2周内应透视1~2次，注意骨折块是否分离移位。若有移位随时调整压垫及固定松紧度。骨折块保持原位愈合较困难，只要是折块在关节水平以上，肱骨下端外侧与骨干接触就能愈合，虽然前臂屈肌稍有松弛，但对功能无明显影响。对有合并尺神经损伤症状者，观察恢复进展情况，6~8周后，如无恢复可进行神经探查术。

4）功能锻炼：在固定期间，应防止主动的旋前和腕关节向掌侧屈曲活动，2~ 3周解除固定，加强肘关节屈伸性活动。

（2）手术治疗：手法复位或钢针顶拔，内上髁骨折块仍然在关节内者，或第二度骨折不能复位而尺神经损伤症状明显，可进行切开复位及尺神经前移位术，若陈旧骨块不连接者可手术切除。

（四）桡骨小头骨折

1. 解剖生理

桡骨头形如盘状，上面稍微凹陷。与肱骨小头组成肱桡关节，头部周缘为环形关节面与尺骨桡切迹相接，构成上尺桡关节，桡骨头由软骨覆盖，全部在肘关节囊内，桡骨头被坚强的环状韧带围绕。加强上尺桡关节的稳定性，在正常情况桡骨围绕尺骨旋转运动不致脱位。

2. 原因和分类

桡骨小头骨折较常见，发生于儿童多为桡骨小头骨骺移位，桡骨小头骨折是由肘部强力外翻传导性外力所致。跌倒时肘部伸直，前臂旋前位手掌触地，外力迫使肘关节外展并沿桡骨向上传导，而桡骨小头撞击在肱骨小头上，受挤压致成不同类型骨折。

（1）儿童桡骨小头骨骺移位或颈部骨折：儿童桡骨小头骨骺移位或颈部骨折桡骨小头向外侧并向一前侧移位，往往还有不同程度的倾斜，桡骨头的关节面指向外方与肱骨小头关节而不平行，呈歪戴帽式。

（2）裂纹骨折或移位极微的骨折：骨折线经关节面是从内上斜向外下无移位，或移位极小。

（3）塌陷骨折：桡骨头被外翻力压缩而扁，横径增大。

（4）嵌插骨折：骨折发于颈部，亦是干骺交界处，骨干插入骺端。

（5）粉碎骨折：桡骨小头呈粉碎状，有轻微分离，横径增大。

桡骨小头骨折决不是一个局限性的损伤，由于强大外翻传导力，桡骨小头与肱骨小头撞击，桡骨小头关节面破坏，而肱骨小头的软骨面亦有不同程度的损伤，外翻力可致暂时性肘关节半脱位，内侧副韧带撕裂。或内上髁的撕脱性骨折，有时可出现桡骨小头与肱骨小头同时骨折，甚至下尺桡关节分离及尺神经牵拉性损伤。

3. 症状和诊断

（1）裂纹或嵌插骨折：肘关节外侧桡骨小头部位肿胀，局限性压痛，伸肘轻度受限，肘伸直外翻有挤压痛。

（2）有移位的骨折：肘关节轻度外翻畸形，桡骨小头处摸到骨性突起，前臂旋转疼痛受限，后旋更甚，有时可摸到骨摩擦者。

（3）合并其他损伤：常合并肘关节脱位，肘关节尺侧副韧带损伤，肱骨内上髁及肱骨小头骨折，肘关节外翻畸形，肘关节内侧亦肿胀，皮肤有瘀斑，肱骨下端内侧或外侧压痛，有时摸到骨摩擦音，肘关节外翻痛加重，关节松动有侧方活动，尺神经损伤，则有尺神经损伤症状出现。

X 线片可证实骨折类型，可检查出其他部位的骨折，对桡骨小头骨折移位明显者，应拍照腕关节正侧位片，防止遗漏下尺桡关节分离。

4. 治疗

（1）非手术治疗：桡骨小头骨折如属裂纹、嵌插骨折对肘关节旋转和屈伸无影响，不必手法复位，对塌陷及骨骺移位有 30°以上倾斜角度，或粉碎性骨折者应进行复位达到不影响功能为止。

1）复位方法

①手法复位：患者仰卧位或坐位，肘关节伸直中立位，两名助手分别握住上臂及前臂，进行对抗性牵引，握前臂的助手在牵拉过程中，使肘关节内收张开外侧间隙，术者双手环抱肘部，两拇指重叠放在桡骨小头外侧方。如是塌陷、粉碎骨折拇指向上及尺侧挤按桡骨小头，同时助手使前臂旋前及旋后，可以外侧、外前、外后 3 个方向挤按复位，若是骨骺分离有倾斜，则拇指先由下向上推矫正倾斜，然后再向尺侧挤按矫正侧移位。骨折复位后不易再移位，屈肘 90°，前臂旋后位准备外固定。

②钢针顶拔法：塌陷、骨骺分离骨折手法复位失败，头部向外倾斜 30°以上者，可试用钢针顶拨方法复位。患者肘关节屈曲 30°～40°前臂中立位，助手扶持伤肢，局部皮肤消毒、铺无菌巾，局麻后，术者戴手套，用直径 2mm 的克氏针 1 根，从骨骺分离处后刺入，然后在荧光屏下透视用针尖顶住骨骺断面向内上方拨正，如有嵌插，针插入骨折端，把骨骺撬起解脱嵌插、术者用拇指向尺侧推骨骺复位。

2）固定：骨折复位后，肘部用绷带缠绕 2～4 层，在桡骨小头外侧，前侧及后侧放葫芦形压垫，胶布固定屈肘 90°，前臂旋后位，准备捆绑外固定物。

①纸壳固定：将准备好的纸壳屈肘固定器套入肘后方，用绷带“8”字形缠绕。

②木板固定：4 块前臂木板，按前臂尺、桡、掌、背侧放置，桡侧板上端压住压垫，4 条布带

捆扎，前臂旋后位，屈肘90°悬吊于胸前部。

③木板与纸壳结合固定：按木板固定法固定后，将肘部装入纸壳屈肘固定器内，用绷带“8”字形缠绕固定。

④石膏托固定：屈肘90°。前臂旋后位自腋至掌骨头肘后石膏托固定，在桡骨小头部塑形。

3）固定后注意事项

①无移位骨折：固定1周后解除，开始练习旋转性活动。

②有移位骨折：手法得到复位，固定2~3周后解除固定，如果复位不良，骨骺倾斜30°以内，塌陷骨折占桡骨头周径1/3以内，固定1周后，开始活动有矫正复位作用。

4）功能锻炼：复位较差的骨折，可早期练习前臂旋后及旋前活动，有助关节的磨造，改善功能，解除固定后主动练习肘关节伸屈性活动。

（2）手术治疗：儿童桡骨小头骨骺移位倾斜度在30°以上者，经闭合复位失败者可进行切开复位。

严重的桡骨头粉碎骨折，塌陷、嵌插骨折，关节面倾斜度在30°以上者，或陈旧桡骨头骨折有影响前臂旋转性活动者，可施行桡骨头切除术。

（五）尺骨鹰嘴骨折

1. 解剖生理

尺骨鹰嘴为尺骨上端的突起，宽而厚向前弯曲，在前侧面鹰嘴突与其下冠状突之间形成较深的半月切迹，与肱骨滑车相对应形成肱尺关节，鹰嘴突的坚固性被半月切迹削弱，最薄弱部位是尺骨干与鹰嘴突连接处，肱三头肌腱附着于鹰嘴突的后侧面，故当鹰嘴骨折时，近端骨折块被肱三头肌牵拉向上移位，冠状突基底有一粗隆为肱前肌附着，尺骨鹰嘴骨骺9~11岁开始显露，17~20岁与骨干愈合，亦有鹰嘴骨髓与骨干终身不愈合，称为肘髌骨，呈双侧性，应与鹰嘴骨折区别。

2. 病因和分类

（1）横型骨折：如患者在跌倒时，肘关节处稍屈位手掌触地。外力沿前臂传至尺骨鹰嘴撞击肱骨滑车，同时猛烈增加肘部屈曲而肱三头肌突然遭受牵拉，尺骨鹰嘴发生横形断裂，因附着的筋膜破裂及肱三头肌牵拉，骨折块向上移位，骨折线在关节面内，亦有仅在肌腱附着点处撕脱，骨折片分离，不进入关节面内。

（2）粉碎型骨折：是属直接外力所致，跌倒时肘关节处90°屈曲位，而尺骨鹰嘴突部触地，鹰嘴碎成多块，因附着的筋膜未完全破裂，故骨折片移位不大。

3. 症状和诊断

肘关节呈半伸直位，尺骨鹰嘴突部肿胀，两侧凹陷消失。有局限性压痛，横断型骨折可摸到移动性的骨折块及骨摩擦音，有断端分离的间隙，阅读X线片时，尺骨鹰嘴横断型骨折应与肘髌骨鉴别，尺骨鹰嘴的第二骨化中心不与尺骨上端融合，而形成一个分离的骨块，肘部损伤后可能被误认为鹰嘴骨折，肘髌骨的特点：①鹰嘴的形状是完整的；②很少有分离；③

相邻的骨面是平滑的；④是双侧对称的。

4. 治疗

（1）非手术治疗

1）复位方法：尺骨鹰嘴骨折后，肱三头肌回缩的范围是有限的，分离的近端可能嵌入鹰嘴窝内，肘关节屈曲时断端间隙增大。分离明显，肘关节伸直时间隙变小，患者坐位，横断骨折吸出血肿，助手两手分别握住患肢上臂及前臂，肘屈曲20°，术者双手环抱肘部四指放肘前，双拇指顶住鹰嘴上缘向下推动近折端，感觉断面相碰时即表示复位，固定前拇指保持推挤力，否则再移位。

2）固定方法

①布带固定法：鹰嘴骨折复位后保持屈肘20°位置，在鹰嘴上缘放抱骨垫，橡皮膏条固定，上肢前侧放伸肘纸壳固定器，前臂及上臂，环行布带缠绕固定3~4层，在肘部亦缠2~3层，然后在肘部按“8”字形缠绕，通过压垫部位的布带拧成近似绳状起重点加压，此种固定方法适应无移位、粉碎或横断分离小的骨折。

②牵引复位固定：用塑料板1块，前端为半月形，两边有孔。放在上臂后侧，半月端顶住尺骨鹰嘴顶部，肘前放硬纸壳，用两条橡皮条固定在肱骨下段，另用一条橡皮条穿过塑料板半月端的两个侧孔，将橡皮条折端挂在手虎口处，橡皮条松紧度适宜，不宜拉得过紧，防止压破皮肤。

3）固定后注意事项：伸直固定2~3周后已有骨折初步连接，再逐渐改为屈肘90°固定1~2周，牵引固定橡皮条不要牵拉过紧，解除固定后肘关节屈伸活动。

（2）手术治疗

1）切开复位内固定：尺骨鹰嘴骨折分离较大者，手法整复固定失败者，可进行切开复位内固定术。

2）尺骨鹰嘴骨折切除术：成年人或较大年龄的粉碎性骨折，近端骨折块粉碎超过半月切迹1/3者，而手法复位失败者可行切除术。

第四节　前臂部骨折

（一）桡、尺骨干双骨折

1. 解剖生理

前臂的骨骼由桡、尺骨并列构成。尺骨上端粗大，下端细小，上端的半月切迹与肱骨滑车构成肱尺关节，为构成肘关节的重要组成部分。尺骨干从正面看较直，从侧面看约有6.4°弧度突向背侧。桡骨上端细小下端粗大，下端与舟骨、月骨构成桡腕关节，为构成腕关节的重要组成部分。桡骨干有两个弧度，向桡侧突约9.3°，向背侧突约6.4°。桡、尺骨上下端相互构成关节，称为上、下桡尺关节。

上桡尺关节由桡骨头环状关节面与尺骨桡切迹构成，桡骨被附着于尺骨桡侧切迹前后缘的环状韧带约束着。下桡尺关节由桡骨尺切迹与尺骨小头的环状关节面构成。

骨间膜为附着于桡尺骨间嵴的坚韧纤维组织，自桡骨斜向下抵于尺骨。除供附着前臂肌肉外，有稳定上、下桡尺关节及维持前臂旋转功能的作用。

桡、尺骨由上下桡尺关节及骨间膜连结构成一个整体。当前臂旋转时，桡骨围绕尺骨转，在上桡尺关节中，桡骨头沿尺骨纵轴自转，下桡尺关节中的桡骨尺切迹围绕尺骨小头作公转和自转，旋转的轴线，由肱骨小头至尺骨小头，其旋转范围约 150°。

桡、尺骨干之间有一定的间距，称为骨间隙，由于前臂旋转位置的改变，则骨间隙的宽度及骨间膜紧张度亦发生变化。当前臂中立位时，桡、尺骨干几乎平行，骨间隙最宽，骨干中部最宽间距约为 1.5~2.0cm，而骨间膜上下紧张度一致。若前臂旋后位时，骨间隙中间较宽，上下两端较窄，骨间膜均相对松弛。前臂旋前位时，两骨干失去平行成交叉状，则骨间隙最窄，骨间膜上下松紧不一致。

前臂肌肉可分为 4 组肌群：

(1) 屈肌：尺侧腕屈肌、桡侧腕屈肌、掌长肌，指浅屈肌，指深屈肌，拇长屈肌。

(2) 伸肌：桡侧腕伸肌，指总伸肌，食指、小指固有伸肌，尺侧腕伸肌，拇长伸肌，拇外展长、短肌。

(3) 旋后肌：肱二头肌、旋后肌、肱桡肌，肱二头肌及旋后肌止于桡骨上 1/3。

(4) 旋前肌：旋前圆肌止于桡骨中 1/3 处，旋前方肌止于桡骨下 1/3 处。

前臂上段肌肉丰富，多为肌腹，下段多为肌腱，因而前臂上粗下细，横断面呈椭圆形。

2. 病因和分类

(1) 直接外力：如打击，挤压伤。骨折多为横断或粉碎型，桡、尺骨的骨折线常在同一水平位，有时一骨或二骨发生多段骨折。软组织损伤严重。

(2) 传导外力：跌倒时手掌触地，外力沿桡骨上传至桡骨中 1/3 或上 1/3 处，发生横断或锯齿型骨折，因外力继续作用通过骨间膜的牵拉引起尺骨低于桡的斜型骨折。骨折断端移位较大，有时可引起尺骨开放性骨折。

(3) 扭转外力：常见前臂被机器绞伤，前臂遭受极度的旋前或旋后，桡、尺骨发生螺旋型骨折。骨折线的方向是一致的，骨折部位尺骨高于桡骨。

3. 症状和诊断

骨折部位肿胀明显，旋转功能丧失。完全性骨折均有成角畸形、骨摩擦音、异常活动。拍照前臂正、侧位 X 线片，应包括肘、腕关节，可详细了解上、下桡尺关节情况及旋转移位程度。

4. 治疗

(1) 非手术治疗

1) 治疗原则

①旋转是前臂的主要功能，而骨间隙狭窄，上、下桡尺关节脱位，断端成角及向桡或尺侧方移位畸形愈合，均可影响旋转功能的恢复，在治疗中必须矫正其畸形。

②桡、尺骨干骨折，若一根横断或近横断型，则先整复横断型，然后复位斜型或螺旋型骨折。

③同一水平双横断或锯齿型骨折，则骨折后，按整复单一骨折方法进行折顶手法复位。

④双螺旋或斜形不稳定性骨折，先矫正旋转及重叠移位，燃后再用分骨挤按手法进行复位。

2）复位方法

①牵引：患者仰卧位，肩外展 70°~80°，肘关节屈曲 90°。一助手握住肘上方，另一助手握住手部的大、小鱼际。若是桡、尺骨为中或下 1/3 骨折，前臂中立位，进行纵轴牵引 3~5 分钟，矫正重叠及成角畸形。若是上 1/3 骨折，前臂在旋后位进行牵引。

②分骨：术者两手拇指放骨折处，桡、尺骨之间背侧，其他食、中、环指则放掌侧，沿前臂纵轴方向夹挤骨间隙，使桡、尺骨相互靠拢的断端，向桡、尺侧各自分开，在进行分骨时要压紧软组织摸清骨体及骨间隙。

③折顶：中及下 1/3 横断型骨折，前臂组织经牵引松弛后，使骨折断端变成完全掌、背侧移位。术者两手拇指分别推按桡、尺骨骨折断端向背侧突出端，其他四指分别托提向掌侧突起端，徐徐向原成角移位方向加力扩大成角，当感觉弯曲侧突出骨端皮质与另一端同侧皮质相平正，术者继续保持拇指向掌侧推按，其他 4 指向背侧托提，进行骤然反折。在向回反折过程中有顶触韧性牵拉感觉，表示骨折远、近端断面有接触对位，如不成功可重复操作。

④提按：骨折断端向掌侧、背侧移位。术者一手用拇指与食、中、环指相对挤压骨间隙分骨并固定骨折一端，另一手拇指与食、中、环指提按另一端。

⑤挤按：骨折断端向桡侧、尺侧移位。术者一手分骨固定靠向中心的骨折端，另一手向中心挤按移向桡侧、尺侧的骨折端。

⑥摇摆：桡、尺双骨横断或锯齿型骨折，为使骨折断端紧密接触，基本复位后进行摇摆手法。术者两手保持分骨握住骨折断端牵引远侧段，助手轻轻地小幅度地旋转，并向桡、尺侧微微摇摆骨折远端。然后术者在捏紧骨折部位，轻轻的向掌侧背侧摇动。在摇动过程中可听到轻微的骨擦音，待骨擦音消失后，证实骨折完全复位。

3）固定方法

①缠绕绷带：前臂从肘横纹至腕横纹，松松包缠绷带 3~4 层，或用毛巾包裹亦可。

②放置压垫：前臂骨折部掌背侧骨间隙分别各置 1 个分骨垫，同一水平双骨折分骨垫占骨折线上、下各一半。骨折线不在同一平面，分骨垫位于两骨折线之间。掌侧的分骨垫置于掌长肌与尺侧腕屈肌肌腱之间。背侧置于尺骨的桡侧面。分骨垫用二条橡皮膏条固定。桡、尺骨上或中 1/3 骨折，采用平垫三点挤压维持前臂自然弧度。平垫分别放于骨折处掌侧，前臂背侧上端与桡骨头水平处，下端放在腕上 2cm 处。另外上 1/3 骨折桡骨近端易向桡侧偏斜，可在桡骨近折端桡侧放 1 个小平垫。中及下 1/3 骨折，桡骨也易向桡侧成角，故也应在骨折部桡侧放 1 个平垫。平垫均应用橡皮膏条固定。

③按放木板：先按放掌、背侧木板，然后放尺、桡侧木板。用四条布带捆扎。前臂中立位，上 1/3 骨折旋后位，放前臂托板上，三角巾悬吊于胸前。

4）固定后注意事项

①骨折复位固定后，立即透视观察骨折断端复位程度，骨间隙宽度及轴线是否满意。如不满意则重新复位或单纯矫正残留的畸形。

②固定后，卧位时应抬高患肢，超过心脏水平。注意手部的温度，感觉及血运情况。若手部肿胀严重、发凉、发绀、麻木，则警惕发生缺血性肌挛缩，应调松捆扎布带。抬高患肢，密切观察。

③放置压垫部位有异常疼痛,或者跳动感,应注意压垫伤发生,尤其分骨垫压迫伤常见,应立即调松捆扎带。

④骨折固定初期每3~5日透视检查1次,有移位立即纠正,4周后拍片观察对位及骨痂生长情况。

5）功能锻炼

①伸指握拳:固定后就开始伸指握拳活动,2周后握紧拳头开始肘关节及腕关节伸屈性活动。

②小云手:(3周后开始肩肘关节活动)患侧下肢向前方跨半步。患手紧握拳,前臂中立位,健手托患腕,送患肢斜向健侧前外方伸出。此时,患侧膝伸直,健侧膝屈曲。而后前臂由健侧转向患侧,患膝由伸变屈,健膝由屈变伸。两臂再由伸变屈,回到胸前。如此反复练习。

③大云手:(4~6周加大肩肘关节活动)下肢横跨同肩宽,患手握拳,以健侧带动患肢,两臂交替做云手交替做云手动作,在此时期亦不能做前臂旋转性活动。

④反转手:骨折临床愈合,解除外固定,做反转手锻炼。下肢前弓后蹬。手指伸开,肘关节屈曲,前臂旋后位,由腋后向前伸出,而后外展内旋从背后收回至腋下。在此活动中,前臂由旋后经旋前又回到旋后,下肢配合动作,上左腿出右手,收左手。上右腿出左手,收右手,如此反复运动,以健肢带动患肢。肩、肘、腕、手及前臂的旋转活动,都可得到全面活动。

(2) 闭合复位穿针固定:桡、尺骨干骨折,手法复位木板固定后而再移位。或桡骨上1/3骨折近段受旋后肌牵拉,向后外旋转移位不易保持对位,可进行闭合穿针固定。病人体位同手法整复时的位置,先以桡骨远端背侧为中心进行皮肤消毒。选2.0mm直径克氏针1根,按克氏针钻上,针尖端外露5~7cm,外露的针尾部纱布包裹防止污染。患肢腕关节掌屈尺偏位,摸清桡骨远端背侧的司氏结节,克氏针在该节桡侧与骨干成60°角钻入骨内少许后,改为与骨成30°角沿桡骨纵轴钻入,克氏针每进入骨内5cm左右,钻向针尾端移动5cm,先将克氏针钻入桡骨远端髓腔内达断面水平,在透视下观察进针的位置正确,进行手法复位保持断端对位,将克氏针钻入骨折远端髓腔内,针尾板弯留皮肤内。然后以尺骨鹰嘴为中心皮肤消毒,克氏针自鹰嘴尖端偏桡钻入尺骨近折端髓腔,骨折断端复位再钻入远折端髓腔内,针尾板弯留皮肤内。屈肘90°前臂中立位。超肘前臂掌、背侧石膏托固定。

(3) 手术治疗:开放性骨折,创口在3cm以上,闭合性骨折手法复位失败;或陈旧性骨折失去手法复位机会者;一骨或双骨多段骨折,中间骨折段游离,骨折断端的碎骨片移向骨间膜,手法复位不能矫正。骨折不愈合或畸形愈合旋转功能严重障碍者。均可进行切开复位内固定。

(二) 尺骨上1/3骨折合并桡骨头脱位

1. 病因和分类

尺骨上1/3骨折合并桡骨头脱位(Monteggra氏,孟氏骨折),多为间接传导外力所致,其次为直接外力所致骨折。根据受伤时肘关节所处位置,外力作用方向及尺骨断端成角移位、桡骨头脱位方向骨折可分三种类型。

(1) 伸直型:肘关节伸直位或过伸,前臂内旋位,手掌部触地,外力上传至尺骨上段致成斜型骨折,桡骨头冲破或滑出环状切带而脱位。外力直接打击于尺骨上段后侧,引起横断或粉碎骨折脱位少见。骨折断端向掌侧,桡侧成角移位,桡骨头脱向前外侧。

(2) 屈曲型:肘关节屈曲,前臂旋前位,手掌触地外力上传尺骨上段致横断或短斜型骨折。骨折断端向背侧,桡侧成角,桡骨头脱向后外侧。

(3) 内收型:较少发生,多见幼儿。肘关节伸直,前臂旋前位,上肢处于内收位跌倒,手掌触地,外力传至尺骨上端,在尺骨喙突部发生横断、纵裂或纵行裂纹骨折,骨折端向桡侧成角,将桡骨头推向外侧脱位。

2. 症状和诊断

肘部及前臂上段肿胀。移位骨折尺骨成角明显。压痛、骨擦音,在肘部前侧、外侧或后侧摸到骨性突出,其可随前臂旋转。肘关节伸直,屈曲或旋转受限。桡骨头向外脱位,易合并桡神经深支挫伤,一般复位后可恢复。

X线检查,应包括肘关节正侧位,注意桡骨头与肱骨小头的正常关系,在正位侧位,桡骨纵轴延长线均通过肱骨小头中心,如不通过其中心则可诊为桡骨头脱位。1岁以下幼儿,如临床检查怀疑桡骨头脱位,则摄片与健侧对比。

3. 治疗

(1) 非手术治疗

1) 复位方法

①牵引:患者平卧位,肩外展70°~80°,伸直型屈肘90°、屈曲型,内收型肘伸直前臂中立位,两名助手分别握持上臂和前臂对抗牵引,矫正重叠移位,有时桡骨头亦复位。

②整复桡骨头脱位:术者双手环抱肘部,两拇指重叠放到桡骨头上,若是伸直型从外前侧向后内方推按屈曲型从外后侧向内前方推按。内收型从外侧向内方推按,迫使桡骨头复位。

③矫正尺骨向掌侧、背侧成角移位:术者两手分别捏住骨折近端和远端,进行分骨,伸直型先向掌侧扩大成角,然后向背侧提拉折回,迫使对位,屈曲型先向背侧扩大角度,然后向掌侧推按。

④矫正向桡侧成角移位:内收型整复桡骨头脱位后,屈肘90°,肩及上臂外展90°。术者捏住骨折近端,握前臂的助手向桡侧倾斜牵引,借桡骨头为支点整复尺骨向桡侧成角。

若尺骨为横断或锯齿型骨折,可先整复尺骨。桡骨头脱位有时同时得到复位,如复位不全可进行推按。不稳定性骨折,则先复位桡骨头,以桡骨为支架,尺骨复位较易。若手法复位失败,则切开复位,尺骨钢板或髓针内固定,环状韧带行修补术。

2) 固定方法

①固定器材:同前臂桡、尺骨双骨折夹板4块。

②放置压垫:桡骨头处按脱位方向而放置葫芦垫,尺骨骨折线位置低时,在掌侧,背侧各放1个分骨垫。伸直型在尺骨骨折部掌侧,屈曲型在骨折部背侧各放1个平垫,然后在尺骨内侧上端和远端各置放1个平垫,胶膏条固定。

③安放夹板:先安放掌、背侧板,后放尺、桡侧板、4条布带结扎,伸直型屈肘90°,前臂中立位,悬吊于胸前。屈曲型,内收型肘伸直位固定。2~3周后,改为屈肘位固定。

3) 固定后注愈事项:复位固定后,在2周内经常检查桡骨头的位置及尺骨是否再成角移位,其他与桡、尺骨干双骨折相同。

4) 功能锻炼:与桡骨干双骨折相同。最初3周内屈曲型骨折禁止肘屈曲活动、伸直型骨折禁止伸肘活动。

(2) 手术治疗:手法复位失败者。或由于漏诊及治疗过程中不当,尺骨成角移位愈合而桡骨头未复位,影响肘部及前臂旋转功能、可进行切开复位,尺骨行内固定,切除桡骨头或重建环状韧带,改善其功能。儿童应保留桡骨头,因切除桡骨头后会阻碍桡骨发育,引起下桡尺关节的变化。

(三) 桡骨下1/3骨折合并下桡尺关节脱位

即 Galezzl 氏,盖里阿济氏骨折,简称盖氏骨折。

1. 病因分类

(1) 病因

1) 扭转外力:机器轮带将前臂远端卷屈致桡骨下1/3骨折,有时合并尺骨下1/3骨折或向背侧成角。儿童多见尺骨远端骨骺分离代替了下桡尺关节脱位。

2) 传导外力:跌倒时,手掌触地传导外力至桡骨下1/3而骨折合并下桡尺关节脱位。当前臂旋前位手掌触地,骨折远端向背侧移位。当前臂中立位或旋后位手背部触地,骨折远端向掌侧移位。多为横断型,其次为斜型或螺旋型。常并发三角软骨损伤,尺骨茎突或尺侧腕韧带损伤。由于伸拇短肌,外展拇长肌,旋前方肌及其他肌肉收缩,使骨折远端向尺侧移位。

(2) 类型

第一型:桡骨下1/3青枝骨折,合并尺骨下端骨骺分离,儿童多见。

第二型:桡骨干下1/3横断。螺旋或斜型骨折,合并下桡尺关节脱泣。

第三型:桡骨干下1/3骨折,下桡尺关节脱位合并尺骨干骨折或弯曲畸形。

2. 症状和诊断

前臂下段肿胀,成角、骨擦音,异常活动,下桡尺关节松动挤压痛,前臂旋转功能障碍。

X线片检查,可见骨折类型。下桡尺关节间距增宽超过2mm以上,桡、尺骨下端关节面相邻缘桡骨高于尺骨超过5mm以上,尺骨远端向背侧突脱或向掌侧突脱均为下桡尺关节分离表现。

3. 治疗

(1) 非手术治疗

1) 复位方法

①第一型骨折:桡骨无成角者,进行对抗牵引,用推挤、提按手法整复尺骨下骺的移位,若桡骨有成角者,牵引后,先用扩大成角反折矫正其成角,然后采用推挤、提按手法矫正尺骨下骺的移位。

②第二型骨折

a. 牵引:患者平卧位,肩外展70°~80°,肘屈90°前臂中立位,两名助手分别握持肱骨下端和手部的大小鱼际,进行对抗性牵拉矫正重叠移位。

b. 整复下桡尺关节:术者两手拇、食、中指分别捏住桡、尺骨下端,提压矫正掌背侧的移位,然后由桡、尺侧向中心推挤合拢下桡尺关节。在腕背侧放置合骨垫,用窄绷带围绕桡、尺骨远端缠4~5层加强维持对位。

c. 整复桡骨掌背侧移位:术者一手分骨矫正向尺侧移位,保持分骨压力,另一手在桡骨折端用拇指与食中指按骨折远端向掌侧、背侧移位情况,进行提按手法矫正,如是横断型骨折进行折顶手法。

d. 挤压桡尺关节:骨折复位后,再次由桡、尺侧向中心挤压下桡尺关节,重新捆扎合骨垫。

2) 固定方法:前臂用绷带松缠3~4层。掌、背侧各置放1个分骨垫,桡骨折端按再移位方向放置平垫。橡皮膏条固定。先放掌、背侧板,后放桡、尺侧板,4条布带结扎。桡骨折线是由外下斜向内上方、分骨垫位于近侧1/3,桡侧板超腕,尺侧板不超腕,使腕尺偏,利用腕桡侧韧带防止远折端向尺侧倾斜;桡骨骨折线是从外上斜向内下,分骨垫位于近折端,桡侧板不超腕,尺侧板达第五掌骨头,限制腕尺偏。

3) 注意事项及功能锻炼:与桡、尺骨干双骨折相同。

(2) 手术治疗:手法失败或陈旧性盖氏骨折,手法尚能矫正桡骨畸形,畸形矫正愈合后,前臂旋功能明显障碍,可切除尺骨头改善旋转功能。若桡骨畸形愈合,则矫正桡骨畸形钢板内固定,同时切除尺骨头。

第五节 腕部骨折

(一) 桡骨下端骨折

1. 解剖生理

桡骨下端为松质骨钩成,在松质骨与坚质骨交界处较薄弱,此处易发生骨折。桡骨下端膨大。其横断面近似四方形,为掌、背、桡、尺4个方面,掌侧面光滑凹陷,有旋前方肌附着。背侧面稍凸有4个骨性腱沟,有伸肌腱通过。桡侧面向远侧伸延形成桡骨茎突,有肱桡肌附着其上,并有伸拇短肌和外展拇长肌通过此处的骨纤维鞘管。尺侧面有凹陷的关节面(即桡骨尺骨切迹),与尺骨小头的半环形关节成下桡尺关节,为前臂下端旋转活动的枢纽。桡骨下端的关节为凹陷形,与腕舟、月骨组成桡腕关节。正常人其关节面向掌侧倾斜(称掌倾角)10°~15°,向尺侧倾斜(称尺倾角)20°~25°。正常人桡骨茎突比尺骨茎突长1~1.5cm。当桡骨下端骨折时,不但桡骨下端的关节面角度改变背侧腱沟也随之扭曲错位,如无良好复位,可造成腕与手指的功能障碍。桡骨下端之骨骺,在1岁左右时显示,18~20岁与骨干融合。桡骨下端骨折多发生于老年人,而骨骺分离则发生于青少年及儿童。

2. 病因和分类

桡骨下端骨折多为传达暴力所致,而直接打击暴力则较少见。根据骨折受伤姿势和骨折发生部位、断端移位方向,可分为伸直型、屈曲型、背侧缘、掌侧缘、桡骨茎突和骨骺分离6型骨折。

(1) 伸直型骨折(Colles 氏骨折):多为传达暴力所致。跌倒时,前臂旋前位,腕关节背伸,手掌触地,躯干的重力与地面的反作用力汇集桡骨下端松质骨与坚质骨交界处,其处脆弱而致骨折。暴力轻时,骨折断端嵌插而无明显移位。暴力较大时,骨折远端向背侧及桡侧移位并有向后旋转,桡骨下端之关节面向背侧倾斜,向尺侧倾斜角消失,甚者仅向桡侧倾斜。骨折线从背侧斜向掌侧面远方或与骨干呈垂直,严重移位者,两断端相互重叠,腕及手部呈“餐叉样”畸形,桡骨下端骨折成角移位及重叠移位常合并下桡尺关节分离及尺骨茎突骨折,如合并尺骨茎突骨折,下桡尺关节之三角纤维软骨盘随骨折片移向桡侧背侧。如尺骨茎突完整,骨折远端移位明显时,则三角纤维软骨附着点破裂。骨折片移位明显的,掌侧屈肌腱及背侧伸肌腱亦发生相应的扭转和移位。

直接暴力致成骨折少见。如汽车摇把自掌面直接打击桡骨远端或重物挤压,多呈粉碎型骨折。

(2) 屈曲型骨折(Smith 氏骨折):屈曲型桡骨下端针折较少见,跌倒时,前臂旋后位,腕关节掌屈,手背部触地,而致成骨折。骨折远段向掌侧和桡侧移位,桡骨下端之关节面向掌侧倾斜,远端骨折块呈锥形,其尖端朝上,基底向下,骨折线从背侧远端斜向掌侧上方。

(3) 背侧缘骨折(Barton 氏骨折):桡骨下端背侧缘骨折、跌倒时,腕背伸前臂旋前位,手掌触地,传达暴力迫使腕骨撞冲桡骨下端关节面的背侧部分,而致成骨折。骨折远端呈三角形,底部在远侧包括关节面的1/3,尖端向近侧,其骨折线从桡骨下端背侧的近端斜向远端伸入关节面。骨折块向背侧移位,合并腕关节向背侧半脱位。

(4) 掌侧缘骨折(反 Barton 氏骨折):桡骨下端背侧缘骨折,跌倒时,腕关右掌屈,手指部触地,腕骨撞击桡骨下端关节面的掌侧部分,而致成骨折。有时由于腕关节过度背伸,腕关节掌侧关节囊牵拉可造成撕脱性骨折。骨折线从掌侧近端斜向远端掌侧关节面。骨折块形状与背侧缘骨折相似,向掌侧和近侧移位,合并腕关节向掌侧半脱位。

(5) 茎突骨折:手尺偏位,外力自掌侧向上并向桡侧而发生茎突骨折,或直接暴力限于桡骨茎突部致成骨折。骨折线自关节面近中点外开始斜向外上,于茎突顶点以上约 1/2 处达骨皮质,远侧骨折块呈三角形,向桡侧背侧移位。

(6) 骨骺分离:桡骨远端骨骺分离,发生机制与桡骨下端伸直型骨折相同。可分为两型,一型是骨折连同干骺端背侧骨片一同移向背侧,骺板生长层软骨不受损伤,不影响发育。严重者近端可穿出旋前方肌达皮下,影响复位效果。二型是骨骺垂直压缩损伤,生长层软骨受损伤,而影响发育,一般移位并不明显。

3. 症状和诊断

腕关节上方肿胀明显,严重者腕部亦肿胀,有移位骨折畸形显著,伸直型骨折腕掌近侧隆起,远折端在背部突起,呈典型“餐叉样”畸形。两骨折断端重叠移位者,腕部横径增宽,手向桡侧移位呈“枪刺”状畸形。屈曲型骨折远折端向掌侧移位并重叠者,呈“锅铲”状畸形,骨折局部有压痛、骨摩擦音,异常活动。腕关节活动功能部分或完全障碍,手指功能亦受限。骨折移位严重时,桡骨茎突上移至尺茎突水平,或高于尺骨茎突平面。腕关节正、侧位 X 线片,可明确骨折类型和移位方向,是否合并尺骨茎突骨折,下桡尺关节分离等。

4. 治疗

（1）非手术治疗

1）复位方法

①伸直型骨折

a. 手掌斜向下单人复位法：适用于断端嵌入或重叠移位不严重，肌肉张力不大者。患者取坐位，伤肢前臂旋前，手掌侧面向下，或前臂置于台上，腕部垫软垫，骨折远端以下置于台旁，术者一手握住前臂远端，另一手握腕部远侧或手部，按原畸形方向拔伸牵引矫正嵌入或重叠移位畸形后，握持前臂手的拇指置于骨折远端背侧向下按压。另一手腕关节掌屈牵拉矫正其背侧移位。然后将腕尺偏，同时握前臂手的拇指改为从远折端桡侧向尺侧推按，矫正其桡侧移位。

b. 手掌向上单人复位法：患者坐位或仰卧位，伤肢前臂旋后位，手掌面朝上置于平板上。术者一手压在腕上桡骨近折段上方，另一手握腕部，按原畸形方向对抗牵拉，矫正嵌入或重叠畸形后，屈腕向掌侧和尺侧提拉，矫正向掌侧的成角和桡侧的移位。

c. 牵拉复位法：适用于骨折断端向掌侧成角或远折端向背侧移位，骨折线未进入关节，骨折端完整者。患者取坐位，老年体弱者仰卧位。伤肢肩外展，肘屈90°前臂中立位，助手握住上臂，术者两手紧握手掌，双拇指并列置于远折端的背侧，其余4指于腕掌部，扣紧大小鱼际肌。按原畸形方向持续牵引2~3分钟，重叠移位矫正后，将远折端稍旋前矫正旋后移位，然后牵引下猛力牵拉。同时腕还尺偏掌屈骨折即可复位。

d. 提按复位法：适用于骨折线已进入关节，或粉碎性骨折者。患者坐位或仰卧位，肘屈90°，前臂中立位，一助手握伤肢拇指及其他4指，另一助手握住上臂做对抗性按原畸形方向持续牵引2~3分钟，矫正嵌入或重叠移位后，并矫正旋转畸形。术者站立伤肢外侧，一手握住前臂下段将近折端向桡侧推挤，另一手掌部将远折端向尺侧推挤，矫正骨折远折端向桡侧移位。然后术者两手示、中、环三指重叠，置于近接端的掌侧，向上端提，两拇指并列顶住远端的背侧，向掌侧挤按，使之向掌侧复位，并使腕掌屈，矫正掌背侧移位。待骨折局部畸形矫正后，术者一手托扶手腕，另一手拇指沿伸、屈肌腱由远端向近端推按，舒筋顺腱，使之恢复正常位置。

e. 反折旋转复位法：适用于断端重叠移位较多，骨折线未进入关节，骨折端完整者。患者坐位或仰卧位，伤肢外展前臂中立位或旋前位，手掌面朝下，助手握住前臂上段，术者双手紧握手掌，两拇指并列置于骨折远端背侧，其余4指握紧腕掌部。扣紧大小鱼际肌，按原畸形位置保持牵引2~3分钟，矫正重叠移位同时，术者双拇指将骨折远端用力向下按压，扩大向掌侧成角，使两骨折端背侧骨皮质互相抵触，然后两示指向上顶起近折端，腕关节迅速掌屈并向尺侧旋转，使之复位。

②屈曲型骨折

a. 单人复位法：患者坐位，伤肢前臂旋前位，手掌面朝下，术者一手握前臂下段，另一手握腕部，按原畸形位置牵引，矫正嵌入或重叠移位畸形后，握前臂手的拇指在骨折近端桡侧向尺侧推按，并将腕关节尺偏，矫正其桡侧移位，然后拇指改为置于近折端背侧用力向下按压，示指置于远折端掌侧用力向上端提，并腕关节背伸使其复位。

b. 三人复位法：患者坐位，肘屈90°前臂中立位或旋后位，一名助手双手握紧伤肢手部，另一名助手双手握持上臂下段,两名助手按原畸形位置对持牵引 2~3 分钟,矫正嵌入或重叠畸形后,术者两拇指并列置于远折端掌侧用力向背侧推挤,同时用示、中、环指将骨折近端由背侧向掌侧按压,并在牵引下将腕关节背伸,尺偏使之复位。

③背侧缘骨折:患者取坐位,前臂中立位。助手握住前臂上段,术者双手紧握患腕,将患腕前后扣紧,与助手对抗牵拉,并将腕关节轻度屈曲,然后两手相对挤压,双拇指向远侧推按背侧缘骨折片使之复位。

④掌侧缘骨折:患者取坐位,前臂中立位,一助手握持伤肢上臂下段,另一助手握紧手部,做对抗性牵拉,并将腕关节轻度背伸,术者两手掌基底部在骨折处掌、背侧相对挤按,使之复位。

⑤茎突骨折:患者取坐位,前臂中立或旋后位,术者一手握住手部;另一手握持前臂下段,两手对抗性牵拉,握前臂之手拇指置于远折端桡侧向尺侧推按,使之复位。

⑥骨骺分离:垂直压缩骨折不需手法复位。而背侧移位性骨折,必须进行手法复位。应按骨折移位程度、肌力强弱,选用伸直型骨折的复位手法。

2) 固定方法

①木板固定:局部外敷软膏,或用绷带缠绕 2~3 层,4 块木板超关节固定。伸直型和骨骺分离骨折在近折端掌侧和远折端背侧分别放置 1 个压垫,或在近折端桡背侧放 1 个长形压垫,橡皮膏条固定其垫。木板上端至前臂上 1/3,背、掌侧板呈上宽下窄,而背侧板下端超腕关节,掌侧板下端达掌横纹。尺桡侧板要窄。尺侧板下端至尺骨茎突水平,桡侧板下端超腕关节,限制腕关节背伸及桡侧活动。

a. 屈曲型骨折:压垫放置在远折端掌侧和近折端背侧,橡皮膏条固定。桡侧板和掌侧夹板下端超过腕关节,尺侧板和背侧板不超过腕关节,限制腕关节向掌侧和桡侧活动。

b. 背侧缘骨折:在骨折远折端掌侧和背侧各放置 1 个平垫,背侧板超腕关节,掌侧不超腕关节,限制腕背伸活动,腕轻度掌屈固定。

c. 掌侧缘骨折:在骨折远折端掌侧和背侧各放 1 平垫,掌侧板下端超腕关节,背侧板不超腕关节,限制腕关节掌屈活动。腕固定于轻度背伸位。

d. 茎突骨折:在桡骨茎突桡侧和尺骨下端各放置 1 平垫,桡侧板下端超腕关节,尺侧板不超腕关节,限制腕关节桡偏活动,将腕固定在尺偏位置。

夹板安放妥善后,用 3~4 条结扎带距离均等的捆扎,前臂用颈腕带或三角巾悬挂于胸前。成人 4~5 周,儿童 3 周左右解除外固定。

②石膏托固定:伸直骨折和骨骺分离背侧移位型,手法复位后,腕关节掌屈和尺偏位,将预制约 10~12 层宽石膏片,置在前臂背侧。石膏片上端达前臂中 1/3 处。下端至掌骨头,拇指对掌位,绷带缠绕包扎。屈曲型骨折,腕关节背伸及尺偏位,应用前臂背、掌侧各 1 个石膏托固定,石膏片下端超腕关节固定。背侧缘骨折和掌侧缘骨折,均用掌、背侧超关节石膏托固定,背侧缘骨折腕部轻度掌屈,掌侧缘骨折腕轻度背伸位固定。桡骨茎突骨折,桡侧石膏托超腕尺偏位置固定。

③石膏托和木板固定:伸直型骨折和背侧缘骨折,背侧石膏托下端超腕关节,掌侧木板不超腕关节固定于掌屈位。屈曲型骨折和掌侧缘骨折,掌侧用石膏托下端超腕关节,背侧木板下端不超腕关节,腕关节背伸位固定。

④硬纸壳固定:利用厚纸板或 X 光胶片盒按所需长度和宽度,剪成 4 块。桡骨下端骨折

各类型的压垫放置,固定范围及腕关节位置要求与木板固定相同。

3）固定后注意事项

①手法复位、固定后,立即进行透视或照腕关节正、侧位 X 线片,检查复位效果。如果不满意重新复位再固定,至复位满意为止。

②注意观察手指及手部血循环变化,若肿胀严重,疼病剧烈,应调松结扎带。若肿胀消退,固定物松脱时,应缩紧结扎带,防止再移位。

③固定后 2 周左右应照 1 次 X 线片复查骨折断端对位情况。解除固定后再拍片 1 次确定愈合程度。

④功能锻炼:固定后,应督促患者进行手指屈伸活动,如伸指握拳的操练。加强肩、肘关节活动,防止关节粘连。解除固定后,锻炼腕关节屈伸和旋转活功,可配合中药薰洗。

（2）手术治疗:桡骨下端背侧和掌侧缘骨折,骨折块较大。手法复位后不稳定者,早期切开复位克氏针或钢板内固定。陈旧骨折畸形愈合在 4 周以上者,不宜手法复位,若有神经刺激或压迫症状,肌腱功能受限或前臂旋转功能障碍,可考虑矫形手术。可按实际情况选择手术方法。

（二）腕舟状骨骨折

1. 解剖特点

舟骨于腕骨近排桡侧,呈舟状。其凹形关节面与头状骨接触,凸形关节面与桡骨下端关节面钩成关节,另外它与大小多角骨及月骨关节相连。

舟状骨的血运,是由结节部、腰部进入的血管供应血液。骨折后,近端丧失血供,不易愈合或发生缺血性坏死,有时供应舟骨的血管平均地分布在两个主要关节面间的韧带嵴上,近端骨折段仍有血运,骨折愈合不受影响。

2. 病因

多由传导暴力所致,如跌倒时手掌触地,迫使腕部桡偏背伸,地面冲击暴力由舟骨结节向上传达,舟骨被桡骨下端关节而的背侧缘或桡骨茎突缘切断,而发生骨折。

3. 分类

可分为腰部骨折、近端骨折,结节骨折其中腰部骨折较常见,易发生不愈合或骨折近端发生缺血坏死。

4. 诊断要点

鼻咽窝肿胀、压痛明显、腕活动受限,腕桡侧偏挤压或叩击第二、三掌骨头部,腕部剧烈疼痛。

拍摄腕关节正、侧、斜位 X 线片确定诊断。有些裂纹性骨折,早期 X 线片可显示为阴性。如临床疑似骨折,应暂按骨折处理。过两周后再次拍片可清楚看见骨折。

X 线鉴别诊断:若有外伤史、X 线片显示骨折线明显增宽,骨折端囊性变化明显,或骨折端密度增高,为陈旧性骨折。

先天性双舟骨，临床少见，与陈旧性骨折不同点是两块骨之间界线清楚，整齐、光滑、无致密增高影像。

舟骨骨样骨瘤可见骨质疏松区中央有一密度增高区，并有硬化区。

5. 治疗

（1）新鲜性骨折的治疗：新鲜舟骨骨折有移位者，经手法复位，均应采取非手术治疗。将腕背伸30°，腕稍尺偏，拇指对掌功能位，前臂中立位，进行石膏型固定。要求石膏管型上端自前臂上1/3，下端至拇指掌骨及其余指掌骨头近侧，相当于掌横纹，以不妨碍握拳及手指屈伸活动为宜。腰部或近端骨折应固定4个月，结节骨折则固定2个月。有人应用硬纸板进行固定，将腕尺偏位固定，材料轻便，水浸后使用符合体形，干硬后固定可靠。

（2）陈旧性骨折治疗：陈旧性骨折如无疼痛症状，或老年人不需特殊治疗。而年轻又有活动疼痛者，可按病理变化选择手术方法。

1）植骨术：骨折线清晰，断面轻度硬化，腕桡偏活动度好，骨折部不与桡骨茎突边缘相接触。在鼻烟窝部作3cm长的横切口，将伸拇长肌腱拉向背侧，外展拇长肌及伸拇短肌拉向掌侧，腕关节掌屈，切开关节囊，暴露骨折线及舟骨结节，用细骨钻从舟骨结节沿其纵轴，穿过骨折断面至骨折近端钻一骨孔。于桡骨远端背侧取一长条骨栓，其直径及长度与骨孔直径及深度相等，插入骨栓。术后石膏管形外固定，至骨折愈合。

2）桡骨茎突切除术：舟骨腰部骨折，骨折线清晰，无明显硬化，有囊性改变，腕关节背伸时，桡骨茎突与骨折部能接触，日久会形成创伤性关节炎，于鼻烟窝正中纵向上切口长3~4cm，将伸拇长肌向背侧拉，外展拇长肌，伸拇短肌向掌侧拉，腕关节尽量尺偏，切开腕桡侧韧带，关节囊及骨膜。剥离骨膜暴露茎突，距舟骨骨折线向近端0.2cm左右，切除桡骨茎突约1cm，并切除部分骨膜，术后石膏托固定2周。

3）茎突切除及植骨术：腰部骨折有轻度硬化，腕桡偏时桡骨茎突与骨折部能接触，日久会形成创伤性关节炎者。按桡骨茎突切除术切茎突，然后在掌侧舟骨结节处作1cm长的横切口，暴露结节后沿舟骨纵轴钻骨孔，穿过骨折断面至近端，取桡骨茎突切除部做成骨栓，插入骨孔固定。术后石膏托固定2周，拆线后更换石膏管型固定至骨愈合。

4）舟骨切除术：舟骨部分坏死，腕关节疼痛，尚未发生创伤性关节炎。根据舟骨坏死范围可行部分或全部舟骨切除。按植骨术切口暴露舟骨。切除坏死部分是必须辨认清楚，防止月骨切除。切除全部舟骨，找到骨折线，确定是舟骨后则切除。

5）腕关节融合术：骨折不愈合，并有严重创伤性关节炎，腕部活动受限，疼痛明显。于腕背正中作“S”形或纵形切口，长约8~10cm，切开腕背侧韧带，将伸指总肌腱拉向尺侧，伸拇长肌腱向桡侧拉，切开关节囊，必要时切断桡侧伸腕长，短肌腱。暴露桡、舟、月关节。切除其关节面，再用小骨块充填之间隙。或从桡骨下端背侧凿取长3cm，宽1cm，厚0.5cm骨块，并将头、月关节面切除，在头、月骨背侧凿成骨槽，将骨块向远端滑移，剩余骨质植入骨槽近端内，用3枚螺钉固定骨块。术后石膏管形固定3个月。

6）其他腕骨骨折：骨折机会较少，如豌豆骨被尺侧屈腕肌牵拉，致成撕脱骨折。将腕掌屈位石膏托固定4~6周。钩骨、三角骨撕脱骨折，对功能影响不大，只需腕背伸位固定4周即可活动。

第六节　手部骨折

（一）掌骨骨折

1. 拇指掌骨骨折

（1）基底部骨折：由于间接的传导暴力所致，多为横断型。骨折远段受屈拇长、短肌、大鱼际肌及内收拇肌的牵拉，掌屈内收，近折端受外展拇长肌牵拉，骨折处向桡背侧成角。局部轻度肿胀，拇指内收、外展功能丧失。

1）新鲜性骨折的治疗，在麻醉下进行手法整复，一手握腕，将拇指放置在骨折处背侧，另一手握住拇指牵引并使掌骨头外展。同时握腕部手的拇指由成角处向尺及掌侧推按，矫正成角畸形。

手法整复成功后，在掌骨头掌侧及骨折成角侧，各置放一纸压垫，橡皮膏条固定，然后将30°弧形外展板置于前臂桡侧，其长度自前臂中段至拇指基节指骨中部，弧形外展板成角部正好对准腕关节，先用2条较宽的橡皮膏条，将外展板近段固定在手腕及前臂上，最后用1条较窄的橡皮膏条，以环形方式将掌侧垫与外展板远端固定。保持第一掌骨外展位，拇指屈曲对掌位。经透视或摄X线片检查对位满意，用绷带包扎固定。每周检查1次，4周后解除固定，进行功能锻炼。

2）陈旧性骨折的治疗，因失治或治疗不得当，则可造成掌屈内收，向背、桡侧成角畸形愈合，虎口变窄，拇指握力减弱。

可行楔形截骨及克氏针固定术，于第一掌骨桡背侧做纵形切口切开皮肤、皮下组织及骨膜，剥离骨膜暴露掌骨隆起骨突处，根据所需矫正的角度，进行楔形截骨术，矫正背侧成角畸形，采用2枚克氏针交叉内固定，针尾埋于远侧皮下。术后石膏托固定3周，6周后拔除克氏针。

（2）基底部骨折合并腕掌关节脱位（Bennett氏，本奈氏骨折）：此症多由传导暴力所致，骨折线从掌骨基底尺侧远端斜向桡侧近端经腕掌关节，掌内侧折端呈三角形骨块。其骨折块与大多角骨的关系不变。基底部外侧骨折端，因受外展拇长肌的牵拉和屈拇肌的作用，从大多角骨关节面上向桡、背侧移位，并向掌侧屈曲。

1）非手术治疗：手法整复及外固定同基底部骨折，如经弧形外展板固定，易再移位者可行拇指骨牵引，用短臂石膏管型固定拇指于外展对掌位。先在拇指横纹顶端沿远节指骨纵轴向指端划一纵线及从指甲根部划一环行线，二线在拇指侧方交叉，此处穿入1枚细克氏针，然后在患肢前臂上短臂管型石膏，石膏下缘至掌横纹为止，在拇指平掌指横纹，使拇指呈外展对掌位。用中号铁丝弯成长弧形，铁丝两端放在拇指石膏型两侧，用石膏绷带加强固定。上好指牵引弓与铁丝远端，使拇指保持外展对掌位，3周后解除牵引及石膏管型，更换外展板固定。

2）手术治疗：保守治疗失败者，应采取手术切开复位克氏针内固定。

（3）骨干骨折：因直接暴力所致，多为横断和粉碎骨折。由于受屈拇长肌、大鱼际肌及内收拇肌的收缩，骨折部向背侧有成角畸形，局部肿胀，压痛明显。

横断骨折可用手法复位，一手握腕，另一手握拇指的掌骨头，相对牵引，并外展骨折远段。同时用拇指向掌侧压迫骨折成角处，使其对位。复位后用弧形外展板固定同基底部骨折。

斜形或粉碎骨折：手法复位后不稳定者，可进行拇指骨牵引及前臂石膏管型牵引固定。同基底骨折合并腕掌关节脱位。

2. 其余掌骨折

（1）掌骨基底部骨折：常见第二、三、四掌骨基底骨折，由于撞击暴力所致，因为腕掌关节活动范围较小，骨折后一般移位不明显。即使有轻度移位愈合对功能影响不大。

有明显移位骨折，进行手法复位，采用短臂石膏托或掌背夹板包扎固定。

（2）掌骨干骨折：可发生单一或多根掌骨骨折。直接暴力致成横断或粉碎骨折，间接的扭转或传导暴力，可致成斜形或螺旋形骨折。骨折后因屈指肌及骨间肌的收缩作用，断端多向背侧成角或重叠移位，局部肿胀、压痛，掌骨头凹陷，叩击掌骨头疼痛。

可根据骨折类型及复位后稳定程度，而选择治疗方法。

1）手法复位及固定：助手握持腕部，术者一手握手指进行牵引，矫正重叠移位，另一手拇指与示指分别放骨折处的掌侧和背侧。如属于斜形骨折，进行分骨及侧推手法，横断骨折，采用折顶及分骨手法使其复位，手法复位后，可按骨折移位情况，在骨折背侧或掌侧置放平压垫，于手背骨折的两侧放置分骨垫，然后在手掌及手背各置1块与手等宽夹板或硬纸板固定，用橡皮膏条及绷带加强固定，此法适应掌骨横断，小斜形骨折。如果一、二掌骨横形骨折，手法复位较稳定，可将腕背伸位，手指屈曲，松缓伸腕肌、屈指肌及骨间肌，从前臂至近节手指背侧行石膏托固定6周，在固定期间可活动指间关节。

2）切开复位内固定：斜形或螺旋形骨折手法复位难以矫正严重的移位，可行切开复位克氏针内固定术。

于骨折背侧作一纵形切口，显露骨折断端，先从远侧断端向掌骨头穿入1枚克氏针，针尖端尽量从掌骨头背侧穿出皮肤，使针尾端与骨折远侧断端齐，直视下复位骨折后，再将针顺近侧断端髓腔穿入至掌骨基底部，术后短臂石膏托固定，6周后拔除克氏针。

3）指骨牵引：掌骨呈粉碎性骨折，不宜切开复位内固定者，可选短臂石膏托及末节指骨牵引治疗，3周后可解除牵引，石膏托再固定3周。

4）陈旧性掌骨干骨折：遗有掌骨向背侧成角或有旋转移位，合并掌指关节囊挛缩，患指屈曲功能障碍，还影响邻指的功能。

对于有掌骨畸形又合并掌指关节囊挛缩者，可先行掌骨畸形矫正术，骨折愈合后，则进行掌指关节侧副韧带切除术，恢复关节屈曲功能。

①掌骨畸形矫正术：掌骨背侧作“S”形纵切口，游离伸肌腱，切开骨膜，经骨膜下剥离显露掌骨畸形部，沿掌骨纵轴凿一痕迹作防止旋转标志，然后在成角处行楔形截骨，矫正成角畸形，如原有旋转畸形，截骨后，屈指指端对准舟骨结节方向。然后行克氏针髓内固定，如不稳定，从桡或尺侧另用1枚克氏针横穿2~3掌骨防止旋转。术后石膏托固定4周。

②掌指关节侧副韧带切除术：在掌指关节两侧背部各作一切口，暴露近侧指骨背侧筋膜扩张部，顺其纤维方向切开，牵开骨间肌显露关节囊侧方增厚硬韧部分即侧副韧带。韧带纤维走向是由掌骨头侧方偏背侧斜向近节指骨基底侧方掌侧。掌指关节被动屈曲时韧带即绷紧，可辩认其界线。将韧带由起止点处彻底切除，之后关节可被动屈曲，如有关节囊粘连可

剥离掌骨头及近节指骨基底掌侧的关节囊，近节指骨基底关节能沿掌骨头滑动达到90°屈曲为止。术后克氏针固定掌指关节屈曲90°，10天后拔针。

(3) 掌骨颈骨折：多发于第五掌骨，其次为第四掌骨颈部，多因传导暴力或直接暴力所致，骨折多为横形，远折端因骨间肌、蚓状肌及屈指肌的牵拉，向掌侧屈曲，骨折处向背侧成角畸形。又因手伸指肌腱牵引引起掌指关节过伸，近节指骨向背侧脱位，手指越伸直越显著。

手法复位时，术者一手牵拉手指，另一手拇指从掌侧向背顶掌骨头，示指由背向掌侧按压成角处，然后屈曲掌指关节90°使近节指骨基底关节面托住掌骨头。手法复位后，掌指关节屈曲90°及指间关节屈曲，短臂石膏背侧托至远指间关节固定，或用直角夹板，掌侧绷带卷固定。

手法复位失败者，于掌骨背侧作"S"形切口，牵开伸肌腱，切开骨膜，暴露骨折部，避免损伤关节囊，直视下将骨折对位，采用克氏针自掌骨头偏侧穿入经骨折面至近折段髓腔内固定。为防止旋转移位可在骨折远段穿1枚横克氏针，术后石膏托功能位固定，4周拔除克氏针。

陈旧性掌骨颈骨折：表现掌指关节过伸挛缩，掌指关节屈曲受限，掌骨头向掌侧隆起，握物时有压迫性疼痛。

掌指关节成形术，改善掌指关节屈伸活动。掌骨背侧"S"形切口，游离伸肌腱，切开骨膜，切除掌骨头，残留端掌面多切除些，便于近节指骨屈曲不受限制。术后背侧石膏托固定功能位2周。

（二）指骨骨折

1. 近节指骨骨折

在指骨骨折中近节发生率较高，因传导暴力所致，骨折断端受骨间肌、蚓状肌及伸指肌腱的作用，而向掌侧成角畸形。

(1) 手法复位外固定：术者一手握骨折远段指骨牵引。另一手拇指放骨折掌侧示指在背侧捏住骨折处，牵引同时屈曲指间关节，拇指向背侧顶矫正成角畸形，如有侧移位，拇、示、指从侧方捏挤矫正，手法复位后，将掌指关节屈曲45°，近侧指间关节屈曲90°，将粗细适当的绷带卷或链霉素空瓶握于掌、指之间，用绷带缠绕固定，固定时指远端应指向舟骨结节。横断稳定性骨折，手法复位后，可用4块不超关节的夹板固定，亦可使用石膏托固定，其范围由前臂至患指末节。

斜形不稳定骨折，可采用短臂石膏托指骨牵引或手指掌、背橡皮膏条牵引及丁字铝板治疗，其方法是用较窄橡皮膏条2条，长约20cm，在患指的掌、背侧各粘1条，并用2条橡皮膏环形固定松紧应适度，防止过紧影响血运，将2条橡皮膏系在一起，套上橡皮筋作牵引动力，应在2条橡膏条之间放木板分开，防止牵引时夹指，并用丁字铝板功能位固定在腕及手指上，将胶皮筋挂在铝板远端钩上，进行持续牵引，牵引张力应适当。

(2) 切开复位内固定：手法复位及外固定失败者，可切开复位克氏针内固定。横形骨折，2枚克氏针交叉在关节面背侧穿出。斜形骨折，2枚克氏针相平行与骨折线垂直穿入骨质，针尖端穿出对侧骨皮质1~2mm，针尾留于皮肤外面，取针方便。1枚克氏针固定时，亦应从关节面背部一侧穿出,不仅防止关节活动受限,而固定也比较牢固。

有人进行闭合手法复位后,在透视下将克氏针从骨折远端关节面背部一侧穿入髓腔,经过骨折线,针进入近侧骨折端。

2. 中节指骨骨折

骨折可发生于屈指浅肌腱附着点的近、远侧,其骨折变化则不相同。若骨折发生于屈指浅肌腱止点的近侧,则远端骨折段被浅肌牵拉屈曲,向背侧成角畸形。若骨折发生于屈指浅肌止点远侧,则骨折近段受浅肌牵拉,使骨折近段向掌侧屈曲,骨折向掌侧成角畸形。

手法整复骨折畸形后,若骨折向掌侧成角者,患指应屈曲位,采用绷带卷或

石膏托固定于屈曲位。若骨折向背侧成角者,手指伸直位,小夹板或石膏托固定。如不稳定骨折亦可穿克氏针固定。

3. 末节指骨骨折

常由于打击,挤压直接暴力致成骨折,软组织损伤较严重有时合并开放伤,可发生爪粗隆,骨干、基底部撕脱骨折,前二部位骨折不需特殊处理,但骨折愈合较慢。如合并开放骨折,有小骨片分离时可以清创时摘除。

4. 关节内骨折

多因直接暴力所致或因强力伸屈或扭转发生撕脱骨折。如骨折片极小则对关节功能影响不大,若较大的骨片,则造成关节面的缺损或不平整,处理不当,将发生关节功能障碍,继发创伤性关节炎,因此,要争取早期手法复位及稳妥的外固定,外固定时间应短,以便早期锻炼关节功能。

若手法复位及外固定失败者,则早期切开复位及内固定。

第七节 髋部骨折

(一) 股骨颈骨折

1. 解剖生理

股骨上端包括股骨头、股骨颈和大小粗隆,主要由松质骨构成。股骨颈位于股骨头与粗隆部之间,直径为2~3cm,有支撑躯干,扩大运动范围的作用。股骨颈与股骨干两轴线之间形成一个内倾角,称为颈干角。该角度在110°~140°,成人的颈干角平均132°,儿童则为151°,该角度大于正常为髋外翻,小于正常为髋内翻,正常的股骨头略向前倾斜,股骨颈中轴线上股骨两髁中点联线在水平面上构成的角度为前倾角,或扭转角,约12°~15°。治疗股骨颈骨折和粗隆间骨折时,应注意恢复正常的颈干角和前倾角,特别是颈干角,否则将引起髋内翻或髋外翻畸形,影响髋关节活动和正常步态。股骨颈的外面有关节囊包裹,起于髋臼边缘及髋臼唇,前面止于粗隆间线,后面止于股骨颈中1/3与远侧1/3交界处。因以股骨颈前面全部在关节囊内,后面只有内侧2/3部分在关节囊内。关节囊的外面还有韧带加强,这些韧带与关节囊纤维层紧密交错,以至不能分离。

（1）股骨头、颈的血液供应：股骨头、颈部的血液循环主要有三组动脉供应。

1）圆韧带动脉：来自闭孔动脉的髋臼支，由圆韧带进入，血管细小，供血量有限，仅供应股骨头的头下部。

2）上、下骺干骺端动脉，来自旋股内、外动脉的升支，环绕股骨颈基底部，形成一动脉环，发出关节支、自关节囊远端附着处穿入关节囊，而形成上、下骺端动脉，沿关节囊与股骨颈之间走向股骨头，是滋养股骨头，颈的主要血管。

3）股骨滋养功脉：自股骨髓腔上行，一般仅达股骨颈，小部分与关节囊支有吻合。主要供应股骨颈基底部的血液循环。

股骨颈骨折或髋关节脱位时，均可使上述血管损伤，致骨折不愈合，或发生股骨头缺血性坏死。

（2）股骨头，颈的参考数值

1）股骨头直径最小为 33. 8mm，最大为 55. 0mm，平均 45. 0mm，男性大于女性。

2）股骨颈最小横径 22. 1mm，最大 41. 0mm，平均 31. 1mm，男大于女。

3）股骨头颈轴长度 70. 0～109. 0mm，平均 89. 2mm，男大于女。

2. 病因

股骨颈骨折多发生于 50～70 岁老年人，常由间接暴力所致。因骨质疏松，股骨颈脆弱，由于轻微外伤，如下肢突然旋转或大粗隆部着地等，即可引起骨折。本病也可发生于青壮年，多为强大暴力所致，如车祸、高处跌下等，常合并有骨盆、髋臼和粗隆部等骨折。

3. 分类

（1）按骨折的发生部位分型

1）头下型：全部骨折面位于头颈交界处。

2）经颈型：骨折面通过颈部。如骨折面恰在颈部中间，称为颈中型。这种骨折比较少见。大多数骨折面一部分通过头下，一部分通过股骨颈，可称为头颈型。

3）基底型：骨折发生在股骨顶从底部。

前两型骨折都发生在关节囊内，称为囊内骨折；基底型骨折在关节囊外，称为囊外骨折。后者移位不多，除来自股骨干髓腔的滋养血管中断外，来自关节囊的血运不受影响，预后良好。但头下型和经颈型均属囊内骨折，移位多，剪力大，供血差极易产生骨折不愈合和股骨头缺血性坏死。

（2）按骨折断端之间的关系分型

1）外展型：骨折两断端之间外侧骨质相嵌入，颈干角大于正常。由于骨质嵌插，位置稳定，头颈依然保持联系，下肢外旋畸型不明显。

2）内收型：骨折错位明显，颈干角小于正常，呈髋内翻畸形，骨折处剪性应力作用大。由于肌肉的收缩，骨折远端向上移位，使头颈骨折处更加分离，骨折不稳定，又因血液供应中断，骨折不易愈合，以致发生股骨头缺血性坏死。临床上内收型比外展型更多见，且治疗困难，预后也较差。

（3）按 Linton 氏角度分为两种类型：骨折线与股骨干纵轴的垂直线之间形成的角度称为 Linton 氏角。该角小于 30°，骨折面互相嵌压，剪性应力小，骨折稳定，有利愈合，故称为稳定性骨折；大于 45°，承受剪性应力大，骨折相对不稳定，大于 70°时，骨折不易愈合，故称为不稳定骨折。

以上几种骨折类型的划分，对股骨颈骨折的治疗和预后均有密切关系和指导意义。

4. 症状和诊断

（1）髋部疼痛：伤后髋部疼痛和活动受限，活动伤肢或叩击足跟部以及大粗隆部时，均能引起髋部疼痛加剧，在腹股沟中点的下方有明显的压痛。

（2）患肢畸形：伤肢多有轻度屈髋、屈膝及外旋畸形。因骨折远端受肌群牵引而向上移位，伤肢变短。

（3）功能障碍：特别是内收型不稳定性骨折的患者，因移位而功能完全丧失，伤后不能坐起和站立。但外展型无移位的骨折，尤其嵌插性骨折的患者，仍能行走，应予警惕，以免误诊。必要时拍摄 X 线片检查，避免因误诊而使无移位的稳定性骨折转变为移位的不稳定性骨折。

（4）其他检查

1）Neleton 线：在正常情况下，髂前上棘，大粗隆顶端和坐骨结节，三点在一条直线上，这条线称为 Neleton 线。如有股骨颈骨折或其他原因引起的股骨上移，刚大粗隆顶点上移超过此线。

2）Bryant 三角：伤员平卧位，自髂前上棘作一垂线，并与自大粗隆顶点所作的平行线相交，并自髂前上棘到粗隆顶点作一连线，即成 Bryant 三角。股骨颈骨折有错位时，大粗隆顶点与髂前上棘间的水平连线（三角的底边）短于健侧，证明大粗隆上移。

（5）X 线检查：临床上凡疑有股骨颈骨折，应作 X 线摄片检查。这对骨折的早期诊断，了解骨折的类型和决定治疗方案等方面，具有指导作用。多数股骨颈骨折均可在前后位 X 线片上显示。为明确骨折移位情况，可摄侧位片。对无移位或嵌插骨折，在伤后立即拍片，有时不易显示骨折线。如不能排除骨折，可摄健侧髋关节片对照，或在伤后见 2～3 周拍片复查，这时，因骨折断面骨质坏死吸收，可显示清晰的骨折线。

（6）股骨颈囊内、外骨折的鉴别诊断：股骨颈头下或经颈骨折，骨折断端位于关节囊内，髋部无肿胀，只股三角处肿胀，下肢外旋畸型因受关节囊阻拦，不超过 70°。股骨颈基底部骨折，断面位于关节囊外，髋部有明显肿胀，局部有出血性淤斑，因远侧折段不受关节囊阻拦，下肢外旋畸型可达 90°，患足外侧缘与床面相接触。

5. 治疗

股骨颈骨折属关节内骨折，股骨颈仅有一薄层没有生长层的骨膜，因此，骨折愈合不是依靠桥式骨痂，而是靠跨越骨折内的骨痂生长。股骨颈供血很差，骨折愈合迟缓或不易愈合，因而在早期处理中，必须作到解剖复位和坚强固定。自用三翼钉内固定治疗股骨颈骨折以来，使疗效提高到 80%，但复位不满意，骨折不愈合率在 15%～25%，而股骨头缺血坏死率在 25%～35%。所以股骨颈骨折不愈合，股骨头缺血性坏死，仍是一个难题，有待进一步探讨理想的治疗方法。

（1）非手术治疗

1）新鲜无移位（外展型）骨折的治疗这类骨折属于稳定性骨折，不需手法复位，让病人卧床,患肢要适当外展,为了避免外旋患足应穿防旋鞋。同时要嘱病人做到"三不",即:不盘腿,不侧卧,不下地持重,或用皮肤牵引6~8周后,可扶拐不负重下床活动,每2~3个月拍X线片复查1次,观察骨折愈合后,又无股骨头无缺血性坏死时,可负重行走,对儿童、少年不能合作者,可上单髋石膏裤固定2~3个月。

2)新鲜有移位(内收型)骨折的治疗,内收型骨折临床上较为常见,但愈合率仍未达到满意程度。为了使患者早期活动,减少并发症和增加骨折愈合率,目前国内一般认为应予以早期手法复位或手术内固定。但在手术前必须首先检查患者的全身情况,对并发症进行必要的及时的治疗,争取在短期内达到适于手术的条件,国内目前较常用的治疗方案为手法或牵引复位,应用闭合三翼钉或加压螺旋钉、骨圆钉固定。

①整复方法

a. Whitman手法牵引法:患者仰卧于骨科手术牵引床上,健侧下肢伸直,髋关节外展20°~30°,踝关节中立位,并在用棉垫保护下,将踝及足固定在足部支持板上,然后顺患肢畸形缓缓伸直,用棉垫保护踝部,而后用绷带将踝部及足部固定在骨科手术床的足部支持板上。术者面对足部支持板站立,双手握住足部支持板的支柱,稳妥且和缓地用力向远心端牵引,以恢复患肢长度,但牵引力不宜过大,以免过牵。在维持牵引量的作用下,使股骨内旋并带动大粗隆同时向前移动,使骨折面相互衔接。在保护患肢于内旋位的姿势下,徐徐外展到20°~40°,以期将股骨颈端推向股骨头端,使两骨折断端相互接触,不再移位。

b. Leadbeller手法复位法:术者一手握踝部,另一手之前臂放于腘窝,而后使髋和膝关节屈曲至90°,并向上提拉牵引。同时将髋关节外展20°~30°,在保持拔伸和在进行外展与内旋髋关节的同时,将全下肢伸直,然后进行掌跟试验,即以手掌托住患侧的足后跟,如不再外旋,即表示复位成功。

c. 骨牵引逐步复位法:病人入院后先在局麻下做胫骨结节骨牵引。根据病人的年龄、体重和肌肉力量给以适当的牵引重量,一般给4~8kg。患肢牵引方向应和股骨头的变位方向一致:若股骨头内收,则患肢先在内收位牵引;若股骨头外展,则患肢先在外展位牵引;若股骨头中立,则患肢中立位牵引。牵引2~3天后拍正侧位床边X线片。如骨折远段已牵引下来,则将内收位牵引改为中立位或外展位,患肢由外旋改为内旋,以便纠正骨折的向前成角,使复位的骨折端紧紧地扣注,如尚未牵下,则调整内收或外展角度或适当调整重量,直到获得圆满复位为止,一般应在1周内完成。

②固定方法

a. 闭合三翼钉固定

I. 手术操作:现多采用闭式钻入导针,小切口,打入三翼钉内固定的方法。这样做的优点是创伤小、出血少、操作简单、手术时间短。也可做外侧切口,长4~5cm,暴露大粗隆基底部及其下方,在大粗隆下2~3cm处,按定位标记的方向,与股骨外侧骨皮质成40°~45°角插入2~3根不同方向的导针。插入深度3~9cm。摄前后位和侧位X线片,选最理想的作为打钉导针,其他导针在不影响三翼钉打入时,可作固定针,否则应拔出。为防止股骨头在打三翼钉而发生旋转变位,可另加一根固定针直至髋臼。然后在导针的周围凿开骨皮质,选好长度适宜的三翼钉套在导针上轻轻打入,直至距股骨头关节面0.5cm为止。在打入三翼钉的过程中,要掌握定位方向,用力不要过大,并注意保持外露导针的长度不变和骨皮质不裂开的状态。再经摄X线片证实三翼钉内固定位置满意后,拔出导针,放松牵引,用嵌插器轻击大粗隆，使骨折端互相嵌插，但不要用力过大以免因骨折处过多嵌插而短缩。

Ⅱ. 三翼钉内固定的要求标准，骨折整复达到解剖复位，股骨头不旋转、骨折端接触紧密，而三翼钉内固定的方向并不与股骨颈的轴线一致。最理想的位置是由粗隆下 3cm 处进入，靠近股骨颈内侧骨质，方向大于颈干角，钉端深度达股骨头软骨面下 0.5cm，钉尾外露 0.5cm，侧位 X 线片显示三翼钉通过股骨颈、头的中部，对复位不满意者，切忌打入三翼钉，否则将影响骨折愈合和功能恢复。如伤情允许，应考虑切开复位直视下三翼钉内固定，或采用带肌瓣骨移植术。

Ⅲ. 术后处理：外展位皮牵引 3~4 周，防止下肢外旋，可穿中立位固定的木板鞋。鼓励早期坐起活动，适当作髋、膝伸屈和下肢的肌肉功能锻炼。根据骨折类型和内固定的稳定程度，可在 6~8 周扶双拐下地不负重活动，每隔 2~3 个月应进行 1 次 X 线复查，直至骨愈合后方可弃拐行走，时间约需半年左右。

b. 螺纹钉固定：以大粗隆顶点下 10~14cm 处作为进针点，与股骨干纵轴成 20°~35°夹角钻入第一枚螺纹针，紧靠骨折部内侧皮质到达股骨头距关节缘 0.5cm 处。钻入时瞄准腹股沟部的中点标记，掌握正位方向，钻入后摄 X 线前后位和侧位片。如钉位正确在该钉上下方 1.5~2cm 处各钻入 1 枚螺纹钉，再次摄片调整钉的深度，然后将钉孔周围的软组织下压后截断钉尾，使其埋在筋膜下肌肉组织中。术后患肢穿防旋鞋，1 周可扶拐下床。半年后 X 线示骨折线消失，拔出螺纹钉。

c. 双针起重机固定架：患者仰卧位，髋关节屈曲 10°~15°，患肢中立位。行胫骨结节牵引复位或手术牵引床快速复位。术前应首先定位，在髋关节前面皮肤上，于股动脉和腹股沟韧带交界处与大粗隆下缘，用美蓝画一连线，平行于连线上面放 1 枚定位针，在正位 X 光片上可准确测量出进针点，角度及深度，并把其测量的数据标画在皮肤上；在侧位 X 光片上，于大转子下缘引一条水平线，再平行于股骨头下缘画一条线，二线之文叉角，则为前倾角。手术应在局部麻醉和无菌技术下进行。在第一进针点用小尖刀刺破皮肤约 0.5cm，插入固定针，先将固定针打入骨皮质 0.3cm 左右，针尾可在 20°左右（不带动股骨转动）上下左右活动，应在瞄准器，瞄准颈干角及前倾角的进针方向，将 2 枚固定针平行于股骨顶纵轴成倒 V 形，用锤击入到股骨头软骨板下 0.2cm，针尾留于皮外 3cm，再安装外固定架。

d. 加压螺旋钉固定采用特制不锈钢螺旋钉。螺旋钉前半部的螺纹直径比后半部分的大，用力拧螺钉时，通过骨折线而起加压作用。其优点可避免打三翼钉时发生卡壳、断针、骨皮质劈裂或整复后骨折变位，股骨头旋转等现象。手术创口小，操作简单，固定可靠，从而简化了手术过程。

（2）手术治疗

1）切开复位内固定，适应于骨折超过 3 周，经早期治疗骨折不愈合，或股骨头已发生缺血性坏死者，可根据年龄、健康情况及骨折处不同的病理变化，分别选用以下几种固定方法：

①切开复位三翼钉内固定术；

②切开复位股方肌肌蒂骨块植骨术；

③切开复位阔筋膜张肌或缝匠肌带髂骨移植术；也可选择性的用三翼钉、加压螺旋钉，钢针内固定等方法进行治疗。

2）截骨术：适用于一般健康情况较好，骨折移位较小的不愈合或纤维性愈合而无股骨头坏死的患者。对新鲜骨折无条件做内固定的患者也可采用。截骨后须做内固定或植骨术。此术通过改变下肢承重线,减下骨折部的剪性应力,并借助截骨的新创面促进骨折愈合。

(二) 股骨粗隆部骨折

1. 解剖生理

粗隆部位在股骨上端关节囊之外,由大粗隆和小粗隆组成。前面有粗隆间线,后面有粗隆间嵴。其部位骨质为松质骨,还有关节囊、韧带及肌肉附着。血液循环丰富,故骨折后愈合快。大粗隆部有臀肌附着。后方有股外侧肌,孖上、下肌、梨状肌、闭孔内肌、股方肌,小粗隆有髂腰肌附着。

2. 病因和分类

(1) 病因

1) 内在因素:老年人骨质疏松,肢体不灵活或骨质病变。常见转移性骨肿瘤、骨纤维异常增殖症、骨巨细胞瘤等。轻微外力就能造成骨折。

2) 外在因素

①间接外力:跌倒时大粗隆遭受内翻及向前成角的复合应力而造成骨折,如下肢突然扭转、跌落等。

②直接外力:跌倒后大粗隆部着地,外力直接撞击而致骨折,因大粗隆部骨质脆弱,故多为粉碎性骨折。

(2) 分类

1) 按骨折线走行和部位分类

①顺粗隆间型:骨折线自大粗隆顶点稍向下方斜向小粗隆的上方或稍下方。骨折线与粗隆间线平行,小粗隆有时成为游离骨片。小粗隆分离原因,是由于向前成角力和内翻压应力复合应力的结果。股骨上端内侧的骨坚质完整,颈干角虽然减小,但髋内翻不严重,移位比较少,远折端轻度外旋。

②顺粗隆间粉碎型:骨折线的走行方向与顺粗隆间型骨折相同。由于造成骨折的暴力较大,或骨质疏松脆弱,或内外因兼备。小粗隆变为游离骨片,大粗隆及内侧骨坚质而破碎。因此,颈干角明显减小,髋内翻严重。远折端明显上移,患腿外旋。

③反粗隆间型:骨折线自大粗隆下方斜向小粗隆上方,与粗隆间线大致垂直,与粗隆间移位截骨术的方向大致相同,小粗隆有时成游离骨片。骨折移位时,骨折近端因受外展肌与外旋肌的牵拉而呈外展、外旋,远折端因受内收肌与髂腰肌的牵拉而向内向上移位。

④粗隆下型:骨折线经过粗隆的下方多为横形或斜形、锯齿形。骨折也可轻度粉碎,骨折近折端可能屈曲、外展、外旋移位,远折端向内及外旋移位。

2) 按骨折稳定程度分类

①稳定型骨折:骨折线顺粗隆间走行,外高内低,但股骨上端内侧骨坚质保持完整,如顺粗隆间型骨折,复位后较稳定,不易形成髋内翻。

②非稳定型骨折:骨折线与粗隆间线或粗隆间嵴走行相反,或与粗隆间线走行相同。股骨上端内侧骨坚质呈粉碎,失去支柱作用。如顺粗隆间粉碎型,其次是反粗隆间型、粗隆下

型骨折。

3. 症状和诊断

下肢短缩及外旋畸形明显,下肢外旋70°~90°。髋部及大腿上端肿胀严重,粉碎性骨折有高度肿胀,移位性骨折局部疼痛严重,有骨擦音,骨传导音减弱,大粗隆上移,布瑞安氏三角BC线比健侧短,大粗隆在纳勒通氏线上1cm以上,卡普兰交点在脐以下交叉。无移位性骨折肿胀轻、有压痛及旋转痛。

4. 鉴别诊断

粗隆间为囊外骨折,而松质骨出血较多,肿胀严重者波及大腿上端,皮肤有淤斑,环跳穴处压痛明显,下肢外旋畸形大,患足外缘可贴床面。股骨颈囊内骨折,关节内肿胀,所以髋部肿胀不明显,远折端受关节囊阻拦外旋比粗隆间骨折轻。压痛点多在腹股沟韧带中点的外下方,有时单凭临床检查不易与股骨颈基底骨折区别,需拍摄X线片相鉴别。

5. 治疗

(1) 非手术治疗:新鲜的粗隆间骨折,一般经非手术治疗可获得较好效果,因局部血循好,骨折愈合快,卧床时间短,一般健康状态是可以耐受的。对一些高龄患者或有重要脏器患严重疾病者往往是死于并发症。治疗中应提高警惕,预防并发症的发生。

1) 复位方法:无移位骨折不需整复,有移位骨折应用手法(与股骨颈骨折同),或骨牵引逐渐复位。

2) 固定方法

①不完全或无移位骨折:外展板固定,足穿防旋鞋,病人可坐起,练习股四头肌活动或屈伸膝关节,6周后解除固定。

②完全移位骨折:手法复位后外展板固定、持续性牵引。先进行持续牵引,开始按畸形位置牵引,重量为6~7kg,矫正短缩畸形后下肢外展中立位,牵引维持量为2~4kg,6 ~8周后去掉牵引,外展板固定。下肢能自动抬起,下床持拐不负重行走,待骨折临床愈合后可逐渐练习负重。

3) 预后及固定后的注意事项

①粗隆间骨折愈合快、病程短,极少有不愈合或股骨头坏死的。

②非手术治疗时易产生髋内翻畸形,注意矫正短缩畸形以恢复颈干角。将患肢固定在外展、中立位。

③牵引时要注意牵引重量,量过大易分离,量不足易大粗隆上移,要适当掌握。

④负重不宜过早,否则再移位,颈干角变小形成髋内翻。

⑤鼓励患者练功,防止坠积性肺炎及褥疮等并发症的发生。

4) 功能锻炼:骨折未达到临床愈合时,应注意不盘腿、不侧卧、不下地。经常做患肢肌肉运动和全身运功。解除牵引后,可扶拐不负重步行锻炼,尤其是不稳定性骨折,应通过临床及X线检查证实骨折愈合后才能逐渐负重。

(2) 手术治疗:对移位较大的不稳定病人,年龄太大,不能长时间忍受牵引治疗的。因失治、误治、有严重髋内翻畸形愈合的青壮年。

第八节 股骨干骨折

股骨干骨折约占全身骨折的6%,10岁以下的儿童最多,约占股骨干骨折总数的一半。该部骨折治疗不当易发生重叠畸形,成角畸形愈合。牵引过大可发生断端分离,或连接缓慢或不连接。常见的膝关节强直多发生于长期外固定的老年人、成年人,儿童则不易发生。

1. 解剖生理

股骨是人体最长的管状骨,以股骨粗隆下2~5cm到股骨髁上2~5cm为股骨干,骨质厚且坚强,外形为轻度向前凸,中1/3前凸最显著。此处的横断面为圆形,皮质骨最厚,骨髓腔最窄,股骨干上1/3的皮质较薄,骨髓腔亦较宽。在股骨干中1/3后侧表面有一纵形的股骨粗线,不仅有加强股骨干坚固性作用,且为大腿肌肉及肌间隔的附着处,切开整复骨折时为对位的良好标志。

股骨干周围有3组丰富的肌肉包裹,其中有受股神经支配的伸肌群;受坐骨神经支配的屈侧肌群;受闭孔神经支配的内收肌群。由于股骨干周围肌群太厚,股骨干的直径较小,单纯局部外固定不能保持骨折整复后的位置。所以,对于移位性骨折手法复位局部夹板固定后,应配合持续牵引治疗。

在股骨干前、后侧的伸、屈肌群相互拮抗保持平衡,所以股骨骨折向前成角的机会少。股骨干的内收肌群力量相对比外展肌群(臀中、小肌)大,骨折远端经常有内收移位。骨折端对位后有向外成角倾向,在治疗中必须注意。骨折切开复位内固定术后,如外固定不牢或解除过早,内收肌群收缩引起的成角力可将内固定物如钢板、髓内针变弯曲、折断或螺丝钉被拔出。

股动、静脉由腹股沟韧带下方穿出后下行到股鞘中,经由内收肌管,此段与股骨干之间有肌肉相隔,故股骨干中、上1/3骨折不易合并股动、静脉损伤。当股动、静脉穿过内肌大孔,至股骨下端后方,所以,股骨干下1/3骨折当断端向后成角时,易刺伤股动、静脉。

2. 病因和分类

(1) 病因

1) 直接外力:股骨干骨折主要因强大的直接外力所致,多为横断、粉碎、锯齿等类型,如:车压伤、重物打伤、挤撞、火器伤等。骨折断端一般移位明显,软组织损伤也较严重,成人股骨干骨折后,内出血多时可达500~1500ml。因此,出血多的患者在骨折数小时后可能出现休克现象。股骨挤压伤又有引起挤压综合征的可能。

2) 间接外力:如从高处坠落、重力与反作用力传导所致的骨折,杠杆作用,扭转作用等均可引起股骨干骨折,多为斜形、螺旋形骨折。

(2) 分类:骨折多发生在中、下1/3交界处,次为上1/3或下1/3部位,骨折断端因受暴力作用、肌肉牵拉的影响,可发生各种不同的移位。

1) 上1/3骨折:其移位方向较规律。骨折近折端因受髂腰肌、臀中、小肌及外旋肌的收缩而产生屈曲、外展、外旋移位。远折端则向后、向上、向内移位。

2) 中1/3骨折:两断端有重叠时,移位方向不固定,与暴力的方向有关。当骨折断面有接触时，因内收肌的收缩作用，断端向外成角。

3）下 1/3 骨折：骨折远端因膝关节后方关节囊及腓肠肌的牵拉，往往向后旋转移位。

3. 症状和诊断

有明显的外伤史，可能出现失血性休克。伤肢局部胀肿，疼痛、功能丧失。可出现短缩、成角、外旋等畸形，皮肤可有出血性斑点，假关节，骨擦音。中 1/3 或下 1/3 骨折，可摸到断端移位方向。测量髂前上棘到髌骨上缘的长度，与健侧相比，可有短缩。骨传导音减弱或消失。

股动脉损伤，足部有剧痛，运动障碍，皮肤苍白，趾甲充血不良，温度低或冰冷。足背动脉搏动减弱或消失。

腓总神经损伤，足下垂。背屈及外翻功能丧失，伸趾功能丧失，小腿外侧及足背部皮肤感觉减弱或消失，尤其在足第一和第二跖趾间蹼感觉消失证明腓总神经损伤程度严重。

X 线片检查，能证实骨折部位，移位程度及移位方向。

4. 治疗

（1）非手术治疗

1）复位方法

①手法复位：患者仰卧，用一宽布带从患侧大腿上端兜过，由一助手向上牵拉。另一助手握小腿上段，顺势牵引。根据骨折部位而决定屈髋、屈膝角度及患肢收展、旋转度，矫正重叠移位后，则整复侧方移位。矫正侧方移位方法如下：

a. 上 1/3 骨折：将伤肢髋膝屈曲外展、外旋，术者一前臂放于近折端的外前方，另一前臂放在远折端的内后方，两手交叉，同时用力，在两臂之间形成提按力，迫使骨折对位。

b. 中 1/3 骨折：将伤肢外展，术者用手自断端外侧向内推矫正成角，然后以双手在断端前后端提，内外夹挤。

c. 下 1/3 骨折：将膝关节屈曲 90° 位牵引，放松膝后方关节囊及腓肠肌对远折端的牵拉。术者可用两臂上下提按，上提远端向前，下按近端向后。

②持续牵引复位：对成人或儿童的斜形、螺旋形、粉碎不稳定性骨折可选用皮肤及骨骼牵引逐渐复位法，不仅矫正重叠畸形，还能起固定作用。若尚有残留侧方移位时，则进行手法矫正。若有旋转移位者，如斜形骨折两断面互不相对时，先采用旋转手法使两斜面改为相对面，然后通过牵引复位。

a. 悬吊皮牵引法：适用于 3 周岁以下的患儿。此法用粘膏条 4 根贴在两下肢内、外侧，长度应达于大腿根部，把伤肢和健肢同时垂直向上悬吊，可避免患儿不合作引起的断端旋转，治疗护理也比较方便。牵引重量以臀部稍离床为度，且健侧稍轻于患侧。牵引期间应注意双下肢血循环情况，3 周后解除牵引。

b. 水平皮牵引法：适用于 4~8 岁的患儿。用粘膏条贴于患肢内，外两侧，上端达骨折水平，然后用螺旋绷带缠住，或用下肢泡沫带进行牵引，将患肢放在大腿牵引架上，牵引重量为 2~3kg。股骨上 1/3 骨折，患肢应屈髋、外展、中立位，使骨折远端服从近端位置；当骨折位于下 1/3 时，尽量屈膝、松弛膝后方关节囊及腓肠肌，减少远端向后旋转移位。皮牵引期间，注意检查防止粘膏条滑脱而失去牵引作用。4~6 周后解除牵引。

c. 骨骼牵引法,适用于8岁以上儿童和成年患者。骨骼牵引时患肢位置和牵引针穿入部位依骨折部位和类型而不同。股骨髁上牵引,适用于中1/3骨折及远折端向后移位者;股骨髁间牵引,适用于下1/3骨折位置很低且远端向后移位者;胫骨结节牵引,适用于上1/3骨折及下1/3骨折远端向前移位者。上1/3骨折应置于屈髋下肢外展位,中1/3骨折置于外展旋中位,下1/3骨折远端向后移位时应置于屈髋屈膝旋中位牵引。

通过调整牵引的重量,矫正重叠和侧方移位。一般成人为1/7体重,儿童则为1/6体重。又可按骨折类型而加减,横断,粉碎骨折牵引量要轻,防止过牵而分离;斜形、螺旋等量可大些,要在5~7天内达到复位。可通过测量大腿长度,听骨传导音,床头拍片证实复位程度。一般可自动复位良好,如尚有复位不完全,可用手法矫正。复位满意逐渐减少至4~6kg维持牵引量。

2）固定方法

①硬纸壳固定法:对无移位或移位不多的婴儿骨折,用硬纸壳剪成瓦状,用塑料纸包裹固定2~3周。用木片亦可。因婴幼儿的生骨及塑形能力强,部分侧方移位或轻度成角、旋转畸形能自行矫正。而移位性或成角性骨折,手法复位后,硬纸壳固定,持续牵引对抗肌肉拉力。

②夹板固定法:适用较大的儿童和成年人的股骨各部位,各种类型骨折复位后的局部外固定。大腿板4块,内侧板由耻骨下至股骨内髁,外侧板由大粗隆顶点至外髁,前侧板上端呈斜形由腹股沟至髌骨上缘,后侧板由臀横纹至腘横纹上2cm,其两端稍向后弯曲。内外侧板下端正中有4~5cm纵形槽,用于股骨髁上髁部牵引固定。外展板1块,用于上、中1/3骨折,解除牵引后,配合夹板固定用。

骨折复位后,用毛巾将大腿包裹一层,然后按骨折不同部位放置压垫。上1/3骨折放在近折端外、前侧,中1/3骨折放在断端外、前侧,下1/3骨折远折端向后移位者,放在近折端前侧,压垫放妥后用胶条固定。最后安放适宜长度和宽度的4块木板,结扎4条带。

③局部牵引固定:这是近年来在治疗股骨干骨折中出现的新技术。它同时具有牵引、复位、固定和运送等多种用途,且操作简单,使用方便,主要适用于成年人股骨干骨折,尤以中下段效果好。

先在局部麻醉下,在胫骨结节或股骨髁上横穿钢针,然后施行手法整复,经X线透视或估计移位的骨折端已基本上复位后,即可使用本架牵引固定。使用时把患者的腰、臀、大腿及小腿分别置于牵引固定架的腰托、臀托、大腿托和小腿托上,把牵引钢针套穿固定于弹簧称螺杆式牵引器上,调整螺母使其牵引力适当,然后依据骨折移位情况加用棉垫,并在患侧大腿前、内、外侧各放1个夹板,连同大腿托一起用4条较宽的布带捆扎固定,也可使用环形复位器上的活动压垫来复位固定。一般牵引4~7周,牵引力量为3~7kg,牵引器取掉后仍保留槽形托板继续固定3~5周即可。

3）功能锻炼:成年人骨折复位固定后,自功练习髌骨及踝关节伸屈运动。第3周开始手支撑床面及健足踏床抬臀及膝关节屈伸活动。从第4周开始,两手拉吊环,健足踏床面支撑收腹、抬臀,臀部完全离床,使躯干、大腿、小腿成一平线,以加大髋、膝关节活动范围。第五周可以扶床架练习站立。患肢能自动在床上举起时,去掉牵引,上1/3骨折加用外展板,防止向外成角发生、在床上活动1周即可扶双拐下地行走。开始经负重逐渐加大负重程度,两周后改用单拐行走,行走1~2周后可弃拐行走。经验证骨折达临床愈合时,解除外固定。

(2) 手术治疗

1) 骨折断端有软组织嵌入,手法复位失败者;

2) 骨折合并重要血管损伤,将会发生肢体坏死者;

3) 骨折畸形愈合(重叠,成角或旋转畸形)影响行走及负重功能,手法折骨不能者。

第九节 膝部骨折

(一) 股骨髁间骨折

1. 病因和分类

股骨髁间骨折的病因与髁上骨折相同。亦可因从高处坠地,足部着地,发生股骨髁上骨折后,而暴力继续进行,骨折近端将股骨两髁从中间纵行劈开呈两块,故成为"T"或"Y"字形骨折。

2. 症状和诊断

伤后局部特别肿胀、疼痛、下肢功能丧失,膝关节增宽畸形,移位骨折较易触到骨擦音,关节内积血,浮膑试验阳性。X 线片可确定骨折类型。

3. 治疗

股骨髁间骨折属于关节内骨折,只有达到解剖学对位,使关节面光滑完整,才能恢复关节功能和避免发生创伤性关节炎。

(1) 非手术治疗

1) 复位方法:持续牵引和挤压手法是矫正骨折畸形的有效方法。对于骨折移位不多,关节面还平整、内外髁不分离者。应用髁冰钳牵引;无显著移位者,选用胫骨结节牵引 6~7 天。待肿胀消减,重叠被拉开,术者用双手掌从内、外两髁向中心挤压使两髁合拢。

2) 固定方法:夹板超关节固定适用于无移位的髁间上骨折。

3) 固定后注意事项:骨折复位固定后,骨折变位机会少。注意检查对位情况,严密观察远端循环变化,防止发生腘动脉损伤等。

4) 功能锻炼:方法与股骨干骨折基本相同,但因是关节内骨折,易发生膝关节功能受限,所以应适时、适量进行股四头肌功能练习及关节屈伸功能锻炼。

(2) 手术治疗:骨折移位较大,内外髁分离,关节面不平整,经手法或牵引而不能复位者,或骨折合并腘动脉损伤者;均应切开复位内固定。

(二) 膑骨骨折

1. 解剖生理

膑骨是连接股四头肌肌腱与髌韧带之间的人体最大的籽骨,其两侧为股四头肌肌腱扩张部。髌骨后的软骨面与股骨髁的关节面构成髌股关节,在伸屈膝关节时,可以减少股四头肌与股骨间摩擦作用,并能增强股四头肌的力量。有伸直膝关节最后 10°~15°的支点及滑车作用，髌骨是伸膝装置的重要组成部分，因此在治疗中，绝不可轻易采取骨切除，而应尽量保存，加以整复或重建，恢复其连续性。同时要保持关节面平滑，才能获得良好的治疗效果。

2. 病因和分类

（1）病因：直接与间接暴力均可引起髌骨骨折，其中以间接外力为多。向前跌倒时，膝关节突然屈曲，髌骨与股骨髁顶点密切接触形成支点，这时股四头肌发生强烈的反射性收缩，髌骨受到张力牵拉而发生骨折。这种间接外力所致的多为横断骨折，以髌骨中下处为多。不但髌前腱膜完全断开，而且在骨折线两侧的关节囊均有不同程度的撕裂；同时由于股四头肌的收缩。骨折的两端互相分离较远，故应切开复位内固定和修补两侧扩张部，从而恢复伸膝功能。

直接暴力多因外力直接撞击髌骨。骨折常为粉碎型，星状型。髌前肌腱和关节囊保持完整，故骨折多无移位，对伸膝功能影响不大。此外，在损伤过程中肌肉强烈收缩，髌骨发生骨折，跌倒后又受外力直接撞击，骨折片分离造成轻度粉碎骨折。这种损伤多为间接与直接暴力的复合作用所引起。

（2）分类：髌骨的骨折可分为无移位型和有移位型二类。有移位型中则又分为横断骨折，粉碎骨折或上或下段粉碎骨折。

3. 症状和诊断

不全骨折和裂纹骨折的自觉症状和临床体征均不明显，仅有局部疼痛、压痛、轻度肿胀。如为横断骨折和粉碎骨折，因系关节内完全骨折，膝关节有大量积血，除有疼痛和压痛外，膝部明显肿胀，由于髌骨表浅，横断骨折移位较大，髌骨漂浮，有时可扪及分离的骨块和断端间隙。膝部皮肤可有擦伤或皮下瘀血斑。伤肢不能直腿抬高，伸膝功能丧失。

X 线检查对了解骨折类型有很大意义。摄膝关节前后位和侧位片即可，但对不全骨折采用上述摄片常不能确定诊断，需要膝摄关节轴位片才能证实。X 线检查可显示骨折部位类型和骨折片移位情况，及股四头肌腱有无断裂。如发现髌骨前上方有软组织阴影，髌骨上缘股四头肌腱无影像，髌上囊有少量积液，髌韧带影像模糊，上段骨折片牵引向上移位等，都标志着股四头肌腱断裂。

髌韧带的断裂，在侧位片可见韧带阴影模糊扭曲，韧带周围软组织肿胀，髌骨向上移位，另外边缘骨折应与副髌骨相区别，而副髌骨骨块整齐光滑呈双侧性。

4. 治疗

（1）非手术治疗

1）复位方法：适用于骨折分离在 0.3～1.0cm 以内的骨折。先在无菌操作下抽出关节内积血，然后注入 1% 普鲁卡因 10～15ml。助手位于伤侧，一手握踝部，另一手经后侧托住小腿的上部，使膝关节略屈。术者用两手分别捏住髌骨上缘和下缘，用力相对推挤，同时助手逐渐将膝关节伸直并抬高 15°～20°。如骨折已复位，术者可感到有断端相抵感及稳定感。

2）固定方法

①石膏或抱膝圈固定：适宜于无移位的髌骨骨折，关节面仍保持光滑完整者。将膝关节在完全伸直位用石膏托或石膏管型进行外固定。或按髌骨轮廓的大小，用纱布和棉花做成包膝圈，圈上系布带 4～6 根，各长 2 尺及托板 1 块，将托板放于下肢屈侧，再将抱膝圈套于

髌骨周围,用圈上的布带分别结扎固定。

②闭合平行穿针固定:骨折端分离1~2cm者可试用此法。在无菌操作下,助手固定髌骨,术者立于伤侧,于骨折的上下端距骨折线1~1.5cm处,平行各横穿1根直径2mm的钢针,针应位于髌骨的中部或偏后,因偏前易引起髌骨的关节面分离。钢针插好后,于内外侧把持钢针,助手两手分别捏住髌骨的上下缘,同时用力相对推挤,使骨折复位,同时将膝伸直。复位后将上下钢针的内外侧用弹性橡皮条固定。然后用石膏托或超膝关节夹板固定4~6周。

③塑形塑料板结合胶条持续牵引法:患膝伸直位,膝后附硬纸壳,膝前放置塑形塑料板,其弧形凹陷部顶住髌骨上缘,塑料板侧孔联接2根胶条,一根挂在足心鞋底上,另一根固定塑料板于纸壳上,此方法利用胶条的弹性,牵拉塑料板,关节活动时,即可保待两折端的位置,又能产生间歇性压应力。比石膏或抱膝圈的静止固定具有弹性,充分体现了骨折治疗的"动静结合"原则,也符合骨折愈合的生物力学原理。

④抓髌器外固定,一般用于新鲜骨折。在股神经麻醉下,按无菌操作,首先抽净关节内积血,术者用双手拇,食指挤按髌骨上、下缘,使骨折向中心靠拢、复位。扪清髌骨上下缘后,将抓髌器尖刺入皮肤,分别抓在髌骨上、下两极上。将抓髌器的螺旋拧紧即可。此法具有固定牢固,操作简便,而病人痛苦少等优点。

⑤弹性抱膝兜固定:适用于无移位或轻度移位的髌骨骨折。在伤肢后侧(由臀纹到足跟部)用木板或石膏托固定膝关节于伸直位,术后用手触摸髌骨,以确定是否完整,对轻度移位者予以手法整复。然后抱膝兜兜住髌骨,用兜两边的8根弹力带固定于伤肢后侧的木板或石膏上。

3)功能锻炼:整复固定2周后,开始做膝关节被动活动,活动范围不要超过15°。3周后可嘱患者不负重扶双拐下地步行,4~5周改用单拐。再很据骨折类型及对位稳定程度。结合X线片显示的骨折愈合情况,可解除固定,随之加强膝关节功能练习,其活动范围可逐渐增大,每天加大的范围,以患者自己不感觉疼痛为度。

(2)手术治疗

1)切开复位内固定:对有明显分离的骨折而经手法复位断面不能接触或非手术治疗失败的骨折应切开复位内固定。作髌骨前横弧形切口,暴露骨折两端及其两侧部分关节囊,清除关节内积血,将骨折直视下达解剖复位,并注意恢复关节软骨面平整。

2)髌骨切除术

①部分髌骨切除术:适用于骨折块极小者,即上、下极粉碎骨折。

②全髌骨切除术:对髌骨骨折的治疗,尽量保留髌骨为原则。

第十节 小腿部骨折

(一)胫腓骨干双折

1. 解剖生理

胫骨为下肢的持重骨,上端连于股骨,构成膝关节;下端载在距骨之上,构成髁关节。腓骨不参与负重,仅起支撑作用。胫骨前缘突出于皮下为胫骨前缘,因其浅表,容易发生胫腓骨开放性骨折。胫骨上2/3的横断面为三角形,下1/3为四方形,中与下1/3交界处较细,故容易发生骨折,此处的血液供应也差,除远端从踝关节发生的细小营养动脉供应胫骨内外踝血液外,胫骨的血液供应主要由上 1/3 穿入骨干后外侧的营养血管供应。胫骨中下段无肌肉附着,这里发生骨折,因血液供应不佳容易形成骨折迟缓愈合或不愈合。胫骨骨折错位越大,营养血管和骨膜损伤越多,则骨折愈合越迟缓。特别是胫骨多段骨折,骨营养血管多被严重损伤,容易形成骨的迟缓愈合或不愈合。

胫骨略向前、向内弯,形成径骨的生理弧度。胫骨与膝、踝关节相连的运动轴与地面平行。骨折复位时,除应注意保持原有的生理弧度外,更应防止骨折端向内成角或远端外旋畸形。一旦出现畸形,则将失去与膝关节轴面的正常平行关系。

小腿的肌肉均位于后外侧。除胫骨上端所附着的股四头肌腱和腘绳肌腱外,其他肌肉均为纵向附着,骨折后易使断端重叠,肢体短缩。胫腓骨折向内成角时,因后外侧肌肉的牵拉,可加重向内侧成角畸形。单独胫骨骨折时,因腓骨的支撑作用,后侧屈肌收缩力强,容易使胫骨向外、向前成角。腓骨有 9 块肌肉附着,故比较隐蔽,不易骨折,且因血运丰富,既使骨折也容易愈合。

胫、腓骨之间有一骨间膜,它与小腿皮下组织和胫、腓骨之间以筋膜相连形成 4 个密闭的筋膜间隙。下肢向后障碍,肢体肿胀、压力增高,均易发生筋膜间隙综合征。

动脉远端在比目鱼肌纤维弓上分胫前与胫后动脉,后者与胫骨密切伴行,胫骨上端骨折易致该血管损伤,引起血液循环障碍。

2. 病因和分类

(1) 病因

1) 直接暴力:由于重物打击、踢伤、撞伤或车轮挤压所造成。暴力多来自小腿外前侧,以横型、短斜型骨折多见,亦可呈粉碎性骨折。两骨折线多在同一平面,且常在暴力作用下有一三角形骨碎片。因胫骨位于皮下,穿破皮肤的可能性大,肌肉被挫伤的机会多,除上 1/3发生骨折外,血管神经同时受损伤的机会较少。

2) 间接暴力:由高处坠地,扭转或跌倒所致,多为斜形或螺旋形骨折,其特点为腓骨的折线较胫骨骨折线高,软组织损伤轻,有时因移位的骨折端穿出皮肤。儿童胫腓骨双析,可为青枝骨折。

直接暴力或间接暴力均可造成折端重叠,成角或旋转畸形,暴力方向和小腿本身重力,是造成畸形的主要原因。

(2) 分类:直接暴力引起的骨折为横断或粉碎,而双骨折部位在同一水平,软组织损伤严重有时开放。

间接暴力引起的骨折多为斜行,螺旋形骨折。双骨折部位不在同一水平,腓骨的骨折线高于胫骨。

3. 症状和诊断

局部肿胀,压痛异常活动及骨擦音。严重移位者,肢体短缩、成角、足外旋畸形。儿童青枝或裂纹骨折临床症状很轻微,伤后拒绝走路或站立,局部仅有轻微肿胀及压痛,即应考虑骨折。

损伤严重时,在小腿前、外、后侧间隔区单独或同时出现严重肿胀,触之硬实,肌肉紧张而无力，有压痛和足趾被动牵拉痛，胫后和腓总神经分布的皮肤感觉丧失，即属肌间隔区综合征的表现。

胫骨上1/3骨折时，检查时应注意腘动脉的损伤，胫骨上端骨折时要注意腓总神经的损伤。

X线片，可确定骨折类型，部位及移位方向。

4. 治疗

主要为恢复小腿负重功能。因此对成角畸形、旋转移位，应予完全纠正，避免影响膝关节的负重功能。应注意恢复患肢与对侧的长度及生理弧度。

胫腓骨折类型多，愈合时间不一致，故治疗方法亦有多种。多数病例采用手法复位和夹板外固定，治疗效果显著。

（1）非手术治疗

1）复位方法

①手法复位：麻醉后，病人仰卧位，膝关节屈曲20°~30°。一助手握持膝部，另一助手握持踝和前足部，进行对抗性拔伸3~5分钟。待骨折处重叠和成角畸形矫正后，术者可根据骨折类型和侧移位方向而施行手法。若是横断、粉碎、锯齿、短斜形骨折，术者可采用端提、挤压手法矫正侧移位。如中1/3骨折，近折端向前内移位，术者双手环握远折端向前内侧端提，在膝部牵拉的助手用一手向后外侧按压近折端，迫使对位。如果主要移位矫正而尚有左右侧移位，可采用分骨挤压手法或利用摇摆触碰手法使断端严密接触而完全复位。

若是斜形、螺旋形骨折，术者在骨折处应用挤压、旋转扣合的手法，而牵足端助手按远折段旋转方向进行逆转矫正之。

②持续牵引复位：对不稳定性骨折或局部软组织有挫伤较重，局部肿胀严重者，则采用跟骨牵引进行逐渐复位。牵引重量开始为5~6kg，2~3天加至7~8kg，在一周内使之复位，维持量2~3kg。

2）固定方法

①小夹板固定：适用于稳定性骨折，骨折复位后，维持牵引下，术者两手分骨，捏住骨折部，肿胀明显者，先敷消瘀药膏，放置压垫，缠绕绷带。于小腿外、后、内侧各放1块，前侧2块夹板，捆扎固定。对上1/3骨折应超膝关节夹板固定，中1/3骨折夹板上、下端不超过关节，超踝关节夹板固定。应用小夹板外固定时，应在腓骨小头处放置棉垫，以避免夹板直接压迫而引起的腓总神经损伤。

②跟骨牵引配合夹板固定：对于不稳定性骨折，单纯使用夹板难以有效地维持骨折断端的位置，须同时应用跟骨牵引。另外，对于患肢严重肿胀或有皮肤挫伤而不宜立即施行夹板固定的小腿骨折，也可施行跟骨牵引。待肿胀稍微清退或皮肤愈合后再放置夹板。

跟骨牵引应在局部麻醉和无菌技术操作下进行。自跟骨内侧相当内踝顶点下3cm处，再向后画3cm长的垂线，其顶点即穿针部位。用手钻旋转钻入或用锤打入骨圆针，注意针与踝关节面应略呈倾斜15°，即针的内侧进入处低，外侧出口处高，有利于恢复胫骨的正常生理弧度。然后将患脸放在波郎氏架上，加适当重量牵引（一般2~3kg），牵引后，摄X线片，检查骨折对位情况，必要时可施行手法复位，调整牵引重量或方向，继续牵引3~4周。

③外固定架固定：它不仅可以应用于闭合性骨折，对小腿开放性骨折的治疗更有其独到

之处。由于严重开放性骨折不仅皮肤损伤广泛，而且骨折也往往呈粉碎型，难以依靠内固定维持。而外固定架则可借助于横行贯穿上、下主要骨折段的4根钢针，连接于纵向的侧杆上对骨折加以固定，维持对线。有时为了控制旋转，还可在小腿前方另加一纵形杆，形成三角形固定。

④双夹板穿针外固定：这是近年来在临床中治疗胫腓骨骨折的新方法，尤其是对复杂性胫腓骨骨折，更能显示出它的独到之处。操作方法如下：

在局部麻醉下，于胫骨结节及跟骨各打入1根直径为4mm的骨圆针。然后用手法复位，复位满意后，术者把持患肢，保持骨折对位。助手迅速在木夹板两端相应部位钻直径4mm的孔，针道用无菌纱布保护，外套4层毛巾（4cm×4cm），然后将木夹板置于小腿两侧，并套入骨圆针，直到离皮肤约0.5~1cm处，再在夹板两端骨圆针尾处缠缚石膏绷带约6~8层，宽约6cm。趁石膏未干固，在夹板内侧缘按压，使石膏形成凹陷，防止夹板内外滑动。如系胫腓下段粉碎型骨折，可在胫骨结节下6~8cm处补穿一克氏针，以加强骨折端的稳定作用。

3）固定后注意事项：固定后，用两个软枕抬高患肢，小腿放于中立位置，膝关节屈曲20°~30°。每天注意调整布带的松紧度，检查木板，纸垫有无移位，同时要定期拍片。

4）功能锻炼：由医生指导病人作踝关节背伸活动及股四头肌收缩锻炼。作跟骨牵引者，用健腿踏于床面，两手支持体重抬起臀部。无牵引的稳定性骨折固定2周后，进行抬腿屈膝活动。3周后扶双拐不负重行走。不稳定性骨折，需结合X线片上骨痂生长情况及稳定程度，一般可在3~4周去掉牵引。在床上继续练习1周后，可扶双拐下床负重行走。行走时足底要放平，不要单用足尖着地，更不要悬空，只要病人不疼痛，自觉有力，改用单拐，逐渐负重，3~5周内为避免骨折端向前成角，在床上休息时可用两枕法，为维持小腿的生理弧度。去掉牵引后，病人髋屈曲外旋，屈膝90°，患足放于健肢的小腿上呈盘腿姿势，利用肢体自身的重力来恢复胫骨的生理弧度。8~10周后，达到临床愈合标准时，可解除固定。

（2）手术治疗：畸形愈合。移位较大，手法复位失败。骨折不愈合。开放性骨折，或合并血管神经损伤者。

（3）开放性胫腓骨骨折的治疗

1）特点：较严重的为粉碎性骨折，合并软组织挫伤。偶有多段骨折或大骨片脱离，甚至造成骨缺损。伤口多位于胫骨前嵴处，而胫骨前嵴的全长均在皮下，一旦损伤，胫前皮肤挫伤严重，骨折端突出的面积较多且易污染。

清创后，有的皮肤缺损不大，可直接缝合。皮肤缺损较大，缝合伤口困难者，如勉强缝合，因张力过大导致皮肤坏死。伤口裂开感染，骨端外露，晚期可造成骨缺损和骨髓炎等严重后果。

2）治疗

①清创术：原则同于一般开放性骨折清创术，但应注意以下几点：

a. 彻底清洗创面，在冲洗过程中可进一步了解损伤情况。

b. 清创时应尽量将捻挫无活力的组织，尤其是胫前挫伤的皮肤切除，否则胫前皮肤坏死，必将带来严重后果。

c. 清创时对骨碎片尽量保存，尤其带有骨膜的骨片更应保留，如骨质缺损将会延长愈合时间。

②固定方法:消创后,采用简单有效的内固定,可以使骨折端稳定,有利于闭合伤口,修复血管及神经的重建。

③创口的闭合:清创后,闭合伤口方式极为重要,须在无张力情况下将健康皮肤覆盖于胫骨骨折部位。

a. 减张缝合:皮肤缺损不大,横径不超过3cm,缺损为纵形可在小腿后外和后内做减张切口,或小腿后部做正中切口,减张切口应比伤口长,与伤口平行,创面与减张切口间保持一定距离。减张皮肤游离后,应注意皮瓣血运。妥善缝合切口,减张遗留的创面行断层植皮。

b. 转移推进皮瓣:缺损为矩形或圆形。缺损下为裸露的胫骨按整形外科原则可行旋转推进皮瓣以消灭创面。

c. 双下肢交叉皮瓣:可覆盖较大面积,但缺点甚多,对伤肢处理很不方便,故很少创伤早期使用。

d. 肌肉瓣转移和游离植皮:小腿软组织损伤较轻,附近有健康的肌肉可以利用时,可将其转移到暴露骨面上,然后在肌肉上游离植皮,在胫骨上1/3处,可利用腓肠肌内侧头。小腿中部皮肤缺损时,可利用比目鱼肌。下1/3可利用屈趾长肌,在内踝处可利用拇展肌。

e. 肌肉皮瓣转位法:即肌肉,皮下组织和皮肤一同转移到创面上,不必再游离植皮,可以一期覆盖创面,但在转移时应注意皮肤皮下组织和肌肉之间相互关系及肌肉与皮肤间的血液循环。如胫骨上端有缺损,可利用覆盖腓肠肌内侧头的皮肤连同其下的比目鱼肌一并转移到创面上,可同时修复骨及软组织缺损。

f. 带血管蒂游离皮瓣移植术,是显微外科修复内容之一,取带有血管的腹股沟皮瓣或对侧足背皮瓣,与胫前血管吻合,可一期修复缺损,这是较先进有效的方法。

(4) 胫腓骨骨折迟缓愈合和不愈合:胫骨血液供应较差,骨折后远端血循环受到阻碍,尤其中下段骨折后易发生迟缓愈合或骨折不愈合。此外,骨折固定不够充分而致断端有剪力出现,开放性骨折骨端的感染,内固定时骨膜大片的剥离,过重的跟骨牵引使断端分离等,均可导致这种并发症。

骨折不愈合的治疗方法主要是植骨术。植骨前先要控制骨的感染,改善软组织的条件,加强邻近关节功能的锻炼。植骨的方法甚多,可根据骨折的具体情况而定,如上盖植骨、嵌入植骨,滑行植骨、双上盖植骨、胫腓骨融合术等。小腿植骨有胫前和胫后两种进路,倘若胫前有感染伤口或瘢痕形成,则应采取胫后进路,即沿胫骨内缘做纵形切口,剥离胫后肌,显露胫骨后面,仔细切除缺损处的瘢痕和骨端的硬化骨,凿通骨髓腔,取髂骨翼或健侧腓骨行髓腔内植骨。胫骨上端骨折不连接,可在髂骨移植的同时行腘绳肌带蒂骨片移植。近年也有用带血管蒂游离腓骨移植,作为治疗骨不连的方法,疗效较高。

骨折在愈合过程中仅受干扰而延迟了愈合,则X线片可显示骨痂过分膨大,但骨折线仍然清晰可见。如骨折对位良好,无成角畸形,可在外固定的保护下,下地负重,促进骨折端愈合。非手术治疗无效时再行植骨术。

(二) 单纯胫腓骨骨折

1. 胫骨骨折

单纯胫骨干骨折的发病率较高,约占胫腓骨骨折的一半。在儿童时期,由于腓骨弹性强,故胫骨骨折更为多见。

(1) 病因和分类:直接暴力和间接暴力均可造成骨折。造成此种骨折的暴力一般不会太大,否则会引起胫腓骨双骨折。直接暴力如重物直接打击,车辆撞击等所造成的骨折,多在外力作用处发生横断或短斜面骨折,有时可有少许碎骨片。暴力作用处,常有不同程度的皮肤挫伤或破裂。间接暴力如高处坠下、强力扭转、滑倒等所造成的骨折,多为螺旋形或斜形骨折,骨折线多在中下1/3交界处,这种骨折很少穿破皮肤。10岁以下的儿童常发生青枝骨折或裂纹骨折,骨折断端无移位,裂缝周围骨膜常保持完整,故又称骨膜下骨折。

(2) 症状和诊断:骨折的临床症状与胫腓骨双骨折相似,但程度较轻。由于有腓骨的支持,骨折端移位轻微,故肢体畸形及异常活动不明显。诊断时应注意局部压痛点及胫骨纵向叩击痛。拍摄X线片可进一步明确诊断。

(3) 治疗:本病的治疗方法基本与胫腓骨双骨折相同。对无移位者,仅用小夹板或石膏靴外固定4~6周即可。对有移位者,尚需在适当麻醉下手法复位后旋行外固定,由于腓骨无骨折,复位胫骨有时困难,复位失败和不利于愈合时应行切开复位内固定。

2. 腓骨干骨折

(1) 病因:单纯腓骨干骨折比较少见,多由直接暴力打击小腿外侧所致。骨折发生在外力作用部位,骨折线呈横形或稍粉碎。因有完整的胫骨支持,骨折很少移位。

(2) 症状和诊断:局部肿胀、疼痛及压痛,一般无明显功能障碍。

(3) 治疗:腓骨干只是为了肌肉与韧带的附着,负重功能不是主要的,腓骨骨折一般不需要复位,仅用石膏托或夹板外固定4~6周即可。轻微骨折亦可用弹力绷带包扎缠紧,扶手杖行走,骨折即可愈合。

(三) 踝部骨折

1. 解剖生理

踝关节由胫腓骨的下端和距骨构成,为一屈戌关节。胫骨下端内侧向下突出部分为内踝,腓骨下端突出部分即外踝。外踝比内踝长0.5cm,呈三角形。胫骨下端的前后缘均呈唇样突起,后缘尤为明显,一般称为后踝。距骨为六面体,约1/2有关节面覆盖,分头、颈、体3部分。头部与舟状骨形成距舟关节,距骨体上鞍状关节面与胫骨下端关节面相对应。距骨体前宽后窄相差约1cm。外侧关节面与外踝相对应;内侧关节面与内踝相对应;其下与跟骨组成距下关节。踝关节的关节囊较大,前后囊壁松弛,以适应踝关节的活动。踝关节内侧有一坚强的内侧副韧带,或称为三角韧带。该韧带分前胫距、胫跟、后胫距3束。在下胫腓关节面上有牢固而富弹性的下胫腓韧带。外侧副韧带较薄弱,也分3组,即距腓前韧带、距腓后韧带和跟腓韧带。

踝关节背伸20°~30°,屈40°~70°,因距骨鞍状面为螺旋状,故踝关节伸屈时,距骨有轻度内翻和外翻活动。另外,距骨也有一定的内旋和外旋活动。因距骨前宽后狭,踝关节活动时两踝间距有变化,这种变化由下胫腓韧带的伸张与收缩来完成。距骨颈在踝关节背伸时,腓骨外旋上开后移踝穴增宽1.5~2mm屈曲时腓骨内旋下移前移,踝穴变窄,踝关节比较稳定,因内踝、外踝和后踝形成踝穴将距骨扣于其内,又有关节囊,韧带和肌腱的加强,故踝关节脱位往往合并骨折和韧带断裂。距骨血液主要由距骨颈部骨营养血管供应，无关节面覆盖的骨面均由较小的骨营养血管通连。

2. 病因和分类

(1) 病因：踝部损伤是常见的骨与关节损伤，包括踝关节扭伤、韧带撕裂、骨折、脱位等。足部急骤的内翻、外翻、扭转时，引起踝部损伤。或因直接的暴力、坠落等造成闭合或开放性踝部损伤。

(2) 分类

1) 外旋型骨折：足部固定，小腿强力内旋；或小腿固定，足部强力外旋，距骨撞击外踝造成骨折，分为3度。

第一度：腓骨下端在冠状位上呈斜形或螺旋形骨折。骨折处位于外踝上5~6cm，为单踝骨折。

第二度：暴力加重，胫骨内踝同时被撕脱，距骨向外移位，为双踝骨折。

第三度：暴力再加重，则距骨向后压迫，胫骨后唇也骨折，距骨向后移位，造成三踝骨折。

2) 外翻型骨折：单纯外翻骨折，多由从高处跌下或直接暴力砸伤迫使踝部外翻引起，分3度。

第一度：踝部过度外翻，因三角韧带坚强未被损伤，内踝在关节水平撕脱呈横形骨折。

第二度：足部强力极度外翻，除内踝骨折外，距骨推挤外踝在下胫腓联合上或下方在矢状位上发生横断或斜形，故为双踝骨折，距骨也可能有移位。

第三度：内外踝骨折和胫骨后缘骨折，脱骨向后移位，为三踝骨折。

3) 内翻型骨折：从高处跌落或直接暴力使足内翻位均可造成内翻骨折，也分3度。

第一度：足部强力内翻造成外踝部骨折。因外侧副韧带牵拉而致小骨块脱落，或在关节水平横断，有时内踝为近垂直的骨折线而外踝则无骨折。

第二度：足部过度内翻，内外踝双骨折，距骨向内移位。骨折线在外踝为横断形，在内踝为垂直形。

第三度：足部极度内翻，而致内外踝骨折和胫骨后缘骨折，距骨向后移位，为三踝骨折。

4) 纵向挤压型骨折：从高处坠落，可造成胫骨“T”形或“Y”形骨折，距骨也向前上或后下移位，腓骨下端亦可发生横断或粉碎骨折。

5) 侧方挤压型骨折：多为粉碎性双踝骨折。

6) 胫骨下端前缘骨折：从高处跌下时，暴力使足过度背屈，距骨冲击胫骨前缘，造成前缘骨折，距骨也向上向前移位；足部强力跖屈时，胫骨下关节面前缘也可发生撕脱性骨折。

7) 踝上骨折：多见于儿童，为关节外骨折。足部受到旋转外力，造成胫骨下端骨骺分离并连同干骺端的骨折块向上后移位，腓骨下1/3亦发生骨折。

3. 症状和诊断

踝部瘀肿，压痛，功能障碍，翻转畸形，可触及骨擦音，为踝部骨折主要表现。

根据X线片显示骨折情况，结合各种类型的特点以及病史(主要是受伤姿势和外力作用情况)，可以确定诊断骨折类型。

4. 治疗

(1) 非手术治疗

1) 复位方法

①按压翻屈手法复位外旋,外翻型骨折:采用硬膜外麻醉,患者健侧卧位,健侧下肢髋、膝关节各屈曲 90°,伤侧下肢膝关节稍屈曲,小腿置于 20cm 高砂袋或木制支架上,使踝部及足部悬空。助手双手握住小腿中上段固定肢体,术者双手环握踝部,拇指和大鱼际放在外踝及跟骨外侧,双手同时用力向下按压外踝骨折块,接着用力使距骨及跟骨(踝关节)内翻,踝关节背伸。患者体位改为仰卧位,术者一手维持踝关节内翻、背伸位置,另一手拇指从内踝骨折块后下方向前上方推挤矫正旋前移位。

手法的按压力使外踝骨折块在复位过程中推距骨归位,并矫正下胫腓关节的分离,而距骨向内移动又推内踝骨折块使之复位。内翻距骨、跟骨是将外踝韧带拉紧,距骨向内挤压内踝,保持内外骨折块恢复原位,或矫正内踝部由于压力不足残留的移位。背屈是使距骨前宽部位进入踝穴内,踝穴得以恢复正常宽度,并矫正内踝向前的旋转畸形,同时,由于拉紧踝关节后方关节囊,使后踝(胫骨后缘)骨折块下降而复位。

②按不同的骨折类型进行复位

a. 外旋型骨折:一度骨折一般移位不多,不需整复,此处叙述二、三度骨折的整复方法。复位前给予适当麻醉,患者仰卧,膝关节屈曲 90°。一助手站于患肢外侧,固定小腿中段,另一助手握住患肢足跟及足跖部沿小腿纵轴顺势拔伸牵引。术者先用拇指沿骨折线向上下方轻轻推挤内外两踝,使可能嵌夹于骨折断端间的韧带或骨膜松解,然后一手握住内踝上方向外推,另一手将外踝及跟距关节外侧向内挤。同时,令助手将踝关节逐渐内旋、内翻,再背伸。

若合并下胫腓联合分离,术者两手掌扣合,以掌根对挤下胫腓联合处,嘱助手稍稍旋转足部,使之复位。

对于三度骨折,若后踝骨折块不超过胫骨下关节面的 1/3,伴有距骨向后外旋转移位者,在对抗牵引下,术者一手握小腿下段向后推,另一手握足前部向前提,先矫正后踝及距骨的后移位,再矫正侧方移位;若后踝骨折块超过胫骨下关节面的 1/3 以上,距骨失去稳定的支持面,骨折不易整复,可先用长袜套套住整个下肢,下端超过足尖 20cm,用线绳结扎,作滑动悬吊牵引,使后踝逐渐复位,然后整复内外踝骨折(对于此种类型骨折,有人先用克氏针将后踝骨折块复位固定,然后再矫正侧方移位,疗效满意)。

b. 外翻型骨折:以二、三度骨折为例。患肢位置、牵引和整复方法与外旋型基本相同,但助手牵引时不作内旋牵引。

c. 内翻型骨折:以二、三度骨折为例。患肢位置与外旋型同。助手先顺势牵引,然后逐渐变为外翻牵引,术者一手握外踝上方向内推,另一手将内踝和跟距部向外挤。同时,令助手将足跟外翻、背伸。其他整复方法与外旋型相同。

d. 纵向挤压型骨折:患肢位置与外旋型同,两助手将踝关节沿肢体纵轴牵引,术者用双掌对合挤压两踝,矫正侧方移位。如有后踝骨折伴距什向后移位,应先将踝关节跖屈牵引,后逐渐受为中立位零度。术者同时一手握小腿下段向后推,另一手握足前部向前提;如为距骨向前移位,术者在踝关节中立位零度的位置提胫骨下段向前,推足部向后使其矫正。

严重挤压骨折单凭手法不易奏效,须先作跟骨轻量牵引(3~4kg)2~3天,同时,嘱患者作踝关节背伸、跖屈活动,再根据情况,用手法进行整复。

e. 侧方挤压骨折:一般移位不显,不需整复。

f. 胫骨下端前缘骨折:小片撕脱骨折不需整复;大块骨折手法不易整复,以切开复位内固定为妥。

g. 踝上骨折:患肢位置同外旋型。助手先顺势牵引,后逐渐将患足内旋,术者一手握患肢小腿中下段向下压,另一手将患足前部向上提,即可矫正移位。

2) 固定方法

①小夹板固定法:局部外敷消瘀膏,或旧绷带缠绕2~3层,在内外两踝的上方各放一塔形垫,下方各放一梯形垫。内翻骨折放在内踝下方的梯形垫要适当加厚,推挤跟距骨向外靠拢,足轻度外翻;反之,外翻骨折则外踝下方的梯形垫适当加厚,使足轻度内翻。纸垫放好后,用5块夹板进行固定。夹板必须塑形,其中内、外、后板上自小腿上1/3,下平足跟,前内侧及前外侧夹板较窄,其长度上起胫骨结节,下至踝关节上。放置夹板后,小腿部用3道布带结扎,踝足底部用一道布带捆扎,最后加用踝关节活动夹板将踝关节固定于零度位置。

②短腿前后石膏托固定:将预置10~12层的石膏片放于小腿前后两侧,上方达小腿上1/3,下方超过足尖1~2cm,将踝关节固定于零度中立位。

③U形石膏固定:用一长石膏条自外侧膝下绕过足跟,再经小腿内侧膝下,外用绷带包扎,将踝关节固定于零度中立位。

④石膏板与弧形木板固定:外旋或外翻型骨折,经按压翻屈法或其他手法复位后,患者健侧卧位,在内踝骨折线上方放一平垫,小腿内侧放一弧形板上端从小腿上1/3至内踝骨折线水平。从腓骨头下3横指向下经足底至内踝尖下方,反复铺石膏绷带10~12层,宽度为小腿周径3/4,包括前、外、后3个侧面,经过足背远侧缘达第五跖骨头近侧。暂用绷带环形缠绕,使踝关节内翻位塑形干固3~4天后,改用3条结扎带捆扎。

内翻型骨折,手法复位后,外翻位固定,石膏板放在小腿前、内、后侧,弧形木板放在外侧。其余处置与外旋、外翻型骨折固定相同。

3) 固定后注意事项

①手法复位固定后,立即透视或摄踝关节正侧位片复查复位效果,如不理想,重新复位再固定,至满意为止。

②抬高患肢,密切注意患肢足趾血液循环和肿胀,及时调整固定物的松紧度。

③最初一周内透视或摄片检查骨折对位情况1~2次。

④内翻或外翻位固定的小夹板应于3周后逐渐改为中立位固定。

⑤外固定维持4~5周,不宜过长。

4) 功能锻炼:踝部骨折为关节内骨折,早期功能锻炼有促进功能恢复作用,且能对进入关节面的骨折端有"模造塑形"作用。伤后2~3周内即可作小腿肌肉收缩及足趾伸屈活动,并在无痛范围内作踝关节轻度伸屈活动,3周后逐渐作踝关节旋转屈伸活动,以主动活动为主,辅以被动活动。解除固定后,加强踝关节功能锻炼,逐渐负重行走,配合手法按摩和中药熏洗。

(2) 手术治疗:单内踝旋前移位又不能纠正,畸形愈合,踝穴松动者,严重开放性骨折,内翻型骨折,内踝骨折块较大,波及胫骨下关节面1/2以上者,外旋型骨折,内踝撕脱骨折,有软组织夹在骨折线间,可引起骨折纤维愈合或不愈合;足强度背伸所造成胫骨下关节面前缘大块骨折,不能复位者。

(四) 距骨骨折

1. 解剖生理

距骨为足弓的顶,上接胫骨下端,下连跟骨与舟状骨。分为头、颈、体 3 部,其上有 6 个关节面:距骨头前端球形关节面与足舟骨相关节;距骨体上面和两侧面的滑车关节面分别与胫骨的下端关节面、内踝和腓骨下端外踝相关节;距骨体下部有 3 个关节面,与跟骨的相应关节面相关节。距骨无肌肉附着,骨折后不易发生继发性移位;周围有关节囊、韧带牵拉,不易手法复位;其表面 2/3 为软骨面,发生骨折时,骨折线多经过关节面,发生创伤性关节炎的机会较多;主要血液供应自距骨颈部进入,颈部骨折时,来自足背动脉关节支的血液供应常受损害,以致距骨体易发生缺血性坏死。

2. 病因和分类

(1) 距骨颈骨折:自高处坠落着地时,足与踝同时背伸,胫骨下端前缘因体重的压力象凿子一样插入距骨颈部,引起骨折。

1) 合并距下关节脱位:距骨颈骨折后,足背伸外力继续作用,距骨体被锁于踝穴内,足部其余部分过度背伸,导致距下关节脱位。

2) 合并距骨体脱位:距骨颈骨折后,足背伸外力继续作用,距骨体自踝穴向内后方旋转而脱位,并交锁于载距突的后侧,可同时合并内踝骨折,或可为开放性骨折。

(2) 距骨体骨折:比较罕见,因距骨体骨质较坚固,且大部处于踝穴内,不易骨折。多由高处跌下,足于中立位或跖屈位着地,致使踝关节承受向后脱位的倾向力,胫骨后缘冲击距骨体部,骨折呈劈裂型或粉碎型。

(3) 距骨后突骨折:踝部强烈跖屈,距骨后突与胫骨下端后缘或跟骨相撞击产生骨折,也可因后距腓韧带撕脱所致(需要与正常变异之三角骨相鉴别)。

3. 症状和诊断

有明显的外伤史,踝下部位肿胀甚剧,有青紫色瘀斑,踝部畸形,可于踝前侧或后侧触及向后移位的骨折块,关节功能障碍。距骨颈骨折并距骨体后脱位,可在踝部内,后侧摸到移位的距骨体。拍摄正侧位 X 线片以助诊断。

4. 治疗

(1) 非手术治疗

1) 复位方法

①距骨颈骨折:患肢膝关节屈曲 90°,助手把住小腿中段。术者一手握住前足,使足轻度外翻后向下向后推压,另一只手握住胫骨下端后侧向前提拉,迫使距骨头与距骨体两骨折块合拢。

合并距下关节脱位时,令患者将患足伸出床头外,在小腿下段后侧置一枕头。术者握住患足跖部，使关节处于跖屈位15°沿小腿纵轴拔伸，再将前足向后上方推送，并轻度摇晃和内外旋转。术者两拇指在踝前方按压推挤距骨骨折的前段，使前后骨折段面对合，距下关节随之复位。

合并距骨体后脱位时，患者体位同上。助手将踝关节置于背伸稍外翻位向下拔伸，以解除载距突与距骨体的交锁，术者摸准向后内脱位的距骨体，用两拇指将其向前外方推压，助手同时将踝关节作小幅度的摇晃伸屈活动，使距骨体进入踝穴后，再将踝关节跖屈，将前足向后推送，使距下关节复位，两骨折块对合。

②距骨体骨折：体位同上。助手将患踝关节置于背伸位拔伸，术者用双手拇指从踝关节后侧及内侧（或外侧）推挤移位的骨折块使之复位。

③距骨后突骨折：患者俯卧位，患足伸出床头，助手使患踝关节背伸，术者用拇指从跟腱向中部按下并向下推挤骨折片而复位。

2）固定方法

①小夹板固定：距骨颈、体骨折均可用5块小夹板，加超踝托夹固定。夹板规格和包扎方法同踝部骨折，但纸垫放法不同。如合并距下关节脱位时，在后侧夹板稍高于踝关节处放一较厚的平垫，将踝关节固定于中立位。夹板加托板固定后，用宽5cm的长胶布条的中段粘贴前足底近趾处，两段向上到足背交叉后向后拉紧粘贴于超踝托夹上，将前足拉向后方，固定8周以上。如为距骨颈骨折合并距骨体脱位，则将后侧夹板下的固定垫放于相当于距骨体后移位处，内踝后侧亦放一平垫，前侧两块夹板超踝关节并在该夹板的下端近踝关节处加一平垫。固定亦须8周以上，待骨痂形成较多时才能去除固定。

②短腿石膏托固定：适用于距骨骨折无移位者。在小腿后方放一10~12层的石膏片，自小腿上1/3至超过足尖1~2cm，加衬垫后用绷带包扎，将踝关节于中立位固定6周左右。

③短腿管型石膏固定：适用于距骨颈骨折合并关节脱位者。先用石膏卷缠绕患肢2~3层，再前、后各放1条6层石膏片，外面再用石膏卷缠绕。上至小腿上1/3，下端超过足尖1~2cm。先将踝关节固定于跖屈位，4~6周后更换石膏，改为轻度跖屈位继续固定6周。

3）功能锻炼：固定期间宜作足趾、膝关节屈伸锻炼，解除固定前3周，应开始扶拐作逐渐负重步行锻炼；解除固定后应施行局部按摩，配合中药熏洗，并进行踝关节屈伸，内翻、外翻活动锻炼，施行关节融合术者，则扶拐锻炼时间要长些。

（2）手术治疗：距骨颈骨折并距下关节脱位或并距骨体后脱位，手法复位失败者，距骨体严重粉碎性骨折，移位较大者；陈旧性骨折畸形愈合并创伤性关节炎者。

（五）跟骨骨折

1. 解剖生理

跟骨位于距骨之下突向后方，为足内外纵弓的后壁。内侧纵弓较高，参加组成的骨骼有跟骨、距骨、舟骨、楔骨和一、二、三跖骨；外侧纵弓较低，参加组成的骨骼有跟骨、骰骨和四、五跖骨。而足前部的3个楔骨和5个跖基底部向前凸呈弧形而称为横弓。足弓有3个着力点，跟骨、第一、五跖骨头部，起弹簧作用，吸收震荡。跟骨上面前部和后部关节面与距骨下关节面构成跟距关节，该关节能使足发生内翻、外翻活动。跟骨后部隆突为跟骨结节，有跟腱附着，儿童则为跟骨结节骨骺，跟骨前端为头部与骰骨构成跟骰关节；跟骨结节与跟骨头部之间部分为跟骨体;在跟骨内侧有一突出称为载距突。跟骨结节上缘划一直线与跟距关节的直线相交成锐角,为30°~45°,称为结节关节角(贝累氏角),跟骨骨折后,该角减小或消失,甚至成负角度数。

2. 病因和分类

(1) 不波及跟距关节的骨折

1) 跟骨结节纵形骨折:由于直接暴力的垂直压缩力所致,自高处坠落时,足跟垂直而结节底部着地,地面的冲击力和自身的重力迫使跟骨结节向上移位。在骨骺未闭合时期儿童则为跟骨结节骨骺分离。

2) 跟骨结节横形骨折(鸟嘴型骨折):为肌肉收缩牵拉所致,因为跟腱附着跟骨结节处,当踝部遭受突然背伸的暴力,或跳起的动作,使腓肠肌强力收缩,猛烈牵拉跟骨结节产生撕脱骨折。骨折掀起向上移位或较大骨块翻转移位。

3) 载距突骨折:从高处坠落时,足跟处于内翻位着地,跟骨载距突与距骨下部内侧边缘相撞击而发生骨折,一般移位极轻或无移位。

4) 跟骨前端(头都)骨折:从高处跌下而足着地时,足前部跖屈外翻,致使跟骨前端骨折,有时骨折线经过跟骰关节面。

5) 接近跟距关节的骨折(跟骨体骨折):从高处跌下时,足跟垂直位着地,遭受强力挤压力,而致跟骨体骨折。在跟骨轴位上骨折线从内后斜向外前方,不波及跟距关节外侧面,内外侧骨折块重叠移位,而侧位上跟骨体后半部折块向上移位,结节关节角变小或消失。

(2) 波及跟距关节的骨折

1) 跟骨外侧跟距关节面塌陷骨折:人体从高处跌落时而足跟骨呈外翻位着地、跟骨外侧跟距关节面受距骨下关节面外侧缘挤压,骨折线经过跟距关节外侧,将跟骨分成前内侧和后外侧两块,外侧关节被挤而塌陷。

2) 跟骨全部跟距关节面塌陷骨折:跟距关节及跟骨体遭受垂直冲击暴力,而致成跟骨体部完全粉碎,关节面中的塌陷,骨折后段向上移位,结节芳节角消失或成负角度。

3. 症状和诊断

足跟部肿胀、瘀斑、压痛明显。足纵弓塌陷,足跟横径增宽而变短。X线片侧位上可显示结节关节角度的改变,结合轴位片,确定骨折的类型。

4. 治疗

(1) 非手术治疗

1) 复位方法:跟骨骨折可发生在跟骨结节、体部、头部(前端)、关节面、载距突部位,类型又较复杂。在复位方法上,可根据不同的类型及移位,波及关节面的程度而选用复位手法。

①不波及跟距关节的骨折:有明显的移位者可进行复位,主要矫正跟骨增宽、短缩畸形及恢复正常结节关节角度。患者进行硬膜外麻醉下,采取俯卧位,患肢膝关节屈曲90°,踝关节尽量跖屈位,消除腓肠肌和比目鱼肌对跟腱的牵拉,助手握持小腿固定肢体,术者可按不同类型旋法复位。跟骨结节纵形骨折或骨骺分离,骨折片向上移位明显者,而用克氏针从

内向外穿过结节中部，装置牵引弓，术者握持牵引弓，先沿足纵轴向后牵拉 3~5 分钟，然后改向足端牵拉至骨片复位。跟骨结节横形骨折，骨块大向上旋转移位者，术者两拇指摸清骨块后，从跟腱两侧由上向足底侧用力推按。接近跟距骨关节面的(跟骨体)骨折，该骨折属于关节面下的骨折，从轴位片所显示骨折线为内后斜向外前方，两断端重叠而跟骨增宽，侧位片可见跟骨后半骨块向上移位，结节关节角变小、消失或成负角改变。先在跟骨结节后上方由内向外穿入 1 枚克氏针，装置牵引弓，一名助手向后牵引 3~5 分钟，矫正重叠移位，然后向上牵引使结节关节角恢复正常的角度。在牵拉过程中，术者用双手掌根部由侧方向中心用推挤使其复位。载距突骨折，跟骨头部骨折，一般移位很小，偶尔移位大者，可用拇指推归原位。

②波及跟距关节的骨折：骨折线经过跟骨外侧跟距关节，而关节面塌陷，甚者骨折线通过关节并且全部塌陷，关节面不整齐，而结节关节角减小或消失，倒置。复位方法与接近跟距关节骨折相同，但一般复位不满意，只能使结节关节角度有所增大，有时还不能恢复正常。

2）固定方法：对于无移位的骨折，可以不用任何外固定，外敷消肿止痛类软膏就可以，有移位的骨折，经单纯手法或穿针牵引配合夹挤推按手法复位后，膝关节屈曲 15°~30°，足跖屈位，用长腿石膏靴固定。在石膏未干固之前，将足跟及前足部向下拉恢复足弓，使石膏干固后能符合体形保持对位。穿入牵引针复位者，将克氏针埋石膏内，有持续牵引作用。跟骨为松质骨，血液供应好，因定 4~6 周，就可以解除外固定。

3）功能锻炼：在固定期间，可操练足趾及伤肢活动，下床不持重行走。解除固定后，练习伤肢的踝、膝关节屈伸及踝部内翻、外翻活动。逐渐负重对波及跟距关节的骨折的恢复功能有好处，如经长时间负重锻炼，仍然疼痛者，应考虑下一步的治疗方案。

(2) 手术治疗：跟骨结节横形骨折，骨折块翻转移位，跟骨体骨折重叠移位严重，波及跟距关节面而粉碎塌陷等骨折，手法不能矫正畸形，或陈旧性骨折行路有剧烈疼痛，经其他疗法无效者均可考虑手术治疗。

(六) 跖骨骨折

跖骨的骨骼为 5 根并列的小管状骨，也是前足部主要着力处。5 根跖骨构成足部横弓和第一、五跖骨头构成足纵弓均为足部前方负重点，故治疗跖骨骨折必须尽力恢复上述两个弓的形态，以免影响足部功能。

1. 病因和分类

直接暴力、肌肉牵拉和累积外力均可引起跖骨骨折。

(1) 直接暴力：足部被车轮轧伤或重物击伤，软组织损伤较重，跖骨可发生斜形、横形或粉碎性骨折，按骨折部位，可分为跖骨颈部、干部和基底部骨折，以基底部骨折为多见。并可在一根或数根跖骨同时发生骨折，以多根跖骨骨折为常见，如同时遭受扭转暴力(如被车轮辗转)可合并跖跗关节脱位。

(2) 肌肉牵拉：常发生第五跖骨基底部骨折。如足内翻位扭转时，附着于第五跖骨基底部的腓骨短肌和第三腓骨肌强烈收缩，而使第五跖骨基底部发生撕脱骨折，一般移位不大。直接暴力打击该处亦可发生此骨折，但较少见。

(3) 累积外力：长途行军发生疲劳骨折，故又称行军骨折。由于长途跋涉，足部肌肉疲劳，足弓塌陷，跖骨负担增加，骨皮质和骨小梁过度疲劳而逐渐发生骨折，多发生于第二跖骨颈部。

2. 症状和诊断

患足局部肿胀，压痛，伤骨纵轴冲击时疼痛加剧，足功能减弱或消失，有明显受伤史，因直接暴力而致骨折者，肿痛等症状较显著，常有明显畸形，压痛较剧，且有骨擦音。由于跖骨并列，一般移位较小，跖骨骨干骨折常可发生向跖侧成角或骨折远端移向骨折近端之下方的重叠移位，拍摄X线正位和斜位片可助诊断。第五跖骨基底部骨折，在儿童期须与跖骨基底部骨骺线相鉴别，还有腓骨长肌腱的子骨亦位于该处，易与本骨折相混淆，但前两者骨块较光滑、规则，且为双侧性，无局部症状与该骨轴线冲击痛。跖骨疲劳骨折早期为前足痛，劳累后加重，休息时减轻，且无明显外伤史，常易误诊，初期拍摄X线片检查不易发现骨折，2~3周，骨折部位隆起，此时拍X线片，可见到骨折线和球状骨痂。

3. 治疗

无明显移位骨折，包括第五跖骨基底部骨折，第二跖骨颈疲劳骨折在内，可外敷中药，用足底托板加足背扇面形夹板固定4~6周，并作早期功能锻炼。第五跖骨基底部骨折，骨性愈合较缓慢，骨折线消失时间较长，4~6周后为纤维连接，若局部症状消失，即可逐渐着地行走，有移位骨折可作手法整复。

（1）非手术治疗

1）复位方法：可以在局部麻醉下进行手法复位，患者平卧位膝屈45°，足稍背伸位。助手握住小腿中段，术者一手拇食二指捏住跖骨骨折的足趾，另一手握在足中部进行对抗性牵拉。矫正重叠移位后，被牵拉的足趾向跖侧倾斜牵引，同时用拇指从跖侧向背侧顶推远折端，整复前后移位。然后在两骨跖骨之间隙背跖侧，用手指进行挟挤分骨矫正内、外侧方移位。

2）固定方法：整复后。先用足部托板包扎于足底部，托板上加塑形垫，必须恢复足底之横弓与纵弓。也可用短腿石膏加足背硬纸板固定。若跖骨有内外方向的侧方移位或成角移位者，可在跖骨间隙处纵向加用分骨垫固定4~6周。

3）功能锻炼：固定期间，足趾和踝关节尽早进行功能锻炼，并可早期扶双拐行走，但患足不着地。拆除固定后，如有关节僵硬，疼痛等不适时，可用骨科洗药熏洗患足，配合搓滚舒筋或按摩理疗，促使患足功能恢复。

（2）手术治疗：如为开放性骨折，可先行清创，缝合，根据骨折形态和移位轻重，采用克氏针作髓内针固定外加石膏托固定4~6周。

（七）趾骨骨折

趾骨骨折较多见，多为直接暴力砸伤或踢碰伤，有横形、斜形骨折（踢碰伤）和粉碎性骨折（砸伤），常合并趾甲下瘀血，或为开放性骨折，趾甲脱落。

治疗时如有伤口者，可进行清创缝合或清洁伤口，顶防感染。拇趾骨折移位较大者，可作手法复位，铝制夹板固定。如为2~5趾骨骨折亦可作手法复位，铝制夹板固定，或仅用胶布与邻趾粘贴固定4~6周。

第十一节　躯干部骨折

(一) 肋骨骨折

1. 解剖生理

肋骨为弯曲而扁平的长骨,肋骨前 3/4 为扁平,后 1/4 为圆形,上缘较钝而下缘锐有肋间血管、神经经过凹沟。肋骨分为一体及前后两端,而后端有小头,结节,二者之间狭窄处为颈部。肋骨共有 12 对,肋骨前端 1~7 对借肋软骨与胸骨相连接,称为真肋,下 5 对肋骨称为假肋,8~10 对肋骨的前端借助肋软骨与上位肋软骨连接构成肋弓,11~12 对肋骨前端游离也称为浮肋。肋骨的后端小头部与胸椎相联而结节与胸椎横突相联关节。在儿童和青年时期,肋骨富有弹性,不易折断。在成年人,肋骨逐渐失去弹性,肋软骨也多钙化,胸部外伤时,易发生骨折。在老年人,由于肋骨脆弱和脱钙,轻微的损伤甚至较猛的咳嗽和打喷嚏,也可引起骨折的。当肋骨有囊性病变或肿瘤时更易发生病理性骨折。

2. 病因和分类

(1) 病因

1) 直接暴力:骨折发生于暴力打击处,为横断或粉碎型,肋骨向内弯曲被折断,易刺破胸膜和肺脏,造成气胸或血胸。

2) 间接暴力:当胸部受前后挤压时,胸廓前后径缩小,左右径增大,肋骨向外弯曲,造成腋中线处骨折,多为斜型。也有暴力作用于前胸而后肋发生骨折或反之者,但较为少见。

3) 肌肉收缩:肋骨上附有肌肉,由肋间肌猛烈收缩可致下部肋骨骨折,由前斜角肌可致第一肋骨骨折。常发生在老年人或肋骨疏松脆弱者,打喷嚏或顿咳时。

(2) 分类

1) 闭合性骨折

①不完全骨折:多见于儿童,为青枝骨折,成人偶见,为线状骨折。

②完全性骨折:可有一肋骨单处和双处骨折。一根或数根肋骨单处骨折时,一般移位不大;单根或多根肋骨双骨折时,移位较大。可发生横断、粉碎、斜形骨折。

2) 开放性骨折:多为间接暴力,骨折断刺破肌肉、皮肤、折端外露。或因锐器或火器所致,易合并胸膜、肺脏损伤,感染。

3. 症状和诊断

一般单纯性肋骨骨折,伤后局部稍痛并不严重,而 4~7 天后疼痛加重,呼吸及咳嗽痛加重,呼吸有时困难常用手按压局部。骨折处压痛明显,并有间接挤压痛,骨擦音。X 线片前后位相,有移位性骨折可见到骨折线及移位程度;如无明显的骨折线所见,则 2~3 周后,再拍片可见骨折线,或手触摸局部有骨痂形成的包块。

肋软骨处骨折,X 线片不显影,根据临床体征而确定。

多根肋骨发生多处骨折时,骨折处胸壁比健侧塌陷,手触摸时无抵抗,而发软称胸壁软化,可出现反常呼吸,则吸气时骨折处下塌,呼气时则隆起改变,产生呼吸困难。

如果骨折端刺破胸膜、肺脏、肋间血管,可出现气胸、血胸、气血胸等相应的体征,常伴有皮下气肿,可触及摩擦音(捻发音)。

4. 治疗

(1) 非手术治疗

1) 复位方法:单一肋骨骨折因有上下肋骨保护断端无明显移位,而多根肋骨折,断端可发生移位,但移位也不太多,所以一般性肋骨骨折,不需要进行复位,如果复位手法操作不适宜,易造成并发性气胸或血胸的不良后果。只有在多根双处肋骨骨折,胸壁塌陷,而引起反常呼吸困难时,采用肋骨牵引术,不仅起复位作用,而改善或恢复正常呼吸机能。

操作方法是以骨折部位为中心,进行皮肤消毒,局麻浸润下,依单一骨折中部作皮肤小切口,剥离肋骨的骨膜,不要损伤胸膜,将钢丝穿过肋骨并联结于牵引装置上,所有的塌陷的肋骨均按此法穿钢丝牵引处理,牵引量为0.5~1kg。一般牵引2~3周就可以解除牵引。

2) 固定方法

①胶布固定法:适用于皮肤对胶膏不过敏的患者。肋骨骨折处及周围的皮肤用肥皂水洗净,热后涂擦安息香酸酊,嘱病人伤侧上肢上举,手抱头后部,深呼气使胸廓缩小到最小胸围而屏气,取5~10cm宽的长胶布,以骨折的肋骨为中心,自胸部背正中线至健侧5cm开始,经腋侧到胸部超过正中线5cm于皮肤贴牢第一条胶布,以此法,在第一条胶布上下缘相重叠1~2cm,贴超过上下健肋二根的胶布固定。

②布带固定法:布带固定优于胶布的固定,能避免皮肤损伤,而且此方法较容易,取材方便,可减轻病人的负担。利用旧床单、褥单即可,一般以骨折的肋骨上下各超过2根肋骨为宽度,进行缠绕两层,用缝线缝牢重叠端,然后经双肩及胸前背后缝2个背带,防止围胸带向下移动。

(2) 手术治疗

1) 钢丝固定术:新鲜开放性肋骨骨折在开胸处理胸腔内脏器同时,可用钢丝将骨折两个断端固定在一起。横行骨折,用钢丝穿孔固定;斜面骨折,在骨折端作一小骨槽,用钢丝横行绑扎。

2) 内固定术:严重多根多处肋骨骨折或双侧骨折时,胸壁软化,病人无法进行呼吸时可采用此法抢救。

(二) 脊柱骨折

1. 解剖生理

脊柱位于背部正中,由33个脊椎骨及椎间盘、韧带和小关节连结而成。其中颈椎7个、胸椎12个、腰椎5个、骶椎5个(相互融合成一个骶骨)、尾椎3~5个(相互融合成一个尾骨)。正常脊柱有4个生理性弯曲,包括向前突的颈段与腰段及向后突的胸段和骶段。

除第1、2颈椎骶、尾椎外,其余椎骨的解剖结构基本相似。脊椎的前面为椎体,后面为椎弓根、椎板、横突、上下关节突和棘突构成。椎弓根上方有上切迹,下方有下切迹,上位椎弓根的下切迹和下位椎弓根的上切迹组成椎间孔,有脊神经通过。各椎孔连结构成椎管,内为脊髓圆椎体和马尾神经。邻位推骨的上、下关节突构成关节突关节。

相邻的椎体间以椎间盘相连接，骶骨的椎间盘成年后发生骨化。椎间盘由玻璃样软骨盘、髓核和纤维环组成。

各椎骨间有韧带连结。椎体前而为前纵韧带，后面是后纵韧带，在各横突间为横突间韧带。各棘突间有棘间韧带，连接各棘突尖的纵行韧带为棘上韧带，它在颈部发达肥厚而形成项韧带。椎板间也有黄韧带相联结。各韧带在维护关节和脊柱运动功能上有着重要的作用。

2. 病因和分类

（1）病因和机理：脊柱骨折是常见的损伤，往往累及脊髓及马尾神经。近年来将暴力归纳为4类：

1）间接暴力：患者自高处坠下，多呈屈曲位，足或臀部先着地，或患者站立或弯腰时，重物自高处下落，冲击头、肩、背或腰部；或因翻车、跳水等事故，均可引起脊柱骨折和脱位。但打击脊柱的暴力与其所成的角度却不尽相同。根据力学原理，暴力可分成两个分力：一个分力自上而下或自下而上，称垂直分力，它能使脊柱屈曲并能使脊椎相互挤压；另一个分力是自前向后或自后向前，称水平分力，它能使脊柱前后脱位。如果暴力与脊柱所成角度较小时，垂直分力则较大，较易引起挤压性椎体骨折；相反，角度较大，则水平分力大，容易引起脱位。

间接暴力所引起的脊柱损伤多为屈曲型骨折脱位，其中大部分发生在胸腰段。其病理表现为椎体单纯压缩性骨折，椎弓根骨折、关节突骨折、横突骨折、棘突骨折以及环椎和枢椎骨折或脱位。

2）旋转暴力：患者自高处坠落，臀部着地，因地面不平，两侧臀部落于不同高低水平，可使过度屈曲的脊柱再度发生侧屈。往往造成椎体的前楔形与侧楔形压缩同时存在，或一侧关节突关节发生脱位。

3）肌肉不协调地强烈收缩：肩部肌肉或附着于脊椎骨各部的肌肉强烈收缩可造成椎骨附件骨折。如腰方肌强烈收缩可发生横突骨折；肩背部肌肉骤然不协调地强烈收缩时，可造成棘突骨折，尤以第七颈椎和第一胸椎为甚。

4）直接暴力：患者自高处仰面跌下，胸腰段恰巧落在一横梁或其他坚硬的物体上，后者给脊柱的反作用力，直接作用于腰背部被冲击的部位，使脊柱骤然过度后伸，可造成前纵韧带撕裂，棘突、椎板、关节突等附件骨折，甚至椎体分离而脱位。另外，枪弹伤、弹片伤、打击脊柱亦可造成脊柱骨折，并可伴发脊髓损伤。

（2）分类

脊柱的解剖结构复杂，一个严重的脊柱损伤，不仅造成椎体和附件的骨折，常合并周围韧带损伤，使脊柱的稳定性遭到破坏，造成脊髓损伤等严重后果。为便于临床治疗起见，可从不同角度作如下分类。

1）根据损伤机理分类

①屈曲型骨折：最为常见，由于暴力使脊柱强度屈曲所造成。如单纯椎体压缩性骨折、椎体压缩性骨折合并关节突或横突骨折、关节突骨折合并椎体向前脱位等。

②伸展型骨折：暴力使脊柱强度伸展而造成的损害。如椎体及关节突向后脱位、棘突或椎板骨折并突入椎管内等。

③旋转型骨折:旋转暴力所造成的脊柱损伤。如椎体前方及侧方压缩性骨折、椎体与附件骨折伴有侧方移位等。

④直接暴力所致的脊柱骨折:如椎板和关节突骨折、棘突骨折等。

2）根据脊柱损伤的稳定程度分类

①稳定型脊柱骨折:骨折较单纯,无韧带损伤,亦无移位倾向,治疗较易。如椎体单纯压缩性骨折,压缩不超过椎体原厚度的1/2,横突或脊突单纯性骨折等。

②不稳定型脊柱骨骨折:骨折较复杂,常合并附件骨折及椎间韧带断裂,脊柱稳定性遭到破坏,治疗较困难。如椎体压缩超过1/2以上,合并关节突骨折脱位、椎体粉碎骨折伴有棘上及棘间韧带断裂等。

3）根据有无脊髓或马尾神经损伤分为合并脊髓或马尾神经损伤和不合并脊髓或马尾神经损伤两种情况。

3. 症状和诊断

脊柱骨折易发生活动范围较大处,在颈椎$_{3\sim7}$,胸椎下段、腰椎上段椎体最多见。

颈椎骨折如发生齿状骨折合并环枢椎脱位,颈部倾斜,头呈俯视状转动困难,自动抬头仰视功能丧失,常常双手托起下颏将头能抬起。其余颈椎骨折或脱位,因预椎后关节近水平,关节发生跳跃机会多见,颈椎屈度减小或变直,屈伸受限而疼痛,脱位椎体的棘突向后上突,与下位棘突间隙增宽。

胸腰椎骨折椎体单纯压缩者,局部轻度肿胀,或无肿胀,有直接和间接的压痛,纵轴叩击痛,能够自动坐起,站立或行走自觉局部疼痛,屈伸活动受限,骶棘肌有轻度的紧张。而椎体压缩超过椎体高度1/2以上者,可出现角度后突畸形,胸椎多个椎体被压缩时,呈圆背畸形,而有椎体脱位时,则棘突间隙增宽,凹痕,局部肿胀明显,躯体转动及活动受限并发生剧痛,功能障碍。腰椎棘突骨折,可发生单一或多个同侧的横突骨折,在骶棘肌外侧缘压痛明显,局部肿胀摸到横突触之发软,腰部向前及健侧弯时有牵拉性痛。

对每一位脊柱骨折病人,都要注意检查神经系统的功能。注意是否合并骨折平面以下的运动、感觉、二便功能的障碍。

脊柱正、侧位及左右斜位X线片可显示骨折部位,程度及类型。颈椎骨折或脱位,应投照颈椎正、侧位及寰枢椎照开口位相。在侧位片上顺沿齿状突前面画一直线,向上与枕骨大孔相遇,再由寰椎后弓的前缘画一直线向上与枕骨大孔后缘相遇,向下延长经过各颈椎棘突的前缘,此线与顺延各椎体前后缘所画三线相平行并向前凸,如相邻椎体间有前后移位,则上述三条线偏斜而曲折。

在开口位相对,X线片显示枢椎与寰椎两侧外侧块间距离应相等,两椎体关节面也相互平行。

寰枢椎如有移位,则关节不平行而或有偏斜。测量方法是从寰椎两侧下关节的最外缘的连线称环底线,则于该线中点向上做一垂线称为寰椎轴线,正常时寰椎轴线与齿突轴线相重叠,若齿突有向左或右移位时,则两轴线产生向左或右分离。

胸腰部位正位片,可显示椎体侧方压缩、椎板、关节突、横突骨折情况,侧位片、椎体前侧或后侧压缩楔形程度骨碎片等,椎体前后移位程度,关节跳跃交锁,棘突增宽,棘突骨折。在左右腰椎斜位片上,可显示腰椎峡部骨折面分离情况。

4. 治疗

（1）非手术治疗

1）复位方法

①屈曲型骨折

a. 手法复位：适用于脊柱有后突成角畸形，椎体压缩严重，甚至有椎体粉碎，椎体有移，但无椎板骨折者。

患者俯于木板床上，两名助手分别站在患者左、右侧，将上肢外展70°，一手握上臂另一手向手端推腋后臀部，另两名助手分别握持左、右小腿，4名助手进行对抗性牵引，在牵引过程中保持脊柱后伸位。术者双手掌部相互重叠在背部放在后突畸形处，徐徐用力向下压，防止突然暴力压迫，然后术者双手放在髂嵴前段，托起骨盆进行左右转动，矫正脊椎的旋转移位。

b. 双腿悬吊复位法：患者俯卧位，双下肢各绑上一条牵引带，两条牵引绳通过床端牵引支架最高处的滑车，用力牵拉绳索，使下肢及骨盆离开床面，脊柱后伸待畸形矫正后，解除悬吊，患者平卧硬床。

c. 高低桌复位法：适用脊柱不稳定性骨折的复位，而术后需石膏背心固定者。准备好2个或分别为115cm、100cm、85cm，3个高低不同的桌子，第一和第二高度的桌子并排放置，两桌相邻边放软垫，患者俯卧其上头指向高桌，然后助手和术者分别向头和足端移动两桌，使其分开，低桌移至耻骨联合以下，高桌至胸骨柄以上，使胸腰椎达到充分后伸，此位置基本可以达到矫正畸形的目的，为防止过度后伸，可将第三桌加软枕放在腹部前侧。若进行手法复位时，可将软枕拿掉，轻轻稳重的按压骨折处。

d. 重力牵引复位法：适用于骨折移位而严重，并有脊椎或马尾神经受压的胸腰椎骨折者。患者俯卧在治疗腰椎间盘突出症的牵引床上，分别绑扎胸部及骨盆牵引带，将胸部及大腿用软枕垫高，助手摇动牵引手柄，使牵引力达到与病人体重相等，超过体重，以达到畸形被矫正为度。

e. 持续牵引复位法：适用于颈椎骨折轻度移位或关节突交锁者。而颈椎骨折有轻度移位时，应用枕颌带将颈部稍伸位牵拉，牵引量为3~4kg，时间为4~6周。

颈椎骨折移位严重，或者有关节突交锁，合并颈髓损伤者，采用颅骨牵引。病人仰卧位，先使颈部稍前屈，经过2~3天牵引后，床头拍片证实关节交锁被解脱时，将颈部变为后伸位。牵引重量开始时应用5~10kg，复位后减至1~2kg。

f. 软垫复位法：胸腰椎稳定性骨折，仅有轻度后突畸形，而无椎体移位者，应用此法。患者仰卧硬床，在骨折处置于长30cm，宽10~15cm，高2~5cm用棉花做的软枕。开始时应用薄枕，逐渐加高，保持脊柱后伸位，逐渐矫正畸形。应用软枕要避免压破局部软组织，形成褥疮。

②伸直型骨折：胸腰椎发生伸直型骨折，易发生椎体后半部被压缩，或有椎板后关节突骨折，一般无移位或有移位也不宜采用手法复位，因骨折片易刺伤脊髓或马尾神经。若颈椎发生伸直型骨折时，可应用颅骨或枕颌带持续牵引复位，开始颈椎后伸位，逐渐改变屈曲位。若腰椎峡部骨折合并椎体移位者，采用治疗腰椎间盘突出症的牵引方法，进行重力牵引复位。亦可应用骨盆牵引带，进行持续牵引4~5周。

2）固定方法

①石膏固定

a. 石膏领固定：须椎无移位性骨折，有移位或合并高位截瘫者，经持续牵引复位后，再应用石膏领固定 3~4 个月。

b. 石膏背心固定：单纯的胸腰椎压缩骨折，轻度移位或成角性骨折复位后不需固定。而骨折移位较严重不移位性骨折，复位后应采用石膏背心固定 4~5 个月，截瘫病人更需用石膏背心固定，有利翻身活动，防止褥疮发生及骨折再移位。

②脊柱夹板或支架固定：脊柱稳定性骨折起床活动时，或持续牵引治疗移位性或不稳定性骨折解除牵引后，可配带脊柱夹板或支架固定。如颈椎寰枢椎脱位，颈椎骨折移位颅骨或枕颌带牵引复位后，离床时配带颈托。若胸腰段骨折，应用脊柱夹板或金属支架固定。应用支架时较方便，卧床时解掉，可锻炼腰背肌，坐立行走再戴上。

3）功能锻炼：胸腰椎骨折应尽早的进行功能锻炼，可防止骨质疏松萎缩，能使腰背肌肉强健，清除骨折愈合后的疼痛症状。对脊椎的楔形改变，由于脊柱后伸力牵拉脊柱前纵韧带的作用，可逐渐将压缩的楔形拔起恢复近似原形状，轻度移位并有矫正畸形作用。锻炼开始时间可根据骨折稳定程度而定，稳定性骨折在发生后第 2 天开始；非稳定性骨折第 3 周开始锻炼。脊柱屈曲型骨折锻炼方法如下：

①俯卧飞燕点水式

第一步，患者俯卧位，双上肢后伸手背腰后部，抬头抬胸背尽力后伸。

第二步，在第一步基础上，髋、膝关节伸直而下肢后伸。

第三步，第一步和第二步的动作同时进行，脊柱后伸而腹部贴床面呈一弧形。此种练功方式，是逐步而连续进行的，患者每天可进行 3~4 回，每回可进行上百次的动作。

②俯卧支撑式

第一步五点支撑式。患者仰卧位，用头后部、双肘、双足踏床面撑起，胸背腰及下肢离开床面脊柱呈前凸状。

第二步三点支撑式。卧位与第一步相同，双手放在胸前部，用头顶及双足支撑床面，而躯体离开床面呈后伸状。

第三步弓桥支撑式。患者仰卧位，双手拳伸过头顶，用双手及双足支撑面床，躯干呈拱桥状。

(2）手术治疗：单纯性骨折一般均可通过非手术得到复位。颈椎骨折关节突跳跃性移位用手法及牵引未复位及合并有脊髓或神经根压迫症状者，胸腰椎骨折有移位未被纠正，奎尼根试验有梗阻并有神经功能障碍者，或椎管内有骨折片突入神经功能部分丧失者。

（三）骨盆骨折

1. 解剖生理

(1）骨与关节：骨盆是由左右髋骨（由髂骨、耻骨和坐骨组成）、骶骨和尾骨连接构成的骨环。骨盆是躯干和下肢间的桥梁，也是骨盆内外诸肌的起止点，起着传导重力以及支持、保护盆腔脏器的作用。骨盆按其功能分为前后两部，后部为主弓（承重弓，又可分为两弓，即股骶弓和坐骶弓。股骶弓由两侧髋臼斜行向上,经髂骨加厚部,通过髋髂关节达骶骨,并与对侧汇合而成,在站立时支持体重;坐骶弓由两侧坐骨结节向上,经髂骨加厚部,通过骶髂关节达骶骨,并与对侧汇合而成,在坐位时支持体重。前部为联结弓,亦可分为两弓,即上束弓和下束弓。两侧耻骨体及其上支与股骶弓连接构成上束弓;两侧耻骨下支和坐骶弓相联接构成下束弓。它们起约束、稳定和加强两主弓的作用。联结弓比较薄弱,容易发生骨折。当主弓有骨折时,联结弓多同时骨折。

骶髋关节由髂骨与骶骨凸凹不平的耳状关节面相嵌组成,但关节间隙狭窄,活动范围小,仅有轻微的旋转,可缓冲来自下肢的冲击。关节的前两侧共有6条韧带附着,纵横交错,坚强有力,限制骨盆旋转活动,尤其是后侧韧带比前侧坚固,它是稳定关节的主要结构。耻骨联合由两侧上、下耻骨支依靠韧带和纤维软骨连接构成,坚固性差,骨盆受上、下、前、后或两侧暴力挤压时,会使耻骨联合韧带断裂。耻骨联合前后位X线的正常间隙为4~6mm,超过该间隙要考虑耻骨联合韧带撕裂而造成的耻骨联合分离。

(2) 肌肉:骨盆的内、外面,上、下、前、后缘分别由躯干肌和下肢肌肉附着,保持骨盆相平衡。骨盆骨折后由于肌肉牵拉使骨折移位。躯干肌肉比下肢肌肉牵拉力强,故髂骨骨折或骶髂关节脱位,受腰方肌、腰大肌和腹壁肌的牵拉和双侧耻骨支骨折受腹直肌牵拉,均可使骨折片向上移位。

(3) 血管:骨盆的血液供应,主要来自髂内动脉,在腰大肌内下部近坐骨大孔的上方,分为脏支和壁支。壁支分出髂腰动脉、骶椎外侧动脉、臀上动脉、臀下动脉和闭孔动脉等5支。

1) 髂腰动脉和旋髂深动脉、第四腰动脉(后两者系腹主动脉分支)吻合。

2) 臀上动脉、臀下动脉和股深动脉(髂外动脉分支)的3个穿通支之间相吻合。

3) 闭孔动脉和腹壁下动脉(髂外动脉的分支)的耻骨支之间相吻合。

4) 骶椎外侧动脉和骶椎中动脉(腹主动脉分支)相吻合。

上述骨盆环壁支血管与腹主动脉、髂外动脉分支之间相吻合;故结扎双侧髂内动脉不致引起组织坏死。脏支血管是主要供应盆腔内膀胱、尿道、直肠和子宫等动脉。盆腔静脉也分为壁支和脏支,并与同名的动脉伴行,汇流于髂内静脉。壁支静脉在盆腔内又组成若干静脉丛,位于壁筋膜下,血管丰富,比髂内动脉壁支血管分支多10~15倍,但其弱点是血管壁薄,无静脉瓣。骨盆骨折脱位时容易撕裂,出血较多,常导致失血性休克。骨盆前环骨折发病率比后环骨折高4倍,但后环骨折脱位造成的血管损伤,比前环多且严重。有时前环骨折刺伤邻近部位的血管,也可造成大量出血。

(4) 神经:腰丛走行于腰大肌,骶丛位于梨状肌前,两者在骶髂关节面上方汇集成干,自骨盆坐骨大切迹穿出,形成坐骨神经。骨盆后环骨折脱位,特别是髋臼后缘骨折,容易损伤坐骨神经。常见症状为持续性腓总神经麻痹。骶髂关节脱位并发同侧第五腰椎横突骨折,容易损伤下腰神经根,表现腰$_4$、腰$_5$神经分布区皮肤麻木或过敏,膝关节屈曲力弱,臀部、下肢肌肉萎缩、无力、麻痹、垂足、跟腱反射减弱或消失。骶髂关节脱位伴有骶骨侧块骨折时,常损伤骶神经根,造成持续性腰腿痛和膀胱功能障碍。耻骨和坐骨支骨折,易损伤骶丛神经分支,它所支配的会阴肌麻痹,外生殖器皮肤感觉迟顿和阳萎。耻骨支骨折和耻骨联合分离,常合并闭孔神经损伤,大腿内侧一部分皮肤感觉障碍,股内收肌无力,髋关节疼痛。这些神经损伤的性质多为牵拉伤、压迫伤和挫伤,后两者多数能够逐渐恢复。

（5）骨盆腔：骨盆入口为腹膜延续部分，容有部分小肠和结肠。膀胱后顶部和直肠上2/3的前面和上1/3的两侧被腹膜遮盖，骨盆骨折损伤腹膜的遮盖部分的膀胱或直肠，则尿液或肠内容物进入腹膜，为腹膜内膀胱或直肠破裂，产生腹膜炎症。盆腔中部为腹膜外部分，腔中有膀胱、尿道、输尿管和直肠等。盆腔出口处骨折可致骨盆腔内腹膜外膀胱破裂、直肠破裂和后尿道断裂，流出的尿液、肠内容物和渗出的血液均汇集在会阴部和阴囊，而呈进行性肿胀。这是骨盆出血、膀胱破裂，后尿道断裂或直肠损伤的标志。

2. 病因和分类

（1）病因：多由挤压外力而致，如车压轧伤、房屋倒塌、矿井塌方等，均可造成骨盆骨折。如跌倒时外力来自骨盆侧方，可造成耻骨单侧上下支骨折、耻骨联合分离、骶髂关节脱位、骶骨纵形骨折等。如外力来自骨盆前、后方，可造成耻骨上下支双侧骨折、耻骨联合分离，并发骶髂关节脱位、骶骨骨折和髂骨骨折等，并易引起膀胱和尿道损伤。如骨盆超过2处以上骨折，且骨盆环断裂，则骨折块会有较大的移位，引起盆腔内出血。如急骤跳跑，肌肉突然收缩，可引起肌肉附着的骨块撕脱性骨折，常见于髂前上下棘及坐骨结节处。

（2）分类：根据骨盆环受损伤的程度可将骨盆骨折分为4类。

1）骨盆环完整的骨折：①耻骨单支骨折；②髂骨翼骨折；③髂前上、下棘骨折；④坐骨结节骨折或骨骺分离；⑤骶骨下段骨折；⑥尾骨骨折或脱位。

2）骨盆环单处断裂的骨折：①单侧耻骨双支骨折；②耻骨联合分离；③单侧骶髂关节脱位或其将近的骨折。

3）骨盆环两处或两处以上断裂的骨折：①单侧耻骨双支骨折合并骶髂关节脱位或髂骨翼骨折；②耻骨联合分离合并髂骨翼骨折或骶髂关节脱位；③双侧耻骨双支的骨折；④耻骨联合分离合并单侧耻骨双支骨折；⑤骨盆环多处骨折。

4）髋臼骨折：①髋臼边缘骨折，多伴有髋关节后脱位；②髋臼中心骨折，可伴有髋关节中心性脱位；③沃尔特（Walter）骨折，骨折线经耻骨或坐骨支，通过髋臼内壁延及骶髂关节下缘。

以上1）、2）和4）型的骨盆环稳定，为稳定性骨折；其3）型骨盆环失去稳定，称不稳定骨折。

3. 症状和诊断

（1）稳定性骨折

1）骶骨下段骨折：女性多见。外伤后骶部疼痛，多不能坐下，局部可见肿胀、瘀斑，压痛明显。骨盆挤压分离试验阳性，肛门指检，向骶部轻压，可出现明显压痛。摄骶骨X线正、侧位片可确诊，侧位片骨折线较清晰。

2）尾骨骨折或脱位：女性多见。局部肿痛、瘀斑，坐位时疼痛较重，不敢以整个臀部坐下，改变体位时疼痛较甚，排便时疼痛亦加剧，局部压痛显著。肛门指检尾骨压痛明显，有时可扪及尾骨移位，骶骨侧位X线片可显示骨折或脱位。

3）单侧耻骨双支骨折：症状、体征与耻骨单支骨折相同。骨盆正、侧位片可确诊。

4）耻骨联合分离：单纯耻骨联合分离由创伤引起者少见，多见于产伤。局部疼痛并有压痛，骨盆分离试验阳性，可摸到分离线，骨盆正位片可助诊断。

5）单侧骶髂关节脱位及其附近的骨折：临床罕见，可由X线确定诊断。

6）髋臼骨折：临床不易诊断。无移位骨折或移位不显者仅局部疼痛，髋关节功能轻度障碍并有活动痛。严重中心性髋关节脱位合并髋臼骨折者患肢显著缩短，大转子内陷，髋活动显著受限，尤其旋转功能，摄X线片可确诊；但无移位的骨折，骨盆常规X线片易漏诊，故凡耻骨支骨折时应排除髋臼骨折，有时需要加摄：①骨盆3/4内旋位X线片以显示髂耻隆起及髋臼后缘；②骨盆3/4外旋位X线片以显示髋后缘和髋臼前唇；③屈髋向90°，骨盆30°斜位片以显示股骨头与髋臼之间的关系。

（2）不稳定性骨折：局部肿痛、血肿、压痛明显，患者不能起坐、翻身、下肢短缩、外旋畸形，活动障碍、骨盆挤压分离试验阳性。骨盆正位片可确诊，并可显示移位方向和程度，必要时加摄骨盆斜位X线片。常合并严重出血性休克、颅脑、腰腹和盆腔内脏器损伤，临床应细致检查，以免漏诊。

4. 治疗

治疗应注意全身情况。有休克时，应积极抢救。各种并发症如危及生命应首先处置。骨盆环两处以上断裂的骨折如有移位应予以复位。耻骨联合分离或耻骨支骨折合并骶髂关节脱位者，或髂骨翼骨折而有移位者，可于一般情况稳定后，在硬膜外麻醉下手法整复。

（1）非手术治疗

1）复位方法

①骨盆环两处或两处以上断裂的骨折

a. 仰卧位复位法：病人仰卧，两下肢分别由助手扶持。用宽布带绕过会阴部，会阴部要先垫好厚棉垫，后段兜住健侧坐骨结节，经健侧肩后外方；前段经患者肩前外方，均固定于手术台端或墙钩上，作对抗牵引。前段与手术台端或墙钩上，作对抗牵引。前段与手术台间撑一木板以防钳夹躯干。将患侧髂骨轻轻向外推压，以松解嵌插患侧下肢略外展，作轻手力牵引（健侧亦维持牵引）术者用双手将髂骨嵴向远侧推压，矫正向上移位。此时可听到骨折复位"喀嚓"声。病人改为侧卧（健侧在下），术者用手掌挤压髂骨翼，使骨折面互相嵌插。

b. 俯卧位复位法：患者俯卧，双手抓握诊疗床的边缘，一助手双手把持住患者腋下向头侧牵引，另一助手双手从患者健侧坐骨结节处向头侧推该侧骨盆，第三助手牵引患侧下肢，术者立于患侧，用双掌将患侧髂嵴后半部向前下方推压。整复时，术者、助手和患者动作同步进行。

c. 侧卧位复位法：患者侧卧，健侧朝下，第一助手固定患者肩部以防止身体前后倾倒，第二助手一手握健肢膝部，另一手握该肢足部向头端推，第三助手向足端牵拉患侧下肢，术者双手放在患侧髂嵴中段，用力向前下方推压复位。

②骶骨下段骨折、尾骨骨折或脱位：无移位者不用整复，有移位者可用手指从肛门内向后推挤骨折或脱位的骶、尾骨，使其复位。但稳定性差，易再移位。

③髋臼骨折：无移位者勿需整复，有移位者多为髋关节脱位的并发症，髋关节脱位整复后骨折片亦随之复位（参见髓关节脱位）。

④其他类型骨折一般不必整复。

2）固定方法

①牵引：主要用于新鲜移位骨盆骨折。先进行股骨髁上牵引，患者髋、膝关节各屈曲

45°,置于勃朗氏架上,开始重量为 10~16kg,牵引 5~7 天后,手法矫正残存的移位,牵引重量减至 6~8kg,6~8 周后去牵引,逐渐扶拐下地活动,患侧不承重,10~12 周后去拐承重。对于 2~3 周的陈旧性骨折,可在麻醉下进行手法整复,然后进行股骨髁上部牵引,加以外固定。

②骨盆弹力带:用于移位骨折牵后的局部固定。用普通三角裤头 1 条,在相当于髂嵴到股骨粗隆之间缝上宽约 10~15cm 的弹力带 1 圈,松紧度以维持正常骨盆环的左右横径为宜。

③胶布固定法:用途同弹力带。即用宽 15~20cm 胶布条环绕骨盆固定。

④砂袋垫挤:用途同上。用直径 15~20cm,长 30cm 砂袋 2 个,分别放在骨盆的左、右侧后方。两砂袋之间的距离,以患者平卧时骶部不完全接触床面为宜。

⑤骨盆帆布兜:用于复位后的固定或耻骨联合分离,也可用于单侧骶髂关节及其附近的骨折。用厚帆布做成一兜,环绕骨盆周围,两侧借木棍及绳索通过床架滑车系以重量,以恰使臀部离开床而为宜。

⑥骨盆夹板:适应证同帆布兜。用长宽略大于髂骨的木板,内衬以厚垫,后方用厚布缝合,前方用多条宽弹力带联结,根据需要调节其松紧度。

⑦改良大型颅骨牵引器或 Hoffmann 器夹住钉:在两侧髂前上棘后方髂嵴分别穿入钢针,利用固定器作对向加压固定。最适用于骨盆移位骨折而骨盆附近有广泛软组织损伤,复位后不宜作骨盆帆布兜或骨盆夹板固定的患者。

⑧骶、尾椎骨折或脱位,无理想的固定方法,一般需卧床休息 2~3 周。骶骨骨折臀下用气圈或海棉垫保护;尾骨骨折或脱位在坐位时垫以气圈。其他骨盆环完整性未受损的骨折也仅需仰卧休息数周即可。

3) 功能锻炼:骨盆周围有坚强的筋、肌,骨折整复后不易再移位,且骨盆为松质骨,血运十分丰富,易愈合。未损伤骨盆后部负重弓者,伤后第一周练习下肢肌肉收缩及踝关节屈伸运动。伤后第二周,练习髋关节与膝关节的屈伸运动。伤后第 3 周,可扶拐下地站立活动。

骨盆后弓损伤者,牵引期间应加强下肢肌肉收缩和关节屈伸活动,解除固定后可下床,开始扶拐站立和步行锻炼。

(2) 手术治疗:骨盆骨折非手术治疗较满意,只有主要血管损伤、尿道、膀胱、直肠等并发症时才行手术治疗。有时尾骨骨折疼痛严重者也可考虑手术。

第三章 脱　　位

第一节 肩部脱位

肩部脱位包括肩肱关节脱位和肩锁关节脱位。肩肱关节又分前脱位、后脱位、陈旧性脱位。肩肱关节是由肱骨头和肩胛骨关节盂构成。肱骨头较大,关节盂面浅小,是典型的球窝关节。正常情况下,关节盂仅接触肱骨头的 1/3 左右,虽然在关节盂的周围有纤维环包绕,使关节稍加深加大,但仍比肱骨头小得多,同时肩关节囊和韧带薄弱松弛,形成了肩关节的灵活性和不稳定性。由于这种解剖特点,当肩关节受到外力的作用时,则容易出现脱位。同时,关节囊附着于关节盂的周缘和肱骨的解剖颈,因此,当肩关节外伤性脱位时,不仅关节囊破裂,而且常撕裂关节盂唇,如早期未得到及时治疗,则易导致习惯性脱位。

肩关节脱位在全身关节脱位中最为常见。一般多发于20~50岁的男性。

肩峰与锁骨外端之间，有一微动关节，称肩锁关节。关节面浅并且关节轴斜行，斜向内下，其间有关节软骨盘。肩锁关节囊本身较薄弱，但被肩锁上、下韧带所增强，亦有喙肩韧带和喙锁韧带加强肩锁关节的稳定。外伤性肩锁关节脱位时，可导致这些韧带和关节囊的撕裂以及关节软骨盘的破损。

本章分肩关节前脱位、后脱位、陈旧性脱位和肩锁关节脱位4节分别论述。

（一）肩关节前脱位

肩关节前脱位根据脱位后肱骨头所处的位置，分为喙突下脱位、盂下脱位和锁骨下脱位3种。

1. 病因和分类

以间接传达外力所致为主。在外力作用下，病人侧向跌倒，躯干向一侧倾斜，手掌或肘部触地，肱骨头呈高度外展、外旋位。由于掌经前臂、肘部传达到肱骨头的外力冲破关节囊的前侧部分，肱骨头向前滑出至喙突下凹陷部，称之谓喙突下脱位（临床中较为多见）；如果外力继续作用，肱骨头经喙突下达锁骨的下方，称之谓锁骨下脱位（临床中较为少见）。若暴力强大，肱骨头可冲破关节囊直达盂下方称之谓盂下脱位。极个别情况，在强大暴力作用下，肱骨头冲破肋间隙而进入胸腔，形成胸腔内脱位，这种脱位损伤重，预后不佳。

肩关节前脱位的主要病理表现为关节囊撕裂和肱骨头移位。关节囊撕裂的部位多在关节盂的前下缘和下缘，有时在关节囊的附着处断裂。严重者纤维软骨面或骨性边缘一起撕裂、移位，或造成肱骨头后外侧压缩性骨折。在肱骨头附近撕裂脱位时，由于肩袖、肱二头肌长头腱与关节囊相连，在关节囊撕脱的同时亦可损伤肱二头肌长头腱和附近的肌肉。如果撕脱的肱二头肌长头腱脱离结节间沟而滑至肱骨头的后侧则影响肱骨头复位，这种情况下，常需将二头肌腱复位。

肩关节前脱位有时合并肱骨大结节撕脱骨折，冈上肌腱断裂和肱骨外科颈骨折。个别情况下，脱位的肱骨头压迫腋神经和臂丛神经。

2. 症状和诊断

多有明显的外伤史。外伤后立即出现肩部疼痛，活动受限，伴随患肢的活动疼痛加剧，因此，患者常用健手扶持患肢。

外观患肩失去正常膨隆外形，肩峰明显突出，形成“方肩”畸形，并弹性固定在肩外展20°~30°位置，患臂不能贴靠在胸壁。在喙突下或腋窝的前方能触到脱位的肱骨头。合并肱骨大结节骨折，患肩出现畸形的同时，明显肿胀，可有瘀斑、擦皮伤及骨擦音。肱骨头挤压，牵拉腋神经时可出现三角肌麻痹、肩后部感觉减退及前臂、手的肌力、感觉障碍。合并血管损伤时，上肢变冷，桡动脉搏动减弱或消失。

搭肩试验阳性，直尺试验阳性。

X线片可见肱骨头移位而明确诊断。

3. 治疗

（1）非手术治疗

1）复位方法：肩关节脱位的治疗方法，以手法复位为主。如果脱位时间短，复位及时，多能收到较好的效果。

下面分别介绍几种常用的复位方法。

①拔伸足蹬法：本方法简单，术者一人即能够完成操作。具体步骤是患者仰卧在床上。术者立于患者患侧，用双手握住患者伤肢的腕部，而后将足（右侧脱位用右足，左侧脱位用左足）伸入患侧的腋窝内。沿伤肢纵轴方向缓慢而有力地持续拔伸牵引。在牵引患肢的同时，将患肢逐渐地外展、外旋，而后利用足跟为支点的杠杆作用，内收、内旋上肢即可使脱位的肱骨头挤入关节盂内，回纳的同时常能听到响声，复位即告完成。复位过程中，腋部要用棉垫保护，足蹬时不可使用暴力，以免引起腋窝部血管神经的损伤，若一次不能使肱骨头复位时，可能是肱二头肌长头腱和破裂的关节囊的阻碍，这时可将伤肢进行内、外旋转，使肱骨头绕过肱二头肌长头腱，然后再按上法进行复位。如仍不能使其还纳，可改用其他的方法。

②拔伸托入法：此方法需术者和二名助手很好地配合来完成。患者坐在小方凳上并放松患肢。第一助手站在患者健肩的侧后方，两手交叉环抱患侧腋窝部，以固定身躯（也可以使用宽布带）。第二助手站在患肢的前方，一手把握住患肢的肘部，另一手握住患肢的腕部，由轻至重地向前外下方作拔伸牵引。在两个助手作对抗性拔伸牵引的同时，术者站在伤肩侧方，做患处的轻手法按摩，使患者肌肉放松，以两手拇指压住肩峰，其余手指伸入腋窝内（也可以用布带套住），将肱骨头向外上方钩托，这时，第一助手固定躯干部，第二助手做牵引的同时，逐渐向内收、内旋患肢，直致肱骨头有回纳的感觉为止，否则要重复以上方法，直至复位。

③屈肘旋转法：此方法要求操作人有一定的技巧和经验，并且复位的动作既有先后，又要求动作连续进行。根据术者的习惯，患者可以采取坐位或仰卧位。以右肩关节前脱位为例。术者立于患侧，用右手握住伤肢腕部，左手握住肘部，使肘关节屈曲90°位，并沿肱骨纵轴牵拉伤肢3~5分钟，然后，逐渐将上臂外展、外旋，使肱骨头移到关节盂的前缘，继而在牵引的同时，逐渐内收上臂，使肘部与胸壁接触，肱骨头由关节盂前缘向外移，将关节囊的破口张开。然后，将上臂内旋并迅速向外上方推送，肱骨头即可通过张开的关节囊破裂口滑入关节盂内。以上步骤需连续进行，同时此法应力较大，操作时需轻稳、谨慎，以防止过猛的扭转力量作用于肱骨颈而引起肱骨外科颈部螺旋形骨折。尤其对老年患者伴骨质疏松，操作时更要注意。

④椅背整复法：这种方法临床较为常用，使用得当，能收到满意的效果。首先病人侧坐在靠背椅上，将患肢放在靠背上，腋肋紧靠椅背并用大棉垫（或大卷脱脂棉）放在椅靠背上，以避免腋部损伤。这时一助手扶住患者并固定，术者握住患肢，进行外展、外旋位拔伸牵引，在牵引患肢的同时，将患肢下垂并内收，然后内旋上肘并曲肘。这时常能听到复位的响声，如没有复位可重复进行。

⑤膝顶推拉法：患者坐位，术者与患者同一方向立于病人的患侧。以左侧肩关节脱位为例加以说明。术者右足踏于患者坐凳上，用右膝顶住患者右侧腋窝，而后将患肢外展90°，以拦腰状绕过术者身后，术者用左手握住患侧腕部并紧贴于左胯上，用右手掌握住患者左肩峰进行牵引，以顶在腋部的右膝为杠杆，逐渐减少外展角度，左转身使患肢内收，同时用右膝向上加力一顶使脱出的肱骨头复位。

2）固定方法：复位后检查肩关节畸形消失，恢复正常外形，搭肩试验、直尺试验阴性时可立即进行固定，以防止再脱位。固定患肢在内收、内旋位，屈肘 90°2～3 周。常用的方法有胸壁绷带固定法。用一棉垫放在复位后的腋窝内，并将棉垫中穿出的绷带系在对侧肩上以作固定，患侧肩部外敷消瘀膏等。用宽绷带环绕将上臂固定于胸壁，前壁用颈腕带或三角巾悬吊在前胸。

3）功能锻炼：固定期间，未固定的关节要积极进行主动和被动活动，促进患肢血液循环。解除固定后，要逐渐做肩关节各方向活动，并使活动范围逐渐加大。进行功能锻炼的同时，可以配合推拿、按摩、针灸、理疗及外洗药，以防止固定引起肩关节软组织粘连。

（2）手术治疗：肩关节脱位经手法复位失败者。手法复位失败原因是多伴合并肱大骨结节撕脱骨折，而肱二头肌长腱骨断面滑向肱骨头后侧，阻碍复位。另外是合并肱骨外科颈骨折，影响手法操作。肩关节脱位合并血管、神经压迫症状者，亦及时手术切开复位，修复神经、血管及解除骨端的压迫。

（二）肩关节后脱位

1. 病因

肩关节后脱位临床相当少见。外力作用在肩关节的前方，致使肱骨头向后移位，或因肱骨头突然强力，过度的内旋，导致肩关节后脱位。直接作用在肩关节时，局部可有瘀血斑、擦皮伤等改变。病理改变不同于前脱位，关节囊和盂缘是从关节盂后缘撕脱，有时伴有后缘骨折及肱骨头前内侧压缩性骨折。肱骨头位于肩缘后方，停留在肩峰下或肩胛冈下。

2. 症状和诊断

临床表现不如前脱位明显，主要表现为局部疼痛，活动受限，喙突突出，肩前部塌陷，摄腋窝位 X 线片可以确定诊断。

3. 治疗

以牵引、推拿、手法复位为主。患者取坐位，一助手固定患侧肩部，术者双手握住患臂轻轻前屈外旋上臂，同时进行牵引，肱骨头即可复位。

复位后用肩人字形石膏或胸壁绷带固定患肢在外展、后伸及外旋位 2～3 周。前臂用颈腕带悬吊固定。

功能锻炼和其他治疗方法同肩关节前脱位。

陈旧性脱位者或手法复位失败者，采用肩后侧切口，切开复位。显露三角、肩峰端，切断三角肌止点部、冈上肌、冈下肌、小圆肌的联合腱及关节囊。进入关节腔而手法复位，逐层缝合切口。

（三）肩锁关节脱位

肩锁关节由锁骨外端和肩峰关节面构成。具有稳定肩部、加大肩部活动范围的功能。关节本身的稳定主要依靠关节囊和肩锁韧带来维持，并由强大的喙突与锁骨间的斜方韧带和锥状韧带来加强。

1. 病因和分类

多为间接暴力所致。外力自肩上部向下冲击肩峰部或在外力作用下，跌倒时肩部着地等，均能引起关节附近韧带的损伤而导致肩锁关节脱位。另外，可因突然极度向下牵引肩部而至肩锁关节脱位，此种外力引起的脱位较为少见。

肩锁关节脱位根据外力的大小，损伤后的局部形态分半脱位和全脱位2种。半脱位时，是指肩锁关节囊和韧带断裂，锁骨有轻度上移的情况。全脱位时，肩锁关节囊和肩锁韧带断裂的同时，止于喙突上的韧带亦完全撕裂，锁骨和肩峰完全分离，并明显向上移位。

2. 症状和诊断

肩锁关节半脱位时，患者的症状不明显，肩峰和锁骨外端不在同一平面，可以摸到肩锁关节高低不平，托肘压锁骨外端恢复正常。

肩锁关节全脱位时局部疼痛、肿胀，锁骨外端明显隆起，畸形显著。为确定损伤的程度，可请病人站立，双手分别提约5kg的重物，同时摄双侧肩锁关节正位片，以作比较。当肩锁关节全脱位时，病侧肩峰和锁骨外端距离加大，甚至完全分离。半脱位时，锁骨轻度增高，间隙亦比健侧稍增大。

3. 治疗

(1) 非手术治疗

1) 石膏围腰及压迫带固定法压迫带位肩锁关节上方，利用压迫带向下的力量，使脱位得以复位。

2) 胶布固定法　患肢肘屈曲90°，用宽4~5cm长胶布带1条，中心处兜肘后向上，两端在患肩上交叉贴牢，前臂用颈腕带悬吊胸前。

3) 肩肘带固定法毛巾(或宽布带数层)叠成宽7~10cm，经患侧肩上，健侧腋下环绕1周，两端缝在一起为肩胸带。另一条毛巾折叠双层缝成直角兜，构成肘托，托住肘部，肩胸带与肘托之间前后各1条联结带，向上提肱骨，向下压锁骨外端保持肩锁关节对位。

以上3种方法均可用于半脱位和全脱位患者，如治疗及时，固定牢靠均可收到满意的效果。

(2) 手术治疗：肩锁关节全脱位或半脱位，经手法及外固定而失败，并且有局部疼痛和功能障碍者，可进行手术治疗。

第二节　肘部脱位

肘关节由肱骨滑车、尺骨上端半月切迹、肱骨小头和桡骨小头组成。

肘关节脱泣即肱尺关节脱位，临末中最常见，在全身大关节脱位中占首位，其次为肱桡关节脱位。病人多为青少年，儿童和老年人则较少。

肘部脱位包括肘关节后脱位、前脱位、侧向脱位、旋转脱位，桡骨小头脱位、桡骨小头半脱位。成年人中以肘关节后脱位最为常见，占肘关节脱位的80%，儿童中桡骨小头半脱位为最多。

(一) 肘关节后脱位

1. 病因

多因重力冲击和杠杆作用所致。例如跌仆时,肘关节伸直前臂旋后位手掌触地,暴力使肘关节过度后伸,鹰嘴尖端撞击肱骨下端鹰嘴窝,在肱尺关节处形成杠杆作用,使止于喙突上的肱前肌肌腱及关节囊的前壁被撕裂,肱骨下端向前移位,桡骨头与尺骨喙突同时滑向后方,形成肘关节后脱位。有时可合并尺骨鹰嘴骨折和冠状突骨折。此外,肘关节后脱位也可合并肱骨内上髁撕脱骨折、桡骨小头骨折、肱骨滑车骨折,近侧尺桡关节分离、尺神经、正中神经和肱动静脉的损伤。肱骨内上髁撕脱骨折块有时被关节负压吸入关节内,卡在关节间隙中,造成关节复位困难。

有时由于暴力方向的倾斜或前臂处于内、外翻位,可引起向内后侧和外后侧脱位。即当前臂处于内翻位时,前臂传于肘部的作用力还兼有肘内翻分力,肘外侧间隙开大,逐使尺骨鹰嘴向后外侧脱位。若前臂处于外翻位,一前臂传导于肘部的作用力还兼有肘外翻分力,肘内侧间隙开大,致使尺骨鹰嘴向后内侧移位。

2. 症状和诊断

有明显外伤史,肘关节常在 30°~50°位弹性固定,肿胀明显,肘后上方空虚、凹陷,肘前饱满,可扪及肱骨小头及滑车。上下臂的比例失常,前臂变短。主动伸屈活动受限,被动活动时可见内收、外展的异常活动。肘后修特(Huter)氏三角关系异常,这点同肱骨髁上骨折有鉴别意义。肘部前后径增宽,有时可有肘内翻或肘外翻畸形。

桡动脉搏动有时减弱,手部皮色苍白,是因肱动脉受牵拉或挤压损伤。尺神经和正中神经可发生不同程度的麻痹,合并尺骨鹰嘴骨折时,后移突起的鹰嘴部可发现浮动骨折片及骨折端尖刺。X 线正侧位片可以确诊。

3. 治疗

(1) 非手术治疗

1) 复位方法

①拇指推顶法:患者坐位或仰卧位,前臂旋前位,助手握腕部牵引,术者双手交叉合抱于肘上臂部,二拇指相并抵于尺骨鹰嘴,与助手做反方向牵引。牵引 1~2 分钟后,助手保持牵引状态下逐渐屈曲前臂,有时即可听到响声得以复位。或者屈肘 90°,加大牵引,术者拇指用力推顶鹰嘴突,即可听到"咯噔"复位声。

②膝顶拔伸法:患者坐位,术者立于患侧前面,同侧下肢足踏在坐椅上屈膝 90°,将膝部顶住患肢上臂的下端,用双手握住伤肢腕部拔伸牵引,此时膝部用力顶压肱骨下端,感知复位的"咯噔"声,复位即告成功。

③拔伸屈肘法:患者取坐位,助手立于患者背后,用双手握住伤肢的上臂,术者站在患者伤肢侧前面,用双手握住腕部,将前臂置于旋后位,术者与助手相对牵引,然后术者改为一手握腕部继续保持牵引,用另一手的拇指抵住肱骨下端向后推按,其余 4 指顶住鹰嘴向前端

提，并逐渐将肘关节屈曲，若闻入臼声，说明脱位已整复。或卧位，伤肢上臂靠床边，术者一手按其下段，另一手握住伤肢前臂顺势牵引，有入臼声后曲肘关节。

2）固定方法：肘关节复位后，用硬纸壳做的屈肘固定器，或石膏托将肘屈曲90°固定，一般固定2~3周。若关节内有瘀血者，抽出后，厚棉垫压迫包扎固定，防止再渗出及关节粘连或骨化性肌炎形成。

（2）手术治疗：肘关节后脱位合并骨折的病人。例如，合并滑车骨折、肱骨内上髁撕脱骨折等，经手法整复不能复位或者经复位骨折端不稳定者。

肘关节后脱位合并神经、血管损伤的病人，行底动脉探查术，同时亦探查神经，并切开复位肘关节。

单纯合并神经损伤者，不必急于手术探查，一般能恢复，不恢复则手术探查。

（二）肘关节前脱位

1. 病因

肘关节前脱位多系屈肘位时肘后着地而引起，偶因直接暴力撞击肱骨远端前方产生。由于屈肘位肘后着地，鹰嘴撞击地面，而肱骨远端受身体重力作用继续向下滑落，导致肘关节前脱位。强力扭转、拔伸前臂亦能造成肘关节前脱位。例如前臂被皮带轮等绞拉牵引时所致的脱位多属于肘关节前脱位。一般肘关节前脱位占肘部脱位的5%左右。

2. 症状和诊断

有典型外伤史，肘后部肿胀严重，有瘀斑，鹰嘴有移动骨块。伤后肘关节不能伸屈，肘部处于屈曲或过伸状态。“关节”呈不稳定样摇摆，上臂、前臂均见增长。疼痛可累及前臂手部和肩颈部。因牵拉尺神经，引起支配区即第4、5指麻木，感觉减退或消失，夹纸试验阳性。肘后三角异常。有时出现肱动脉，正中神经和桡神经等损伤现象。当肱动脉受到过度牵拉后，尺、桡动脉搏动变弱或消失。肘后皮肤可有挫伤或撕裂伤，鹰嘴部骨折可能外露，X线片可明确诊断。

3. 治疗

（1）非手术治疗

1）复位方法：患者坐位或仰卧位，由一名助手握住脱位侧上臂，另一助手握腕部进行持续牵引。术者一手握住前臂上端向后拉，另一手握住肱骨远端向前推，使鹰嘴半月切迹回到肱骨滑车面，使尺骨鹰嘴骨块复位，肘关节伸直位，保持对位。

2）固定方法：整复后用硬纸壳或石膏托固定肘关节在伸直位3周左右。而合并骨折者，则固定4~6周。

（2）手术治疗：肘关节前脱位手法复位失败，或合并有严重副损伤者，例如肱动脉、尺神经损伤，开放性鹰嘴骨折累及关节等。

(三) 肘关节侧向脱位

1. 病因

其发病机制尚不完全清楚,目前认为有两种情况。前臂或上臂在一端稳定状态下,另一端以杠杆式的外力,将肘关节的上或下端推向内或外侧造成侧方移位;或另一端遭受侧向平移外力,造成肘关节侧向移位。目前多数学者认为肘关节侧方移位,多是由于肘关节后、前脱位的后续外力造成的。

2. 症状和诊断

有外伤史,伤后肘关节屈伸受限,肘关节疼痛,尺、桡骨上端向内或外侧移位,肘向内或外侧突出,肘后部空虚,肘后三角异常。X 线片可明确诊断。

3. 治疗

(1) 非手术治疗

1) 复位方法:患者取坐位,由两名助手分别把持前臂和上臂,顺势进行对抗牵引,并后旋前臂。术者一手握上臂下端,另一手握前臂上端,用力推拉侧移的骨端并屈曲肘关节即可复位。

2) 固定方法:整复后屈肘 90°用屈肘固定器固定,或石膏托固定 3 周。

(2) 手术治疗:合并有神经、血管损伤复位后不恢复者;手法复位失败者,合并有骨折复位不良而影响关节屈伸活动者。

(四) 肘关节旋转脱位

1. 病因

系以肘部为轴心的强大旋转外力所致,此旋转外力使肱骨中段产生一个杠杆力,这样在脱位的同时可伴有很多严重的副损伤,如肱骨内上髁撕脱性骨折,外上髁伸肌止点撕脱和关节囊严重撕裂,甚或合并肱骨干骨折。

2. 症状和诊断

局部疼痛,高度肿胀,常有严重的水泡及瘀血斑。肘关节功能丧失,部分病人可出现血管、神经损伤。肘后三角关系异常。X 线片可见前臂尺、桡骨旋转、肘关节正常骨结构关系发生异常。

3. 治疗

(1) 非手术治疗

1) 复位方法:患者坐位,术者和的手分别握伤肢前臂和上臂进行拔伸牵引,而后根据旋转移位的方向,做反方向旋转复位,并推挤肱骨内侧或外侧髁。

2) 固定方法:选用石膏托固定,并用三角巾悬吊上肢于屈肘 70°~90°位,固定 3~4 周。

(2) 手术治疗:手法复位失败者;合并有神经、血管损伤手法复位后不恢复者;合并有不稳定性骨折者。

（五）桡骨小头半脱位

桡骨小头半脱位是发生于1~4岁儿童肘部的一种常见损伤。

1. 病因

常因外力牵拉所致，例如肘伸直前臂旋前位时被家长用力牵拉所引起。因为1~4岁儿童，肘关节的韧带、肌肉和关节囊较松弛，而桡骨小头尚未发育完全，头、颈近乎相等。当肘关节突然受到牵拉时，肘关节腔内的负压将关节囊和环状韧带一并吸入肱桡关节间隙，环状韧带向上滑越桡骨小头，嵌于桡骨小头和肱骨小头之间，阻碍了桡骨头回复原位。因此又称“牵拉肘”。

2. 症状和诊断

患儿哭闹不止，患肢不肯抬举、持物，多数患儿用健侧手托住患肢前臂，或下垂患肢。患肢前臂处于旋前位，不敢旋后，肘关节不能伸屈。桡骨小头处有压痛，无明显肿胀或畸形。X线片检查常不能提供明显阳性指征，个别患儿可见肱桡关节间隙略增宽（与健侧对比）。

3. 治疗

（1）复位方法：患儿坐在家长怀中，以右侧桡骨小头半脱位为例，术者右手握伤肢手腕部，左手拇指按在桡骨小头前外侧。右手牵引伤肢，使之伸直，前臂旋后同时左手拇指施压于桡骨小头部，有时就可听到复位响声。如未出现响声，在保持牵引下屈曲肘关节，即可听到轻微响声或能触到滑入腔隙震动感而复位。复位后，关节活动自如，局部疼痛立即消失。患肢可以上举过头和持握玩具，并能自动做前臂旋转活动。

手法复位过程中一次未成功时，可重复进行手法，或屈肘90°位来回旋转前臂。

（2）固定方法：复位后一般不用固定和悬吊患肢。但有时为防止再次发生脱位，可用颈腕带悬吊患肢2~3天。若多次复发者，应用石膏托或纸壳作外固定2周，防止形成习惯性桡骨小头半脱位。

（3）复位后注意事项：避免牵拉患肢，防止再脱位而形成习惯脱位，如脱上衣时先脱掉健侧衣袖，而穿衣时则先伸入伤肢。一旦形成习惯性脱位，不必特殊处理，儿童7岁以后不再出现脱位。

第三节　腕 部 脱 位

（一）月骨脱位

月骨居近排腕骨中线，正常情况下月状骨前后X线片呈四方形，侧位片形似新月形。月骨近端凸面与桡骨下端尺侧部，远端凹面与头状骨，尺侧与三角骨，桡侧与舟状骨互相构成关节。月骨四周均为软骨面覆盖，与桡骨下端之间仅有桡月背侧、掌侧韧带相连，有营养血管经过韧带进入月骨，供应正常的血液。月骨为腕管的背侧壁组成之一，在其掌侧有屈指肌腱和正中神经通过。由于月骨掌侧宽,背侧窄所以临床上向掌侧脱位较多,而向背侧脱位极少见。

1. 病因

多为传达暴力所致,当跌倒时手掌着地,腕关节极度背伸,桡骨远端与头状骨向月骨产生向掌侧成角及挤压力,头状骨与月骨间的掌侧韧带和关节囊破裂,使月骨从远端向掌侧旋转移位,称为前脱位。此时桡月骨背侧韧带已断,而月骨掌侧韧带仍可供应血液,早期复位后效果较好。若桡月骨掌背侧韧带均断裂,月骨可移至桡骨远端掌侧。其血液循环完成中断,常常发生缺血性坏死。此外,向掌侧脱出的月骨可压迫屈指肌腱使之张力加大,手指不能完全伸直,压迫正中神经,使拇、食、中指感觉异常。

2. 症状和诊断

伤后腕部掌侧肿胀、疼痛,活动受限,掌侧(骨性)隆起,压痛明显。由于脱位的月骨压迫屈指肌腱使之张力加大,腕关节及中指呈屈曲畸形。握拳位时第三掌骨头明显塌陷,叩击该掌骨头疼痛加重。由于脱位的月骨压迫正中神经,使拇、食、中指及无名指桡侧感觉障碍。X 线正位片显示月骨呈三角形,侧位片可见月骨远端凹形关节面脱离头状骨转向掌侧,头状骨向近端移位,与桡骨远端关节面相接触,位于月状骨的背侧。

3. 治疗

(1) 非手术治疗

1) 复位方法

①拇指推挤法:患者取坐位,伤肢手掌侧朝上,肘关节屈曲 90°,一助手握前臂上段,另一助手握大、小鱼际部,作对抗牵引。逐渐使腕关节背伸,使桡骨和头状骨之间的间隙增大,术者两手握其腕部,双拇指重叠用力由掌侧向背侧推挤脱位月骨凹面的远端,使月骨旋转入桡骨和头状骨间隙。如骨突消失,掌屈腕关节无阻力,中指可以伸直,则表示已复位。

②撬拨复位法:在无菌操作及 X 线透视下,用 20 号注射针头或细克氏针,从腕关节掌侧刺入脱位月骨凹面的远端,在对抗牵引下将腕背伸,并向背侧顶拨,使其复位。复位后将腕掌屈,X 线透视或拍片复查,证实复位情况。

2) 固定方法:月骨脱位复位后,用塑形有弧度的夹板或石膏托将腕关节固定于掌屈 30°位,1 周后改为中立位再固定 2 周。

(2) 手术治疗:新鲜性月骨脱位手法复位失败,或陈旧性月骨脱位者;月骨坏死腕关节疼痛而功能受限者。

(二) 月骨周围腕骨脱位

1. 病因

为传达暴力所致,当病人跌倒时,手掌着地,腕极度背伸时,暴力作用于掌骨及远排腕骨,使腕间韧带及关节囊破裂,月骨仍保留在原位,而其他腕骨向月骨背侧上方移位,称为月骨周围腕骨脱位。此脱位常合并有舟骨骨折和尺、桡骨茎突骨折,而合并舟骨腰部骨折,近端骨块和月骨保持正常位置,其他腕骨脱位称为经舟骨、月骨周围脱位;舟骨和月骨正常,其他腕骨向背或掌侧脱位称为舟月骨周围脱位。

2. 症状和诊断

有手掌触地的外伤史,腕部疼痛,肿胀并有骨性隆起及压痛,腕关节有背伸畸形及活动受限。X 线正位片显示诸腕骨重叠不易辨别,侧位片可见月骨和桡骨远端仍保持正常关系,其他腕骨移向月骨背侧,合并舟骨骨折时,能看到骨折线。

3. 治疗

(1) 非手术治疗

1) 复位方法:两助手分别握患肢手掌和前臂部,拔伸牵引,术者握其腕部,以双手拇指由腕背推压脱位的腕骨,其余手指端提桡骨下端,脱位即可复位。对合并有舟骨或尺、桡骨茎突骨折者可做相应处理。

2) 固定方法:复位后,将腕关节固定于 30°~45°掌屈位 1 周,然后改中立位固定 2 周。如有舟骨骨折再改中立位固定,直至骨折愈合。

(2) 手术治疗:手法复位失败者;陈旧性骨折脱位者。

(三) 下桡尺关节脱位

1. 病因

多为旋转暴力所致。下尺桡关节在正常活动情况下尺骨不动,而是桡骨的尺骨切迹围绕尺骨小头并以其为轴心,作 150°左右弧形旋转。当前臂在旋转运动过程中,腕掌部遭到阻力或掌部固定而前臂仍继续用力旋转,则其轴心将离开尺骨小头而向桡侧方向移位,致使尺、桡骨的远端距离增加,下尺桡关节韧带损伤或松弛,出现下尺桡关节脱位。即尺骨向尺侧分离而下尺桡间隙增宽,或尺骨小头向背侧或掌侧脱位。

2. 症状和诊断

常有明显的腕部扭伤使,局部疼痛,功能受限。旋转腕部时如拧毛巾、洗衣等疼痛加剧。患手不能端举重物,尤其是当腕背伸持重时疼痛明显,握力减弱。局部压痛,下尺桡关节松动,尺骨小头向背侧或掌侧突出。X 线检查可见下尺桡关节间隙超过 2mm,尺骨小头向背侧或掌侧移位。

3. 治疗

(1) 非手术治疗

1) 复位方法:一助手握住患肢前臂上段,术者握住患肢手掌部,作适当牵引,同时,进行前臂旋前或旋后、并挤压突出的尺骨小头。如复位,常能听到弹响声。

2) 固定方法:小夹板或前臂石膏管型固定前臂于中立位。如尺骨小头向背侧明显移位者经复位后,固定前臂于旋后位;向掌侧脱位者则固定在旋前位。固定时间 6 周,固定期间进行邻近关节活动,解除固定后,配戴护腕进行功能练习,固定期间要经常注意松紧度,以防再脱位。对轻度的分离性脱位,可用布带绕缠固定3~4周。

(2) 手术治疗:保守治疗无效或反复出现脱位,关节不稳及活动时疼痛者。

第四节 手部脱位

(一) 腕掌关节脱位

腕掌关节是由远侧排腕骨与第1~5掌骨基底所构成。其中第一腕掌关节属鞍状关节,由大多角骨与第一掌骨组成。这是人类和猿类的特征,它使拇指和其余4指,在功能上处于对立统一的地位,完成对掌功能,担负手部功能的一半。临床上腕掌关节脱位并不多见,偶而可见第一腕掌关节脱位。

1. 病因

由于跌倒或外力打击使第一掌骨强力外展及伸展,或内收而致第一腕掌关节脱位。使第一掌骨外展及伸展时,腕掌关节掌、尺侧关节囊破裂,掌骨基底向背桡侧移位;若使第一掌骨内收掌屈时,则背桡侧关节囊破裂,则掌骨基底向掌尺侧脱位。

2. 症状和诊断

有明显外伤史,伤后即出现局部疼痛、肿胀和拇指活动受限。拇指呈内收状态,腕掌关节处压痛明显并可触及骨质向背侧隆突。X线片显示第一掌骨基底在大多角骨上向桡背侧移动,呈半脱位状态,或向掌侧移位。

3. 治疗

(1) 非手术治疗

1) 复位方法:患者坐位,肘关节屈90°,助手握持伤肢前臂,术者一手握住拇指顺势牵引4~5分钟后外展,另一手拇指放在掌骨基底背桡侧推压,矫正畸形而达到复位。

2) 固定方法:复位后将第一掌骨置于外展位,用外展板或前臂石膏管型固定4~6周。

(2) 手术治疗:手法复位失败或陈旧性脱位者。

(二) 掌指关节脱位

掌指关节是由各掌骨头与近节指骨基底部构成。掌指关节的活功主要是屈伸,且屈力比伸力大。伸直时有20°~30°侧方活动,屈曲时侧方活动极小,故掌指关节在伸直位时易受外力作用发生脱位。临床中多见向背侧脱位,尤以第一掌指关节最常见,亦可发生侧方脱位。

1. 病因

多由间接外力所致。跌倒时手指触底,外力使掌指关节极度背伸,掌侧关节囊被撕裂,掌骨头穿过关节囊的裂口,又经屈肌腱的一侧滑向掌侧皮下,指骨基底部移位于掌骨头的背侧。如果关节囊裂口较小,掌骨头往往被绞锁其中,有时屈肌腱亦可夹在掌骨头和指骨基底之间,造成复位困难。

2. 症状和诊断

患指呈指间关节屈曲、掌指关节过伸畸形,在掌指关节掌侧远掌侧远掌横纹处,可触到掌骨头。手指短缩,有弹性固定,屈伸功能丧失。X线正、斜位片可显示关节脱位程度、方向及是否合并骨折。

3. 治疗

(1) 非手术治疗

1) 复位方法:患者坐位,以拇指掌指关节脱位为例,术者一手握住脱位的拇指,在过伸位进行牵拉,同时另一手握腕部拇指在近节指骨基底部,向远端及掌侧推按,然后掌屈即可复位。一次不成功,可反复操作多次。

2) 固定方法:手法复位后,用绷带卷垫于掌指关节掌侧,使掌指关节固定于轻度屈曲、对掌位,或用石膏托固定于手功能位3~4周。

(2) 手术治疗:手法复位失败者,其原因多是因掌骨头卡在破裂关节囊裂口处,或屈拇短肌两个头之间,或屈拇长肌腱,两个籽骨卡在掌骨头与指骨基底之间,阻碍复位;或陈旧性关节脱位者。

(三) 指间关节脱位

指间关节存在于各节指骨之间。指间关节脱位颇为多见,各手指的近侧或远侧指间关节都可发生。

1. 病因

指间关节脱位多音外力使关节极度过伸、扭转或侧方挤压,造成关节囊破裂,侧副韧带损伤而引起。部分病人伴有指骨基底小骨片撕脱。脱位的方向大多是远节指骨向背侧移位,同时向侧方偏移,向掌侧移位者少见。

2. 症状和诊断

伤后关节呈梭形肿胀、疼痛、畸形,局部压痛。功能丧失,被动活动时疼痛加剧。若侧付韧带断裂,则出现明显侧方移位。X线片显示指间关节脱离正常关系,并能确定是否合并有指骨的撕脱性骨折。

3. 治疗

(1) 复位方法:术者一手固定患手掌部,另一手握伤指末节作顺势拔伸牵引,同时用拇指将脱出的指骨基底部推向前方,然后屈曲手指,即可复位。

(2) 固定方法:用丁字铝板或绷带卷将患指固定于功能位2周。

第五节 髋部脱位

髋关节是杵臼关节,由髋臼和股骨头组成。髋臼深而大,能容纳股骨头之大部,两者互相密合,形成真空,能互相吸引。股骨头和股骨颈通过坚固的关节囊和圆韧带与髋臼相连,而且关节囊前壁有较强的髂股韧带,内上壁有耻骨囊韧带,后上壁有坐骨囊韧带,因此构成相当稳定的关节,脱位的发生率较低,只有在强大暴力作用下才可能发生。患者多为活动强的青壮年男性。因髋关节囊内下壁和后下壁缺乏韧带,较薄弱,若发生脱位,易从此两处脱出。

髋关节脱位可分为髋关节前脱位、髋关节后脱位和髋关节中心性脱位 3 种。前脱位者是股骨头移位于内拉通氏线前方,其又分为耻骨部脱位与闭孔部脱位;后脱位者是股骨头移位于该线的后方,其又分为髂骨部脱位与坐骨部脱位;中心性脱位者是股骨头随同髋臼骨折片向骨盆内脱出。临床上以后脱位最为常见,前脱位和中心性脱位次之。

(一) 髋关节后脱位

1. 病因

髋关节后脱位可因杠杆作用或传达暴力而致。由杠杆力作用发生的脱位,系以股骨干为杠杆的长臂,股骨颈为短臂,以髋臼前内缘为支点。当髋关节处于屈曲内收位时,则使股骨颈前缘紧靠髋臼前内缘,而成为杠杆的支点。当股骨干继续内收内旋,股骨头因受杠杆作用的牵拉而脱离髋臼,撕裂比较薄弱的后下方的关节囊,而产生后脱位。由传达暴力而发生的后脱位,系指当髋关节屈曲在 90°时,外力自前方作用于膝部,或自后方作用于骨盆,均可使股骨头向后脱位。此二种外力多半同时存在,相互作用。有时合并股骨头和髋臼后缘骨折。

2. 症状和诊断

有严重的外伤史,患髋肿胀疼痛,不能活动;患肢呈屈曲、内收、内旋和短缩的典型畸形;腹股沟部触诊空虚,在髂骨翼部(髂骨部脱位)或坐骨部可触及移位的股骨头;大转子向后上移位;X 线片可确定诊断及有无合并骨折。

3. 治疗

(1) 非手术治疗

1) 复位方法

①屈髋拔伸法(Allis 法):患者仰卧,助手按住两侧髂前上棘以固定骨盆,术者双手握于小腿上端,使髋、膝关节各屈 90°,用力向上垂直提拉,常可感到弹响而复位。

②俯卧下垂法:患者俯卧在床上,双下肢完全置于床外,一助手托住健侧下肢,保持在伸直位,患肢下垂,另一助手固定骨盆。术者一手握患肢踝部,将膝关节屈曲 90°,另一手徐徐用力压患者的腘部,即可复位。此法临床上较少采用。

③回旋法(Bigelow 法):患者仰卧,助手固定骨盆。术者一手握伤肢踝部,另手托住腘窝部,在牵引下将髋、膝屈曲 90°,并内收内旋髋关节,使膝部接近对侧髂前上棘和腹壁,进一步屈膝屈髋,再使髋外展、外旋、伸直使股骨头通过破裂的关节囊滑入髋臼内。其动作在右髋为一反问号,在左髋像画一个问号“?”。

复位后,若骨性标志复原,双下肢等长,髋关节的被动活动恢复正常,即表明复位成功。

2）固定方法：用皮牵引将患肢固定于伸直、外展约30°位。合并骨折者，固定时间可相应延长。

3）功能锻炼：早期开始踝部和股四头肌的功能锻炼。除去牵引后，可扶双拐下地活动，但在3个月内患肢不能负重，以减少发生股骨头缺血性坏死。

（2）手术治疗：手术复位失败者；陈旧性髋关节脱位者；合并髋臼后缘或股骨干上1/3骨折者。

（二）髋关节前脱位

1. 病因

髋关节前脱位多因杠杆作用而致。髋关节过度外展时，大粗隆的顶端顶住髋臼上缘，成为支点，致使股骨头突破关节囊前方薄弱处，移位于耻骨上支水平或闭孔部，而形成前脱位。少数病例有股动、静脉受压循环受累。

2. 症状和诊断

有明显的外伤史，伤髋肿胀疼痛，功能障碍；患肢呈外展、外旋和屈曲畸形，并较健侧长；于髋前方多可触之股骨头。X线片可确诊。

3. 治疗

（1）非手术治疗

1）复位方法

①屈髋拔伸法：患者仰卧，一助手固定骨盆，另一助手，将患侧膝屈曲，并顺原畸形拔伸牵引至屈髋90°，术者站于对侧，两手掌用力将股骨头自内向外朝髋臼处推压，即可复位。

②反回旋法：步骤与后脱位相反。将下肢在牵引下过度伸展，再完成屈曲、内收、内旋和伸直几个动作，例如右髋脱位，其膝关节所经途径，犹如一个正“？”。

2）固定方法：复位后外固定方式与后脱位相同。但进行固定时，伤肢位置必须维持在内收、内旋、伸直位。

3）功能锻炼：同后脱位。

（2）手术治疗：适用于手法复位失败的新鲜的或陈旧性髋关节前脱位。

（三）髋关节前半脱位

1. 病因

本病多发生于儿童，少年或20岁左右的青年亦有发病者。有髋部外伤史，例如，行走跑跳时不慎跌滑，扭闪，或转身过急。个别也有伤因不明者。

2. 症状和诊断

跛行，髋前侧或膝内侧疼痛，下肢外展外旋，稍长，骨盆有倾斜，属髋内旋疼痛受限。一般局部无明显肿胀，腹股沟韧带中点下方压痛。体温及血常规均正常，X线检查不易发现脱位改变。

3. 治疗

（1）非手术治疗

1）复位方法

①手法复位：整复时，患儿仰卧位，适当麻醉后，一助手以两手固定骨盆，术者立于患侧，一手握小腿，另一手握患肢膝部，先轻轻顺势牵引，继之使患肢外展外旋，在此同时，屈髋使大腿贴近腹壁，然后其缓慢的将患肢内收内旋，并逐渐伸直即可复位。

②牵引复位：大龄儿童和病程较长者，可利用皮肤或骨骼持续牵引1~2周，然后用手法复位。

2）固定方法：病程短者，一般复位后可以不需固定，卧床休息1~4天，配合中药熏洗，能促进髋关节功能早期恢复。而病程长者，手法复位或牵引复位后，需单髋石膏裤固定2~3周。

3）功能锻炼：牵引期间可行股四头肌及踝关节的的练功。

（2）手术治疗：适应于手法复位及外固定失败者，可采取切开复位，修补破损的前关节囊，术后石膏裤固定4~6周。

（四）髋关节中心性脱位

1. 病因

多为传导暴力致伤，暴力沿肢体纵轴传导至股骨头部，或外力直接作用于大转子部，再作用于髂臼，使髋臼骨折，股骨头连同骨折片部分或全部突入盆腔，而发生中心性脱位。

2. 症状和诊断

股骨头移位少者，症状和功能障碍均较轻，体征亦不明显；移位严重者，可见患肢缩短，大转子内移，有屈伸，无旋转活动。髋部X线平片，可确定是髋臼底或是负重面的骨折及移位程度。

3. 治疗

（1）非手术治疗

1）复位方法：牵引复位是基本的治疗方法。一般采用合力牵引，一为股骨髁上骨牵引，另一经股骨上端向侧方牵引，其合力与股骨颈纵轴一致。

2）固定方法：合力牵引既有复位，又有固定的作用。8周去牵引。

3）功能锻炼：牵引过程中可早期坐起活动，以期用股骨头模造出适应的髋臼，以利于日后髋关节的活动。

（2）手术治疗：股骨头突入盆腔内，髋臼骨折影响股骨头复位，或髋臼底部骨折经牵引不能满意复位者。

第六节　膝部脱位

（一）髌骨脱位

1. 解剖生理

髌骨在解剖生理上不甚稳定，但有以下特点可以防止其脱位：

第一，髌骨内上方有股内侧肌及其腱膜，它有向内上方牵拉，阻止髌骨在屈膝位向外脱位的稳定作用。

第二，髌骨关节面中央有一纵嵴，将关节面分为内外两个斜面，与股骨下端前侧内、外关节相对应，限制髌骨内外活动。

第三，股四头肌和关节囊紧张，使髌骨始终维持在胫骨粗隆与股四头肌之间的一条直线上，紧贴在滑车关节面上，防止向内、外侧滑移。

2. 病因和分类

(1) 外伤性髌骨脱位：外伤为髌骨脱位的主要原因，当存在某些异常时，如髌骨扁平；股骨外髁发育不良；股内侧肌的髌骨附着筋膜缺如及股四头肌萎缩等则易于脱位。脱位往往是在胫骨强力外翻，外旋时，外力作用于髌骨内侧，造成骨内侧关节囊撕裂，髌骨向外侧脱位。

(2) 习惯性髌骨脱位：系指膝关节屈曲时髌骨脱出到股骨髁的外侧，当膝关节伸直时髌骨即自动复位。膝部结构的先天性发育不良是本病的基本条件，而外伤则是脱位的诱因。其主要的病理表现为股内侧肌松弛而薄弱，髌骨纵嵴低平，股骨外髁比内髁发育小，形成严重的膝外翻畸形。由于膝外翻畸形的改变使髌韧带止点外移，形成股四头肌、髌骨和髌韧带不在一条直线上，而向内有一个角度，髌骨位于向内成角的顶角。因此，当膝关节屈曲时，髌骨被股四头肌、髌切带纵向牵拉，则向外脱位。

3. 症状和诊断

(1) 外伤性髌骨脱位：有明确的外伤史。要注意询问直接暴力的方向和作用点，这对估计造成脱位的方向和合并伤甚有帮助。大多数髌骨脱位者就诊时既已自行复位，但仍存在关节内血肿或积液，髌骨内侧缘压痛。Fairbark 氏试验阳性，即向外推动髌骨时，病人立即企图保护膝部。髌骨轴位 X 线片有助于判断脱位趋向，有无骨结构异常，以及是否有髌软骨骨折。

(2) 习惯性髌骨脱位：一般为膝关节屈曲时，髌骨向外侧脱出，当患膝自动或被动伸直时，外脱之髌骨又自动复位。患者经常去行走时发主“打软腿”的现象，去跑步时则常有跌跤。由于经常脱出，引起髌骨与股骨外髁间异常撞击与摩擦，损伤关节滑膜和软骨，表现关节疼痛，关节腔积液。X 线轴位片显示髌骨脱于外髁之上，或在股骨外髁外缘的上部。正位片可见股骨外髁小，膝外翻角度比正常增大得多。

4. 治疗

(1) 非手术治疗：多适用于外伤性髌骨脱位的早期。

1) 复位方法：伸直膝关节，脱位的髌骨可自行复位或用手由外向内推回髌骨。

2) 固定方法：膝关节伸直位石膏托固定4~6周，经常练习股四头肌以防止肌肉萎缩。

(2) 手术治疗：外伤性髌骨脱位非手术治疗失败，或脱位在1~2周以上者的陈旧性脱位。因膝部各种结构异常，而引起的习惯性脱位者。

(二) 膝关节脱位

膝关节是相当稳定的关节，其稳定性有赖于两个方面因素：即动力及静力稳定作用、前者如股四头肌、腓肠肌及腘绳肌等，后者如关节囊、侧副韧带及前后十字韧带等。此外，股骨髁的形状和半月板对关节的稳定也有一定作用。但在强大暴力下或特殊的扭转暴力作用下，膝关节仍能产生脱位。

1. 病因和分类

(1) 病因

1) 直接暴力：暴力作用于膝前、后、内及外侧，均可产生膝关节脱位。

2) 间接暴力：股骨下端在固定的胫骨上端上强力旋转，可引起旋转脱位。

(2) 分类：依接受暴力后造成膝关节脱位时胫骨髁对股骨髁的关系而分。

1) 前脱位：为胫骨髁在股骨髁的前方。其主要是造成后关节囊及交叉韧带撕裂，严重者牵拉腘动脉而断裂。

2) 后脱位：为胫骨髁在股骨髁后方者。其主要造成伸膝系统的损伤，例如膑腱断裂，严重者可致腘窝静脉栓塞或破裂，引起肢体坏死或缺血性挛缩。

3) 侧方脱位：为胫骨髁在股骨髁内侧或外侧者。严重者可发生腓总神经牵拉伤。

4) 旋转脱位：为胫骨髁发生旋转移位者。

2. 症状和诊断

局部明显肿胀、压痛、关节活动功能丧失，并有脱位畸形。合并十字韧带损伤，抽屉试验阳性。合并内、外侧副韧带断裂侧向试验阳性，合并神经、血管损伤时，则出现相应的症状。X线摄片可确定诊断。

3. 治疗

(1) 非手术治疗

1) 复位方法：患者仰卧位，两名助手分别握持大、小腿顺势对抗牵引，经牵引后畸形基本消失，按残留移位畸形方向，而逆方向进行推拉，提按手法矫正。

2) 固定方法：手法复位后，长腿内外侧石膏夹、或硬纸壳、夹板固定在膝关节屈曲10~15°，4~6周。

(2) 手术治疗：有腘动脉损伤，下肢远端有血液供应障碍体征者，经手法复位固定后严密观察不好转者;关节脱位手法复位失败或误治者;关节内、外侧副韧带或十字韧带损伤不愈合,而关节不稳,影响负重;神经损伤经观察仍无恢复者。

第七节　踝部脱位

(一) 下胫腓关节分离

1. 病因和分类

(1) 病因:因踝关节受到外展应力或外展合并外旋应力所致。可伴有距骨脱位。

(2) 分类

1) 下胫腓不全分离:系指单纯下胫腓前韧带断裂或下胫腓前韧带与骨间韧带断裂,而下胫腓后韧带保持完整者,称之下胫腓不全分离。

2) 下胫徘完全分离:系指下胫腓前韧带,骨间韧带和后韧带完全断裂者称之为下胫腓完全分离。

2. 症状和诊断

局部肿胀、疼痛,距骨松动,功能障碍。下胫腓不完全分离者,踝关节正位X线片可显示内踝与距骨体内侧缘之间的间隙增宽;下胫腓完全分离者,在施以外展外旋应力下摄踝关节正位X线片,可明确诊断。

3. 治疗

(1) 非手术治疗:如果下胫腓关节部分分离,且破裂三角韧带不卡于距骨与内踝之间,可以用手法整复,然后小腿应当以膝以下的石膏管型固定,塑型时足应轻度内翻和确实的内旋。

(2) 手术治疗:对于非手术治疗无效时,或下胫腓关节完全分离者,可手术切开复位。

(二) 距骨脱位

距骨居于踝穴之中,前端与舟骨、下面与跟骨构成相应关节。距骨周围有关节囊、内、外踝韧带,骨间韧带而加强稳定,但是无肌肉附着,所以脱位被整复后,不易再脱位。

1. 病因和分类

距骨脱位发病率比距骨骨折高,有时合并内、外踝骨折或下胫腓韧带撕裂关节分离。其主要暴力是使足跖屈、内翻位而造成的脱位。按暴力轻重和脱位程度与周围相邻关节关系的变化,而分三种类型。

(1) 胫距关节脱位:足处于跖屈位时,遭受急剧强力内翻暴力,造成外踝韧带和外、前侧关节囊断裂,多数合并内、外踝骨折,发生胫距关节轻度或严重的脱位。

(2) 距骨下脱位(距-跟-舟状骨脱位):足在轻度跖屈而强力迫使内翻时,距骨与跟骨、舟骨间韧带断裂,而距骨在踝穴中不变位,则跟骨及舟状骨向内侧脱位。

(3) 距骨全脱位:足处于跖屈位,遭受强力的内翻暴力,距骨下关节骨间韧带及踝关节外侧韧带同时断裂，距骨与上下及前侧相邻关节发生脱位，而自身脱出踝穴，并且在纵轴上旋转 90°，距骨头转向内侧，在横轴上亦旋转 90°，距骨滑车面指向前侧。

2. 症状和诊断

有明显的足跖屈内翻位病史，伤后踝部肿胀明显，有内翻位畸形，胫距关节脱位者，在内或外踝处压痛及骨擦音，关节屈伸受限；距骨下脱位者则胫前肌内移，足下垂并有舟骨向内突出畸形，而跟骨内收内移改变；距骨全脱位者有时局部皮肤有开放伤，距骨或外踝骨折端外露，若无皮肤破损伤时，则被旋转移位的距骨牵拉及支顶而紧张，影响血液循环，不解除压迫将会发生坏死改变。踝关节正、侧位 X 线片可证实脱位的变化及类型。

3. 治疗

（1）非手术治疗

1）复位方法

①胫距关节脱位复位方法：患者患侧卧位，外踝与床一端边缘之间用砂袋垫起，使距、跟骨悬空，助手双手握生小腿上段，术者双手环抱踝部，大鱼际放在内踝及距骨内侧，先顺势对抗牵引，然后用力按压及外翻外旋足部，踝背伸位。

②距骨下脱位复位方法：患者体位和方法与胫距关节脱位复位方法相同。若距舟关节脱位未完全被整复，在上述方法基础上，则用拇指或掌根部由内上向外下按压舟状骨，达到完全复位为止。

③距骨全脱位复位方法：患者仰卧位，膝关节屈曲，一名助手双手握持小腿上段，另一名助手一手兜足根部，另一手握前足，两名助手作对抗性顺势牵引 4~5 分钟，加大胫距之间的空隙。术者一拇指向内、后推挤距骨后部，同时另一拇指向外前推压距骨头，矫正在纵轴上的旋转，然后则将距骨滑车关节面转回原方向，最后足背伸及外翻整复距舟关节脱位。在复位过程中手法要柔和，避免损伤皮肤，由闭合脱位造成开放性脱位。

2）固定方法：由于距骨解剖上的特点，手法复位后再移位机会较少，选择任何一种外固定均是可靠的。胫距关节脱位复位后，用“U”字形石膏或小腿内、外侧石膏夹，将踝部固定在外翻位，背伸位 4~6 周。距骨下脱位复位后，用小腿后侧石膏托将足固定在背伸中立位，舟状骨骨折时将足固定外翻位。距骨全脱位复位后，用前后侧石膏夹或小腿石膏靴（在前侧预先纵行剖开一条缝）将足固定在背伸位 6~8 周。

（2）手术治疗：距骨脱位手法复位或外固定不妥而失败者，合并内或外踝骨折未达到解剖学复位者，距骨全脱位皮肤过于紧张，跟骨与距骨绞锁手法不能解除者。

第八节　足部脱位

（一）跖趾及趾间关节脱位

1. 病因和分类

拇跖趾关节和近侧足趾间关节脱位较常见，其他则少见。其病因多因传导暴力所致，如趾尖部踢在硬物上，或从高处坠落足尖部着地，迫使趾间关节屈曲，而跖趾关节过伸位，则跖趾跖、背侧关节囊破损，近节趾骨基底滑向跖骨头背侧而造成跖趾关节脱位；趾间关节脱位变化是远节趾前基底滑脱致近节头部背侧或趾间关节侧副韧带断裂，则出现侧方脱位改变。

2. 症状和诊断

（1）跖趾关节脱位：拇跖关节脱位典型体征，是跖趾关节过伸，近趾间关节屈曲，在跖侧可触到突出的跖骨头，足趾屈伸功能障碍，有弹性固定。X 线检查确定脱位程度及是否合并骨折。

（2）趾间关节脱位：足趾间关节屈曲，被动伸直受限，弹性固定，趾间关节增粗，而趾长度变短。趾间关节侧方脱位者；则左右径增宽，有侧方异常活动。X 线正、斜位片可证实诊断。

3. 治疗

（1）非手术治疗

1）复位方法

①跖趾关节脱位复位方法：患者仰卧位，术者一手握住脱位的跖骨，拇指放在趾骨基底部，另一手握捏住足趾或套结布带，顺势牵引 4~5 分钟，将足趾过伸，同时另一手拇指向前及跖侧推按脱位的趾骨基底，感觉骨突消失后，拉直足趾即达到复位目的。

②趾间关节脱位复位方法：术者一手捏挟住远趾节，另一手捏住近趾节，进行对抗性牵拉，然后使趾间关节过伸拉推按，则拉直足趾，一般复位顺利。而足趾侧方脱位，扳正就能复位。

2）固定方法：手法复位后可用石膏板或金属板固定 3~4 周。如复位后不稳定者，亦可经趾端皮肤穿入克氏针至穿入跖骨头，可不用外固定。

（2）手术治疗：跖趾和趾间关节脱位，一般均可用手法达到满意的复位。只有拇趾跖趾关节脱位，因跖侧关节软骨板及籽骨被嵌夹趾骨基底与跖骨头之间，手法复位失败机会较多。手法复位失败或陈旧性跖趾关节脱位，采用拇趾跖趾关节背侧纵切口，切开关节囊清除嵌夹组织，使关节复位，缝合关节囊及皮肤，克氏针或石膏托固定 3~4 周。

第四章 软组织损伤

第一节 颈部软组织损伤

颈项部是人体活动频繁，活动范围较大的部位，能做多方向活动，如前屈、后伸、左右侧屈、左右旋转等活动，因此受损伤的机会也较多。其中点头动作以环枢椎为主，前屈、后伸以下颈段为主，而侧屈常需全部颈椎来完成。颈项部既是运动的动力，又有保护和稳定颈项部的作用，如遭受强大外力或持久外力超过本身所能承受的能力时，便会引起骨、关节损伤，更常见的是软组织损伤，如颈部扭挫伤、失枕等。

(一) 颈部扭挫伤

1. 病因

多因头部突然后伸,双上肢突然上举或突然的扭转所致。如端盆、泼水、打篮球投篮时头部突然后伸,嬉闹打斗时颈部过度扭转或头部突然受到暴力冲击等。又如长期低头工作,亦可引起颈项部的劳损。主要表现为头夹肌、颈夹肌和骶棘肌的颈段肌肉的病理改变。

2. 症状和诊断

伤后常表现为单侧颈部酸痛,有负重物感,其痛向背部放散,每于旋头或仰头达一定角度时疼痛加剧。在患侧肩胛上、肩胛骨内缘和下角处有压痛,痛点常能摸到肌肉痉挛。甚者呼吸、咳嗽、打喷嚏,均可引起疼痛。检查时要注意有无手臂的麻木、疼痛等神经损伤症状,并拍摄照片排除颈椎的骨折和脱位。

3. 治疗

(1) 理筋手法:患者正坐,术者立于身后,左手扶住患者额部,右手以拇、中指按压痛点及风池、天柱等穴,并在患处作由上而下的按摩和弹拨手法。然后,按住患侧颈后肌健,强作低头向健侧旋转动作,活动时稳重持续,使颈背部肌肉处于紧张状态,患者可感到疼痛减轻、有轻松舒适感,损伤早期经手法治疗后 2~3 日可愈。

(2) 药物治疗:以祛瘀生新、活血止痛为主,可内服活血丸、大活络丹、舒筋活络丸及外敷伤湿止痛膏、消瘀膏等。

(3) 针灸治疗:常用穴位有风池、大椎、合谷、昆仑等俞穴,对侧或双侧进针,用泻法,不留针。

(4) 练功与牵引:应向患者说明必须有意识的松弛颈部肌肉,保持头部于正常位置,并练习头颈的仰俯和旋转动作。必要时可作颌枕带牵引或手法牵引。

(二) 失枕

失枕又称落枕,是临床常见的颈部软组织损伤,多见于青壮年患者。男多于女,冬春两季发病较多。

1. 病因

本病常无明显外伤史,多和睡眠时的姿势有关。如睡眠时枕头过高、过低或过硬,头颈过度偏旋等,均可使颈项部的肌肉处于过度紧张的状态,发生静力性损伤。追问病史,患者多有体质衰弱,疲劳过度或睡眠不足,同时遭受风寒以使寒湿宿疾病结在颈部、背部,使其肌肉组织气血凝滞、经络痹阻,产生痉挛疼痛,活动加重。

2. 症状和诊断

自述晨起即不敢将头部偏向健侧,并有颈、背部酸重感。旋转颈部时需与上身同时进行,以胸腰部的旋转来代偿颈部的活动。检查时可见颈项部肌肉痉挛、压痛,伴压痛向肩、背部放散，压痛点常能触到条索或痉挛的块状肌肉。

3. 治疗

（1）手法：患者端坐凳上，术者用拇、食、中指分别按压天柱、风池穴及颈椎两旁肌肉，3～5分钟，并沿颈椎往下推按数次，以弹筋捏拿等手法按摩患侧肩部肌肉数次，并向左、右、前、后旋转和摇摆头颈部数次，继而以一手托其枕部，一手托其下颌使头略呈仰位，用双手左右旋转其头，并逐渐加大活动范围，待患者能主动配合至头的旋转流利无阻时，可突然向患侧加大活动范围（使下颏角处于锁骨前缘），在活动过程中，会听到清脆的弹响声音，略停片刻随即将下颏角旋向健侧同样的位置，最后用理顺手法，缓慢在颈后和肩部按摩3～5分钟。术后可用局部热敷。

（2）药物：治宜补肝肾、祛风寒、活血止痛为主，可内服补肾壮筋汤或补肾壮筋丸等。急性发作，颈部、臂部疼痛较重者可内服舒筋汤、消瘀止痛汤等。局部可敷消瘀膏、麝香虎骨膏等。

（3）针灸：选大椎、风池、落枕、后溪等穴，针患侧，用泻法，留针5～10分钟。

（4）理疗：后期可配合理疗每日1次。

第二节　肩部软组织损伤

（一）肩关节周围炎

肩关节周围炎是发生于老年的慢性肩部疾病，最常见于50岁左右的女性。其特点是肩部逐渐产生疼痛，夜间尤甚，逐渐加重。肩部活动范围进行性缩小，经一定时间后疼痛逐渐消失，活动范围亦缓慢恢复，一般需几个月至2年，多数不复发。别名有“肩凝风”、“五十肩”、“肩凝症”、“冻结肩”、“老年肩”和“粘连性关节囊炎”等。

1. 病因

多有外伤史，亦有因肩关节脱位、骨折或肩部软组织损伤而引起，或因肩部外伤疼痛制动时间过长，但外伤有时只是诱因。本病同年龄、体质、劳损有密切关系。

2. 症状和诊断

此病常发生在左侧，不少病人两侧先后或同时发病。一般起病缓慢。早期肩关节疼痛、肿胀明显，活动受限，后期肿痛渐消，但活动障碍逐渐加重，甚至洗脸、穿衣、梳头、睡眠等均受影响。肩部周围有广泛痛点，肩关节主动和被动上举、后伸、内收、外展、内旋等动作均受限制，常常以外展、外旋更为明显。晚期病人，肩部并不肿胀，并有肩部肌肉萎缩以三角肌最重。用手触摸住肩胛骨下角，一手将患肢外展时，可感到肩胛骨随之向外上转动，说明肩关节已粘连。治疗不及时，可后遗肩关节强直。

部分肩周炎患者可自行痊愈，但时间长，痛苦大，功能恢复不全，积极治疗可缩短病程，加速痊愈。要注意与颈椎病相鉴别。颈椎病虽有肩臂放散痛，但在肩部往往无明显压痛点，有颈部疼痛和活动障碍，但肩部活动尚可。必要时还可照X线照片排除其他骨性疾病。

3. 治疗

肩关节周围炎的治疗方法很多，主要应贯彻动静结合的原则，早期限制肩关节活动，肿痛消减的后期，应用手法和主动锻炼为主，并配合药物、针灸、理疗等方法。

（1）手法：患者取坐位，首先采用分筋手法，用右手拇、食二指分别放在患肩的前后，推按肩关节，使肌肉放松，力量由轻到重，范围由小到大，双手交替进行3~5分钟，而后依次进行牵引患肢前屈，将患肢被动上举、外展外旋，内收搭肩、后伸内旋等动作。手法后肩关节活动范围加大，但要考虑到患者疼痛的程度，每次手法的力量以患者能忍受为准。另外，对严重功能障碍的肩周炎病人，可以在麻醉无痛状态下，进行上述动作，动作的同时常能听到粘连组织被撕裂的声音。

每次手法前，记录患肘上举的最高点进行先后比较，观察功能恢复的情况。一般是功能恢复先快后慢，只要不断改善，疼痛亦会随着活动范围的逐渐加大而减轻。每日治疗1~2次，15次为一疗程。

（2）药物：以舒筋活血、温经通络，止痛为主。可口服大活络丹或独活寄生汤、三痹汤等，体质虚弱者可口服六味地黄丸和当归鸡血藤汤加减，亦可服用营养药以增强体力。疼痛剧烈的患者，可配合局部熏洗或消瘀膏、伤湿止痛膏或麝香虎骨膏等外敷。

（3）针灸：常用穴有肩井、肩髎、巨骨、曲池等，亦可选阿是穴，每日1次。

（4）练功活动：首先，要使患者明确练功的重要性，学会有效的练功方法并每日坚持方能奏效。如做“手拉滑车”“蝎子爬墙”，引体向上等动作，并每日记录患肢功能恢复情况，增强患者练功的信心。

对进行手法治疗效果不好而症状严重的患者，可在麻醉下手术松解粘连的组织，术后消炎、止痛的同时，继续进行功能锻炼，直至功能恢复为止。

（二）冈上肌腱炎

冈上肌起于肩胛冈上窝，通过肩峰，止于肱骨大结节的外上方。正常情况下，肩峰与冈上肌腱之间有肩峰下滑囊相隔，减少了二者间的摩擦，异常情况下则产生一系列的病变。

1. 病因

肩部扭挫伤后，治疗不及时，特别是中老年人，更易在冈上肌腱损伤后，继发冈上肌腱炎。

部分病人无明显的外伤史逐渐形成冈上肌的慢性无菌性炎症。例如，长期使用冈上肌肌力，引起其慢性劳损，当肩外展90°时，肩峰下滑囊完全缩进肩峰下面肩峰直接同冈上肌止点相接触，使其受到摩擦，表现为慢性炎症。

2. 症状和诊断

多数病人缓慢发病，疼痛逐渐加重，用力外展时疼痛加剧，动作稍快时，肩部肌筋扎扎作响。当自动外展至60°左右时，因疼痛不能继续外展及上举，但可被动外展和上举，此点可以同肩关节周围炎相鉴别。冈上肌腱炎压痛点在肱骨大结节或肩后冈上部。

“疼痛弧”是冈上肌腱炎的特有体征，在患肩外展未到60°时疼痛较轻，被动外展至60°

~120°范围内时,疼痛加重,当上举超过120°时疼痛又减轻,

且可以主动持续上举。因而对60°~120°这个范围称为“疼痛弧”。

冈上肌腱钙化时,X线片可见局部有钙化影。

冈上肌腱断裂时,会出现典型肩外展肌力消失,无力外展上臂,如果协助患肢外展至60°以上后,就能自动抬举上臂。

本病需同肩峰下滑囊炎、肱二头肌长头腱鞘炎相鉴别。肩峰下滑囊炎主要表现为肩峰下疼痛、压痛,并可放射至三角肌,严重者局部微肿,病程长者引起局部肌肉萎缩,肩关节不能作外展、外旋等动作。肱二头肌腱鞘炎起病缓慢,逐渐加重,压痛点在肱骨结点间沟内,肱二头肌抗阻力屈肘时疼痛加重,久则亦可致肩关节功能障碍。

3. 治疗

(1)手法:主要适用于慢性期。手法重点在肩部和冈上肌。拿捏、滚动、弹拨等方法由肩部向下,达到舒筋活血,止痛的作用。最后术者扶住病人肩肘部,做摇转并尽量使患肩外展达90°~120°,向前摆动4~5次,向后摆动4~5次。

(2)药物:急性期肿痛较重时,外敷消瘀止痛膏或三色敷药。后期外敷伤湿止痛膏、消瘀膏等。

(3)针灸:取穴如天宗、肩井、肩髎、肩臑、曲池等,用泻法,提插捻转,以肩部酸、麻、胀为度。可加用灸法。亦可用当归注射液痛点注射。

(4)固定和练功:急性期肿痛严重者可用三角巾悬吊,作短期制动。肿痛缓解后进行功能锻炼,如肩外展、前屈、外旋等,以达到舒筋活络,恢复肩臂活动功能。

(5)其他:理疗或用2%普鲁卡因2ml加强的松龙12.5mg痛点封闭,封闭后3天内患肢制动,效果较好。

(三)肱二头肌腱鞘炎

肱二头肌腱长头起于肩关节盂上方的结节,近端经过关节囊内、滑膜外,进入肱骨大结节和小结节之间的结节间沟,在沟内有腱鞘,并有关节滑膜延续。结节间沟近端有纤维性肱骨横韧带,跨于两结节的沟旁嵴上,将肌腱限制于沟内并来回滑动。

1. 病因

肌腱和腱鞘存在老年性退行性病变,尤其是40岁以上的老年人。肩部的活动,特别是外展、外旋、前屈上举、内旋等部伴有肌腱在肱骨头上的滑动,此肌腱经常遭受反复磨揉等轻微损伤,其产生的反应性炎性改变使肌膜和腱鞘充血、水肿,滑动受妨碍,更增加了磨揉和损伤。久之肌腱可变脆、发生碎裂,也可因纤维增生肥厚而与腱鞘间产生粘连,限制肩部的活动。

二头肌腱沟本身的病变,如小结节较低平,沟底骨不平滑或有骨赘增生、沟较浅或沟上端与肱骨头交界处形成骨赘等,都是使肌腱易受磨损而产生腱鞘炎的因素。临床上,单独发生的二头肌长头腱鞘炎较为少见,常常合并冈上肌止点的病变。肱二头肌腱因炎症而肥厚、粘连,继而肩关节外展受限,久之可产生肩周炎。

2. 症状和诊断

多发生在从事投掷活动或常作外展上举动作的中年人。主要症状有肩前部疼痛，牵涉到肱二头肌腹或三角肌止点附近，活动过多时疼痛增加，休息后好转。可有夜间痛。肩关节在早期常无明显受限，但病人常将上肢置于身侧、屈肘，以避免疼痛。

在肱二头肌沟处有明显局限性压痛点是其特征之一。二头肌受牵拉时，如肩外展、外旋、后伸、伸肘外旋、伸肘抗阻力外展等，均可引起疼痛。Yergason 征，即屈肘时抗阻力旋后，在肩前内侧引起疼痛为阳性，具有诊断意义。

常规 X 线检查多无异常。特殊投照位可见二头肌沟变浅，其底部有骨赘增生等。关节造影可能显示肌腱起点升高，沟内肌腱显影不清，或肌腱肥大，腱鞘闭塞不显影等变化。

3. 治疗

(1) 非手术疗法：早期宜轻手法，晚期要进行积极的功能锻炼。限制肩部引起疼痛的活动，保持悬垂回旋等不引起疼痛的活动。服消炎止痛、活血化瘀药物。局部注射强的松龙加普鲁卡因或当归注射液，每周 1~2 次，共注射 4 次。可配合理疗。

(2) 手术疗法：经非手术治疗几个月仍不见好转的病人需手术治疗。常用术式如下：

1) 肱二头肌腱起点移位术：适用于肌腱完好，将起点切断移至肩胛上固定。

2) 肱二头肌腱部分切除术：适用于肌腱碎裂者，则将其关节内部分切除，近端固定于结节间沟，缝于肱横韧带上。

术后屈肘 90°，上臂固定于身旁 3 周。行肌腱移位的病人早期作悬垂回旋活动、行肌腱切除固定的病人，3 周后行悬垂回旋活动。解除固定后，恢复各方向活动，直至功能恢复正常。

第三节　肘部软组织损伤

肘关节由肱骨下端和尺，桡骨上端所构成，包括肱尺关节、肱桡关节和尺桡近侧关节，具有伸屈和旋转功能。伸屈主要靠肱尺关节，而旋转主要靠尺桡关节来完成。环状韧带使上尺桡关节稳定。肘关节还有内、外侧韧带，臂部肌肉的止点和前臂肌群的起始部。因肘关节的活动频繁，所以临床损伤的机会较多，并好发于青壮年。下面分别加以介绍。

(一) 肱骨外上髁炎

肱骨外上髁炎亦称肱桡关节滑囊炎、肱骨外髁骨膜炎、网球肘等，这些病名只能反映本病部分病理变化、症状或其病因，还不能完整确切地反映本病的实质。

1. 病因

多因长期劳损，伸肌起点反复受到牵拉刺激，引起部分撕裂和慢性炎症或局部的滑膜增厚、滑囊炎等病理变化，有时病变波及到前臂伸肌间隔和环状韧带。多见于特种工种，如砖瓦工、木工、网球运动员等。

气血虚弱、血不养筋、局部筋膜劳损是内在的因素。

2. 症状和诊断

起病缓慢,初起时主要是肱骨外上髁部疼痛,劳累后偶感肘外侧疼痛。利用伸屈动作端提物体时疼痛加重,如提水瓶、拧毛巾、甚至扫地时均感疼痛乏力,疼痛甚至可向上臂及前臂放散,但利用屈腕动作端提物件和静止时则无症状。

检查局部多无明显红肿,较重时局部可有微热,压痛点在肱骨外上髁、桡骨小头及腕伸肌的肌间沟。病程长者可有肌萎缩。若令患肘伸直紧握拳、再使其前臂被动旋前或腕关节背伸和前臂旋后动作时则疼痛加重,说明病变在伸腕肌的止点。

若病变发生在肱骨内上髁,则为肱骨内上髁炎,肿痛和压痛在肘内侧,抗阻力屈腕时疼痛较明显。

若病变发生在尺骨鹰嘴,则为鹰嘴滑囊炎,肿胀和压痛在肘后侧,伸屈轻度受限。

X 线照片检查多无病理改变,或偶有骨膜不规则和骨膜外有少量钙化点。

3. 治疗

(1) 非手术治疗

1) 手法:首先用手在肱骨外上髁、桡骨小头等处,做按摩、拿捏手法,共作 5 分钟,使局部有热感。然后术者二手分别握住肘和腕部,做肘屈伸动作,速度由慢转快并同时旋转,即直肘旋后位,快速屈肘并旋前,直肘旋前位,快速屈肘并旋后,共作 3~5 次。

2) 制动及局部封闭:限制患肘活动尤其是持重做旋后动作。制动的同时选用红花、当归注射液或用 2% 普鲁卡因 2ml,加强的松龙 12. 5mg 做痛点封闭,效果较为满意。

3) 药物:急性期可口服活血化瘀的丸药,如活络丹、活血丸、舒筋散等,外敷有消瘀膏、金黄膏等,亦可用熏洗药。

4) 理疗:可以配合手法或局部封闭一起使用。

(2) 手术治疗

对多次非手术治疗无效,症状明显,影响正常的工作、生活者,可手术松解,剥离前臂伸肌的联合腱附着点,亦有人同时切断环状韧带近侧的部分。此种方法疗效可靠,愈合后并不影响前臂功能,亦不容易复发。

(二) 肱骨内上髁炎

肱骨内上髁为桡侧屈腕肌、掌长肌、指浅屈肌、尺侧屈腕肌和旋前圆肌的起始部,除尺侧屈腕肌为尺神经(C_7~T_1)支配外,其余各肌肉由正中神经(C_6~T_1)所支配。

1. 病因

主要为慢性损伤引起。多见于纺织女工、泥瓦工和网球运动员等手臂频繁活动的工种(以前臂外旋、屈腕运功为主),亦有洗衣妇女、面案劳动的患者。肱骨内上髁炎在病理学上的改变与肱骨外上髁炎基本一致。有些学者认为其属网球肘的一部分,但临床病历中要比外上髁炎少的多。

2. 症状和诊断

患者均诉说肘内侧骨突部活动痛和压痛并向前臂掌侧扩散,可达前臂中段。休息后可自愈,但经劳累后亦反复发作。皮肤外观无明显红肿。前臂作对抗性旋前活动时,可诱发肱骨内上髁屈肌腱起始部剧烈疼痛。在主功门力伸指、伸腕的同时,前臂旋后,也可以诱发该部疼痛。

3. 治疗

以理筋手法、局部封闭等非手术疗法为主,对经久不愈的病人可考虑手术治疗。手术方法是剥离内上髁部的屈肌总腱,术后一般效果良好。

(三) 腕手部软组织损伤

腕部关节由三部分组成:一部分是腕掌关节,即远侧排腕骨与掌骨之间的关节,一部分是腕骨间关节,即腕骨与腕骨之间的关节,另一部分是由桡腕关节,即桡骨远端关节面和近端腕骨关节面所构成。因桡腕关节最重要,又称之为腕关节。尺骨小头以三角软骨盘及韧带与近侧排腕骨相连,不直接形成关节。手的频繁而复杂的活动,依赖伸侧与屈侧的长短肌腱、深、浅肌腱,内收和外展等多个不同功能的肌腱的配合来实现的。这些肌腱都通过腕部抵止于前臂,且有神经和血管通过腕部到达指端,因此,腕部软组织损伤在临床工作中较为常见。本章按腕部扭挫伤、桡侧伸腕肌腱周围炎、腕三角软骨损伤、腱鞘囊肿、桡骨茎突腱鞘炎、腕管综合征、腕背隆突综合征和指间关节扭挫伤八节分别加以论述。

(四) 桡侧伸腕肌腱周围炎

前臂桡侧伸肌主要有桡侧伸腕长肌、桡侧伸腕短肌、外展拇长肌和伸拇短肌。桡侧伸腕肌腱周围炎主要是指以上肌肉的无菌性炎症。在前臂背侧中下 1/3 处外展拇长肌和伸拇短肌从桡侧伸腕长肌,桡侧伸腕短肌之上面斜行跨过,该处肌腱没有腱鞘仅有一层疏松的腱膜覆盖着肌腱的交叉部位。因此当腕部的外伤,或者由于伸腕肌活动频繁,又无腱鞘保护,故容易引起肌腱及其周围组织的劳损。

1. 病因

以间接扭传外力所致为主。当桡侧伸腕长、短肌将惋关节固定于背伸位的情况下,用力握物或提重物,因与外展拇长肌腱、伸拇短肌腱运动方向不一致而互相摩擦,引起肌腱及期周围筋膜的损伤。久而久之则这种损伤逐渐加重导致肌腱周围的无菌性炎症,多见于木工、砖瓦工等。长时间的超出耐力的劳动也是引起伸腕肌腱周围炎的重要原因。如及时治疗,经 1~2 周即可恢复,如不痊愈则一遇劳累则反复发作。

2. 症状和诊断

常无明显外伤史,患病后前臂下段之背侧肿胀、疼痛、灼热、压痛明显,并可向手部放散、腕部活动受限。检查时用拇指按住二组肌腱的交叉部位。嘱患者握拳并作腕关节伸屈时,即可感觉到捻发感并使疼痛加剧。但症状轻者,不易检查出来。

3. 治疗

(1) 手法:急性期一般不适宜行理筋手法。

(2) 固定:患病后,应立即固定,减少活动。用硬纸板或夹板两块固定腕关节于中立位1~2周,待捻发感消失后去除外固定,逐步练习,进行腕关节的活动。

(3) 药物:早期治宜消肿止痛,活血化瘀,内服舒筋丸,局部用消瘀膏外敷效果最佳。后期可内服舒筋活络汤,肿痛减轻后用骨科洗药或海桐皮汤熏洗。

(4) 理疗:主要适用于后期,可以起到活血、止痛的作用。

上述方法无效时,可用局部封闭疗法,每周1~2次,4次为一疗程。

(五) 腕三角软骨损伤

腕关节的软骨盘是一个等腰三角形的纤维软骨,位于尺骨和近排腕骨之间。三角的尖端附着于尺骨茎突的基底部,三角的底部附着于桡骨远端关节面的尺侧缘,在掌面与背面均与腕关节囊相连,因而把下尺桡关节与桡腕关节隔开为两个关节腔。同时三角软骨具有稳定腕关节、限制前臂过度旋转的功能。

1. 病因

以间接扭转外力所致为主。当腕关节处于背伸或掌屈时,突然外力作用使尺桡关节旋转超过三角软骨所能承受的旋转,牵拉力量时,则引起三角软骨的损伤或破裂。部分病人同时合并下尺桡关节脱位或桡骨下端骨折。

2. 症状和诊断

多数有明显外伤史。初期肿胀、疼痛局限于腕关节之尺侧,握力减退、前臂旋转或腕关节屈伸支撑时挤压软骨盘而使疼痛加剧或发生弹响。尺骨小头部位压痛阳性。将腕关节尺偏,并作纵向挤压,可起剧烈疼痛。若合并下尺桡关节前后韧带松弛时,尺骨小头较正常隆起,前后推动有松动感。因三角软骨损伤的同时,常合并腕部、韧带组织的损伤,因此,要注意鉴别,以防掩盖了三角软骨损伤的症状。

3. 治疗

(1) 手法:首先术者手握患者手指进行拔伸牵引,并将腕部环转摇晃6~7次,然后再在桡骨远端和尺骨小头的侧方互相挤压以复位,最后痛点按压。操作时,手法要由轻到重,以防疼痛加剧而使患者恐惧,不能很好的合作。

(2) 固定和练功活动:损伤早期可外敷消瘀膏,局部固定4~6周,然后在无痛的情况下,逐步进行腕关节功能活动。

(3) 局部封闭:可选用当归注射液2ml或强的松龙12.5mg加1%普鲁卡因2ml,注射至尺骨茎突内侧作痛点封闭5~7天1次,连续3~4次为一疗程。

如果非手术疗法无效而影响工作和生活时,一般为三角软骨破裂,常须行三角软骨摘除术。

(六)腱鞘囊肿

腱鞘囊肿是发生于腱鞘或关节附近的囊性肿物,囊肿与关节囊或腱鞘关系密切,但和关节腔或腱鞘滑膜腔并不相通。对与关节腔相通的,被认为是关节腔或腱鞘的症状物。囊肿多为单发、也有多发的。囊壁为致密硬韧的纤维结缔组织,内含有无色透明、白色或淡黄色的胶冻样黏液,又称为"腕筋结"、"腕筋瘤"、"筋聚"、"筋络"等。

1. 病因

发病原因尚不肯定,多数人认为是关节囊、韧带、腱鞘中的结缔组织胶样变性所致。亦有人认为同劳累气血凝聚或外伤有关。

2. 症状和诊断

多见于青壮年和中年,女性多于男性。最常见于腕舟骨和月骨的背面,其次见于腕掌面偏桡侧。病变局部有一半球形肿物,表面光滑,皮温皮色正常与皮肤无粘连肿物基底固定。压之有囊性感或橡皮样硬。囊肿张大力时有局部胀痛,握力下降,张力小时肿物柔软,多无疼痛。

3. 治疗

(1) 非手术治疗

1) 手法:对囊肿壁薄者可用指压法或敲击法。如腕背囊肿,将患者腕掌屈,囊肿壁紧张,固定而后用双拇指重叠用力下压或用硬皮书猛击囊肿,造成囊液从囊壁破口处溢出,散于皮下。用棉垫包裹一硬币加压包扎在囊肿部位1~3天,多能治愈。

2) 针刺:对囊肿壁厚手法无效者,可用针刺的方法。粗针头做多次穿刺,然后加压揉压,使内容物溢于皮下亦可将胶状物抽出加压包扎,亦可向囊内注射氢化考的松或少许碘酊,使囊壁互相粘连,减少复发。

(2) 手术治疗:对非手术无效并反复发作者,可手术摘除囊肿连同其基底部的病变组织,以及周围部分正常的腱鞘和韧带。

(七)桡骨茎突腱鞘炎

桡骨茎突部有外展拇长肌腱和伸拇短肌腱的共同腱鞘,此腱鞘的内侧壁是桡骨茎突部的腱沟,腱鞘的外侧壁为一半环形的纤维管。

1. 病因

多以劳损性改变为主,如家庭妇女、轻工业工人、钢板誊写员等工作,拇指的对掌和伸屈活动较多,同时,两肌腱的舒张和收缩又不同步进行,使外展拇长肌和伸拇短肌的肌腱在共同的腱鞘中过多地来回摩擦上,日久形成劳损,即可使腱鞘产生无菌性炎症。纤维管充血、水肿进而肥厚、管腔变窄、挛缩造成狭窄性腱鞘炎。亦有部分急性损伤的病人治疗不及时而转变成慢性炎症。

体弱血虚、血不荣筋易发生本病。如局部病变迁延日久,腱鞘纤维化和挛缩,腱鞘腔更为狭窄,症状进一步加重。

2. 症状和诊断

多数缓慢发病,偶有因特殊劳累而起病较快。自觉腕部桡侧及拇指周围疼痛无力,尤以手提物、倒热水时等动作为重。桡骨茎突部早期可有微红、微肿、微热感,后期局部肿胀突出,压痛明显时有向手及前臂放散感。被动屈拇指时疼痛加剧,若把拇指握于掌心并使腕关节尺偏时,则疼痛更甚。若拇指及腕关节活动时桡骨茎突部有摩擦感,则表示腱鞘已经狭窄。X 线照片无骨质的异常改变。

3. 治疗

(1) 非手术治疗

1) 手法:手法治疗主要适用于病变的充血、水肿期。具体方法是术者一手托住患手,另一手于腕部桡侧痛处及其周围作轻手法的按摩及揉捏,然后按压外展拇长和伸拇短肌腱,并弹拨肌腱 4~5 次。在轻度拔伸牵引下将患手缓缓旋转及伸屈。最后捏住患者拇指末节,向远心端突然拉伸,可引起弹响,起到舒筋作用。以上操作可每日 1 次。对明显狭窄的患者,手法收效不显著。

2) 药物:舒筋活络为主,选用大活络丹等,外用药可消瘀膏外敷,骨科洗药熏洗。

3) 针灸:取阳溪穴为主并配合曲池和合谷穴,亦可选阿是穴,每日 1 次。

4) 局部封闭:以中药制剂和类固醇制剂为主。如红花注射液、当归注射液;类固醇制剂可用强的松龙 12.5mg 或醋酸氢化可的松 12.5mg 加 2% 普鲁卡因 1ml 注入局部腱鞘内,5~7 天 1 次,3~4 次为一疗程。局部封闭治疗,早期效果较好,对晚期已形成狭窄时效果不甚理想。

5) 固定:损伤初期固定效果较好。可以选用胶布、塑料夹板或硬纸板将腕关节固定在桡倾,拇指伸展位 3~4 周,这样可以限制局部的病变,促进功能的恢复。

(2) 手术治疗:腱鞘松解术:经非手术治疗无效且症状严重而影响功能活动者可行腱鞘切开松解。

(八) 腕管综合征

腕管系指掌侧的腕横韧带与腕骨所构成的骨纤维隧道,内有正中神经和拇长肌腱和 4 个手指的指屈深浅肌 9 条肌腱通过。正常情况下,肌腱和神经在脉管内排列紧密,而且腕管内的组织硬韧,如果管内张力增大时无缓冲余地。

腕管综合征即是由于正中神经在腕管中受压,而引起以手指麻痛无力为主的症候群,近年来大量临床病历证实,切断松解腕横韧带后,可使症状缓解或消失,说明腕管综合征系腕管狭窄所引起,故又名“腕管狭窄症”亦是临床周围神经卡压综合征中最常见的一种疾病。

1. 病因

腕部外伤,包括骨折、脱位、扭挫伤等,引起腕横韧带的肥厚;或腕管内各肌腱周围组织的水肿,增厚等改变引起腕管内容物增大,腕管相对地狭窄,均可以出现正中神经受压的症状。部分病人因腕管内脂肪瘤、腱鞘囊肿等占位性病变引起上述的症状。亦有人认为妇女停经期、妊娠期或哺乳期内分泌改变,可能导致肌腱滑膜增厚,腕管张力增强。

2. 症状和诊断

主要症状为患手桡侧3个半手指感觉过敏、麻木、刺痛或烧灼样疼痛,一般夜间、劳动后、温度增高时症状加剧。在冬天患侧手指往往发冷、发绀、活动不便、患者握力差。按压腕管掌侧或被动极度屈腕1~2分钟,有向拇、食、中3指放散性疼痛,放松外力压迫或将腕由屈曲位改成伸直位后,症状立即缓解,这是诊断腕管综合征的主要依据,亦用此检查方法同颈椎病相区别。病程长者则大鱼际萎缩,正中神经支配区感觉迟钝,但很少出现感觉丧失。

3. 治疗

(1) 非手术疗法

1) 手法:早期运用手法能起到舒筋活络、消肿止痛等作用。按摩局部及阳溪、鱼际、合谷、劳宫及压痛点等穴,然后轻度拔伸患手并且缓慢旋转,屈伸肱关节。依次迅速拔伸拇、食、中等手指,以发生弹响为佳,上手法可每日作1次。手法后可以配合消瘀止痛膏和海桐皮汤熏洗。

2) 局部封闭:可选用当归注射液2ml,强的松龙12.5mg或醋酸氢化可的松12.5mg加2%普鲁卡因2ml作腕横韧带鞘内封闭治疗。1周1次,3~4次为一疗程。本方法可使腕管内组织水肿减轻,肌腱滑膜变薄,正中神经本身充血水肿减少,起缓解症状的作用。

(2) 手术治疗:症状严重经非手术治疗无效的患者,手术中切断腕膜韧带以缓解对正中神经的压迫。手术同时应探查腕管内有无占位性病变,应一并解决。如正中神经变白硬韧,应考虑做神经内松解,以彻底减压。

第四节 髋部软组织损伤

(一) 弹响髋

髋关节在屈伸活动过程中在股骨大粗隆部有筋条前后滑动、摩擦、发出弹响,称为弹响髋。

1. 病因

无明显外伤史,但与劳损、外伤有关。一般是臀大肌前缘、髂胫束在股骨大粗隆部发生肥厚性改变,或大粗隆部骨质增生不平滑,当髋关节屈伸活动或行走时相互摩擦发出响声并有疼痛不适感。此病好发于青壮年,单侧发病多于双侧者。

2. 症状和诊断

患者主诉单侧或双侧髋部屈伸时有弹响,弹响过后,大粗隆部胀痛、不适感。检查行,下肢处于内旋内收位,进行蹲立活动而弹响明显,同时手摸触大粗隆部有索条物进前后骨内X线片一般无异常改变。病程长者,有时可见股骨大粗隆部比对侧有骨质增生改变。

3. 治疗

（1）非手术治疗

1）按摩：患者侧卧位，患侧在上方，医生用手拇指或手掌根部，压住索条物进行揉按、推压手法。

2）封闭：应用强的松龙 12.5mg 加 0.25% 普鲁卡因 20ml 注入股骨大粗隆与髂胫束之间。每周注入 1 次，可连续注入 4 次。

（2）手术治疗：经非手术治疗无效者或索条物粗大而前后滑动及弹响声较大、疼痛明显者，均可进行手术治疗。

（二）闭膜管综合征

1. 解剖要点

闭膜管为闭孔上外侧的裂孔，其管长 1~2cm，宽 1cm，上为耻骨之闭孔沟，下为闭孔膜及闭孔内肌、外肌。在闭膜管内有由腰$_{2\sim4}$神经前支合成的闭孔神经和闭孔动脉通过。闭孔神经分为前后两支，前支下行于闭孔外肌与内收短肌之前，耻骨肌与内收长肌之后。后支穿出闭孔外肌，位于内收短肌之后，内收大肌之前。闭孔神经的部分前支和后支的大部分组成髋关节神经，由近到远端分布在关节囊内侧。个别人有副闭孔神经，是从腰$_{3\sim4}$神经前支发出，到关节囊前支配关节囊内侧部分。另外闭孔神经还支配膝关节、股薄肌、内收长肌、内收短肌、内收大肌。

2. 病因

闭孔神经受外伤性牵拉与周围组织粘连，或闭礼神经在闭膜管内或闭膜管内、外口附近处受脂肪瘤、血管团、耻骨增生等压迫，神经发生无菌炎症而致髋关节前侧及该神经支配的相应部位疼痛。该病好发于青壮年，单侧发病多于双侧。

3. 症状和诊断

髋关节前内侧痛，开始隐痛，逐日加重，有时向大腿前内侧致膝部放射性痛。卧床睡眠时有髋关节脱节感，行路迈步时患肢在后侧位时痛。重者盘腿穿鞋袜受限。内收肌紧张，髋关节后伸痛，4 字试验阳性，内收长肌外缘与腹股沟韧带交点下方压痛敏感。髋关节屈伸，旋转不受限，单肢负重或跳跃无痛。髋关节 X 线片检查关节间隙不狭窄，骨质无异常改变。

4. 鉴别诊断

应与髋关节骨性关节炎、扁平髋、股骨颈骨折后股骨头缺血性坏死、儿童或成人股骨头缺血性坏死、儿童髋关节前半脱位、髋关节结核、髋关节化脓性关节炎相鉴别。上述诸髋关节疾病，在 X 线片上均有异常表现。

5. 治疗

（1）非手术治疗

1）局部药液注入：患者仰卧位，患侧下肢盘腿姿势，皮肤消毒。用 20ml 针管 1 支，连接

7号注射针头,针管内装入强的松龙12.5mg和0.25%或0.5%普鲁卡因溶液20ml混合后,在内收长肌外缘与腹股沟韧带交点下方(压痛敏感点处)作一皮丘,将7号针头沿耻骨水平枝方向推进,有针感后拉一下针管心见无回血,将药液注入闭膜管内。每7天如此注入一次,可连续注入4~8次。

2)中药热敷:将骨科外洗二方的药物装入布袋内,浸入加有食醋2两和食盐少许的开水盆中5分钟,然后将药袋取出拧干,把药袋放在腹股沟处,稍凉后再用开水浸泡后敷患处,每次可热敷20~30分钟。亦可在药袋上加电热毯保持温度。

(2)手术治疗:经过闭膜管内药物注入或中药热敷而无效者可手术治疗。

第五节 膝部软组织损伤

(一)膝关节侧副韧带损伤

1. 病因和分类

膝关节的内侧及外侧各有坚强的副韧带所附着,当膝关节处在伸直位或屈曲位时,突然的暴力使膝关节强力内翻或外翻,均可致膝关节侧副韧带损伤,轻者发生部分纤维断裂,重者可造成韧带的完全断裂,甚至合并前、后交叉韧带断裂或半月板损伤。如足球运动员用足内侧踢球用力过猛,或当站立时突然有一强大外力撞击膝关节外侧,均可造成此种损伤。当单足站立,躯干过度的内旋造成小腿过度外旋位时,亦易损伤膝关节内侧副韧带、如铁饼相链球运动员作旋转动作时,导致内侧副韧带损伤。而单纯的膝外侧副韧带损伤较少见。只有暴力作用于膝关节内侧或小腿内侧,造成突然的膝内翻时,才有可能发生膝关节外侧副韧带的损伤,多合并外侧关节囊,十字韧带、半月板、腓肠肌外侧头、腓总神经、髂胫束的损伤及髁间骨折,多发生在摔跤运动员、舞蹈演员和体力劳动者。主要病理改变是侧副韧带的撕裂,局部充血、肿胀,继而出现韧带松弛,胫骨内髁向前半脱位,造成膝关节侧方直向不稳,前内侧旋转不稳,最后出现前外侧旋转不稳等复杂的病理改变。

2. 症状和诊断

多有明显外伤史。局部肿胀、疼痛、有瘀斑、压痛明显,膝关节屈伸功能障碍。内侧副韧带损伤时,压痛点在股骨内上髁并能触到膝关节内侧有缺欠及松弛。外侧副韧带损伤时,压痛点在腓骨小头或股骨外上髁。侧向试验有重要诊断意义,内侧副韧带断裂时,在膝伸直位小腿可作被动的外展活动,若该韧带部分撕裂时,则小腿不能作被动的外展活动,但膝内侧疼痛加剧,外侧副韧带完全断裂时,小腿可作被动内收活动,若韧带部分断裂时,则小腿不能被动内收而膝关节外侧疼痛加剧。若合并半月板及关节囊损伤,常发现关节血肿。部分病人,因合并内侧半月板损伤及深层内侧副韧带断端嵌入关节内而发生绞锁。表现为膝关节突然被迫停在半伸直状态而不能活动,须待一定时间后,当听到"咔嚓"声时,膝关节方能伸直。

侧副韧带的损伤拍外展位或内收位双膝关节X线正位片,进行对比有特殊的诊断意义。当内侧副韧带部分断裂时,膝关节内侧间隙加宽不明显,而内侧副韧带完全断裂时,则膝关节内侧间隙加宽明显。外侧副韧带损伤亦出现相应的病理改变。当并发十字韧带断裂时,膝关节内侧间隙加宽程度更显著,甚至发生膝关节半脱位,而健侧则无异常改变。

3. 治疗

(1) 膝关节内侧副韧带损伤的治疗:从部分断裂的治疗:主要以非手术治疗为主,治疗及时常效果良好。经查体及膝关节外展位X线拍片无明显阳性发现,而存在膝关节内侧轻度肿胀和局限性压痛的患者,表示存在有膝内侧副韧带轻度损伤,或仅有部分断裂。这类病人,可用石膏夹板制动,3周后去除外固定,开始作膝关节伸、屈活动的锻炼,同时配合活血化瘀、消肿止痛的药物治疗,亦可配合熏洗药或理疗等方法,以促进损伤的愈合。如经3~4周锻炼,显示膝关节不稳,应考虑有膝内侧副韧带完全断裂或其他韧带合并伤的可能,宜行手术修补。

(2) 完全断裂的治疗:内侧副切带完全断裂者,应积极早期手术治疗。根据损伤的范围和程度及是否合并其他韧带损伤,选择不同的手术方法。

1) 膝关节内侧副韧带浅层断裂的修补法。

2) 膝关节内侧副韧带深层断裂的修补法。

3) 内侧副韧带合并前十字韧带断裂的修补法:其原则是先修补前十字韧带,后修补膝关节内侧副韧带。具体方法有:①前十字韧带上端附着点撕脱的修补;②前十字韧带下端附着点撕脱的修补;③前十字韧带中部断裂的修补。

4) 膝内侧副韧带断裂合并内侧半月板破裂的治疗方法。

5) 陈旧性膝关节内侧副韧带断裂的治疗。陈旧性膝关节内侧副韧带断裂处理困难,治疗效果较差,故目前对其治疗方法的选择尚不完全一致。但近年来多数学者认为以行手术修复为宜,本手术方法亦适用于内膝侧副韧带断裂伴有较严重缺损的副损伤,以及经过修补仍不够坚强的情况。概括起来方法有二大类。①静力修复法:系利用膝关节附近的软组织,对损伤的韧带及缺损进行修补。常用的材料有伤处附近的筋膜和肌腱,也可将已经断裂的韧带紧压缝合,以恢复其张力。此种方法常能收到满意的结果。术后要配合功能锻炼,以防使用的筋膜、肌腱、弹性下降,继发关节松动。②动力修复法:系将正常肌腱移位,利用肌肉的拉力,达到稳定膝关节的目的。动力修补术方法较多,主要有鹅足移位术,膝内侧副韧带紧缩缝合术等。

上述各种手术术后,均行下肢全长石膏夹固定膝关节于屈伸10°~20°位。如为单纯韧带、肌腱等软组织修补缝合术,固定3周后,去除石膏夹,开始下肢功能锻炼,促进肌力、功能的恢复。

(3) 膝关节外侧副韧带损伤的治疗:多年临床实践证明,外侧副韧带断裂采用非手术疗法,常遗留明显后遗症,例如,膝关节前外侧旋转不稳,胫骨外髁向前旋转继发半脱位,合并后十字韧带损伤时,则出现后外侧旋转不稳,胫骨外髁向后旋转半脱位。旋转轴移向后内侧等。因此。近年来多数学者认为膝外侧副韧带完全断裂,一旦诊断明确,就应及时地手术修补。部分断裂的病人,可以首选非手术治疗。

1) 非手术治疗:主要适用于损伤轻、单纯膝外侧副韧带损伤者。伤后立即用长腿石膏管形,将膝关节固定于屈曲20°位;4~6周后拆除石膏开始练习膝关节活动。石膏外固定期间,应加强股四头肌的收缩锻炼,以防止发生废用性肌萎缩。

2) 手术治疗:主要适用于损伤比较重,合并有其他韧带损伤及陈旧性外侧副韧带损伤,保守治疗无效者。根据具体的病人,采取不同的手术方法。

(二) 膝十字韧带损伤

膝十字韧带是维持膝关节稳定不可缺少的结构,分为前、后十字韧带,它和膝内,外侧副韧带,髌韧带,膝部伸屈肌群和关节囊等,共同实现关节的稳定。

前十字韧带起于股骨髁间窝的外后部,向前内止于胫骨髁间隆起的前部,具有限制胫骨前移、限制过伸、限制内、外旋及限制内、外翻活动的功能。后十字韧带起于股骨髁间窝的内前部,向后外止于胫骨髁间隆突的后部,具有限制胫骨向后移位、限制过伸、限制旋转及限制侧方活动的功能。

1. 病因和分类

膝关节十字韧带位于关节间隙内,绝大多数病人均有强大暴力损伤史。膝十字韧带断裂的同时,多伴有膝关节侧副韧带的断裂,关节囊的撕裂及膝关节的脱位等。

当暴力作用在小腿上端的后方时,引起膝关节过伸或强迫性外展,导致胫骨向前移位,造成前交叉韧带的损伤。有时伴有胫骨髁间隆突的撕脱和移位。亦可台并内侧副韧带和内侧半月板的损伤,即膝关节"三联症"。当暴力作用在小腿上端的前方时,常见于汽车、摩托车车祸,引起膝部旋转并使胫骨向后移位,造成后十字韧带的损伤。损伤的暴力强大、突然,常并膝后关节囊破裂,胫骨隆突撕脱骨折、外侧半月板损伤等。

2. 症状和诊断

有强力外伤史,伤后膝关节迅速严重肿胀及疼痛,随即出现关节松弛、软弱无力、不能伸直、功能丧失。关节内积血、浮髌试验阳性,常有皮下瘀斑(表示关节囊损伤)。膝部抽屉试验阳性,抽屉试验又称推拉试验,是诊断十字韧带损伤的重要方法。检查时患者仰卧,屈膝90°,足平放床上,检查者以两手环握小腿上段做向前拉及后推的动作,正常情况下胫骨平台前后滑动0.5cm左右,当前十字韧带断裂或松弛时,患膝向前移动度明显增大,当后十字韧带断裂或松弛时,患膝向后移动度明显增大。

膝关节正、侧位片,有时可显示胫骨髁间隆突撕脱骨折,部分病人显示关节间隙加宽,内、外翻应力检查时,一侧间隙加宽,表示合并有侧副韧带的损伤。

当前十字韧带损伤时常合并内侧半月板和膝内侧副韧带的损伤,出现相应的临床表现,即膝关节"三联症"。前后十字韧带损伤时,表示膝关节受严重暴力后,可能曾有一过性脱位,膝部韧带每有严重多发性撕裂,甚至腘部血管和坐骨神经等遭受损伤,应予仔细检查,以防漏诊。

对一些疑难病历,可通过关节镜检查以协助诊断。首先冲净积血,寻找断裂及出血点和凝血块部位。对滑膜下韧带损伤,在关节镜下看不到断裂的韧带,对这类病人要引起重视,观察其长度、张力变化协助确诊。

3. 治疗

单纯的无移位的十字韧带断裂或不全断裂,可抽尽血肿后夹板或长腿石膏固定患膝关节屈曲30°位。并注意胫骨的位置。对有移位的十字韧带损伤和伴有侧副韧带、半月板损伤,则需要及时手术治疗。

(1) 非手术治疗

1) 手法:主要用于损伤的后期,以膝部为中心按摩推拿,并可帮助作屈伸膝关节锻炼。

2) 药物:早期宜活血化瘀消肿止痛,内服舒筋活血汤,外敷消瘀止痛膏或清营退肿膏。后期宜补益肝肾、舒筋活络,内服补筋丸或活血酒,肌力弱者服健步虎潜丸或补肾筋汤、外贴宝珍膏。

3) 固定和练功:胫骨隆突骨折轻度移位者,可将患膝用夹板或长腿石膏腿固定于屈膝30°位6周,并及早进行股四头肌收缩锻炼,以防肌肉萎缩。解除固定后,可练习膝关节屈伸,并逐步进行扶拐行走。

(2) 手术治疗:前十字韧带断裂,合并内侧韧带损伤,或合并后十字韧带断裂,或合并外侧韧带损伤,膝关节明显旋转不够,或出现内、外翻异常活动时,均宜早期手术修复,或实行韧带重建手术。

若伴有半月板破裂,应同时切除半月板。

对陈旧性单纯十字韧带损伤,膝关节不稳定者,应考虑重建韧带,但对少数患者股四头肌代偿能力良好者,可暂不做处理。十字韧带手术的方法很多,可根据不同情况选用各自适当的方法。

(三) 半月板损伤

膝关节半月板呈楔形嵌塞于胫骨内、外髁与股骨内、外髁间隙内,为纤维软骨结构,其周缘增厚,内缘较薄,故能加深胫骨髁的凹度,以适应股骨髁的凸度,使膝关节稳定。半月板分内、外两部分,内侧半月板呈半环状,呈"C"字形,比外侧半月板大且较薄,有前、后两角,前角附着于胫骨平台前十字韧带前方的胫骨髁间前棘,后角附着于外侧半月板与后十字韧带附着部之间,与胫骨髁间后窝相连。内侧半月板周缘与关节囊的纤维层及内侧副韧带相联。有人将其分中型、宽型、极宽型和窄型、极窄型等。

外侧半月板近似环状,如"O"字形,比内侧半月板小而略增厚,其中部较宽,前后角则较狭细。外侧半月板不与外侧副韧带相连,故外侧半月板的活动度比内侧半月板活动度要大些。外侧半月板前角在前十字韧带后外侧,附着于胫骨外侧髁间隆起的前方。后角附着于胫骨外侧髁间隆起的后方,并与后十字韧带相连。根据形态分中型、宽型、极宽型和窄型、极窄型等。

半月板具有一定的移动性,它随膝关节的屈伸和小腿的旋转而呈前后和内外的移动,调节关节内的压力,缓冲关节的震动,保护关节面。

1. 病因和分类

半月板损伤多见于搬运工、足球与篮球运动员以及参加其他强体力劳动或运动的人。由于半月板多处于单向运动的膝关节内,在小腿固定再屈膝,过度内旋和伸直时,或伸膝、过度外旋时,可分别引起内侧半月板或外侧半月板的破裂。

当膝关节半屈曲,足与小腿固定,半月板向后方移位,此时半月板损伤可能性最大。引起半月板破裂的外力因素有撕裂性外力和研磨性外力两种。撕裂性外力发生在膝关节半屈曲状态下的旋转动作,股骨牵动侧副韧带、韧带牵动半月板的边缘部而发生撕裂,研磨性外力多发生在外侧半月板,因正常膝关节有3°~5°外翻,外侧半月板负重较大,若为先天性盘状半月板长期受关节面的研磨(如长期下蹲位工作),可产生外侧半月板慢性损伤,常见为分层破裂。

2. 分型

有关半月板损伤的临床分型,方法很多,各家均有侧重,下面介绍其中最常用的分型方法之一。

(1) 边缘型:破裂位于内侧半月板的边缘的前、中、后,严重破裂呈周边完全破裂,仅由前、后角部相连。此型最易出现关节“锁固”,在伸膝位时症状显著。

(2) 前角型:破裂位于前角部,可仅为裂口,或可呈破裂部向后翻卷并增厚,亦有前角连接部断裂。疼痛位膝前方。

(3) 后角型:破裂位于后角部,可呈裂口,裂口回缩和后角连接纤维断裂。过度屈膝位疼痛明显。

(4) 横型:系半月板腰部横行破裂,破裂的部位,数目及深度各异。膝内侧疼痛多可指明,偶有关节交锁现象。

(5) 桶柄型:为内侧半月板的纵行破裂,裂口大小不一。破裂口增厚明显,股骨髁滑膜损伤广泛。患膝常有“锁固”,行走多费力费时。

(6) 内缘型:半月板内侧有一处或多处损伤,并可呈多裂样损害,偶有游离片进入关节腔。本型对屈伸膝运动经常造成影响。表现疼痛经久不愈,股骨髁关节面损害明显,有时关节交锁,X线平片偶有“游离骨片”。

(7) 水平劈裂型:系胫股关节间强力旋转,以致半月板出现水平分离,此型更多见外侧半月板。患膝可表现隐痛、不稳,或有滑落感。

(8) 纵裂型:半月板纵行破裂,并可在前或后角部断裂,游离部进入膝内,成为膝痛和伸屈障碍的主要因素。

(9) 松弛型:半月板在关节囊附着部松弛,每于膝部伸屈,旋转时有不稳的滑落感,在胫股关节间挤向膝中央时,内侧关节囊(及皮肤)可陷入关节间隙内。这型可为外伤后或先天性结构异常所引起。

破裂的半月板在损伤的急性期,关节内可能有渗出及充血,关节肿胀,活动度受限。渗出及出血一般在关节制动2~3周吸收消退。在慢性期,半月板破裂视其部位的不同,呈程度不同的反应性改变。破裂的缘多数呈增殖性增厚,少数破裂口缘被胫股关节间研压成扁薄锐利的片状。有的存在缺血性改变,其周围有细胞浸润,表面覆盖滑膜多增厚、苍白,有些呈淡黄色。

3. 症状和诊断

多有明显外伤史。主要的症状是关节活动痛、弹响、交锁和功能障碍。破裂的部位不同,临床表现亦有些差异。慢性期或无明显外伤史的患者,病程漫长,持续不愈,以行走和上下坡时最明显,部分患者可出现跛行。伸屈膝关节时,膝部有弹响,约有1/4的患者出现“交锁征”,即在行走的情况下突发剧痛,膝关节不能伸屈,将患膝稍作晃动,或按摩2~3分钟,即可缓解并恢复行走。若边缘部撕裂者,只有关节活动痛,没有交锁;若前角破裂者则当伸膝时，股骨髁关节面向前推动半月板而产生疼痛；若后角破裂者则在蹲下时，股骨髁的关节面向后推动半月板而产生疼痛；若中部横裂者，则多在负重时出现疼痛。纵形破裂者，有时因股骨髁突入破裂部使关节不能屈伸活动，出现关节交锁。检查时见患膝不肿或稍肿，股四头肌较健侧萎缩，膝关节不能过伸和屈曲，关节间隙处的压痛点常为诊断半月板破裂的重要依据。

对半月板损伤，还可结合其他检查。如患者仰卧，充分屈髋、屈膝，检查者一手握住足部，一手置于膝部，先使小腿内旋内收，然后外展伸直，再使小腿外旋外展，然后内收伸直。如有疼痛或弹响则为回旋挤压试验阳性，半月板可能有损伤；患者俯卧位，患膝屈曲 90°，检查者在足踝部用力下压并作旋转研磨，如半月板破裂者可引起疼痛，则为研磨试验阳性。必要时作关节空气造影、碘溶液造影或关节镜检查。

膝外伤早期因疼痛以致患者常拒绝手法检查。所以半月板破裂的早期确诊比较困难，但只要认真分析病史，待肿痛消减后，结合查体即能确诊。

4. 治疗

（1）非手术疗法

1）手法：对于确诊后的急性损伤患者，可作一次被动的伸屈活动。嘱患者仰卧，进行局部按摩，使患肢放松而后用左手拇指压迫痛点并轻轻按柔，右手握住患肢踝部，徐徐屈曲患肢同时做内、外旋转小腿，然后伸直患肢。伸膝的同时，常能听到关节内的解锁声，从而使疼痛减轻。

2）药物治疗：主要用外敷药，如消瘀膏或外熏洗药等，以达到消肿止痛，通经活络的目的。

3）固定和功能锻炼：急性期患者，合理的休息和患肢固定常能收到满意的效果。可使用夹板或石膏托固定患膝在屈曲 10°位，固定期间，禁止下床负重。3 周后解除固定，逐渐练习伸屈膝关节和步行，以避免股四头肌的萎缩。对于较短的半月板损伤，经过上述的非手术治疗，多能获得治愈。

（2）手术治疗：确诊后，手术是治疗半月板损伤的主要方法。

适应证：①较小的边缘型破裂经保守治疗无效者。②半月板破裂，关节积血吸收后期，或在损伤后急性期经关节镜检查证明者。③半月板囊肿及盘状半月板患者。年龄以 40 岁以内为宜。

（四）膝关节滑膜炎及关节血肿

1. 创伤性膝关节滑膜炎

膝关节滑膜面积广泛，构成多个滑囊，并有滑液分泌，以滑利关节。正常情况下各滑囊无明显积液，但在外伤、炎症、风湿等各种病理情况下，可形成滑膜炎，产生积液。

（1）病因：膝关节各种外伤、骨折、过度劳损、关节内游离体和关节手术等均可刺激或伤及滑膜、而产生独特的炎症反应，病理表现为滑膜充血、水肿、渗出甚至有出血性改变，导致关节内积液。

（2）症状和诊断：外伤后关节疼痛，局部不适，伤后 5~6 小时以后出现关节肿胀，而关节内血肿一般在伤后短时间内即可出现,并且关节疼痛亦比滑膜炎要重。浮髌试验阳性。关节内抽出液为黄色黏性渗出液。X线摄片可排除关节内其他疾患。在诊断创伤性滑膜炎时,必须进一步排除半月板及韧带等其他合并损伤以及滑膜结核、绒毛色素结节性滑膜炎、滑膜瘤等滑膜疾患。

(3)治疗

1)穿刺抽液:关节内少量积液,可加压包扎,抬高患肢,休息即可。积液多,张力大,关节内压力高,可使关节周围软组织萎缩,粘连而影响关节的功能。因此积液严重者应在严格无菌操作下行关节穿刺抽液,同时注入2%普鲁卡因2ml、强的松龙12.5mg。局部加压包扎、休息。

2)锻炼股四头肌:临床实验证明,膝关节功能障碍常因股四头肌同骨粘连,关节囊和韧带挛缩等所造成。因此,关节穿刺,加压包扎后,即应进行股四头肌锻炼防止关节粘连和肌肉挛缩。

3)理疗:能够改善局部血循环,促进关节积液的吸收和痊愈。

4)药物:以活血化瘀消肿止痛的药物为主,如消瘀膏等。

急性膝关节创伤性滑膜炎一经确诊,应及时治疗,否则,关节内积液持续存在,关节内压增高,导致股四头肌萎缩。关节韧带粘连,关节不稳,从而导致慢性创伤性滑膜炎。

2. 创伤性膝关节血肿

(1)病因:膝关节血肿最常见于严重扭伤与击伤。常常并发各类型关节内创伤骨折或韧带,滑膜等软组织损伤,甚至血管破裂出血。另外,是医源性损伤,如关节部手术,如交叉韧带修补术、髁部骨折、髌骨骨折内固定术和半月板切除术后。术中的创伤、止血不完善等均可引起关节内血肿。

(2)症状和诊断:外伤或手术后关节迅速肿胀,伤后几分钟至半小时肿胀达高峰,这点可同创伤性滑膜炎相鉴别。局部查体可见局部肿胀、张力大、皮温升高且触痛明显,浮髌试验阳性,关节功能障碍,体温升高等。

手术后关节内血肿的特点是关节内手术后短时间即出现相应剧烈的疼痛,远远超过手术后反应性疼痛的程度,并随解除石膏绷带固定后肿胀加剧,逐渐出现体温升高、脉搏加速。

关节内穿刺抽液可鉴别积液还是积血。如同时发现积血中含有脂肪滴,则说明关节内同时存在骨折。

X线检查能排除关节骨折。同时X线片能显示关节囊影扩大、关节间隙有时可增宽,但骨质是正常的。

在诊断膝关节血肿时还应排除非创伤性关节内血肿,如血友病等。

(3)治疗

1)关节穿刺:在无菌操作下将关节内积血抽净,亦可注入2%普鲁卡因2ml,强的松龙12.5mg,然后用无菌纱布的弹力绷带包扎膝部,并抬高患肢,使患肢制动。防止血液渗入关节囊内、减轻关节内压,促进关节内血液的吸收。

2)功能锻炼:肢体固定3~5天后,即可开始锻炼腿部肌肉。锻炼要逐渐进行,以防继发关节的肿胀。

3)中草药外敷:早期可用消瘀膏,晚期可用海桐皮汤剂熏洗或外加理疗等方法促进积血的吸收和肿胀的消除。

4）必要时要用抗感染及止血剂。

5）医源性关节内血肿应积极预防，减少手术的副损伤。

6）待急性期过后，要进一步检查排除半月板、十字韧带和侧副韧带等并发症，以便及时处理。此外还要排除坏血病、绒毛色素结节性滑膜炎、恶性肿瘤、特发性维生素 C 缺乏症等自发性关节内积血。

（五）腘窝囊肿

1829 年 Duputg-tren 最早提出腘窝肿块。1840 年 Adams 首先发现半膜肌腱滑囊与膝关节腔相通。1877 年 Boker 发表了膝部滑膜囊肿的形成与关节内疾病有关的论述，因而将这种病称为贝克（Baker）囊肿。

腘窝囊肿有两个来源，即后关节囊和滑囊。Wilson 等将腘窝部的滑囊分为 6 型，其中最常见的系膨胀的腓肠肌腱滑囊，此种囊肿经关节囊的后壁小孔与关节腔通。

1. 病因和分类

分原发性和继发性两种类型：

（1）原发性：膨胀的滑囊起原于关节腔，而关节本身并无其他疾病。最多见于儿童，且多为双侧，无原因逐渐出现，切除后常有复发倾向。

（2）继发性：大多数到成年人首次出现腘窝囊肿者，常继发于关节的某种疾病，主要为骨性关节炎，类风湿关节炎、其次也见于与半月板有关的关节内紊乱，特别是内侧半月板的后角。此外膝关节结核也可继发此病。

从肉眼观察，根据囊肿壁的厚薄，分为 3 型。显微镜下分为 4 类，即纤维囊肿、滑膜囊肿、炎性囊肿和移行囊肿。

2. 症状和诊断

囊肿常为逐渐隐袭性膨胀，常伴有机械性伸膝或屈膝功能障碍。除因张力而有轻微疼痛外，此病本身疼痛并不剧烈。伴有关节其他病变则有不同程度的疼痛。少数病人因肿胀而静脉回流受阻，出现小腿水肿。在膝伸直时，张力变大，触之变硬肿胀最突出；膝屈曲时，张力变小，触之变软。偶有病人，在关节腔和囊肿腔之间有瓣膜，在膝关节做快速的屈伸运动后，囊肿即可膨胀。被动屈伸膝关节，也可出现同样的现象。膝充分伸直，瓣膜孔关闭。肿胀一直不退；膝屈曲，用手加压按摩囊肿，可使积潴在囊肿内的液体流回关节腔，使囊肿变瘪。囊肿的体积常比扪诊估计的要大。

X 线摄片无异常所见。

腘窝囊肿要同以下几种疾病相鉴别：

（1）半月板囊肿：做屈膝动作，由于膝内侧副韧带的压力，可使其自膝内侧消失，而自腘窝部显示出现。

（2）膝部腱鞘囊肿：系一些硬度相同的软组织肿块，此种肿块易与脂肪瘤相混淆。

（3）腘动脉瘤：有腘窝囊肿时，腘窝动脉被囊肿遮盖，不易扪得。如腘窝部大范围内能扪得与脉搏一致的搏动，则可能是腘动脉瘤。此外，若发现震颤和杂音，更可加强动脉瘤的诊断。

(4) 腘窝动脉囊性变：这种病的病因尚不清楚，被认为是与动脉粥样硬化无关的动脉外膜黏液性退变。其特点是肿块并不经常存在，而是偶而被发现。

(5) 孤立性外生骨疣：X线片检查有助于证实或排除。

(6) 腘窝静脉曲张：膝关节做快速屈伸活动，除腘窝部出现肿块外，还可能出现一团曲张的静脉。

(7) 半膜肌断裂或肥大：特点是令屈膝肌再收缩对抗阻力，肿块体积可增大。

(8) 股二头肌腱囊肿及起自腘外侧神经的囊肿，前者的位置低，后者可伴有神经麻痹，同时二者还可误诊为外侧半月板囊肿。

3. 治疗

(1) 非手术治疗：对无功能障碍者需采取保守治疗。对肿胀严重、疼痛或妨碍关节运动时则试行穿刺抽液，必要时可重复抽液。抽液后需加压包扎，促进吸收。

(2) 手术治疗：对严重肿胀、关节功能障碍者，经保守治疗无效反复出现的原发性腘窝囊肿，需手术治疗。而对继发性腘窝囊肿，更重要的是针对病因治疗。

第六节　踝部软组织损伤

(一) 跟腱断裂

跟腱是由腓肠肌和比目鱼肌在跟骨结节合成，具有稳定踝关节和跖屈踝关节的功能。当奔跑、跳跃时跟腱需要承受很大的牵拉力，因此，在临床工作中经常可以出现跟腱损伤的病人。

1. 病因

跟腱损伤可由间接暴力或直接暴力造成。间接暴力损伤可因强力跳跃、下跳等活动而引起小腿三头肌的突然的收缩，超出人体所能承受的牵拉力量时，则出现跟腱的部分断裂或完全断裂。此种损伤的特点是在跟腱止点上3cm处最多见。其次是在跟腱附着点和肌肉、肌腱联合处，并且断端肌腱参差不齐。直接暴力则多见于锐器切割伤，如肌腱紧张时，局部被锐器如刀、剪或金属玻璃物击伤而发生部分或完全断裂。局部病变特点是多为开放性损伤，损伤断面比较整齐，近端常因小腿三头肌的收缩或痉挛而回缩。

2. 症状和诊断

有明显外伤史并且损伤常发生在青壮年病人、跟腱损伤时，常能听到肌腱的断裂声，伤后立即出现跟部疼痛、肿胀，站立不稳，并且不能抬起足跟部。跟腱部压痛阳性。在断裂处可摸到不同程度的凹陷和空虚感，如为陈旧性损伤，局部可有血肿机化并行成瘢痕，空虚感不十分明显，小腿无力但有时亦能抬起足跟。对开放性损伤，要注意创口周围组织损伤的情况，尤其是足后动、静脉和神经改变以及跟腱回缩的程度。

X片常无异常改变，急性期有的病人能看到软组织肿胀的阴影。

3. 治疗

(1) 非手术治疗:主要适用部分断裂的病人。

1) 手法:确诊后,要将患足跖屈并在此体位,按摩小腿三头肌肌腹处,以缓解痉挛,减少肌腱的回缩。

2) 药物:以活血化瘀,止痛消肿为主。内服药有补肾壮筋丸或补筋丸等加减。外用药早期可用消瘀膏或宝珍膏,后期可用骨科洗药局部熏洗,每日1~2次。

3) 固定和功能锻炼:急性期在进行其他非手术疗法治疗的同时,固定和合理的功能锻炼更显得重要。可以使用石膏、小夹板或粘膏等将踝关节完全保持在跖屈位3~4周。固定期间可以抬高患肢但禁做踝关节的背伸活动。解除固定后,要渐进的锻炼进行踝关节的屈伸和行走,以逐渐增加肌腱的力量。

(2) 手术治疗:主要适用于跟腱的完全断裂和开放性跟腱损伤。

(二) 跟骨结节滑囊炎

跟腱止于跟骨结节,在跟骨结节的前、后部和前下部,均有滑囊附着。

1. 病因

以间接牵拉外力扭伤为主。如长途跋涉,突然过度跳跃,均能使跟腱周围滑囊受到摩擦和牵拉,引起滑囊的渗出、水肿逐渐形成慢性无菌性炎症。

2. 症状和诊断

多为缓慢发病,逐渐伴随着活动而出现足跟痛加剧,以长途行走、久立和剧烈运动后最重。足跟部可有轻度肿胀,跟腱止点处压痛最明显,有的病人可摸到捻发音。检查时要注意同跟腱损伤,跟骨骨骺炎等疾病相鉴别。

X线片多无异常所见。病程久而影响行走时,可看到跟腱止点,跟骨结节脱钙,骨质疏松等改变。

3. 治疗

(1) 手法:主要用于按摩、推揉等手法,使跟骨结节周围的组织气血疏通,减轻疼痛。

(2) 药物和局封:早期可内报舒筋活血汤、外用消瘀膏,晚期以外用洗药为主,如海桐皮汤剂熏洗,每日早晚各1次。同时进行止痛封闭,可强的松龙12.5mg加2%普鲁卡因2ml或当归注射液。1周2次,4周为1疗程。

(3) 固定和练功活动:急性期要休息,减少活动,鞋子要宽松以避免压迫跟腱部而加重损伤。

(三) 跟腱炎

1. 病因

多由于牵拉、扭转等外力作用,引起跟腱部位的充血、渗出,最终导致无菌性炎症反应。

2. 诊断

一般表现为局部的肿胀、疼痛，尤其用足尖行走，跑跳时更为明显。跟腱部压痛阳性，做强力背屈时，跟腱部可产生剧痛。X 线片常无明显异常改变。

3. 治疗

本病的治疗，以非手术疗法为主，常能得到满意的结果。

早期可口服活血化瘀之品，外敷消瘀止痛膏，减少活动时间和活动强度即可。如病情迁延，可采取局部的手法按摩，理疗和局部封闭疗法。本病一般不必手术治疗。

（四）跖管综合征

跖管是自内踝后下方有屈肌腱支持带连到跟骨后内侧而形成的一缺乏弹性纤维骨性管沟，而环管综合征是指胫后神经在环管中被压而引起的一组综合征。管内有肌腱、神经和血管通过，由前向后腓列着胫后肌腱、屈趾长肌腱，胫后神经和胫后动、静脉，屈拇长肌腱等。

1. 病因

跖管为一缺乏弹性的骨纤维管，当踝部扭伤、劳损、骨折畸形愈合，使环管基底不平滑；或因某种原因发生腱鞘炎等，尤其是屈拇长肌腱受到反复牵拉，引起腱鞘充血、水肿、鞘壁增厚，使管腔相对变窄，压迫管内胫后神经或因外力压迫摩擦等原因伤及胫后神经而产生跖管综合征。另外，足的姿势变异如扁平足、跟骨畸形等亦能引起跖管内胫后神经受压而产生综合征的症状。

2. 症状和诊断

主要症状是足底和足跟内侧至足趾烧灼性痛、麻木，劳累或夜间最明显，休息或热敷后减轻。部分病人局部可有皮肤干燥，汗毛脱落，无汗，严重者胫后神经所支配的足部内在肌萎缩，足部胫后神经的跟支和其他主要分支跖内侧神经和跖外侧神经分布区感觉减退。在跖管部位压迫或叩击胫后神经时，踝过度背伸或足外翻时可使症状加重，可借此体征与一般跖痛症、末稍血管或末稍神经炎等相鉴别。

肌电图显示跖部小肌肉有纤颤，有助于诊断。

3. 治疗

（1）非手术治疗

1）手法：早期可在内踝后部作推揉摩擦，并教患者自己作，有促进局部活血通络止痛的作用。

2）药物：治宜祛风活络，内服大活络丹，外贴宝珍膏或万应膏，亦可用熏洗药擦洗或热敷患足，每日 1~2 次。

3）局部封闭：可选用当归红花注射液 2ml 或用强的松龙 12.5mg 加 2% 普鲁卡因 3 ml，作环管内注射，能缓解疼痛，防止粘连。

（2）手术治疗：适用于病程长，症状严重并经保守疗法无效的患者。

治疗包括切除跖管的屈肌腱支持带、纤维索带或间隔，使跖管充分减压松解胫后神经。对骨折畸形愈合和其他骨的畸形需探查并修平跖管的基底部，切除压迫神经的突出物。矫正踝关节及足部的畸形。

第七节　足部软组织损伤

（一）足跟痛

足跟痛主要是指跟骨底面由于慢性损伤所引起的疼痛，常伴有跟骨结节部的前缘骨刺。

1. 病因

足跟痛多发生于40~60岁的中老年人。跟腱膜自跟骨跖面结节起，向前伸展，止于5个足趾近侧趾节的骨膜上，如果长期、持续的牵拉，可在跖腱膜的跟骨结节附着处发生慢性损伤，引起无菌性炎症。本病和中老年人肾气不足、劳累过度有关。

2. 症状和诊断

没有明显外伤史，起病缓慢，多为一侧发病，可有数月或数年的病史。早晨起床后站立时疼痛较重，行走片刻后疼痛常能减轻，但行走过久疼痛复又加重。局部检查不红不肿，在跟骨所面的跟骨结节处压痛明显，如跟骨刺较大时，可触及骨性隆起。

X线摄片可帮助诊断，但临床表现常与X线征象不符，即有骨刺者可无临床症状，有临床症状者又常无骨刺。

本病应与足跟部软组织化脓性感染和骨结核等病相鉴别。足跟部软组织化脓性感染有足跟痛的症状，同时局部有红、肿、热、痛，严重者有全身症状；跟骨结核多发于青壮年，局部微热，肿痛范围较大等。

3. 治疗

（1）药物：治宜养血舒筋、温经止痛、滋补肝肾为主。内服当归鸡血藤汤，外用八仙逍遥散或骨科洗药熏洗患足，常能缓解疼痛，促进病愈。

（2）局封：常用强的松龙12.5mg加2%普鲁卡因3ml，从侧面进针，做痛点封闭，药液最好注射至腱膜或骨的表面。每周1~2次，4次为一疗程。

（3）固定和练功活动：急性期宜休息，症状好转后仍易减少步行，并在患足鞋内放置海棉垫，以避免对痛处的刺激。

（4）理疗：进行上述治疗的同时，每日1次理疗效果更佳。

（二）足背腱鞘囊肿

1. 病因

本病多因慢性劳损或为外伤所致。部分人认为腱鞘囊肿是由关节囊、韧带、腱鞘中的结缔组织发生退行性病变所致。囊肿与关节囊腱鞘密切关连，但并不连通关节腔或腱鞘滑膜腔。囊壁为致密硬韧的纤维结缔组织，内无衬里细胞。囊内为无色透明或微呈白色、淡黄色的胶冻样黏液。

2. 诊断

多见于青壮年人,女性多于男性。表面光滑皮色不变,与皮肤不相连,局部温度正常,肿块基体固定或推之可动,橡皮样硬或有囊性感,压之有微痛,足背伸时有不适感。部分病人囊肿可自行破裂,但常再复发。

3. 治疗

(1) 手法:对囊壁薄者,可作指压法。二手握住患足,使足尽量跖屈,并用双手拇指压迫囊肿壁,使之破裂。破裂后囊肿内黏液溢出,散入皮下,囊肿即不明显。而后用按摩手法活血散肿,局部用绷带加压包扎 1~2 天。

(2) 针刺:对囊壁厚,囊内容物张力不大,压不破者,可选用针刺治疗。用三棱针刺入肿块,起针后在肿块四周加以挤压,可使囊肿内容物挤入皮下,部分胶状黏液可自针孔中挤出,然后用消毒敷料加压包扎,可减少复发。

(3) 手术治疗:主要适用于保守疗法无效或反复发作的病人,可行囊肿摘除术。

第八节　腰部软组织损伤

(一) 腰部劳损

1. 病因

引起腰部劳损的病因很多,因单一姿势的长期弯腰工作,经常持续负重或急性损伤迁延日久而致使腰骶韧带的劳损,或者筋膜松弛,或有瘀血凝滞,或有细微损裂,以致腰痛难愈。如腰椎骨折或腰部扭挫伤等急性外伤,损伤腰能部韧带,未能及时而有效的治疗,迁延成慢性腰骶韧带的劳损。腰骶部先天性异常,如隐性椎弓裂、骶椎裂、腰椎骶化等也可诱发。局部肌肉、韧带或关节损伤、粘连,逐渐使组织变形,失去正常生理功能,最后形成慢性的腰骶韧带筋膜和肌肉的劳损。

2. 症状和诊断

腰部劳损主要表现为腰痛,但疼痛程度和性质因损伤的时间、部位而各不相同。因此,对每一个病人的发病经过,症状特点均要有详细的了解,结合各种检查,得出明确诊断。

腰部劳损的病人多有不同程度的外伤史。疼痛多为隐痛,时轻时重、反复发作,休息后减轻,弯腰工作困难,若勉强弯腰则腰痛加剧,常喜用双手捶腰,以减轻疼痛,少数病人有臀部和大腿后上部胀痛。检查脊柱外形一般正常,俯仰活动多无障碍。腰肌或筋膜劳损时,骶棘肌处、髂骨嵴后部或骶骨后面腰背肌止点处有压痛,棘上或棘间韧带劳损时,压痛点多在棘突上或棘突间。腰部劳损病人常在阴雨天腰痛加重,重者乏力、喜暖畏寒,受凉或劳累后可加重,腰痛如折,不能直立,活动不便。年老体弱者,往往腰痛持续不愈,晨起俯仰困难,稍作活动后腰痛减轻。

X 线照片可见棘突间距增宽,棘突偏斜,严重者可见韧带的钙化。

3. 治疗

（1）手法：腰部劳损的理筋手法基本同腰部扭挫伤相同。对于寒湿为主或老年性腰痛，则宜在痛点周围作揉摩按压和弹拨拿捏，不宜作提腿扳动等较重的手法，以免引起副损伤。手法治疗可每日1次，10次为一疗程，治疗期间不宜劳累，并避免受凉等。

（2）药物：治宜舒筋活络止痛，内服小活络丹和活血药酒，局部贴宝珍膏。对体质虚弱者，治宜养气血、补肝肾、壮筋骨，可选服当归鸡血藤汤或健步虎潜丸，亦可选用当归注射液2ml，或强的松龙12.5mg加1%普鲁卡因3~5ml作痛点内局封，每周2次，4次为一疗程。对合并有脊柱骨质增生者，可配合服骨质增生丸、骨刺丸等。

（3）针灸：取阿是穴并在其邻近部位取穴，如肾俞、志室、气海穴等，针刺后可加拔火罐，以散瘀温经止痛，隔日1次，10次为一疗程。同时配合理疗，能改善局部的血循环，促进劳损部位组织的恢复。

（4）练功活动：对腰部劳损的病人，在进行上述治疗的同时，应加强腰背肌锻炼，以促进气血流通，增强腰部筋膜、肌肉的力量，并可配合太极拳、广播操等体育活动。

（二）腰骶小关节综合征

1. 病因

最常见的病因主要是由于间接的牵拉、扭转、引起小关节囊、滑膜及关节软骨面的扭伤，继而关节囊、韧带发生退行性改变。亦有部分病人可以没有明显外伤，逐渐出现腰痛，呈劳损样改变。

2. 症状和诊断

本病以腰痛为主诉，腰活动后加重，尤其不能后伸，后伸位活动疼痛剧烈。压痛点常在患侧椎旁1.5~2cm处，一般没有明显的放射痛。本病的特点是不能后伸，压痛点局限，而腰扭伤时病人常常不能前屈，后伸腰痛减轻。筋膜炎的病人压痛点广泛，活动后常能减轻疼痛。腰间盘突出症的病人，可以前屈、后伸均受限，并常伴随下肢的放散性疼痛、麻木、腱反射的异常。排除下腰部的其他疾病，掌握腰骶小关节综合征的特点，诊断并不困难。

3. 治疗

（1）非手术治疗

1）手法整复：手法整复的目的通过手法进行痛点周围的按摩、推拿、使嵌顿的关节囊、滑膜松解，解除关节韧带及附近肌肉的痉挛。手法后常须卧硬板床2~3周，能促进解痉，缓解疼痛，达到治愈的目的。进行手法后，可以配合药物治疗，包括口服药和外洗药的应用，亦能促进痊愈。手法操作很多，主要有斜搬伸腿法、坐位脊柱旋转法，俯卧点压法等。

①斜搬伸腿法：病人取侧卧位，术者一手按住其髂骨后外侧，另一手或肘部扳其肩部前方，然后，双臂交错反方向用力斜搬，再仰卧位做屈膝屈髋动作，然后换体位做另一侧。

②坐位脊柱旋转法：本法操作简单，效果可靠，是临床中常用的方法之一。患者端坐方凳上，两腿分开与肩同宽。以右侧腰骶小关节为例，术者坐或立于患者之后的右侧，右手经

患者的右腋下至患者脑后并用手掌压住脑后，拇指向下，其余4指扶持左颈部，同时让患者双足踏地，腰部尽量前屈，术者左拇指携住偏歪的腰椎棘突之右侧压痛点。一助手面对患者站立，两腿夹住并用两手协助固定患者右大腿，使患者在复位的时候能维持正坐姿势。术者固定患者在最大侧弯时向后内侧旋转，同时左拇指向左顶推偏歪的棘突，此时，常能感到指下椎体轻微错动，有“咯啦”小声，最后使患者恢复正坐的位置，用拇、食指自上而下理顺棘突、韧带和腰骶部肌肉。亦可向反方向重复旋转1次。术后休息1~2周。

③俯卧点压法：主要适用于急性腰骶小关节综合征引起的疼痛和肌肉痉挛。首先用手掌揉、擦痛点及周围，而后用拇指、中指近指间关节背侧或肘部重力按压腰骶小关节的痛点反复多次以后，松解，拨动腘绳肌、腓肠肌和跟腱。

2）针灸：常用穴位有环跳、殷门、阳陵泉、承山等，亦可按痛点取阿是穴。针灸每日1次。

3）封闭：在病变的腰骶小关节部位，运用2%普鲁卡因2ml加入强的松龙12.5mg做局部注射，有缓解炎症、止痛及防止局部粘连的作用。对挫伤后的劳损性改变，效果往往更理想。亦可选用当归、红花和川芎注射液进行局部注射，能起到活血化瘀，消肿止痛的作用。

4）理疗：进行上述疗法的同时，配合理疗，能促进病症的恢复。

（2）手术治疗：对严重的病人经保守治疗无效，影响正常的工作、生活时，亦可手术行病变小关节切除术。

（三）腰椎不稳

1. 病因

腰椎不稳是由多种原因造成的综合征候群。引起腰椎不稳的原因有腰椎间盘的退变，纤维环弹性下降，髓核内水分减少其轴承作用减弱，出现渐进性的椎间隙狭窄，小关节下落，使腰椎椎体间或腰骶间的稳定性下降。另外，腰部肌肉，腰骶部的韧带慢性劳损均可使脊柱的稳定性减弱。出现不稳的部位，以腰骶间最多，其次是腰$_{4\sim5}$椎间隙。主要的病理改变是椎间盘韧带，小关节的退行性变和腰椎、小关节的骨质增生。这种退变如果压迫、刺激脊神经根则出现相应的神经根症状。

2. 症状和诊断

腰椎不稳多继发于腰部的其他疾病，因此其临床症状常同其原发病症状相混杂。首先，最主要的症状是腰痛。其特点是症状呈渐进性加重，时而减轻，时而加重，伴随着活动、劳累后疼痛加剧，经休息后疼痛减轻。疼痛以酸痛为主，无明显的神经根刺激症。查体腰生理弯曲异常以腰生理前突加大为主。腰活动受限，以前屈最明显。压痛点常在腰骶间或其椎旁，深压痛和叩击痛表现为阳性。双下肢无明显异常，查体屈颈试验，直腿抬高试验常为阴性，这些可以同腰椎间盘突出症，腰椎管狭窄症等疾病相鉴别。如果腰椎不稳压迫腰骶神经根，则出现所压迫神经的一系列改变。

X线照片可以有椎体的假性脱位，病变椎间隙狭窄，椎体存在不同程度的唇样增生，小关节可以有增白，硬化的改变。多数表现在腰骶间隙，占总数的90%以上，同时常显示腰骶角增大。

注意同狭窄骨折，小关节骨折引起的腰椎不稳相鉴别。

3. 治疗

（1）非手术治疗

1）手法与固定：对于病程短而且没有明显神经根受压症状者可行按摩等方法以缓解症状，减轻疼痛。对于一些症状较重，手法按摩效果不佳者可用腰围固定。腰围可持续使用，亦可仅在活动时使用。

2）药物：治疗最好配合其他的方法为佳。药物治疗以活血化瘀、止痛为原则。内服大活络丹一次一丸，每日2~3次。外用熏洗药或外敷药。

3）理疗：可以缓解肌肉痉挛，减轻疼痛。

4）对疼痛严重，又不能手术治疗者可以通过局部封闭来缓解疼痛，控制症状的发展。

（2）手术治疗：经保守治疗无效或经治疗病情不见好转而反复发作，逐渐加重的病人，或出现神经根压迫症状时，可手术治疗。手术方法有椎间植骨内固定术（分椎体前路植骨和后路植骨二种），椎板内固定术和横突间植骨融合术。

骨伤科各家学说

宋　　慈

宋慈(公元1186~1249年),字惠父。福建建阳童游里人。9岁时受业于同邑吴雉,因与杨方、黄千、李方子诸儒论质,使学业更有增进。19岁(公元1205年)入太学。31岁(公元1217年)中进士,被任命为浙江鄞县尉,未上任,因父丧居家守制。公元1226年调任赣州信丰(今居江西)主簿,将帅郑性之将他罗致幕僚中,公元1237年任邵武军(今属福建省)通判摄部。次年,改任南剑州(今福建南平)通判。值岁饥,宋慈将人户分为五等,赤贫者为全救济,贫者半救济,自经者不救济,富者拿出存粮一半救济别人,大富者拿出全部存粮救人;全救济的米由官出,众都奉命,人民无饿死者,升迁广东刑狱提典。粤吏多不奉法,有留狱数年未结案者,宋慈下令判订审理日程。8个月,判决200余人。又按时巡视辖内,所致雪冤禁暴;虽恶劣处所,他也必到。公元1246年,调任江西,兼知赣州(江西省)。公元1241年改知常州(江苏)军事,倡议重修《昆陵旧志》,公元1247年任直秘阁,湖南刑狱提典。公元1248年,升直宝谟阁,奉使四路,都司刑狱事,审理精明,判决果断,思抚善良,威临毫猬。公元1249年擢升直焕章阁,知广州,兼广东经略安抚使。三月十七日病逝,享年63岁。次年七月十五日归葬建阳宗雒乡昌茂村中。

宋慈撰写的《洗冤集录》成书于公元1247年。宋慈4次出任过刑狱长官,总结执法经验,博采自《内恕录》以下,《平冤录》、《检验格目》等数家,“曾而粹之,釐而正之,增以己见,总为一编,名曰《洗冤集录》,”于公元1247年(淳祐七年)刊于湖南宪治。宋椠(版)本《洗冤集录》早已失传,现存最古的版本是元刻《宋提刑洗冤集录》。

《洗冤集录》原书为二卷,至公元1304年(元成宗大德八年)才将尸图插入。公元1694年(清·康熙三十三年)律列馆参考元代颁布的《新例洗冤录》、《无冤录》、《慎刑说》、《读律佩觿》、《未信篇》、《洗冤集说》、《结案式》、《智囊》、《素问》、《奇效良方》、《证治准绳》、《名医录》、《巢氏病源》、《本草方》、《集验方》、《本草衍义》、《食治通说》、《琐碎录》、《铁围山丛谈》、《夷坚志》、《广舆记》等书,对《洗冤集录》进行补充,公元1770年(清乾隆三十五年)又增加检骨图和验骨骼。《洗冤集录》现存版本共五卷,是一部广泛汇总法医学尸体外表检查经验的书籍,内容丰富,分析透彻。

学术思想及其贡献

宋慈是伟大的法医学家,所撰《洗冤集录》是宋代著名的法医学专著,相传世界各国,成为各国审理死伤案件的重要参考书。宋氏虽然不是医学家,但由于审理案件的死因多数为伤害所致,所以《洗冤集录》较详细地论述了与骨伤科有关的内容,对中医骨伤科基础理论的发展及临床实践有较大贡献。

1. 对人体外表形态的论述

宋慈总结了宋代以前的尸体和活体检验经验,并规定了检验成序,对组成人体的头、颈、躯干、四肢、外表孔道论述较详。人体正面从头至足观察有:"发长、顶心、囟门、发际、额、两眉、两眼、两小眦、上睑、下睑、两大眦、鼻上根、鼻(两鼻孔)、口、齿、舌、颏、喉、胸、两乳(妇人两奶旁)、心、腹脐、小肚、玉茎(阴茎)、阴囊(次后撚肾子全与不全,妇人言产门,女子言阴门)、两脚大腿、膝、两脚臁肕(两小腿前面及侧面)、两脚腕(两足踝)、两脚面(两足背)、十指爪(十指/趾甲)。"人体后面观察有:"脑后、乘枕、项、两胛(肩胛)、背脊、腰两臀瓣、谷道(肛门)、后腿、两曲脉(两膝腘窝)、两腿肚、两脚跟、两脚板(两足跖侧面)。"人体侧面观察有:"左侧:左顶下、脑角(额角)、太阳穴(颞部)、耳、面脸、颈、肩膊、肘、腕、臂、手、五指甲(指甲)、曲腋、胁肋、胯外、腿外、膝外、臁胁、脚踝右侧亦如之。"将人体各部位连接顺序从手指甲至足跟部位,描述详细而准确,为骨伤科的发展奠定了解剖基础。记载:"夫人两手指甲相连者小节,小节之后中节,中节之后者本节,本节之后肢骨之前生掌骨,掌骨上生掌肉,掌后可屈曲者腕,腕左起高骨者手外踝,右起高骨者右手踝,二踝相连生者臂骨(尺骨),辅臂骨者髀骨(桡骨),三骨相继者肘骨(尺骨鹰嘴突),前可屈曲者曲肘(前为肘窝),曲肘上升者臑骨(肱骨),臑骨上生者肩髃(肩端之骨,即肩胛骨臼端者缺盆,缺盆之上者颈。颈之前者颡喉(咽喉),颡喉之上者结喉、结喉之上者颏(下颌骨体、地阁骨),颏两傍曲颔(下颌骨角),曲颔两傍者颐(腮颊),颐两傍者颊车(下颌骨支),颊车上者耳,耳上者曲鬓,曲鬓上行都顶(顶骨)。顶前者囟门,囟门之下者发际,发际正下者额(额骨或凌云骨),额下者眉,眉际之末者太阳穴(扶桑骨,即颞骨),太阳穴前者目(眼),目两傍者两小眦(小眼角),两小眦上者上睑,(上眼睑),下者下睑,(下眼睑),正位能瞻视者目瞳子(瞳仁),瞳近鼻者两大眦(大眼角)近两大眦者鼻山根(鼻梁骨、即鼻骨),鼻山根上印堂,印堂上者脑角(额角),脑角下者承枕骨(后山骨,即头后枕骨也)。脊骨(背骨,自身后大椎骨以下腰以上之通称也)。下横生者髋骨(跨骨,又名髁骨、髂、耻、坐骨),髋骨两榜者钗骨,钗骨下中者腰门骨(腰眼,即腰椎五节)。钗骨上连生者腿骨(股骨),腿骨下可屈者曲脉(腘窝),曲脉上生者膝盖骨(髌骨),膝盖骨下生者胫骨,胫骨傍生者骺骨(腓骨)。骺骨下左起高大者两足外踝,右起高大者两足后踝(内踝)。胫骨前垂直两足跂骨(跂骨,即跖骨),跂骨前者足本节,本节前者小节(远节),小节相连者足趾甲,指甲后生者足前趺(脚掌),趺后凹陷者足心,下生者足掌(跖)骨,掌骨后生者踵肉(足跟底部),踵肉后者脚跟也(足跟骨)。"

2. 对骨骼系统结构的论述

《洗冤集录》将人体的骨骼按部位而命名,并有数量记录。头颅骨骼:顶心骨(顶骨)、囟门骨、鼻梁骨(鼻骨)、颏(下颌骨体)、颔(上下颌)骨并口骨、两眼眶(睛明骨)、两额角(左天肾骨即左额骨结节,右天贵骨即右额骨结节)、额骨(凌云骨即额骨正面)、两太阳(扶桑骨,即额骨,颞骨与蝶骨相邻的部位)、两耳(玉梁骨,即颞骨下颌窝骨外耳门前方)、两腮颊骨(颧骨及下颌角及下颌支)、脑后骨(顶骨后部)、乘枕骨(后山骨即枕骨外嵴)。上肢骨骼:肩髃(肩峰)、横髃骨(肩胛骨)、两肩井(两锁骨肩峰端)、两臆骨(两侧锁骨)、左右饭匙骨各一片(肩胛骨体)、臑骨(肱骨)、肘骨(尺骨鹰嘴突)、臂骨(尺骨)、髀骨(桡骨)、腕骨、掌骨,指骨可分为本节指骨、中节指、小节指,并指出手、脚大拇指并脚第五指各二节;余十四指并为三节。下肢骨骼:胯骨(髋髁骨)、钗骨(髂骨)、腿骨(股骨)、膝盖骨(髌骨)、臁肕(胫骨)、髀骨(捭、腓骨)、内外踝骨、足跂骨(跂、跖骨)、指(足、趾)骨。躯干骨骼:颈椎为7个,第七颈椎为大椎骨,胸椎12个,腰椎5个,共24个。"自项至腰共二十四髓骨,上有大髓骨","骶椎一个有八孔","男女腰间各有一骨,大如手掌,有八孔,作四行。"尾骨1个;胸骨体、胸骨柄、剑突,并记载"胸前骨三条。并胸前龟子骨(胸骨体柄)、心坎骨(剑突)"。肋骨12对。

3. 确定外伤要害致命处

宋氏根据检验外伤致死的尸体经验,总结出人体有些部位在遭致外伤暴力作用时易导致死亡。《洗冤集录·验尸》中记载:"顶心、囟门、两额角、两太阳、喉下、胸骨、两乳、两胁肋、心、腹、脑后、乘枕、阴囊、谷道,并系要害致命之处。"头颅、颈部、胸部、两胁肋部、心窝部、腹部。前后二阴及会阴部,均为脏腑及器官所在部位,致伤后易引起内损之证,而定为要害致命之处。

4. 验伤痕分析致伤物的性质

《洗冤集录·验他物及手足伤死》记载:"律云:见血为伤。非手足者其余皆为他物,即兵不用刃亦足"。明确皮肤破损出血为伤,以及手足及非刃器和其他钝、硬物体致成人体的各种伤痕性质。手足伤包括拳手、脚足伤,如记载:"元符(北宋哲宗年号,为公元1098~1100年)勅《申明刑统》:以鞾鞋踢人伤,从官司验定:坚硬,即从他物;若不坚硬,即难作他物例。"凡他物伤为额、肘、膝压击,头撞击,铁鞭、尺、斧头、刃背、木杆、棒、马鞭、木柴、砖、石、瓦、粗布鞋、衲底鞋、皮鞋、草鞋等。手足、头额及其他坚硬物打击的损伤局部轻重不同而颜色有异,损伤重者,紫暗微肿,稍重者紫赤微肿,轻者紫赤色,次轻者为青色。并观察伤痕大小去向、长度、形状等。如"他物打着,其痕即斜长或横长;如拳手打着,即方圈;如脚足踢,比如拳手分寸较大。"磕伤与他物及手足伤,在伤痕上有明显的区别。人体撞击物体上,称之磕伤。提出"诸以身去就物谓之磕,皮肤完整伤痕呈方圆,皮肤虽然破伤口不深,无破处,其痕方圆,虽破,赤不至深。其被他物及手足伤,皮虽伤而血不出者,其伤痕处有紫赤晕。"所有他物伤头部时,皮肤无破伤,可伤骨肉。记录:"凡他物伤若在头脑者,其皮不破,即须骨肉损也。"

刃器伤痕的特征,可标明何类刃器,或生前死后的杀伤痕的特点,斧刃伤痕,外宽内窄等,如"斧痕,上阔长,内必狭。"刀痕,伤口浅者必窄,深者必宽。如大刀痕,浅必狭深必阔。刀伤痕两头尖小,无起手及收手轻重。尖刃物伤痕为圆形。如"枪刺痕,浅则狭,深必透杆,其痕带圆。"用尖竹之物刺伤痕,创口不整齐,方圆不等,如"或只用竹枪,尖竹担干着要害处,疮口多不齐正,其痕方圆不等。"人被刃器致伤者,伤痕皮肉紧缩,有血凝块,如载:"活人被刃杀伤死者,其被刃处皮肉紧缩,有血荫四畔。"死后被切割者,皮肉不紧缩,无血凝块,其色白,认为:"死人被割截,尸首皮肉如旧,血不灌荫,被割处皮不紧缩,刃尽处无血流,其色白。"

在致命要害之处有刃物伤痕,应探察长、宽、深、浅,以及内脏是否损伤或以伤口突出。如若腹部被伤,腹膜破损,胃、肠、大网膜突出于外者,致命死亡;若是伤胸部,深达胸腔内,心、肺脏损伤死亡者;若是喉下伤食道、气管,均断死亡者;如若是伤头面可发生骨损,或脑髓外出者可死亡。上述致伤死亡者,必定作致命死亡。

5. 各种死亡的分类

分成自缢死、他物手足伤死、火死、汤泼死、病死、针灸死、受杖死、跌死、塌压死、压塞口鼻死、硬物荫痁死、牛马踏死、车轮拶死、雷震死、虎咬死、蚊虫伤死、酒食醉饱死、筑踏内损死及服毒死等。

6. 各种死亡的急救方法

若缢者,心下温,不待截断绳索,慢慢解绳抱下,令一人踏其两肩,手拉紧头发,一人手摩擦喉咙、胸上,一人握持臂足屈伸,进行复苏。救溺水者,其方法是将被救者双腿搭救者肩上,二人背靠背行走,倒出腹中之水。其倒控救溺者的方法,目前在现场急救时仍使用。救杀伤者,胸腹膜不破时,用乳香、没药各一皂角子大,研碎,小便与好酒各半笺,同煎口服。外敷花蕊石散或龙骨末。妇人因争斗而胎动不安,腹内气刺痛、胀,上喘者,用川芎一两半,当归半两,共为细末,每服两钱,酒一大盏,煎六分口服。对五绝(产魅缢死压溺)及堕打卒死者,心头温,将该人盘腿坐位,将生半夏末用竹管或纸筒、笔筒吹人鼻内,苏醒后,则以生姜汁灌人,解半夏之毒。

7. 自杀特征

自杀者用刃器自割,伤口在致命要害之处。如自割喉部,若用左手持刀必起自右耳后,过喉一二寸;右手持刀,必起自左耳后。为"其伤痕起手重,收手轻。"自杀人的面容记录,"更看其人面愁而眉皱,即是自割之状。"此即与他杀的区别。

《洗冤集录》涉及现代法医学中心内容的大部分,对人体形态、骨骼系统结构记述较详,如尸体现象、窒息、损伤、现场检查。对尸体检查程序分为初检、复检,并详细规定了各种验尸格式和方法,如先看顶心发际、耳窍、鼻孔、喉内、粪门、产户,凡可纳物去处,恐防暗插竹签之类。至光线明暗,均在考虑之内。他提出了血脉坠下(尸斑)的发生机制与分布,腐败的表现和影响的条件;缢死的绳套分类,缢沟的特征及影响的条件;勒死的特征及其与自缢的区别;溺死与外物压塞鼻口死的尸体所见;骨折的生前死后的鉴别;各种刃伤的损伤特征,生前死后及自杀他杀的鉴别,防御性损伤的发现;致命伤的确定;有关未埋尸、离断尸以及悬缢、水溺、火烧、临高扑死(坠死)等各种死亡情况下的具体现场检验方法。各类证物、蛇虫咬伤的鉴别,各种中毒后的症状、急救处理及解毒方法。

李　时　珍

李时珍,明·正德十三年至明·万历二十一年(公元 1538~1593 年),字东壁,又字可观,晚年号濒湖山人,蕲州(今湖北省蕲春县)人。祖父为铃医。父李言闻,字子郁,号月池,博学经史,以医为业,为当地名医,充太医院吏目,著有《医学八脉注》、《四诊发明》八卷、《痘疹证治》、《人参传》上下卷、《蕲艾传》一卷,都精深广博,浅学难以学通。李时珍年幼时体弱多病。少年时期开始阅读一些医书,曾跟随父亲诊病帮助抄药方。其父不愿李时珍以医为业,让他走科举当官之路。14 岁补诸生(秀才),长大读书,屡试不中,就拜理学家顾日岩为师，苦读书十余年，仍然不中。23岁放弃科举之愿，决心跟父亲学医。李时珍刻苦钻研医学理论，用心吸取前人诊治经验，并积极发挥自己的创造性，医德医风正派，名声大振。公元1551年(嘉靖三十年)楚王府聘他为奉词正，掌管良医所事务，当时王子暴厥，由李时珍诊治，立即救活，王妃亲自拿舍帛来酬谢，李时珍谢绝。后来被推荐于朝廷(北京)任"太医院"的"院判"。他对功名利禄生活不感兴趣，任职一年后便托病辞归，专心著述，移家雨湖北岸，筑莛所馆，用濒湖山人以自号，晚年从顾桂岩学习，顾好道术，与李时珍甚相契合。李时珍去世后，葬于蕲州东门外(离城五里)竹林湖畔(在雨湖南岸)。

李时珍的著作有《本草纲目》、《奇经八脉考》、《濒湖脉学》等。

《本草纲目》是李时珍广搜博采，芟繁补阙，历经30年之苦，阅读参考书籍800余种，其稿经3次修改，于公元1578年撰成的一部巨作，分为16部，著成52卷。每种药首先以正名为纲，附释名为目；其次是集解、辨疑、正误、详述症状；再次是气味、主治、附方、说明作用。《本草纲目》自万历二十四年(公元1596年)刊行以后，400年来，成为医家必读之书。

李时珍著《奇经八脉考》一卷，《四库全书》著录、《明史·艺文志》也有记载。此书说人身经脉有正有奇：手足三阴三阳为十二正经；阴维、阳维、阴跷、阳跷、冲、任、督、带为八奇经，正经人所共知，奇经容易忽略，因此李特详述病源、治法，并参考诸学说荟萃成编。创制气口九道图，阐发《内经》要旨，并详述诊法。考明初滑寿曾撰写《十四经发挥》一卷，于十二经外增益任督二脉，旧时附印于《薛立斋医案》之首(按《薛立斋医案》凡二种，其中一种不载此书)，医生们据认为绳墨，李时珍此书更加精当(见《中国医籍考》)。

李时珍又著有《濒湖脉学》一卷，《四库全书》著录、《明史·艺文志》也有记载。李时珍摘举其父李言闻的《四诊发明》编著此书，它分脉为27种，剖析极为精密，对于体状、相类、主病三者都作七言歌括，以便诵习。后面附宋代崔嘉彦四言诗一首和诸家考证《脉决学说》，以便互相发明。此书与所作《奇经八脉考》都附于《本草纲目》之后。

学术思想及其贡献

1. 李时珍编写《本草纲目》的指导思想

李时珍在临床实践中，发现明代以前的本草书中存在着不少的错误、重复或遗漏，"舛谬差讹，遗漏不可枚数"，如品种既繁，名称多杂，或一物而析为二三，或二物混为一品。李时珍深感这些弊病，不仅对医家辨证用药难，而且也关系到病人的健康和生命的安危，需要有一本新的本草专书，因此他决心要重新编写一部新的本草专著。

2. 重视理论与实践的结合

李时珍在编写《本草纲目》过程中认真总结吸收前人经验成就，他"渔猎群书；搜罗百氏。凡子史经传，声韵农圃，医卜星相，东府诸家，稍有得处，辄著数言"。另外，还向有经验的药农、野老、樵夫、猎人、渔民等劳动者请教，并亲自到深山旷野考察和收集各种植物、动物、矿物标本。而且，对某些药物还亲自栽培养植，试服，以获得正确的认识，并上升为理论高度。经过辛勤的劳动和不懈的努力，参考八百余种文献书籍，以唐慎微的《经史证类备急本草》为基础，进行大量的整理、补充，并加入自己的发现与见解，撰成《本草纲目》。

3. 在医药学上的创新

李时珍在《本草纲目》中对药物的分类，提出新的方法：他按照“从贱至贵”的原则，即从无机到有机，从低等到高等进行分类，基本上符合进化论的观点，是当时世界上最先进的分类法。李时珍把药物分为水、火、土、金石、草、谷、菜、果、木、器服、虫、鳞、介、禽、兽、人共16部，包括60类。每药标正名为纲，纲下为目，纲目清晰。系统地对每种药物进行了记述，包括较正、释名、集解、正误、修治、气味、主治、发明、附录，附方等项，从药物到历史、形态到功能、方剂等，叙述甚详。李时珍对药物的观察研究以及实际应用的新发现、新经验，丰富了本草知识。如三七的功效，李时珍总结为“止血、散血、定痛”，这是很符合实际的高度概括。又如延胡索止痛，大风子治麻风等功效，他都给以肯定。李时珍的《本草纲目》不仅对药物学作了详细记载，对人体生理、病理、疾病、症状、卫生预防等也同时作了不少正确的叙述，而且，还综合了大量的科学资料，在植物学、动物学、矿物学、物理学以及天文、气象等许多方面亦有着广泛的论述，因而对上述各方面都作出了重要贡献，丰富了世界科学宝库。

李时珍著的《奇经八脉考》一书，对病源、治法，均参考诸家学说荟萃而编，创制气口九道脉图，阐发《内经》要旨，而详述诊法。李氏摘举其父的《四诊发明》编著《濒湖脉学》，纠正《脉决》的失误。把脉分为7种，剖析极为精密，对于体状、相类、主病三者都作了七言歌括，以便诵习。

4. 李时珍严肃的科学态度

李时珍科学的纠正了以往本草书中的某些谬误，如把实为两药而被混为一物的葳蕤与女萎分清；把同是一物而被误为两药的南星与虎掌更正；把被误为兰草的兰花、被误为百合的卷丹区分开；把误列为草类的生姜、薯蓣归为菜类等。

李时珍通过科学的总结，批判了以往记载食水银、雄黄可以成仙的说法，纠正了一些违反科学的见解。例如水银，李时珍指出：“大明言其无毒，本经言其久服神仙，甄权其言还丹元母，抱朴子以为长生之药。六朝以下贪生者服食，至成废笃而丧厥躯，不知若干人矣！方士固不足道，本草其可妄言哉？”又如“莗子可以变鱼”等一些违反科学的见解，李时珍均给一一予以说明更正。

5. 对骨伤科用药有独道之见

李时珍在《本草纲目》中详述各类损伤的用药，其用药特点是以单味药物治疗，复合药不过五六种，效果显著。如压扑伤损，“胡桃仁捣，和温酒顿服便瘥。”又如折伤筋骨者，“接骨木半两，乳香半钱，芍药、当归、芎劳、自然铜各一两，为末。若止伤损，酒化一丸。若碎折筋骨，先用此傅贴，口服。”若外伤性截指者，“凡指断及刀斧伤。用真苏木末敷之，外以蚕茧包缚完固，数日如故”。李时珍认为外伤性腰痛为打坠、损伤、闪肭、闪挫等原因所致。他提出“打坠腰痛，瘀血凝滞，破故纸炒，茴香炒，辣桂等分，为末，每热酒服二钱。故纸主腰痛行血。”又记载：“闪挫腰痛。橙子核炒研，酒服三钱即愈。”上述是李时珍对损伤病症用药治疗的特点，为以后骨伤科医家药物应用治疗伤病奠定了基础。

王 肯 堂

王肯堂,明·嘉靖二十八年至明·万历四十一年(公元1549~1613年),字宇泰,一字损仲,又字损庵,号念西居士,江苏金坛人,明代太子少保王樵之子。公元1579年乡试中举,次年会试不弟。公元1589年中进士,任庶吉士,敬馆授检讨,博览群书,声名著于馆阁。公元1592年以疾病为由辞归。公元1606年由吏部侍郎杨时乔推荐,任南京行人可副。公元1612年转福建布政使司右参政。王肯堂聪明好学,九流百家无所不探。自中进士,人史馆,读中秘书;课艺之外,与馆生畅谈时务,以及星历、太乙、壬遁之学。又曾与郭澹论数纬,与董其昌论书画,与利玛窦论历算,与柴柏大师参禅理。所以他学识渊博,多才多艺,又精于书法与医学。

王肯堂立志学医,是因为公元1566年他母亲患病,请遍名医,议论各殊,不得要领,他心里很不满意,固精研医术。不久他的妹妹患病重危,经他治愈,就在乡中渐渐知名,请他看病的人很多。他父亲以为行医妨碍举业,严厉禁止他看病,于是他放弃研究医学。但公元1592年因病归乡后,又开始致力于医学,且医术日益精通,乡中有患重病者,求治者往往痊愈,挽救了很多人的生命。与此同时他开始撰写医书,他编著的《证治准绳》一书,于公元1602~1608年完成,共44卷,包括公元1602年完成的《杂病证治准绳》8卷、《类方证治准绳》8卷,公元1604年编撰的《伤寒证治准绳》8卷,公元1607年又编写完成的《幼科证治准绳》9卷、《女科证治准绳》5卷和1608年编写完成的《疡医证治准绳》6卷。此外,还著有《医论》4卷,《医镜》4卷(此为王肯堂去世后之作,蒋仪自谓得此书原本于张玄映,张玄映又得自王肯堂)、《胤产全书》4卷,《女科证治要诀》5卷,《损庵经验方》1卷,《医辨》等。王肯堂又增补张杲《医说》,题为《续医说》。《胎产证治》1卷,相传为王肯堂手稿,是后经清初岳昌源重订的。王肯堂除医书之外还有《郁冈斋帖》数十卷,《制举义凿窍》,《尚书要旨》30卷,《论语·义府》20卷,《律例笺解》30卷,《成唯识论证义》10卷,《因明入正理论集解》1卷,《洗冤录笺解》等。王肯堂的著作,在古今学者中。能与之相比的为数不多。而他的《证治准绳》博而不杂,详而有要,对于寒温攻补,无所偏主,是集明代以前医学之大成,为明代医书之冠。

学术思想及其贡献

王肯堂是进士出身,以官为业,后来曾一度归乡家居,开始精研医术。王氏自幼好学,博览群书,学识渊博。精于书法,探讨星氏、太乙、壬遁、数纬、历算、书画、禅理知识。又懂得法律及法医学,并撰有著作传于后世。他善于学习古代科学知识,发挥自己的见解,著述立说。

王肯堂重视医学实践和理论的发展,对临床学科的各种病证,进行辨证论治,是他学术思想的核心。王肯堂说:“因证检书而得治法,……虽然大匠之所取乎与直者准绳也。”他的代表性医学著作《证治准绳》包括杂病、类方、伤寒、疡医、幼科、女科共6科,又称为《六科准绳》。全书以证治为主,每证引《内经》、《伤寒杂病论》及金元医家学说,结合己见论述,内容丰富,条理清楚,议论持中,选方较精。

王肯堂对外科、骨伤科病症的诊治有丰富的论述,并记载创伤手术缝合方法,骨折、脱位的整复方法及外固定方法。王氏对骨伤科的贡献如下:

1. 气管吻合术

“凡割喉者，……以丝线先缝内喉管，后缝外颈皮，用封口药涂敷，外以散血膏敷帖换药。”

2. 耳廓、唇、舌外伤的处理

对耳廓被砍伤者，提出：“凡耳所跌打落，或上脱下粘，或下脱下粘，内用封口药掞，外用散血膏敷贴，及耳后看脱落方向，用鹅翎横夹定，却用竹夹子直上，横缚定，缚时要两耳相对，轻缚住。”若跌仆缺唇缺耳者，“先用麻药涂之，却以剪刀剪去外些皮，即以绢线缝合，缺耳作二截缝合，缺唇作三截缝合，以鸡子黄油涂，次以金毛狗脊毛薄掺些于上，次以封口药涂抹之。次日，以茶轻洗就掞末。一日换一次，至八日剪去线，又掞末。”又提出：“凡刀斧斫磕跌破上唇而拨缺者，用绢片一小条，从脑后缚向前夹缝合缝定，次掞封口药，外以散血膏敷贴。如下唇整法，却以绢片从下颏兜缚，及如前法整顿，次掞末敷药。或无肿，不须敷药。”对舌伤处理方法，他说：“凡偶含刀在口内戏要，误割断舌头，未全断者，用封口药傅，一日换二三次药，七八日全安。”以上治疗方法论述详细，符合目前外伤的处理原则，有临床实用价值。

3. 腹部外伤的辨证论治

王肯堂将腹壁分为皮肤裂开、全层裂开，而全层裂开者必有肠大网膜膨出；指出检查肠断或破裂可确定治疗预后，并提出肠还纳方法及闭合创口的方法。王肯堂说：“肚上被伤，肚皮俱破，肠出在外，只肠全断难医，伤破而不断者，皆可治疗。”他提出肠还纳法为：“凡肠出可以病人手搭在医人肩，随其左右收起以麻油润疮口，整入腹，却以通关散吹鼻打喷嚏，令肠自入，用桑白皮线，向皮内缝合，后以封口药涂伤处，外用补肌散以鸡子清调匀敷贴。或散血膏更妙。”又提出：“肚皮裂开者，用麻缕为线，或捶桑白为线，亦用花乳石散数线上，用须从里重缝肚皮，不可缝外重衣，留外皮开，用药掺，待生肉。”检查肠上有孔的方法为：“若肠上有小孔，以灯火照之，肠中有气射灯，不可治。”对腹壁创口大小的处理原则为：“凡肚皮伤破孔大，肚肠与脂膏（大网腹）俱出，放入内则用缝，如孔小只有膏出，用手擘去膏不用缝。此膏出者已无用了，不可复入肚中，反成祸患，只须擘去不妨。此是闲肉，但放心去之。”王肯堂对腹部伤诊治论述详细，以清创缝合外敷药膏治疗为主，以促进伤口愈合。

4. 开放性脱位切开复位方法

开放性脱位手法不能复位者，可扩大创口将骨端复原位。如指出：“凡皮破骨出差臼，拔伸不入，撙捺皮相近三分，用快刀割开些捺入骨，不须割肉，肉自破了，可以入骨。骨入后，用补肉膏敷贴疮四旁肿处，留疮口，用补肌散填之。”开放性脱位，创口及骨端有污染，不缝合创口，保持引流通畅，防止关节感染，发生化脓性关节炎，方法简单效果好，符合开放伤时间长，污染严重的治疗原则。

5. 脊柱骨折或脱位的复位方法

王氏对颈椎、胸椎、腰椎骨折或脱位，总结出比较有效的整复方法，有的方法至今仍在临床中使用。如颈椎骨折移位复位方法:“凡高处跌堕,颈骨摔进者,用手巾一条,绳一条,系在房上垂下来,以手兜缚颏下,系于后脑,杀缚接绳头,却以瓦罂一个五六寸高,看捺入浅深,斟酌高低,令患人端正坐于罂上,令伸膝坐定,医者用手掣捺平正,说话令不知觉,以脚一踢去罂子,如在左用手左边掇出,如在右用手右边掇出,却以接骨膏定痛膏敷帖。又一法,令患人卧床上,以人挤其头,双足踏两肩即出。”该方法是以用绳索或医者之手,沿躯体纵轴方向牵拉头部,使错位之骨复位。腰椎骨折应用牵引局部按压法整复:“凡腰骨损断,用门一片放地下,一头斜高些,令患人复眠,以手伸上,攀住其门,下用三人拽伸,以手按损处三时久,却用定痛膏接骨膏敷贴。”胸椎屈曲骨折不可用手正复,采用后伸悬吊方法复位并行外固定。其法为:“背脊骨伤,凡锉脊骨不可用手整顿,须用软绳从脚吊起坠下身直,其骨使自归窠,未直则未归案,须要待其骨直归窠,却用接骨膏或补肉膏敷。以桑皮一片,放在药上,杉皮肉三片,安在桑皮上,用软物缠夹定,莫令曲,用药敷之。”这种复位方法适应腰椎屈曲型骨折的整复,符合复位原理,为后世医家所延用。

6. 头颅、四肢骨折及脱位的诊治

头颅部损伤可分轻重,治疗分难易。王氏指出:“凡脑骨伤,碎在鞕处,可治。若伤太阳穴不可治。如在发际,须剪剃去发,看皮破不破,依上用药敷。若欲洗,宜用熟油和药水洗,或和温茶洗之。”又指出:“脑两角及后枕或两眉有伤,可治。……或顶心有损,则难治。”肩关节脱位的复位可用椅靠法整复,其法为;“凡肩膊骨出,……用椅一个,令患人于椅后伸两手于椅,手圈住,及以软衣被盛垫胁下,使一人捉定,两人拔伸,却坠下手腕又著曲著手腕,按捺平正,却以定痛膏接骨膏敷贴,绢片缚之。”又一方法是上梯法:“则两小梯相对,木棒穿从两梯股中过,用手把木棒正棱,在出臼腋下骨节蹉跌之处,放身从上坠,骨节自然归臼矣。”上述两种整复肩关节脱位的方法,目前在临床中仍然被应用。髋关节脱位可分前后两型,前脱位不粘膝,后脱位则粘膝不开之体征的鉴别及整复手法。王氏指出:“凡辨腿髋骨出内外者,如不粘膝,便是出向内,从内捺入平正。如粘膝不能开,便是出向外,从外捺人平正,临机应变。”内外踝骨折,应用足踏法整复。如记载:“若或内外踝骨折,……用脚踏直拽正按捺平正,却敷贴前膏。”髌骨骨折手法整复后用抱膝固定,如记载:“凡膝盖损断,用手按捺进平正后。……可用竹箍箍定,敷药夹定,要四截敷之,膝盖不开也。”王肯堂对骨折及关节脱位,均采用手法复位,“拔伸捺正”,外敷接骨膏或定痛膏等,然后进行外固定(其固定器材为杉树皮、竹片),以苧麻或绳作结扎带,结扎三条。松紧适度。如记载:“若束缚要杉木浸软,去粗皮,竹片去黄用青,共削约手指大片。用杉木皮为正夹,竹片为副夹,疏排周匝,以小绳三度缚,缚时相度高下远近,使损处气血相续,有紧有宽。”此法符合现代外固定要求。

王肯堂治疗伤症,重视用药,不仅论述较多而且详细。如他提出急症用药的原则:“颠扑伤、刀石伤、诸般伤损,至重者皆先服清心药,次服清小便,三服去血药,或被伤者,血未结,打从疮口出,或结在内,用药打入大肠时即泄,或被打被颠被木压恶血未积者,用药打散四肢,或归脏腑者,或归上隔者,打从口中吐出,或归中隔,打入大肠泄出,用此急救,次服止痛药。即二十五味药中加减用。”又记载:“凡损伤妙在补气血,俗工不知,惟要速效,多用自然铜,恐成痼疾也。初伤只用苏木活血,黄连降火,白术和中,童便煎服。在下者,可下瘀血,但先须补托。在上者,宜饮韭汁,或和粥吃,切不可饮冷水,血见寒则凝,但一丝血人心即死。”

对重症提出，损伤病人的虚实不同，用药则有区别和有禁服之物。如重伤服用治伤药，不可用酒，仅承起气，腹胀胸满闷，稍缓和后则用酒水煎或汤浸酒。大小便不通者，应辨其虚实，“实者用破血药加木通，尚未通加芒硝，虚者以四物汤加枳壳麻仁桃仁滑肠之类。虚人不可下者，四物汤加穿山甲”。服治损药忌服鱼牛肉，因“鱼牛肉极冷”，服之后“痛不可止”。王氏提出：“凡用通药反不通者，后用顺气药，腹肚全无膨胀而得安，此为不干血作，乃是气闭不通，如腹肚果有血作，一便通下，亦须以顺气药兼之，庶胸膈肚腹，不致紧闷，气顺后却用损药”。整复骨折脱位时，先用麻醉药，防止发生疼痛。王氏说：“先用热酒磨草乌服一二盏方整，整时气绝用苏合香丸须苏，未苏以黑豆防风甘草黄连煎冷服，或苡草擂水服，不可用盐解之。若吐加生姜汁。

张 景 岳

张景岳（公元1562~1640年），名介宾，字会卿，号景岳，别号通一子。世居四川绵竹县，明代初年以军功任绍兴卫指挥，卜居于郡城会稽之东，就成为会稽（今浙江省绍兴市）人。张景岳自幼天资聪慧，通读《六经》和诸子百家，通易理、天文、兵法之学，尤其精通医术。他父亲张寿峰为定西候门客，素来通晓医理。景岳自幼从父学习，13岁跟随父亲游京师。他从金英学医，并又钻研书、史。壮年又游河北，随军出山海关，历经碣石（今河北省昌黎东南）、凤城（今属辽宁），渡鸭绿江。数年之后，双亲更老，家里更贫穷，加入当时辽西局势对军政之志已不可为，57岁时便决意返回绍兴。回乡后专心医学，从事临床及著述。过22年后去世，享年77岁。同时期的医家受其影响颇多，如鄞县赵养葵，其子赵贞观，明清之际的鄞县高斗魁，姚江黄宗羲、黄宗炎，石门吕留良，江苏吴江张路玉等，均受张景岳的温补学说的影响为其传人。

张景岳的主要著作以《张氏类经》与《景岳全书》为最巨，其次晚年撰写《质疑录》一书传世。

《张氏类经》是以《灵枢》启《素问》之微，《素问》发《灵枢》之秘，将两书合纂，历经30年，易稿4次，写成此书，天启四年（公元1624年）写自序。《张氏类经》32卷（《明史·艺文志》作42卷）。从内容分别归类，详述五行生化及经脉所在，并绘图解说。内分摄生、阴阳、脏象、脉象、经络、标本、气味、论治、疾病、针刺、运气、会通12类，共390条。并加上《图翼》11卷和《附翼》4卷，条理井然，易于查阅，其注也颇有发挥。西安叶秉敬称它为“海内奇书”，为它作序。是书天启间印行，清·乾隆间《四库全书》有著录。

《景岳全书》64卷，此书成于公元1621年，博采前人精义，考验玄微，以自成一家之言。其书内容为一传忠录，统论阴阳六气及先贤得失。二著伤寒为典。杂证为谟，妇人为规，小儿为则，痘疹为诠。三采药味300种，以人参、附子、熟地、大黄为药中四维，更推人参、地黄为良相，大黄、附子为良将。四创四药方，分补、和，寒、热、固、攻、散，名叫新方八阵。五采集古方，也分八阵，又叫古方八阵。六别辑妇人、小儿、痘疹、外科。大皆以温补为宗，然而主张太过，因此传其说者，功与过参半。

《质疑录》1卷，总共45条。取先圣之经，以辨诸家之误。王琦跋文说：“其书于古名家，若刘李朱家辈所言，稍有偏者，必加辨正。盖恐后之不善读者，守其一说，不得化裁之用，而因以夭折生民之命，故不惮昌言剧论以明之，夫岂好与前人洗垢索瘢哉！”。

学术思想及其贡献

金元以后，明代许多医家继承河间、丹溪之学，各执一说，保守成方，多用苦寒药，常致损人脾胃，克伐真阳，形成了苦寒时弊，薛己对此提出责疑说："世以脾虚误为肾虚，辄用黄柏、知母之类，反伤胃中生气，害人多矣。"他援引经旨，精心研究，成为温补派的先驱。景岳在理论方面以《内经》、《难经》为宗，并摘取唐、宋、金、元及明代各医家（如王冰、许叔微、李东垣、薛己等）的学术思想，在临床实践中以培养元气、温补肝肾为主，成为温补派的宗师。他的学术思想和医学成就对后世影响之大，金元四大家无可与他相比。

张景岳的学说，以温补为宗，反对寒凉。他论苦寒的谬误说："凡物之生死，本由于阳气。顾今人病虚者，十尝八九不知此阴气正阳气之根也。阴不可无阳，阳不可无阴，故物之生也。生于阳，而物之成也；成于阴，则补者当先补阳。"又说："自河间主火之说行，而丹溪以苦寒为补阴之神丹，举世宗之。尽以热症明显，人多易见，寒证隐微，人或不知；且虚火实火之间，尤为难辨。熟知实热为病者，十不过三四；而虚火为患者，十当有六七也。实热者邪火也；邪火之盛，元气本无所伤，故可以苦寒折之；亦不可过剂，过则伤元气。虚火者真阴之亏也；真阴不足，岂苦寒可以填补；人徒知滋阴之可以降火，而不知补阳可以生水，吾故曰：使刘、朱之言不息，则轩、岐之道不著。"

张景岳说："人之阴阳，但以血气脏腑寒热之言；此特后天之有形者，非先天之无形者也。病者多以后天戕及先天，治病者但知有形之邪气，不顾无形也元气。自刘河间以暑火立论，专用寒凉，其害已甚；赖东垣论脾胃之火，必务温养，故正实多。丹溪出，立阴虚火动之说，寒凉之弊又复盛行，故其注《本草》，独详参附之用。"他又感慨说："世之医者茫无定见，勉为杂应之术，假兼备以幸中，借和平以藏拙。虚而补之，又恐补之为寒，复制之以消；实而消之，又恐消之为寒，复制之以补。若此者，以药治药尚未遑，又安望其及于病耶！幸而偶愈，亦不知其补之之力，功之之力耶。及其不愈，亦不知其补之之为害，消之之为害耶。"因此他为人治病，深入探查病源，单方重剂莫不应手，霍然而愈。

张景岳又说："金元以来，河间刘守真立诸病皆于火之论。丹溪朱震亨立阳有余阴不足及阴虚火动之论。后人拘守成方，不能审求虚实，寒凉攻伐，动辄贻害。"因此他竭力挽救其偏颇，说："人之生气，以阳为主。难得而易失其惟阳，既失而难复者易惟阳。"他专以温补为主，颇足以纠鲁莽灭裂的弊病，对于医术不为无功。至于沿袭其学说者，不考虑证候的本末，气血的盛衰，概补概温，谓之王道，不知误施参桂，也足以戕人，然则矫枉过直，其失误与寒凉攻伐相等了。大抵病情万变，用药也应当因病制宜，难拘于一格，必欲先立一宗旨，以统括诸治，未有不至于偏颇的。因此张景岳的温补学说是救误应时的，医生们应当各求其所宜，不可胶柱鼓瑟，偏执一说。

张景岳在医学上不仅是温补派，而对损伤内证及腰痛有新的认识，并在治法上有独到之处。

1. 对损伤内证的认识和治疗

张景岳认为损伤瘀血内停与肝经有关。他说："凡跌损伤，或从高坠下恶血流于内。不分何经之伤，皆肝之所主，盖肝主血也。故凡败血凝滞，从其所属而必归于肝，多在胁肋小腹者，皆肝经之道也。"他对损伤内证的治法，根据部位、体征、体质确定治则。如说："凡胸满胁胀者，宜行血。老弱者，易行血活血。腹痛者，宜下血。”又根据瘀血之有无，元气之虚实进行辨证施治。提出：“若打扑坠堕，稍轻别无瘀血等症，而疼痛不止者，惟和气血，调经脉其痛自止。更以养气血，健脾胃，则无有不效。亦有痛伤胃气作呕或不饮食者，以四君子汤加当归、砂仁之类调之。若有瘀血，不先取散而加补剂，则成实实之祸。设无瘀血而妄行攻利，则致虚虚之祸。故凡治此证，须察所患轻重，有无瘀血及元气虚实，不可即行攻下，致成败证。盖打扑坠堕，皮肉不破肚腹作痛者，必有瘀血在内，宜以复元活血汤攻之。老弱者，四物汤加红花、桃仁、穿山甲补而行之。若血去多烦躁，此血虚也，名曰亡血，宜补其母。如不应，当以独参汤补之。”

张氏应用热童便以酒为饮内服，治疗内损之证，不需辨证，疗效显著，但有时不可服用。他主张：“凡损伤不问老弱有无瘀血停积，俱宜服热童便以酒佐之，推陈致新，其功甚大。若胁胀或作痛或发热烦躁，口干喜冷，惟饮热童便一瓯，胜服他药，他药虽可取效，但有无瘀血，恐不能尽识，反致误人。惟童便不动脏腑，不伤气血，万无一失。然惟胃虚作呕及中寒泄泻者不可服。”

2. 腰痛辨证施治

张景岳对腰痛的辨证在前人经验的基础上，又有了进一步的发展。他说：“腰痛证旧有五辨：一曰阳虚不足，少阴肾衰；二曰风痹，风寒湿著腰痛；三曰劳役伤肾；四曰坠堕损伤；五曰寝卧湿地。虽其大约如此，然而犹未悉也。盖此证有表里、虚实、寒热之异，知斯六者，庶乎尽矣，而治之亦无难也。”

腰痛之证，辨其因而治之。他认为：“腰痛证凡悠悠戚戚、屡发不已者，肾之虚也；遇阴雨或久坐痛而重者，湿也；遇诸寒而痛，或喜暖而恶寒者，寒也；遇诸热而痛，及喜寒而恶热者，热也；郁怒而痛者，气之滞也；忧愁胃虚而痛者，气之虚也；劳动即痛者，肝肾之衰也。当辨其所因而治之”。

腰与脏腑经脉有关，所患腰痛者，多属真阴不足，治疗则培补肾气为主。患实邪腰痛者，则少见。他提出：“腰为肾之府，肾与膀胱为表里，故在经则属太阳，在脏则属肾气，而又为冲、任、督、带之要会。所以凡病腰痛者，多由真阴之不足，最宜以培补肾气为主；其有实邪而为腰痛者，亦不过十中之二三耳。”

张景岳在治疗腰痛时，善于辨证论治，他把腰痛分为真阴虚、风寒及湿邪在经、寒热、外伤、妇人腰痛诊治之法。如对真阴虚腰痛的论治，他说：“腰痛之虚证十居八九，但察其既无表邪，又无湿热，或以年衰，或以劳苦，或以酒色斲丧，或七情忧郁所致者，则悉属其真阴虚证。凡虚证之候，形色必清白，而或见黧黑，脉息必和缓，而或见细微，或以行立不支，而卧息少可，或以疲倦无力，而劳动益甚。凡积而渐至者，皆不足；暴而痛甚者，多有余；内伤禀赋者，皆不足；外感邪实者，多有余；故治者当辨其所因。凡肾水真阴亏损，精血衰少而痛者，宜当归地黄饮及左归丸、右归丸为最。若病稍轻，或痛不甚，虚不甚者，如青娥丸、煨肾散、补髓丹、二至丸、通气散之类，俱可择用。”

对风寒在经之腰痛的诊治，他说：“若凡寒在经，其证必有寒热，其脉必见紧数。其来必骤，其痛必拘急兼酸，而多连脊背。此当辨其阴阳，治从解散。凡阳证多热者，宜一柴胡饮或正柴胡饮之类主之；若阴证多寒者，宜二柴胡饮、五积散之类主之。其有未尽，当于伤寒门辨治。”

对湿邪在经之腰痛的诊治,他说:“湿滞在经而腰痛者,或以雨水,或以湿衣,或以坐卧湿地。凡湿气自外而入者,总皆表证之属,宜不换金正气散、平胃散之类主之。若湿而兼虚者,宜独活寄生汤主之。若湿滞腰痛,而小水不利者,宜胃苓汤或五苓散加苍术主之。若风湿相兼,一身尽痛者,宜羌活胜湿汤主之。若湿而兼热者,宜当归拈痛汤、苍术汤之类主之。若湿而兼寒者,宜济生术附汤、五积散之类主之。”

对寒热证腰痛的诊治,他说:“腰痛有寒热证:寒证有二,热证亦有二。凡外感之寒,治宜温散,如前,或用热物熨之亦可。若内伤阳虚之寒,治宜温补,如前。热有二证,若肝肾阴虚,水亏火盛者,治当滋阴降火,宜滋阴八味煎或用四物汤加黄柏、知母、黄芩、栀子之属主之。若邪火蓄结腰肾,而本无虚损者,心痛极,必烦热,或大渴引饮,或二便热涩不通,当直攻其火,宜大分清饮加减主之。”

对外伤腰痛的辨证施治之法,他说:“跌仆伤而腰痛者,此伤在筋骨,而血脉凝滞也,宜四物汤加桃仁、红花、牛膝、肉桂、玄胡、乳香、没药之类主之。若四逆之甚,而大便闭结不通者,宜无戎四物汤主之,或外以酒糟葱姜捣烂奄之,其效尤速。”

对妇人腰痛之病因及治疗之法,他说:“妇人以胎气经水损阴为甚,故尤多腰痛脚酸之病,宜当归地黄饮主之”。

张景岳对朱丹溪治腰痛之法有费疑,并纠正之谬误。他说:“丹溪云:诸腰痛不可用参补气,补气则疼愈甚;亦不可峻用寒凉,得寒则闭遏而痛甚。此言皆未当也。盖凡劳伤虚损而阳不足者,多有气虚之证,何为参不可用?又如火聚下焦,痛极而不可忍者,速宜清火,何为寒冲不可用?但虚中挟实,不宜用参者有之;虽有火而热不甚,不宜过用寒凉者亦有之,若谓概不可用,岂其然乎?余尝治一董翁者,年逾六旬,资禀素壮,因好饮火酒,以致湿热聚于太阳,忽病腰痛不可忍,至求自尽,其甚可知。余为诊之,则六脉洪滑之甚,且小水不通而膀胱急,遂以大分清饮倍加黄柏、龙胆草,一剂而小水顿通,小水通而腰痛如失。若用丹溪之言,鲜不误矣!是以不可执也。”

吴　谦

吴谦(公元1689~1759年),字六吉,安徽省歙县人,为清代著名医学家。曾任太医院判,供奉朝廷,屡受赏赐。乾隆年间,太医院派钱斗保请求朝廷拿出内府所藏医书,并征集天下家藏医书和验方,分门别类,删其驳杂,取其精华,补其未备,发所未发,予编著医书二部:简明者为初学诵读之用,详尽者为医生参考之用。后来征书命令中止,经进一步商议,决定专编一书,以期速成。吴谦奉旨编著医书,与同官刘裕铎为总修官(总编辑),其著作主要有《医宗金鉴》。

《医宗金鉴》由于其理论性较强,编排简明扼要,用药精炼,被清朝规定为医生的必修课。因而,此书有承前启后的历史作用,对后世影响较大。

学术思想及其贡献

吴氏遵明·王肯堂学说,系统地总结了清代以前的伤科经验,对人体各部位的骨度、内外治法方药,记述最详,既有理论,又重实践,图文并茂。《医宗金鉴·正骨心法要旨》在仿明·王肯堂《疡医准绳·损伤门》的基础上,增加了“手法总论”、“释义”和“器具总论”,载骨折复位及固定器材图10幅，记载各种骨折脱位40个部位（包括颅骨），较《疡医准绳》内容增加了3倍，复位技术也有所发展；用药则与《疡医准绳》大同小异，由博而约更进了一步，仅列方38首。书中所载方法疗法以部位之不同而用药有变，是受少林派治疗方法影响之故，而所载内伤的辨证及治法，则是宗明·薛己的《正体类要》。因此，可以说《医宗金鉴·正骨心法要旨》是集薛己派和少林派用药经验于一家之作。

1. 运用骨骼系统的解剖知识指导治疗

从历代文献的记载中不难看到，对骨骼系统大体上的结构已有了概念性的认识，自宋代以后。躯干和四肢骨骼关节结构的记载已比较符合实际。吴谦同历代从事正骨科的医家一样，对骨骼系统的结构亦是十分重视的，在所著的《医宗金鉴·正骨心法要旨》中，谈及正骨之前均列有骨骼结构，在“手法总论”则更进一步强调要明辨骨骼经筋的位置，说：“盖一身之骨体，既非一致，而十二经筋之罗列序属，又各不同，故必素知其体相，识其部位，一旦临证，机触于外，巧生于内，手随心转，法从手出。”这对治疗有着重要的指导意义。

2. 对诊断学的贡献

（1）摸法：即局部检查法。《医宗金鉴·正骨心法要旨·手法总论》载：“虽在肉里，以手扣之，自悉其情。……盖正骨者，须心明手巧，既知其病情，复善用夫手法，然后治自多效。……是则手法者，诚正骨之首务哉。”这些论述，强调了整复前用手法检查诊断的重要性。《医宗金鉴·正骨心法要旨·手法释义》又说：“摸者，用手细细摸其所伤之处，或骨折、骨碎、骨歪、骨整、骨软、骨硬、筋强、筋柔、筋歪、筋正、筋断、筋走、筋粗、筋翻、筋寒、筋热，以及表里虚实。并所患之新旧也。先摸其或为跌仆，或为错闪，或为打摸，然后依法治之。”中医骨伤科18世纪对骨折的诊断是以“摸法”为主，同时结合受伤原因、外力情况、局部肿痛、畸形以及摸骨的声响，以鉴别骨折。这种检查骨折的方法，至今仍为临床运用的方法之一。

（2）臀努斜行征：为《医宗金鉴·正骨心法要旨·胯骨》描写的一种髋部损伤的体征。如说：“胯骨，即髋骨也。……再遇跌打损伤，瘀血凝结，肿硬筋翻，足不能直行。”其意是说，凡髋部损伤后，伤肢往往会因髋部肿痛而跛行。如果是筋受损伤，在其行走时多脚尖着地；如果是髋关节后脱位，行走时伤侧臀部就向后外方突出，身体则呈倾斜姿势。这种“臀努斜行”的姿势体征，是髋关节脱位后，因患肢短缩（倾斜），骨盆向后代偿以适应下肢应力而出现的。可见，“臀努斜行征”是创伤后髋部软组织损伤和骨折脱位临床常见的体征。

（3）重视部位、类型诊断：《医宗金鉴·正骨心法要旨》记载了颈椎、胸椎、腰椎、骶椎、倾骨、胸倾关节、肋骨、肩胛、肩关节、肱骨、肱骨部、肘关节、股骨、膝关节、髌骨、胫腓骨、足踝部、掌骨、指骨、跟骨、蹠骨、趾骨等30多个部位骨折或关节脱位。并继承了蔺、危二氏分类型诊断的经验，首次将颈椎骨折脱位分为4型（可概括为屈曲型、伸直型），并描述了颈椎骨折脱位合并截瘫，颅脑损伤，肱骨骨折合并缺血性坏死或肌间隔综合征等。这种分类型诊断法对骨折的整复和固定治疗及预后有着重要的指导意义。

3. 对复位方法的贡献

明清时期骨折的复位方法，是以闭合手法复位为主。对开放性骨折仍运用隋唐时期产生的扩创复位或切开去除碎骨的切开复位法。这一时期的切开复位手术无多大进展，而对闭合手法复位的方法及技巧却发展迅速,并积累了宝贵的经验。

所谓手法,《医宗金鉴·正骨心法要旨·手法总论》说:“夫手法者,谓以两手按置所伤之筋骨,使仍复旧也。”在施行手法前,除强调要明辨局部骨、关节结构外,还强调要明确诊断骨折移位情况。《医宗金鉴·正骨心法要旨·手法总论》说:“或拽之离而复合,或推之就而复位,或正其斜,或完其阙,则骨之截断、碎断、斜断,筋之弛、纵、卷,挛、翻、转、离、合,虽在肉里,以手扪之,自悉其情”。在施行手法时,注重轻、巧、稳、准,注重软组织保护。《医宗金鉴·正骨心法要旨·手法释义》精辟指出:“但伤有重轻,而手法各有所宜。其痊可之迟速,及遗留残疾与否,皆关乎手法之所施得宜、或失其宜,或未尽其法也”;又说:“法之所施,使患者不知其苦,方称为手法也。……即或其人元气素壮,手法亦不可乱施,若元气素弱,一旦被伤,势已难支,设手法再误。则万难挽回矣。此所以尤当审慎者也。”还认为手法运用得当,“较之器具从事于拘制者,相去甚远矣。”指出正确运用手法,是正骨医生的最主要的基本功。这些论述,有一定的代表性,因此后世从事正骨者,尊此既为金科玉律。《医宗金鉴·正骨心法要旨》在手法技巧及方法上均有所发展,如把正骨手法归纳为摸、接、端、提、推、拿、按、摩八法。

摸法:虽是临床诊断的主要方法,但在治疗时运用各种复位手法的过程中,亦都离不开这一手法,也就是《医宗金鉴·正骨心法要旨》所说的“手随心转,法从手出。”即现在所说的“手摸心会”之法。

接法:此法是《医宗金鉴·正骨心法要旨》总结的手法。接法既是手法,也是各种手法及外固定物治疗骨折的最终目的。也就是说,无论运用拔伸还是什么手法或器具,最终都要将骨折或脱位接回原来的生理解剖部位。《医宗金鉴·正骨心法要旨·手法释义》说:“接者,谓使已断之骨,合拢一处,复归于旧也。……或用手法,或用器具,或用手法、器具分先后而兼用之,是在医者之通达也。”它包括了蔺道人所说的“捻捺相近,要骨头归旧”,“捺正”;危亦林所说的“搦归窠”等动作及意义。

端法:《医宗金鉴·正骨心法要旨·手法释义》说:“端者,两手或一手擒定应端之处,酌其重轻,或从下往上端,或从外向内托,或直端、斜端也。”端法,可纠正骨折的侧方移位、断端分离和旋转移位。

提法:《医宗金鉴·正骨心法要旨·手法释义》说:“提者,谓陷下之骨,提出如旧也。其法非一,有用两手提者,有用绳帛系高处提者,有提高后用器具辅之不致仍陷者。”此法用力较大,因此,明清正骨科医生在运用时,据局部情况而分别轻提或重提。《医宗金鉴·正骨心法要旨·手法释义》也指出:“倘重者轻提,则病莫能愈;轻者重提,则旧患虽去,而又增新患矣。”

推拿法:《医宗金鉴·正骨心法要旨·手法释义》载:“推者,谓以手推之,使还旧处也。拿者,或两手一手捏定患处,酌其宜轻宜重,缓缓焉以复其位也”。此法在骨折复位后施行,也多用于治疗肌腱损伤,或损伤后功能障碍,“以通气血”。

按摩法:《医宗金鉴·正骨心法要旨·手法释义》记:“按者,谓以手往下抑之也。摩者,谓徐徐揉摩之也。”骨折或跌伤后,运用按摩之法,可使骨折端更加对合,消散血肿。“按其经络,以通郁闭之气,摩其壅聚,以散瘀结之肿。”此法多用于治疗软组织损伤或在骨折复位后施行。

以上八法是骨伤科整复骨折常用的基本手法,体现出筋骨并重,恢复功能为主的治疗观点。

4. 对外固定器具和固定技术发展的贡献

吴谦在理论与实践上都认识到了外固定对骨折治疗的重要性，即通过外固定能达到维持骨折复位和辅助复位的目的，《医宗金鉴·正骨心法要旨·器具总论》指出："跌仆损伤，虽用手法调治，恐未尽得其宜，以致有治如未治之苦。则未可云医理之周详也。爰因身体上下，正侧之象，制器以正之，用辅手法之所不逮，以冀分者复合，欹者复正，高者就其平，陷者升其位，则危证可转于安，重伤可就于轻。再施以药饵之功，更示以调养之善，则正骨之道全矣。"可见，对固定的器具已十分重视，固定的方法也根据骨折的不同部位而异。"器具总论"总结了十种器具，即：裹帘、振梃、披肩、攀索、叠砖、通木、腰柱、竹帘、杉篱、抱膝等。

"裹帘"即蔺道人的"绢片"，也是晋代以前固定骨折的主要器材。自唐朝以后，用绢布为材料的包扎用的"裹帘"多用于"悬腕"及包扎固定关节部位骨折或脱位。所以《医宗金鉴·正骨心法要旨·器具总论》说："因患处不宜他器，只宜布缠，始为得法，故名裹帘"。所谓"始为得法"，是指这种固定物在起固定作用的同时，也能保持关节的一定活动度。此法之运用，体现出"动静结合"的治疗观点。

"振梃"即用木棒拍打受伤部位之血肿四周，以促进瘀血吸收。此疗法源出自明代"手指血消"的治伤经验。《医宗金鉴·正骨心法要旨》介绍了治疗头部损伤的瘀聚肿痛，用振梃拍击足心，"令五脏之气上下宣通，瘀血开散。"这是吸取了针灸学上取穴治疗法中"上病下取"的经验。

"攀索"、"叠砖"这一方法，是危氏悬吊法和《普济方》"兜颈坐罂法"方法原理的发展。《医宗金鉴·正骨心法要旨·器具总论》提出："凡胸、腹、腋、胁、跌、打、硼、撞、垫、努，以致胸陷而不直者"，都能治疗。显然是指躯干部的损伤和骨折，并认为此法能"使气舒瘀散，则陷者能起，曲者可直也"。说明这种方法有行气活血散瘀的作用，有使躯干部骨折复位的作用。其方法是令患者双手攀挂于高处的两个绳环，双足下各叠砖三块，患者站于砖上，双手攀绳，医者扶住患者的腰部，一助手先后将患者足踏之砖除去，"仍令直身挺胸，如此者三，其足着地"。此法包含着生物力学原理，近年来，中西医结合治疗骨折已根据这一原理，创造了治疗脊椎屈曲型压缩性骨折的新方法。

"通木"是对胸腰椎骨折整复后的固定器具。《医宗金鉴·正骨心法要旨·器具总论》说："通木：用杉木宽三寸，厚二寸，其长自腰起上过肩一寸许，外面平整，向脊背之内面刻凹形，务与脊骨膂肉吻合，约以五分（分去声）度之（分五等份斜钻五对孔）。"这种固定是推荐了危亦林的腰椎固定法，主要用于胸腰椎骨折。

"腰柱"，《医宗金鉴·正骨心法要旨·器具总论》载："以杉木四根，制如扁担形，宽一寸，厚五分，长短以患处为度，俱自侧面钻孔，以绳联贯之。"用于腰椎关节、软组织损伤者，并可在其内面敷上药物，视患处将腰柱排列于脊柱骨两旁。有保护腰椎稳定的作用，是最早的"腰围"使用方法。

"竹帘"、"杉篱"，《医宗金鉴·正骨心法要旨·器具总论》载："竹帘者，即夏日凉帘也，量患处之大小长短裁取之。""杉篱者，复逼之器也"。用于肢体骨折复位后外固定，杉篱用以围裹于竹帘之外，起加强固定作用，"盖骨节转动之处，与骨节甚长之所，易于摇动，若仅用竹帘，恐挺劲之力不足，故必加此以环抱之，则骨缝吻合坚牢矣。"

"抱膝"，《医宗金鉴·正骨心法要旨·器具总论》载："抱膝者，有四足之竹圈也"。

用于固定髌骨骨折,抱膝圈固定法最早见于明·朱橚《普济方》中。《医宗金鉴·正骨心法要旨·器具总论》又说:"其法将抱膝四足,插于膝盖两旁,以竹圈辖住膝盖,令其稳妥,不得移动,再用白布宽带紧紧缚之。"

"披肩",也是固定器具之一,可用于肩胛、肩胛冈的骨折或肩锁关节脱位的外固定。《医宗金鉴·正骨心法要旨·器具总论》载:"披肩者,用熟牛皮一块,长五寸,宽三寸,两头各开二孔,夹于伤处,以棉绳穿之,紧紧缚定较之木板稍觉柔活。"此法通过"披肩"向下的压力,纠正骨折脱位的向上移位,再通过木板经两腋向上的拉力,又可避免骨折陷下移位。

5. 对损伤内证的贡献

凡暴力引起损伤,导致机体气血、脏腑、经络功能紊乱者,称为损伤内证。历代文献对其均有论述。《医宗金鉴·正骨心法要旨》继承《内经》、隋·巢元方《诸病源候论》、明·薛己《正体类要》有关损伤内证论述之精华,对多种损伤内证的病因病理和临床表现做了深入的论述,并提出有独到见解的施治原则。如《医宗金鉴·正骨心法要旨·内治杂证法》载:"今之正骨科,即古跌打损伤之证也。专从血论,须先辨或有瘀血停积。或为亡血过多,然后施以内治之法,庶不有误也。"又载:"凡跌打损伤、坠堕之证,恶血留内,则不分何经,皆以肝为主。"此外,还对每一种损伤内证,均配有相应方药和随证加减方法,这些经验,对于今天的临床仍有参考意义。

沈　金　鳌

沈金鳌(公元 1717~1776 年),字芊绿,号汲门,晚年号尊生老人,今江苏省无锡市人。乾隆年间中举,候选训导(学衔)。壮年以通博闻名。喜好搜集阅读医学卫生之类书籍,曾说:"范文正有言,不为良相,当为良医。"他的医术受苏州叶天士的同学孙庆曾的传授。40岁以后,努力钻研医学。沈金鳌认为,医书或论证而无方,或有方而无证,或讲脉而不讲药,或讲药而不讲脉,道理往见于残编剩简之中。因此他综合研究平日所读的方书,探讨它们的意义和道理,或采取前人的话或抒发自己的见解,参阅考订,编著医书。

沈金鳌的著作很多,著有《芊绿堂文稿》和《尚书随笔》,录呈《四库全书》馆。又有《毛诗随笔》10 卷、《易经随笔》10 卷、《楚词笺》2 卷、《离骚读》1 卷、《屈辞名物江考》4 卷、《金石词例》4 卷、《试律韶音》4 卷、《唐诗发蒙》4 卷、《文赋诗词篇》14 卷。在医学上的著作为《脉象统类》1 卷、《诸家主病诗》1 卷、《杂病源流犀烛》30 卷、《伤寒论纲目》16 卷、《妇科玉尺》6 卷、《幼科释谜》6 卷、《要药分剂》10 卷,共 7 种,72 卷,总名为《沈氏尊生书》。此书广泛吸收了自《灵枢》、《素问》到宋、元、明诸家医书的精华,参照脉证,剖析深入,条理井然,对于寒温攻补无所偏主,诊断病的所在,而投以药。书成于 1773 年,附有自序。10 年后,由他的门人奇丰额作序付印。

学术思想及其贡献

沈金鳌出身于举人,精研医术,广博医书,吸取其精华,在临床诊治中因病用方,屡见疗效。他的学术思想是对于温凉补泻不存成见,并注重温补且有发展。沈氏编著的《杂病源流犀烛》中跌仆闪挫源流及症治、金疮杖伤夹伤源流及杖伤夹伤症治,对骨伤科病症的诊治有一定贡献。

1. 外伤后气血的变化

沈金鳌认为跌仆闪挫可引起气血俱伤，他说：“跌仆闪挫，卒然身受，由外及内，气血俱伤病也。”气先受伤，气失其所，认为：“而忽然跌，忽然闪挫，必气为之震，震则激，激则壅，壅则气之周流一身者，忽因所壅而凝聚一处，是气失其所以为气矣。”由于气的功能失常可以导致血凝，提出：“气运乎血，血本随气以周流，气凝则血亦凝矣。气凝在何处，则血亦凝在何处矣。”外伤肿痛与气滞血瘀有密切关系，气血病变是百病之源也，他说：“夫至气滞血瘀，则作肿作痛，诸变百出。”沈金鳌对气血在伤病的变化论述较详。

2. 皮肉筋骨伤损可导至经络脏腑受害

沈氏提出：“虽受跌受闪挫者，为一身之皮肉筋骨，而气既滞，血既瘀，其损之患，必由外侵内，而经络脏腑并与俱伤。”对其之病他说：“方书谓之伤科，俗谓之内伤，其言内而不言外者，明乎伤在外而病必及内。”提出内治之法，如“其治之法，亦必于经络脏腑间求之。而为之行气，为之行血，不得徒从外涂抹之之已也。”

3. 语录陈薛伤科治法之长著为一篇

沈金鳌认为：“古来伤科书甚多，莫善于薛立斋分症主治诸法，及陈文治按处施治之法。”将二家治伤特点相结合，治法科法得以完善。陈文治治伤的特点，是按头颅、颜面、牙齿、胸胁、肚腹、四肢等处，辨明骨折、脱位、筋伤、创伤，进行内外兼治。如“胸脯骨为卷捶所伤，外肿内痛（外宜贴定痛膏，内宜腹破血药），利去瘀血。”薛立斋则按胁肋胀痛、腹痛、小腹引阴茎作痛、瘀血作痛、血虚作痛、青肿不消、腐肉不溃、新肉不生、出血、瘀血流注腰膂两足至黑、昏愦、眩晕、烦躁、发热、胸腹痛闷、作呕、喘咳、作渴、创口痛诸证，分主证、兼证，辨虚实、伤轻伤重，详审施治。

4. 以脉象判断伤病轻重及危重

沈氏搜集各家医书中对伤病预后的脉象，作为临床参考。他记录：“《脉经》曰：从高颠扑，内有瘀血腹胀满，其脉坚强者生，小弱者死。又曰：破伤有瘀血停积者，其脉坚强实则生，虚细涩则死。若亡血过多者，其脉虚细涩则生，坚强实则死。皆以脉病不相应故也。《医鉴》曰：打扑损、去血过多，脉当虚细，若得急疾大数者死。《入门》曰：凡折伤，外损筋骨者可治，内损脏腑里膜。及破阴子，其脉急疾者，不可治。《得效》曰：如伤脏腑致命处，一观其脉虚促，危矣。”

5. 对伤病进行辨证论治

他选录记载伤科书中对外伤有效的急救方法、各种证候的治疗方法及方药。如选录《世医得效方》：“凡堕压死者，急安好处，以袖掩其口鼻上一食顷，候眼开，先与热小便饮之，若初觉气绝，急擘开口，以热小便灌，利去瘀血”及《本草纲目》、《医学入门》中急救致死者的方法。沈金鳌重视伤科的证治之法，重点选择介绍如出血不止或瘀血停积、损伤肿痛、瘀血流注紫黑、伤破阴囊、睾丸脱落、断指、穿断舌心、出血不止、擦落耳鼻、跌仆损伤、呕血不止、恶心、惊悸、昏迷不省、手脚各有六出臼、四骨折、骨节损伤、肘臂腰膝出臼磋跌、破伤风等辨证施治的方药，并录载消除外伤瘢痕的外用药，及介绍沈氏自已治疗脑髓震动的经验。沈金鳌继承前人治伤之精华，为后世伤科治法创新奠定了基础。

6. 金疮的诊治

沈氏论述金疮的概念清楚而详细，凡是临阵对敌，刀枪剑箭簇伤或斗殴金刃伤，工作误断之伤，自刎伤，跌磕铁器之伤，均称为金疮也。他提出金疮应内外兼治，可分治与不治之症。如说："凡金刃伤天窗（穴名）、眉角脑后、臂里跳脉、髀内阴股、两乳上下、心鸠尾、小肠及五脏六腑俞．皆死处。又破脑出髓而不能语。戴眼直视，喉中如沸声，口急唾出，两手妄举，皆不治。又腹破肠出，一头见者，不可复连。若腹痛短气，不得饮食。以上诸款，皆属不治，固不必言。"又说："其余如肠断两头见者，可速续之，以麻缕为线，或桑白皮为线，以药敷线上（宜花蕊石散），从里缝之。肠子则以油捻活，放入肚内，乃缝肚皮，不可缝外重皮。用药待生肉（宜金伤散）或血竭末敷之亦妙。"沈氏又对伤破肚皮，肠与脂膏（大网膜）俱出者；或金疮出血不止；或血出不止，成内漏者；或瘀血在腹，或出血闷绝，或被研断筋，或被研断指，或发肿疼痛；或被刀刃所伤而犯内，血出不止，或中风角弓反张，甚至痉强欲死；或伤湿溃烂，不生肌肉；或疮日久不得合，或针刺入肉，或箭簇入骨，或在咽喉胸脱不得出；或被箭射伤。或拔箭无血，其人将死，或中药箭，才伤皮肉，便觉闷脓沸烂而死。凡若此者，其治法均应以调血为主。因为"盖金刃所伤，必有瘀血停积，必先逐去瘀血（宜夺命散、花蕊石散、导滞散、破血消痛汤、鸡鸣散、复元活血汤），……亡血甚者，必当大补气血（宜八珍汤、人参黄芪汤、人参养荣汤、十全大补汤）。"

7. 杖伤的治法

沈氏说："凡治杖疮者，所当于补气血药中，而察其禀赋胆气，怀抱之不同，临时酌剂制方者也。"他认为丹溪的"杖疮只是血热作痛，用凉血去瘀血为先，……又专以凉血清热丈主"的治法是妥当的。但医生临证应再变通，不可被其束缚。沈氏的治法是辨证论治，按证用方。如初杖者，以行血解毒为主，三日后宜托里排脓；心境抑郁者，开其怀抱，解其郁结；气血虚弱而有瘀血，必于补中行滞；痛甚者急为定痛，或有瘀血壅肿作痛，先刺出恶血，然后乃贴膏药。又如对杖疮青肿，杖疮未破，杖疮已破，杖疮出血，以及杖疮溃烂久不愈，或受杖责后，疔甲烂肉，疼痛难忍，不能起动者，均提出治法，并指出："杖疮忽干黑陷，毒气攻心，恍惚烦闷呕吐者，乃死不治。"他对杖疮的病机阐述也较详，认为："盖血滞则气壅瘀，气壅瘀则经络满急，经络满急故肿且痛。"

陈　念　祖

陈念祖（公元1753～1823年），字良有，号慎修，后改字修园，清代福建长乐县溪湄村人。陈念祖幼年丧父，家徒四壁，随祖父陈居廊学习，半儒半医。因善作对句，便露头角。20岁补诸生，兼从事医学。公元1792年（乾隆五十七年）乡试中举，公车北上。公元1793年未中进士，留寓京师。当时光禄寺卿伊云林患中风症，不省人事，手足瘫痪，汤米未进有十余日，都门各名医均说不治。陈念祖则以两大剂将其治愈，名震一时，就诊者门庭若市。翌年，内阁大学士和珅患足痿,不能上朝,特请陈念祖诊治,陈用狗皮和药敷于患处,十天而愈。狗皮膏的制造使用,为陈念祖首创。和珅强令陈留住,并许以太医院使和美官为条件,均被陈念祖辞谢。当年秋天,陈托病归家,自此两度不赴会试。公元1800年(嘉庆五年)再赴京会试,未中。第二年碰上大挑(从三种以上会试不中的举人中挑选一等的任知县),陈念祖被分到直隶保阳(河北省保定府)。直隶傅廉访使,素闻陈念祖的名声,为其医案题诗,有“东皋制艺慎修医,万顷汪洋孰望涯”之句。陈氏在直隶期间,不辞劳苦,视察实情,询病行医,采集时方,编为歌诀,交付医家,按法施治,治愈当地大量患瘟疫之人。公元1802年秋底,因母病回乡,不久其母病故,在家居丧数年。公元1808年(嘉庆十三年)春,又赴保阳补缺供职,候补三年,改分到磁州。公元1813年(嘉庆十八年)转枣强县。公元1814年(嘉庆十九年)实授威县知县。陈氏在职时,善于体察民情,德高望众,未满任,就升任同知。公元1817年(嘉庆二十二年)又升为直隶州知州,公元1816年(嘉庆二十三年)代理正定府知府。第二年因年老请求退休,时年66岁。公元1823年(道光三年)病故,享年70岁。

陈念祖著述甚多,所撰诸书深入浅出,文字流利通俗,但能表达高深隐奥之医理,便于初学者理解。署陈念祖之名而可考的著作有《伤寒论浅注》6卷、《金匮要略浅注》10卷、《神农本草经读》4卷、《时方妙用》4卷、《时方歌》2卷、《新方八阵砭》4卷、《十药种书注解》1卷、《伤寒方论》4卷、《难经浅说》4卷、《伤寒类方集注》、《重订柯注伤寒论》、《新注活人百问》20卷、《新订喻嘉言医案》2卷、《所讬斋医诀》6卷、《医学偶录》4卷、《删补尤注金匮要略》8卷、《医医偶录》2卷、《伤寒医药录》2卷、《伤寒医诀串解》6卷、《灵素集注节要》12卷、《伤寒论读》、《金匮读》、《南稚堂医案》8卷、《急救异痧奇方》1卷、《经验百病内外》1卷、《医约》。由于陈氏著作简明扼要,切于实用,二百年来不仅传遍海内,风行于世,而且国外亦有仿印传本,可见他对祖国医学贡献之大。

学术思想及其贡献

陈念祖立志攻医,实为受祖父陈居廊,进士孟超然之训。陈氏博览群书,尤通医理,初入医林时曾从名医蔡茗庄学医,医学日渐长进。陈念祖目睹当时医生竞相崇尚唐宋以后各科方书,而不学古圣的《内经》、《难经》、《本草》以及张机诸书,大不以为然。所以他学医上溯炎黄,专门尊崇张机,数十年不倦,自《千金方》以下不问。所著之说,多半是阐发张机之要旨。《伤寒论》自成无己以后,诸家都有移易。陈认为前人割章分句,挪前换后,而成一篇。因此,陈氏学术以《内经》、《神农本草经》、《伤寒论》、《金匮要略》为宗,尤其对《伤寒论》颇有研究,具有尊经思想,反对温补学派学说,所著《景岳新方砭》则对张景岳提出批评。他的《伤寒论浅注》对原书不增减一句一字,不移换一节,可见他尊古之坚决。

陈念祖曾说李杲治病以脾胃为重,温燥渗行,升举清阳,医法虽未达到醇正,但也是可贵的。而张景岳以八阵立说,不衷正法,则受到陈氏的指斥。陈平时立论,以小建中汤为主,虽然世人有加以议论的,但他独具手眼,实在不是庸常所能及,他的《方药离合论》、《古方加减论》、《方制古今》、《煎药法》、《服药法》、《痨病论》、《景岳八阵砭》等,都是祖述黄帝、岐伯、张机医学之奥秘,示后学以大法,驱异说而究正宗的。

陈念祖治学主张对己要求深入浅出,返博为约,对人则要求由浅入深,从简及繁。曾勉励门人子侄说:“文章报国尚挟时命而行,如能为良医者,随在可以活人,诚儒者分内章也。”对来请求学医者,陈必先教以自著的《伤寒论浅注》和《金匮要略浅注》两书,是要门人取法于上。他的儿子陈蔚说："家严此二书，稿凡三易，自喜其深入浅出。"

陈念祖在《医学从众录》中，详述了风痹痿三证之病因病机、临床症状及治疗大法，并指出："风、痹、痿三证不同，近世不能为辨，而混同施治，误人不浅"。

"风者，肢节走痛也。《内经》谓之贼风，后人谓之痛风，又谓之白虎历节风。"根据表里寒热虚实不同，进行辨证用药。

"痹者，闭也。风寒湿杂至，合而为痹，与痛风相似。但风则阳受之，痹则阴受之，虽行痹属风，痛痹属寒，着痹属湿，而三气之合，自当以寒湿为主。盖以风为阳邪，寒温为阴邪，阴主闭，闭则重着而沉痛。"从发病机制上对风与痹二证做了透彻的分析对比，指出两者有阴阳之别。治疗上"皆古圣经方，当知择用"。

"痿者，两足痿弱而不痛一也，"并承《内经》之说，又分五痿："肺痿者，主皮毛痿也。心痿者，脉痿也。肝痿者，筋痿也。脾痿者，肉痿也。肾痿者，骨痿也。"在治疗上，仍主张《内经》"治痿独取阳明"之大法，方治以虎潜丸、加减四斤丸为主。"痿久者，间服六君子汤加黄柏、苍术、竹沥、姜汁。黑瘦人血虚多燥，宜间服二妙地黄丸。肥白人气虚多痰，宜间服当归补血汤加竹沥、姜汁。定不可误服辛热之药，或问辛热既不可用。"

胡 廷 光

胡廷光(生活于公元18世纪末至19世纪)，字晴川，号耀山，今浙江省萧山县人，为清代医学家。胡廷光出生于伤科世家，传至他已是三代，行医治病不收高费；有高尚的医疗作风。他从幼年至少年，除读书之外，还留心医学。后由于科考不中，又在少壮年遭受外伤，即开始研究家藏的陈氏接骨书，认为论简不详，而博采各家伤科之萃，继承先祖的经验，撰而成书，济于后世。

胡廷光著有《伤科汇纂》，此书于公元1815年完成，当时未有出版，以手稿相传，公元1962年由人民卫生出版社出版。

《伤科汇纂》是收辑清以前有关伤科文献资料经整理而成的，内容比较丰富。全书共12卷。第一、二卷记叙伤科理论及解剖问题；第三卷介绍手法及治疗器械；第四、五、六卷介绍内、外各证，并附医案、治验数十则；第七、八卷介绍用药处方。第九至十二卷，系本书的后集，既正集的补遗，一部分介绍伤科应用的本草，一部分按致伤性质列病40余种。此书为临床应用和研究伤科提供了较丰富的文献资料。

学术思想及其贡献

1. 伤科命名

清代以前伤科无专科、专著，其资料多散在于各医书或其他有关书籍中。伤科在周代附于疡医，以后为正骨科、正体科等，胡氏根据病证由损伤所致，命之为伤科。如胡廷光在《伤科汇纂·凡例》一书中记载："按周官云，医师职掌四医：疾医、疡医、食医、兽医。而疡医分掌四症：肿疡、溃疡、金疡、折疡。而金疡者，即金刃之伤也；折疡者，即跌仆骨折之伤也。后有专其事者，或称正骨科，或称正体科。今即分列科门，总旧损伤而成，故名之伤科。"解放后，中医高等院校系列教材中，就有《中医伤科学》一书，将伤科设为独立一科。

2. 为研究中医伤科提供了重要文献资料

《伤科汇纂》所辑资料，广泛涉及清代以前有关伤科的主要文献正如胡氏所说：“是书，凡属有关跌闪伤损之论，无不搜罗，……设或专门口搜手法，以及村妪野叟单方，若经试验，尽皆叙人。”就本书所辑的资料，其范围确是比较广泛的，既有理论，又有临床实践；既有解剖知识，又有内外治法及方药、治疗手法。内容编排较明晰，资料也较集中。如胡氏说：“是以獭祭群借，钦遵御制金鉴，正骨要旨四卷为经，以诸子百家为纬，溥搜伤科诸要，更参以家传之法，汇辑成编。计读辑诸伤四十四门，附增单方一千有奇，类分六集，卷为十二，校订七载，稿经三易。”因此，本书不仅有助于临床应用，而且对研究中医伤科提供了丰富的资料。

3. 录辑次顺井然，条理清晰，别出一格

《伤科汇纂》先经义而后叙骨论，次手法再详证治，周身骨节，自顶及足跟，“次序井然，列如星布。”方以类聚，丸、散、膏、丹、饮、汤、药、法，以方名字数多少编排，如三字丸、五字散、七字丹等，以次载录，以便查阅。每卷以《灵枢经》文为首，次为历代诸家论注排例，详考姓氏书名，节录原文所述，最后阐述自己的见解，采取引古证今之体例。

4. 参考脉诊辨损伤之症及内脏的虚实

胡氏认为：“损伤之症，虽有外形可观，然其内脏虚实，血气盛衰，外察候脉息，何由悉其病情。”所以他广引脉经，详为解注，以便临床参考。

5. 考辑伤科临床应用解剖较详

《伤科汇纂》载录人身骨骼长短、部位的宽窄及周径尺寸的测量。其测量尺寸，取本人中指中节为一寸为标准长度。详加论注沿身骨脉、经筋、部位、骨节、骨格及自颠顶至足跟的诸骨。对一骨有多名，几个骨合为一名者，进行详参细释，统一名词。如说：“心坎骨，一名蔽心骨，即鸿尾骨也”。另外在论述诸骨之后，又引手法治验，复增咽喉、肚腹二条，以补身图之不足。这对骨伤科医生学习和研究古代解剖知识，提供了有利条件。

6. 规范外伤骨折脱位的治疗步骤

胡氏对外伤骨折脱位，先进行手法复法，然后外固定，进行关节操练，最后选用方药。在手法上，比《医宗金鉴·正骨心法要旨》摸、接、端、提、按、摩、推、拿手法，略有增补，并注诸骨之下。而将用肩头掮用足跟犖的方法，附于注后，以便推广使用。对于损伤内证的治疗，详考《正体类要》、《灵枢经》及各家方法，重为增订。他把出汗附于发热条，呕血并入作呕之下，将伤科内证分为出血、发热、外邪、昏愦、眩晕、烦躁、发喘、作呕、口渴、不食、秘结、瘀滞、作痛、筋挛、骨痛、肝火、湿痰、头痛、胸痛、胁痛、腹痛、腰痛、阴痛、青肿、难溃、不敛、破伤风、发痉诸证，认为虽属兼证，但不可忽视治疗，并将经临床验证有效者编辑补充，使内证诊治更加完备。

7. 理论、手法、药物并重

胡廷光认为伤科医生只重视手法、秘方，和了解浅薄的医学理论及药性功能是不够的。

如他在后序中说："准伤科一门，师授者少，家传者多，仅识骨之节髎，谓以手法可治，问其药则日出于秘方，深自珍惜，而余者非其所知。"所以，《伤科汇纂》写成之后，复考《本草纲目》，发现主治折伤与虫伤者药品较多，而散见于各书籍中也不少。故在前集之后，附加后集，将伤科本草主治冠之于首，搜集各家奇方于后，先叙受伤原因，附以应病之方法，有效验者必录，类分诸门，集附多方。医者可遵此施治，按症选方。胡氏不仅完善了伤科的诊治，而且为缺医少药之乡村，提供了自治知识。但胡廷光对此还不满足，又补遗单味药物的功用于后。如胡氏说："俗云：识得单方一味，可以气杀名医。是集凡关节损伤咬伤者，古方备录，似属无漏。外有先世秘传，以及名家口授经验之方，法古证今，重为考订，详其根叶枝苗，叙其性效功能，……补述，非改之全，聊以备选，庶使阅之者，无复遗憾也。"提出和选录单味药物的性效功能，以便临证选用，是其他伤科专著所不具备的贡献。

8. 绘图与歌诀并用

胡廷光在《伤科汇纂》一书中，绘图与歌诀并用，殊与他书。其中绘图 42 幅，其中有应刺穴图、应灸穴图、应针灸图、骨度尺寸图、部位图、骨图、致命处图、不致命处图、不致命骨图、外固定器具图、外治手法图。歌诀有病源、脉证、宜忌、针灸、接骨、上髎歌诀。图像能使学者领会要点，歌诀便于诵记字少，易学易懂。

9. 创新骨伤病的治法

胡廷光在治疗骨伤疾病及使用外固定方法上有创新，填补了古人的空白，对骨伤科的发展，起到了推动作用。

1）运用带关节的小夹板固定关节部位的骨折：即用杉木皮挖空，用纸粘裹，缚手肘手腕，使其能伸能屈能曲。此法夹扎中之活法也，适应于关节内或近关节部位的骨折，可防止关节粘连，并有关节面的磨造作用。

2）记载对踝部骨折的正复和外固定方法：踝部分内踝（合骨）、外踝（核骨），其位置居小腿之下，脚板之上，交接之处。骨折后可按内、外踝骨折方向进行整拽。其法为："令患者坐定，以突出之足垂下，另请一人，将膝胫抱住。如患在左足，骨向内侧突出者，医人用两手将患足㩳起，上面两大拇指按在骨陷处，下面入指托在突骨处，以两手掌撳在患足跟跗之上，两手托起，两掌撳落，略带拽势，并齐着力一来，无有不入窠臼矣。如骨突向外侧者，令患人侧转，使突骨向下，用前法揣入。"此法是在牵引下，逆骨突方向而复位，完全符合复位力学要求。手法整复后，用杉木皮三大片，小杉木皮四、五片，进行超关节固定。胡氏记录其固定方法是："《陈氏秘传》云：……其杉木皮对踝处各挖一孔，一片要箍得踝骨过，一片要托得踝骨过。又用杉木皮，从足趾下起，至胫后折转直上，夹住后胫，要留两边弦，可以折转夹上。再用小片杉木皮四、五片如指面大，编作栅栏样，夹住胫骨。面前所用杉木皮，皆用纸包油透，如法用绳绑，踝上两部，脚底下两部，其脚底仍用布兜，前系于膝下，使脚掌不直伸于下也。又令时时屈伸"。虽然踝关节固定，但关节能做屈伸活动，符合动静结合的要求。现在临床上治疗踝部骨折，仍按此固定原则处理。

3）首次报告了腰椎过伸性骨折损伤，并提出屈曲腰椎用"腹部杠矼法"整复胡氏在"整腰骨陷入用枕矼法图"下载："腰骨陷入内，皆因筋绷裂，俯伏板凳上，脊背骨矼凸，器且安妥当，手法并按捏，腰背俱一般，莫缝致命骨。"又载："陈氏云：夫腰骨脊骨断者，令患人复卧凳上，再用物置于腹，布带缚其肩胛于凳脑上，又缚其两足两腿于凳脚横木，如此则鞠曲其腰，折骨自起而易入窠臼也。又用扁担一根，从背脊趁起时，直压其断骨处，徐徐相接归原，……外用杉木皮，以纸包裹一片盖膏上，以缓带紧紧缚之，口服加减活血止痛散取效。”胡氏将腰椎骨折分为屈曲性、伸直性，因其合法不同，要辨证施行手法，才能取效。如录载《金鉴》的是治突之腰骨，治折断陷人之腰骨，“故骨有不同，治法各异，要在相机面行，妙得于手矣。”提出腰椎骨折分两型及治疗方法的不同。

4）指出肱骨干骨折的类型和预后：胡氏指出肱骨干骨折可发生重叠、分离移位，并指出分离移位不易愈合。如记载：“又按《陈氏秘传》有骨折断，其手短缩不能归原者，此筋脉紧急弦劲之故也。……此说同上肩骨，皆以明筋急筋宽之因，若筋宽之人复遇骨折，手必纵长，故接骨秘法要将两手比较，合掌验之，毋使稍有长短歪斜，贻害终身。然而筋急手短易医，筋宽手长难治，此又不可不知也。”

5）描写了肌肉扭转外力引起的肱骨骨折如载：“有两友赌力，手挽手而拗之，用力过猛，一友臑骨居然有声而断，即大手膊骨也。”

6）采用黑铅作针扩探尿道狭窄如载：“又一僧人，地方上亦疑有奸，僧割势自明，愈后惟弱管闭小，仅容一线之宽，小便滴沥甚艰。如用药线用刀割，是再伤之也。因忆铅珠能穿耳孔，开石女窍，遂用黑铅作针纴之，不旬日而大通。”

7）报导颞颌关节习惯性脱位：胡氏载：“一老妇年六旬外，因呵欠脱落下巴，请先君子上之，数日复落，适先君子外出，予往上之，后又时常脱落，七八次矣。”

8）主张骨折外固定后进行功能锻炼胡氏不仅主张骨折外固定后进行功能锻炼，而且提出前臂骨折的练功步骤。如说：“此臂骨折断，接后不可长挂于项，常要屈伸活动，坐则舒于几案，卧则舒于床席，三五日后，令其手上至头，下至膝，前要过胸，后要过背，二十日后能转动亦不为迟。”

9）创用肩扛法、膝顶法整复肩关节脱位：胡氏曰：“肩骨脱臼者，……家传另有一法，更为省便。……均令患人直立，请旁人扶住，如脱骨在前手敛后不开者，医立患人肩后，蹲身将肩凑入患人腋下，医者又将患手拿住，徐徐立起身子，肩掮用力，患者身重下垂，患手又被医者两下往下按住，其势不小，则肩臑入臼合缝矣。”如果脱骨在后而手敛前不开者，医者立患肩前，余法同前。此法即肩扛法，比上梯法省力。又曰：“令患人安坐于凳上，医者侧立其旁，一足亦踏于凳上，以膝顶于胁肋之上，两手将患肩之臂膊擒住，往外拉之，以膝往里顶之，骤然用力，一拉一顶，则人臼矣。”此法即膝顶法，很有实用价值。

10）用足蹬法整复较大关节脱位或长管骨骨折：如整复髋关节脱位，胡氏曰：“如左足出臼，令患人仰卧于地，医人对卧子患人之足后，两手将患脚拿住，以右足伸跫患人胯下臀上，两手将脚拽来，用足跫去，身子往后卧倒，手足身子并齐用力，则人窠臼矣。”

医论辑要

一、肩肘带小议

锁骨外1/3骨折，临床较常见。锁骨骨折近侧端因胸锁乳突肌的牵拉，向后上方移位，远侧端因肩胛带自身的重量作用，向前下方移位；肩锁关节脱位是因肩锁韧带，喙锁韧带断裂所致，亦是因胸锁乳突肌和肩胛带的作用发生肩锁关节移位；肱骨干中段或中下1/3粉碎、横断小斜形骨折，局部夹板外固定后，可常发生骨折断端分离，处置不及时致成迟缓连接或不连接，其主要原因之一，是由于骨折远段肢体重量牵拉力未被控制的结果。

肩肘带的作用：有沿肱骨纵轴上提上肢，控制肩胛带和肱骨干骨折远段自身重量牵拉力及下压锁骨的作用。使锁骨外1/3骨折保持对位，矫正向上成角，肩锁关节分离复位，肱骨干骨折断面接触紧密，可防止断端发生分离，有分离者可得到矫正。

肩肘带的构成：用毛巾2条连接成1条，或用布绷带经患侧肩上、健侧腋下缠数圈称为肩腋环形带；用硬纸壳1块长30cm、宽20cm，在两长边中1/3处分别横行剪断为其宽度的1/3，两端对折成90°角，用胶布同定成为硬纸槽内衬脱脂棉1层，肘关节屈曲90°装进硬纸槽中，绷带"8"字形缠绕固定于肘上，绷带相互交叉于肘窝处，称为提肘带；患侧肩上用硬纸壳垫毛巾和健侧腋下毛巾衬垫，用2条布带或松紧带将提肘带与肩腋环形带的肩上端前后侧连接拉紧。前臂置于胸前，三角巾悬吊颈部。

肩肘带使用时注意事项：锁骨外1/3骨折，肩腋环形带的肩上端应压在锁骨骨折的近侧端上，对抗胸锁乳突肌的牵拉移位，保持断端对位；锁骨骨折单纯向上成角畸形，肩腋环形带的肩上端压在成角处；肩锁关节脱位，肩腋环形带的肩上端压在锁骨外端上；肱骨干中段或中下1/3横断、粉碎，小斜形骨折，手法复位后按再移位方向放置压垫，4块局部夹板固定之后，肩腋环形带的肩上端压在肩锁关节处。肩肘带的提压力可沿肱骨干纵轴发挥对骨折断端的挤压力，避免断端发生成角，一旦发生成角可调节连接带的松紧来矫正。

（《北方医话》1988年692页）

二、腰骶小关节扭错的治疗手法

腰骶小关节扭错，亦称腰骶小关节综合征，或腰骶小关节滑膜嵌顿。腰骶小关节呈冠状位构成，有关节囊和滑膜稳定关节。30岁以后于腰椎间盘变性、椎间隙狭窄，关节突、关节重叠，关节囊和滑膜松弛。当腰椎前屈时小关节后侧张开、突然伸直腰部，关节闭合同时将松弛的滑膜挤压或咬住，致使小关节发生扭错。

该病均为突然发病，如弯腰刷牙、洗脸或取脸盆突然直腰时，腰部疼痛难忍，腰段呈前屈状，直腰受限剧痛，腰前屈活动则正常或痛轻，俯卧卧位下腹部不能贴床面，需腹部垫枕才能俯卧，腰$_5$骶$_1$棘突旁压痛，下肢感觉运动无障碍。

手法：病人先右侧卧位，双上肢在胸前交叉抱肩肘内侧靠紧胸壁，上侧的下肢屈髋，屈膝，大腿靠近腹壁，下侧的下肢伸直位，术者立于床侧一手扶推肩部，另一手压膝部，使躯干沿纵轴旋转，用力急促有时可听到响声；然后改换左侧卧位，姿势同前，一手压肩另一手压膝，同样产生躯干旋转。

由侧卧位改为仰卧位，髋膝屈曲，助手一手握持双足前部，另一手放置双膝前部，用力屈髋、屈膝，使大腿靠紧腹部腰椎发生卷曲，臀部离开床面，然后使双小腿左右摆动，转扭腰骶部，双手握持双小腿踝上部猛拉直下肢。

俯卧位患者双手握持床头端，助手向上拉两侧腋窝并固定，两名助手分别握其小腿踝上部进行对抗性牵拉3~5分钟同时术者双手握持两侧髂嵴前段，进行左右旋转骨盆，反复操作3~5次。

此法重点作用在腰骶小关节部位，将小关节滑膜从嵌夹中释出，使关节恢复正常位置，使腰部畸形、疼痛消失，活动范围恢复正常。如受伤时间较长，滑膜被夹挤充血水肿，创伤炎性反应存在，施行手法后腰部仍有轻度疼痛，卧床休息数日，症状可很快消失而恢复工作。

进行上述手法治疗时，应掌握此病的体征和诊断要点。必要时进行腰部平片检查，排除腰椎骨质病变，避免因手法操作发生意外。

（《北方医话》1988年702页）

三、毫针治疗手掌侧腱鞘囊肿

腱鞘囊肿,多发生在手背腕中央偏桡侧,而手指掌关节掌侧则次之。手掌侧腱鞘囊肿,常见于青年女性。其病因是由于经常用手握持硬物摩擦挤压,引起屈指肌腱鞘滑膜充血、渗出、肥厚、变性形成囊性包块。好发部位多见于食指或中指、环指掌关节掌侧。初期有较小的突起包块,如赤豆大。按之坚硬如骨,无移动,与皮肤不粘连。X 线检查骨质无异常变化。

针刺方法:使患侧手心向上,手指伸直平放诊桌上,以包块为中心用碘酒、酒精涂擦、消毒皮肤。然后取消毒的 1 寸长毫针 1 根,针体与皮肤成锐角,从包块一侧刺穿对侧,进行反复提插 3~5 次。一般拔针后包块立即消失。如有残余可用酒精棉球在包块上揉按至完全消失为止。

应用此法治疗手指掌关节掌侧腱鞘囊肿,方法简单,病人容易接受,无痛苦,效果好,无复发病例。

(《北方医话》1988 年 702 页)

四、手法复位弹力带固定治疗骨盆环移位性骨折(附14例报告)

骨盆环移位性骨折临床并不多见。但其并发症多,死亡率高,移位不易矫正、后遗症严重等原因历来为人们所重视。我科自1984年来,采用手法复位,持续牵引配以局部外固定的方法,收治15例。除1例拒绝本法治疗外,均取得满意疗效。现报告如下:

(一) 临床资料

14例中,男8例,女6例,年龄最小者7岁,最大者47岁;因交通肇事者12例,砸伤坠落伤各1例;病程最短者4小时,最长者18天。骨折类型:Ⅰ型5例,Ⅱ型3例,Ⅲ型5例,Ⅳ型1例;单纯性骨盆骨折者8例,伴有腰椎横突骨折者2例,伴有脊柱胸腰段椎体压缩骨折者2例,伴有单髋关节后上方脱位合并膀胱损伤者1例,伴有肱骨骨折者1例。

(二) 治疗方法

(1) 治疗程序:对于两周以内的新鲜性骨盆骨折,先持续牵引5~7天,再行手法复位和外固定,对于两周以上的陈旧性骨盆骨折先在麻醉下行手法整复,再用持续牵引和外固定。

(2) 复位手法:患者取俯卧位,双上肢上举握持床头横杆,健侧下肢伸直位,健足蹬在放置于床上的木箱或其他硬质平面上。助手分为两组,一组握持患侧下肢沿躯干纵轴向足端牵引;另一组双手叠放在健侧坐骨结节处,沿躯干纵轴向头端上推。术者站在患者的患侧,双手掌部放在患侧髂嵴的后半部,向腹侧及足端推压。整复时,术者与两组助手配合同步,徐徐用力,当听到"咔嚓"响声时,说明已产生复位活动。

(3) 牵引方法:采用股骨髁上牵引。患肢髋膝屈曲45°放于布朗架上,中立位滑动牵引。复位重量为10~16kg,维持重量为6~8kg。牵引时间为6~8周。

(4) 外固定方法:在骨折移位的矫正基本满意之后,先上好骨盆弹力带,然后再放置砂袋推挤。具体方法:利用普通的三角裤衩1条,在相当于髂嵴至股骨粗隆顶点处缝上宽约10~15cm的弹力带1圈。松紧度以维持正常骨盆环左右径为宜。再用直径15~20cm,长20cm的砂袋2个,分别放在骨盆的左后及右后侧。两砂袋间的距离,以使卧位时骨盆的重量全部通过两侧髂骨传给砂袋为宜。

(三) 治疗效果

(1) 治愈标准:分为优、良、可、差4种。优:X线片显示骨折解剖或接近解剖复位,愈合好,无疼痛。良:X线显示骨折有移位,愈合好,虽有疼痛但不经常,可做一般体力劳动。可:X线显示骨折有移位,愈合尚可,但有经常性疼痛,可做轻微体力劳动。差:X线显示对位差,愈合尚可或不愈合,有经常性疼痛,活动受限。

(2) 疗效评定:优13例,占92.85%;良1例,占7.14。疗程最长者62天,最短者10天,平均为37.9天。

(四) 典型病例

例1 陈某,男,34岁。于1988年3月16日入院。自述6天前乘车时不慎坠地致伤。检查:左骶髂关节、左腹股沟中上1/3及耻骨联合处压痛,骨盆及右髓关节功能丧失,骨盆挤压及分离试验(+)。骨盆正位片示左侧骶髂关节错位,髂骨翼上升约1.5cm,左髋臼骨折,耻骨联合分离约1.2cm。入院后第4天在硬膜外麻醉下行手法复位,打双侧股骨髁上牵引,局部用弹力带及砂袋推挤固定。整复后第49天复查,可下地扶床行走,局部无压痛、叩击痛,骨盆挤压及分离试验(-)。X线示耻骨联合间隙为0.5cm,骶髂关节及髋臼部均达解剖复位。当天解除牵引,10天后出院。

例2 孟某,男,37岁。1984年1月7日入院。自述16天前被圆木撞伤。检查:右骶髂关节及双侧耻骨枝支处广泛压痛。骨盆挤压及分离试验(+)。骨盆正位片示右骶髂关节脱位,右髂翼上升约3.5cm,双侧耻骨上、下肢支骨折。入院后第2天在硬膜外麻醉下行手法复位。打右股骨髁上牵引,弹力带及砂袋推挤外固定。整复后50天复查,局部无痛,可以下地行走。骨盆挤压及分离试验(-)。X线示双侧耻骨枝支解剖复位,骶髂关节解剖复位。当天解除牵引,11天后出院。

(五) 讨论

骨盆骨折的治疗,并发症的处理应放在首位,尤其是血管损伤,只有当生命体征趋于平稳后,才能根据病程长短,骨折的类型选择不同的治疗程序。

新鲜的骨盆骨折,在活动性出血基本得到控制后,先用患侧股骨髁上牵引6~7天,不但使骨折断端的出血灶更为稳定,同时也使移位畸形得到了部分矫正。再采用手法矫正残留的移位。之后用维持量牵引配合外固定至愈合为止。这种方案不易发生副损伤,比较安全可靠。

陈旧性移位性骨盆骨折,由于断端附近的软组织形成一定程度的纤维性粘连,单纯牵引难以矫正移位畸形,需要在有效的麻醉下行手法复位,使畸形得到矫正。再用持续牵引及外固定维持对位,直至愈合。

弹力带固定及砂袋推挤具有骨盆环前束弓损伤断裂的情况下代其维持骨盆环稳定性的作用。同时可以防止断端的不稳和分离。但不适于髂骨翼内旋畸形的患者。

另外,对于本病正确的牵引是很必要的,复位前的牵引有助于复位。复位后的牵引则是维持复位状态防止再移位的主要条件。

(《骨伤科通讯》月刊1989年3期)

五、自制简易手术显微镜

外科缝合技术已发展到显微外科阶段,就是医生应用光学放大镜或手术显微镜进行微细血管、神经束膜、淋巴管等缝接。如为病人进行带血管的大面积皮肤移植,带血管和神经的肌肉移植,带血管的骨移植,断裂的神经进行神经束膜缝合,游离足第二趾再造拇指等。移植这些组织中的动脉血管口径多数在 1mm 左右,需用 9~0 或 11~0 无损伤缝合线缝合 8 针,即不漏血而又血流通畅。单靠用肉眼缝合是困难的,一般需在放大 6~10 倍手术显微镜下缝接才能保证缝合质量,手术显微镜在显微外科手术中是必备的仪器之一。国内外生产的手术显微镜种类较多,如单人单目、单人双目、双人双目手术显微镜或眼镜式手术放大镜等。但是价格昂贵,目前尚不能达到普及。

为了掌握在手术显微镜下缝合技术和应用于临床,经过实验研究,自制 1 台双人单目(手术医生和助手各应用 1 只放大镜筒)简易手术显微镜。制作简单、容易、材料来源方便,只用人民币 10 元左右就可制作 1 台。经过对血管口径 1mm 以下的大鼠颈动脉,股动脉血管的缝接实验,血管腔显示清晰,镜下操作方便,缝接后血流通畅良好。经临床应用证明是适用的。

1. 制作方法

自制简易手术显微镜分光学放大和支架两个部分组成。光学放大部分是由 1 架儿童望远镜和 2 个三倍的双凸镜片用塑料管及塑料条焊接而组成。取下儿童望远镜的目镜(双凹镜),插入相应口径塑料管一端的管口内,把望远镜的接物镜(半凸镜)用电烙铁焊接在塑料管的另一端。用宽 1cm,厚 0.5cm 塑料条做 1 个圆圈,内口径与三倍双凸镜直径相等,双凸镜嵌入其内。在塑料管的半凸镜端与塑料圆圈间用宽 2cm,厚 0.5cm 二个塑料条相连接,由上述 3 个镜片组成 1 个放大镜筒,共做 2 个放大镜筒,将 2 个放大镜筒按一定角度并连固定,具体数据要求见图 1。支架部分按条件或应用者的喜爱做一个落地式或台式支架,并用 1 个可伸缩的臂干将光学放大部分与支架相连,并要安装 1 个可升降调节物距(交距)装置,自制简易手术显微镜组成见图 2。

2. 自制简易手术显微镜性能

(1) 物距:双凸镜片至视物清晰之间的距离为 90mm。

(2) 视场直径:在镜筒内见到视物范围的直径为 15mm。

(3) 放大倍数:是 9 倍。

(4) 手术者和助手在视场中看见的物体位置一致,并有立体感。

3. 使用方法

自制简易手术显微镜物距短,在镜下操作时,术者手部或手术器械易与镜部接触,可以将手术显微镜光学放大部分用酒精浸泡消毒或用酒精涂擦双凸镜片和框部，避免污染手术野。手术野照明，用地灯或另装照明灯。

附注：如双凸镜片为二倍镜片，物距可为140mm，放大倍数为6倍。两镜筒中轴线在双凸镜端延长线140mm处相交角为35°。使用时不用消毒，但缝接大鼠股动脉血管不如放大9倍的理想，适合对1mm以上血管口径的缝合。

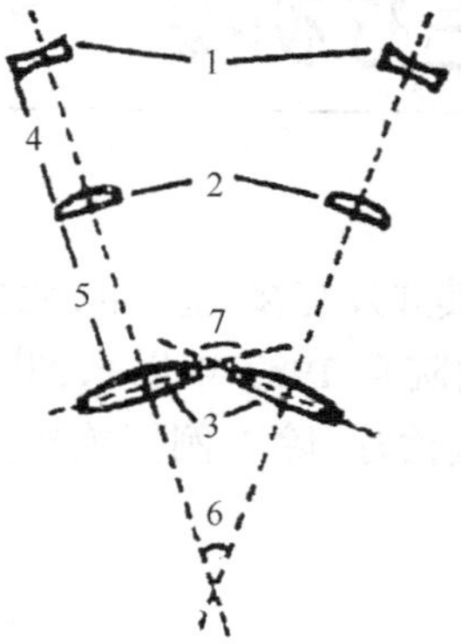

图1

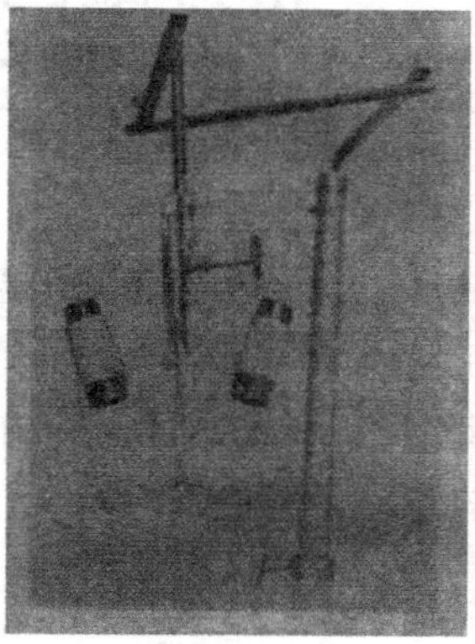

图2

1. 双凹镜；2. 半凸镜；3. 双凸镜；4. 双凹镜与半凸镜之间距60mm；5. 半凸镜与双凸镜之间距75mm；6. 两个镜筒中轴线在双凸镜端延长线在90mm处相交角为40°；7. 两个双凸镜片在水平位上相交角为140°

（《中医药学报》月刊1949年4期）

六、骨盆骨折的手法复位及骨盆弹力带外固定治疗初探

占全身骨折发病率1%～3%的骨盆骨折因其并发症多、急、重，死亡率高，畸形矫正的不好后遗症严重等原因而历来为人们所重视。我院自1983年以来，共收治骨盆骨折17例。采用手法复位、持续牵引配以局部外固定的方法治疗，除1例拒绝接受治疗自动退院外，均取得满意疗效，现报告如下：

（一）临床资料

本文报导治疗骨盆骨折16例。男8例，女8例；年龄在7～47岁，平均为30.6岁，患者职别：工人7例，农民5例，家务2例，学生2例；致伤原因：因交通肇事所致14例。其中车体撞伤5例，车体砸伤所致1例。因其他坠落伤所致1例；受伤时间：4小时至18天，平均为5.04天。骨折类型：(2～4) Ⅰ型5例，Ⅱ型3例，Ⅲ型7例，Ⅳ型1例。伴有腰椎横突骨折者3例，伴有脊柱胸腰段椎体压缩性骨折者2例，伴有单侧肱骨干骨折者1例，合并膀胱或尿道损伤者3例。

（二）治疗方法

1. 治疗程序

待生命体征基本平稳后，对稳定型无移位者可单纯卧床并配合适当外固定；对不稳定型有移位者则应根据受伤时间的长短不同而大致分为两种治疗程序：

（1）对2周以内者：先持续牵引5～7天，再行手法矫正残存的移位并配合以外固定。

（2）对超过2周者：先在麻醉下行手法整复，再用持续牵引结合外固定以防止再移位。

2. 复位手法

（1）俯卧位复位法：患者俯卧在平板床上。双上肢上举握持床头的横杆。健侧下肢伸直，健侧足蹬在放置于床的另一头的小木箱或其他硬质平面上。1名助手向足端牵拉患侧下肢，再1名助手双手重叠放在健侧坐骨结节处向头端上推健侧半骨盆。术者站在患者的患侧，双手掌部放在患侧髂嵴后半部向前下方推压。整复时，术者、助手、患者之间动作是同步的。

（2）侧卧位复位法：患者侧卧在平板床上。健侧髋、膝各屈曲90°。1名助手固定患者肩部以防止躯体前后倾倒。1名助手向足端牵引患侧下肢。术者双手放在患侧髂嵴的前半部，用力向前下方推压复位。

（3）仰卧位复位法：患者仰卧在平板床上。双手及患侧足部的动作同于俯卧位复位法。

1名助手将患者的患侧下肢沿髋关节前屈45°方向向足端牵引。术者双手重叠放于患侧髂嵴的前半部用力向足端下推复位。

3. 持续牵引

一律采用患侧股骨髁上牵引部位。患侧髋、膝关节各屈曲45°放于布朗架上,中立位滑动牵引。复位重量为10~16kg,维持重量为6~8kg。牵引时间为6~8周。

4. 外固定

(1) 骨盆弹力带:利用普通的三角裤衩1条。在相当于髂嵴到股骨粗隆部之间缝上宽约为10~15kg的弹力带1圈。松紧度以维持正常骨盆环的左右横径为宜。

(2) 砂袋垫挤:用直径15~20cm、长25cm的砂袋2个,分别放在骨盆的左、右侧后方。两砂袋间的距离,以使患者卧位时骨盆处的量重不通过骶骨而全部通过两侧髂骨分别传给两侧砂袋为宜。

5. 注意事项

(1) 侧卧位复位法、骨盆弹力带及砂袋垫挤这几种方法均不适于髂翼有内旋畸形的病人。

(2) 手法复位时,术者与助手应配合同步。即要稳重有力,又必须避免粗暴动作,以防止副损伤的发生。

(3) 拟采用外固定的患者,应在骨折移位矫正基本满意之后,先加骨盆弹力带,然后再用砂袋垫挤。

(三) 治疗效果

参照尚天裕等同志提出的骨盆骨折的治愈标准,在16例病人中,优15例(93.95%),良1例(6.25%)。平均愈合时间41.2天,随访时间0.5~5年,平均3.5年。除1例尚有偶感轻度痛外都达到无局部疼痛,活动自如,无功能障碍,可以从事原工作;无任何后遗症。

(四) 病案举例

例1 陈某,男,34岁,住院号:20670,X光片号:17031,1984年3月16日入院。6天前乘车时坠地。查:左侧骶髂关节处、左腹股沟外上1/3处及耻骨联合处压痛均(+)。骨盆挤压与分离试验均(+)。X光片显示:左侧骶髂关节脱位,左髂翼上移1.5cm,右髋臼骨折,耻骨联合间隙1.2cm。临床诊断:骨盆骨折(Ⅳ型)。入院后第4天在硬膜外麻醉下行俯卧位手法复位。然后打双侧股骨髁上牵引。牵引重量:左侧8kg,右侧2kg。并配以骨盆弹力带及砂袋垫挤固定。49天后复查:可扶床步行。无局部压痛及叩击痛,骨盆挤压与分离试验均(-)。X光片显示:骶髂关节及髋臼处均解剖复位,耻骨联合间隙0.5cm。当天拆除牵引,10天后出院。

例2 孟某,男,37岁,住院号:19700,X光片号:16303,1983年11月7日入院。16天前被移动着的圆木撞伤。查:右骶髂关节及双侧耻骨枝处压痛(+)。骨盆挤压与分离试验均(+)。X光片显示:右侧骶髂关节脱位,右髂翼上移3.5cm,双侧耻骨上、下枝均横断。临床诊断:骨盆骨折(Ⅲ型)。入院后第二天在硬膜外麻醉下行俯卧位复位法。然后打右股骨髁上牵引。牵引重量11kg,配以骨盆弹力带及砂袋垫挤固定。50天后复查:局部无痛,可下地步行，骨盆挤压与分离试验均（-）。X光片显示：右骶髂关节及双侧耻骨枝支解剖复位。当天解除牵引，11天后出院。

（五）讨论

1. 治疗程序的选择原理

（1）对于损伤在2周之内的骨盆骨折，因损伤引起的出血灶即便暂时静止了，仍属不稳定性，所以宜先行患侧下肢骨牵引6~7天，待出血灶完全稳定，且移位畸形也得到部分矫正后再用复位手法矫正残留移位，并配以外固定直至愈合为止。这样比较安全可靠。

（2）对于损伤超过2周的骨盆骨折、损伤处出血灶已稳定，附近的软组织又形成一定程度的纤维性粘连，单纯牵引难于矫正移位畸形。所以应先行手法复位，矫正畸形，然后再用持续牵引和外固定维持骨位状态直至愈合。

2. 手法复位的作用机理

（1）俯卧位复位法的受力分析：该法主要是用来矫正骨盆环额状面上的上下错动畸形。其中，设术者推患侧髂嵴后半部分产生的使患侧骨盆向足端的力为 F_1。设1名助手向远端牵引患肢而产生的通过患侧髋关节传达而使患侧骨盆向足端均力为 F_2。设1名助手推健侧坐骨结节而产生的使健侧骨盆向头端的力为 F_3。设病人健侧足蹬木箱而产生的，通过健侧下肢传导而使健侧骨盆向头端的力为 F_4。设患者双手拉床头横杆的力为 F_5。在上述5个力中，F_1与 F_2的方向是一致的；其共同作用使患侧骨盆产生向足端下移的动势。由于骨折或脱位的断端都有一定的接触，所以当断端的患侧面受力而产生向足端运动时一定会受到断端健侧面的摩擦阻力，其反作用力或带动健侧面同时向足端运功，或造成骨盆在矢位轴上的旋转。F_1，F_2，F_3三个力的共同作用刚好使骨盆在 F_1、F_2的作用下其患侧半向足端下移而健侧半保持稳定。5个力的共同作用可达到矫正骨盆环上下错动畸形的目的。

（2）侧卧位复位法的作用机理：该法是继骨盆额状面畸形得到矫正后用来进一步矫正其水平面上存在的外旋畸形的。髂骨翼与骨盆的额状面总是有一个夹角存在。当术者从患侧沿与骨盆额状面平行的方向推压髂骨翼时，作用在患侧髂翼前外侧的指向健侧的力与对侧骨盆借助硬质床面并通过骨盆后弓而在骨折（或脱位）断面处产生的指向患侧的反作用力使患侧骨盆受到一个水平面上的力偶作用而产生内旋活动，达到矫正外旋的目的。并使骨盆环前弓的骨折（或脱位）断端相互接触变得紧密，利于其愈合。

（3）仰卧位复位法的作用机理：与俯卧位复位法相比较：①没有力 F_3的作用。②力 F_1的作用方向为单纯指向足端。其他机理基本相同。上述两条不同之处使得本法损伤小，更安全。

3. 骨盆弹力带固定及砂袋垫挤的益处

二者都具有在骨盆环前束弓损伤的情况帮助或代替其维护骨盆环稳定性的作用。同时，又有防止损伤处不稳、分离和矫正髂翼外旋的作用。

（《中医药学报》月刊1989年6期）

七、浅谈踝关节背伸固定位对踝部骨折后功能恢复的影响(附68例临床观察分析)

踝部骨折属关节内骨折,治疗的关键是恢复踝穴的基本结构及功能(特别是背伸功能)。据此,我们从固定位方面入手,通过对68例患者临床观察、分析和实验性解剖研究,证实踝关节背伸固定位对踝部骨折后背伸功能的恢复有着重要意义。现将观察和实验结果报告如下。

(一)临床观察

68例均为不稳定性踝部骨折。按Bonnin分型法分外翻型24例,外旋型37例,内翻型7例,手法整复后中立位固定34例;背伸位固定34例进行对照观察。疗效均采用1979年青岛会议制定的疗效标准评定。

结果如表1。

表1　两组治疗效果比较

固定方法	例数	疗效			
		优良	尚可	差	优良率(%)
中立位固定	34	30	3	1	88
背伸位固定	34	33	1	0	97

(二)实验性解剖观察

(1)取离体的新鲜小腿(包括完整的踝与足),用骨钻将骨圆针分别横穿胫骨上端和跟骨,横穿胫骨的骨圆针用以固定,横穿跟骨的骨圆针用以手法施加外力。然后剥离皮肤、皮下组织及肌肉,做成外旋型三踝骨折的病理模型。整复复位后,分别进行不同固定位的动态与静态观察。

中立位:内踝旋前移位(张嘴),外踝折面接触不紧密,并旋后上移。后方关节囊松弛后踝折块不稳,有后上移位趋势。

内翻位:三角韧带松弛,内踝张口减小,外侧韧带紧张,外踝上移得到矫正。后踝情况同中立位。极度内翻时,外踝出现内收畸形,外踝外展角度变小(<15°)。

内翻背伸位:三角韧带前束松弛,内踝张口明显减小。外侧韧带紧张,外踝旋后,上移均得到矫正,骨折面紧密接触,外踝无内收现象。后方关节囊紧张,后踝折块复位稳定。

(2)将上述三踝骨折病理模型,用螺丝钉分别固定折端后,切断三角韧带,外踝韧带及踝部关节囊的前内和前外侧(可见韧带及关节囊断裂后回缩、卷曲,两断端出现0.3~0.5cm

间隙),做成踝关节韧带,关节囊损伤的病理模型,在不同体位固定下进行动、静态观察。

中立位:韧带、关节囊断裂间隙无改变。

内翻位:三角韧带前束及前内侧关节囊的断端接触达1/2,三角韧带前束的断端接触达4/5。

内翻背伸位:三角韧带及前内侧关节囊的断裂口均在松弛状态下闭合。

外翻位:距腓前韧带及前外侧关节囊的断裂口对位达1/2;距腓后韧带及腓跟韧带断裂口均闭合。

外翻背伸位:外踝韧带及关节囊前外侧的断裂口均在松弛状态下闭合。

(三)讨论

踝关节骨折后,背伸功能恢复的好坏,直接影响到临床治疗效果。从本组临床观察和实验性解剖研究的结果可以看出,背伸位固定对踝部骨折后背伸功能的恢复作用是肯定的(采用内翻、外翻或中立位固定者,临床疗效优良率为88%,而采用背伸位固定者,临床疗效优良率达97%)。由于距骨的滑车关节面前宽后窄,相差约5mm,当踝关节背伸位时,宽的滑车关节面进入踝穴,下胫腓关节间隙增大,踝穴处于最宽状态。因此,踝部骨折整复后,在内翻或外翻背伸位固定,即保证了下胫腓关节间隙的最大生理宽度,又可彻底纠正内踝的外侧移位;防止外踝内收,保持外踝的外展角度(15°),从而达到恢复踝穴关节面平滑及生理宽度的目的,为日后踝关节背伸功能的恢复创造了条件。

另外,踝关节背伸位时,踝后关节囊紧张,其所产生的牵拉应力不仅能使后踝复位,而且能保持复位后的稳定性。对外翻、外旋型踝部骨折,在手法复位后,将踝关节固定于内翻背伸位,还有利于三角韧带前束松弛,使不利于内踝骨折面充分接触的拉应力为0,这对克服内踝骨折复位后的旋前再移位(张嘴)这一临床上的棘手问题有着重要意义。

由于踝部骨折多合并韧带及关节囊损伤,而韧带断裂后常常发生回缩或卷曲,使两断端间出现间隙。这种情况下,两断端间常由瘢痕组织充填修复,修复后的韧带是脆弱的,抗张强度差,只有直接的韧带才具有正常的抗张强度。本组解剖实验证实,踝关节固定于内翻或外翻背伸位时,断裂的三角韧带前束、距腓前韧带及破裂的前内、外侧关节囊呈松弛状态,从而为韧带及关节囊的直接修复创造了必要条件,对踝关节日后的稳定和减少踝关节再发性脱位的发生有着重要的意义。

(黑龙江省中医骨伤科第四次学术会议,大会宣读,1989年)

八、活血化瘀法治疗胫骨结节骨骺炎

胫骨结节骨骺炎的发病原因目前尚不明确，笔者运用活血化瘀法治疗胫骨结节骨骺炎30例，收效满意，报告如下。

30例均为门诊就诊病例，其中男21例，女9例，年龄9~16岁，平均年龄13岁，病程1天~2个月，平均20天；单侧患病25例，双侧患病5例；30例均有运动损伤史，有胫骨结节部疼痛肿胀，皮肤轻微潮红，指压坚硬感、压痛，抗阻力伸膝试验(+)。X线摄片示：胫骨结节骨骺呈舌状掀起或骨骺碎裂呈几块不等，骨质致密边缘不规则，软组织肿胀。

30例均采用自制消瘀膏外敷治疗。药物组成：川芎、赤芍、丹参、牛膝、大黄、血竭等，共研细末，用凡士林调成软膏备用。操作：消瘀膏外敷于胫骨结节局部，药膏厚度1mm，纱布敷料胶膏固定。每天1换，连用1周。治疗期间，避免伤肢剧烈运动，避免股四头肌牵拉。治疗后30例中，治愈(疗效标准按《中医病症诊断疗效标准》中骨骺炎疗效标准判定)28例，好转2例，无效0例。治愈率93.33%。

(黑龙江省中医骨伤科第四次学术会议，大会宣读，1989年)

九、消瘀膏治疗术后丹毒(附38例报告)

术后丹毒是继发于手术后切口周围的一种丹毒,术后静点青霉素虽亦能治愈,但疗程较长。我院骨科自1984年,根据中医药理论,应用消瘀膏局部外敷的方法,配合静点青霉素治疗术后丹毒,收到较满意的疗效,比以前单独应用抗生素治疗明显地缩短了疗程,现总结如下:

1. 临床资料

报告38例中,收集1984年前单独应用青霉素治疗的18例,定为甲组,1984年以来局部外敷消瘀膏配合静点青霉素治疗的20例,定为乙组,具体情况如表1所示:

表1　两组情况表

类别	性别		年龄		切口(发病)部位		
	男	女	4~18岁	19~53岁	腰	髋	四肢
甲组(18例)	11	7	6	12	3	5	10
乙组(20例)	9	11	7	13	4	7	9

2. 消瘀膏处方及配制

处方:栀子50g、木瓜100g、公英100g、黄柏150g、姜黄100g

配制:将诸药研磨为细末,用适量蜂蜜和水(蜜、水比例为药粉调匀成膏,装瓶备用。)

3. 治疗方法

首先,必须保护好术后切口,用超出切口四周1.5cm的无菌敷料将切口敷盖,并用胶布封严,以免污染切口,然后把消瘀膏均匀地摊涂在丹毒红肿部位,稍超出红肿边缘,厚度为2mm即可,再用敷料敷盖其上,1日或2日换药1次。

4. 疗效评定标准

治愈标准:丹毒红肿消退,皮肤柔软如常,体温恢复正常,无复发。

报告38例术后丹毒,均达到治愈标准。但疗程长短不同,按治愈时间分为:①优2~3天;②良4~7天;③可8~12天;④差13~17天。

治疗结果(见表2)

表2　两组治疗结果对照表

疗效	甲组		乙组	
	例数	比率(%)	例数	比率(%)
优	1	5.56	8	40
良	7	38.89	10	50
可	8	44.44	2	10
差	2	11.11	0	

5. 典型病例

赵某,女性,5岁,患右侧先天性髋脱位,入院后行右侧髋臼造盖成形术,术后开始恶寒、发热,至术后第二天,切口周围皮肤出现红斑,面积约4×15cm,色鲜红,边缘清楚,无破溃。诊断为术后丹毒,在静点青霉素的同时,局部外敷消瘀膏,每日换药1次;第二天红肿消减大半,皮肤稍硬;第三天,红肿消退,皮肤柔软,恶寒发热消失,未复发。

6. 讨论

(1) 通过38例术后丹毒的临床观察,甲乙组对比,可以看出,局部外敷消瘀膏,配合静点青霉素治疗术后丹毒的疗效明显优于单用青霉素,局部外敷消瘀膏能够明显缩短疗程。

(2) 术后丹毒,现代医学认为是溶血性链球菌(丹毒链球菌)侵入皮肤或黏膜内的网状淋巴管所引起的急性炎症,术后应用抗生素无可非议,但疗程较长,给术后体质恢复造成不良影响。祖国医学认为此病的发生,由于皮肤黏膜的破损(手术切口),感染邪毒所诱发,《圣济总录》指出:"热毒之气,暴发于肌肤间,不得外泄,则蓄热为丹毒",在清·吴师祖《理瀹骈文·略言》中指出:"凡病多以外入,故医有外治法",所以我科针对本病的病因病机,应用清热解毒,凉血消肿的消淤膏外敷局部,配合静点抗生素,能够取得较满意的疗效。

(3) 消瘀膏是我科协定处方,原来大量应用于治疗闭合性软组织损伤及未破溃的肿疡等。临床实践证明此方具有良好的清热解毒,凉血活血,消肿止痛的效果。故又用来治疗术后丹毒,方中的栀子、公英、大黄、黄柏,性苦寒善清邪热,泻火解毒,兼以凉血,配姜黄破血行气,活血止痛,木瓜善舒筋活络,有疏导邪热外出之功,蜂蜜为基质,软坚化滞,防止干燥,有助于诸药充分发挥效能。

(4) 消淤膏临床应用广泛,效果良好,且配制简单,使用方便,不失为骨伤科常备佳品。

(《中医药学报》月刊1990年3期)

十、闭膜管综合征的诊断与治疗

在骨伤科医疗工作中,邓福树教授注意观察了一类以髋关节前内侧痛,外展、外旋受限为主症,X线检查未见骨、关节异常的病人。经分析、探讨和试验性治疗,他认为这是一种由闭孔神经在闭膜管处发生病变而引起的疾病,并将其定名为闭膜管综合征。下面结合所经治的106例病例加以详细介绍。

1. 临床资料

本组病例共106人118个髋关节。其中男45例,女61例。双侧性12例,单左髋关节51例,单右髋关节43例。不足20岁者5例,20~30岁者49例,31~40岁者25例,41~50岁者17例,51~60岁者7例,61岁以上者3例。职业:工人29例,农民23例,干部21例,学生18例,家务15例。发病时间:不足1周者2例,1周至1个月者6例,1个月以上至3个月者16例,3个月以上至6个月者46例,6个月以上至1年者28例,1年以上者8例。

2. 诊断

多数无明显外伤史,缓慢发病。髋关节前内侧隐痛反复发作,逐渐加重。部分病人疼痛向大腿内侧(甚至向膝关节内侧)放散。久卧后可有髋关节“脱节感”。盘腿动作受限,走路迈步时患肢在后位牵掣痛。检查:内收肌紧。髋关节外展、外旋、后伸受限。内收长肌外缘与腹股沟韧带下缘交点压痛。少数病人髋关节后侧面深部压痛。大腿内侧中下段皮肤感觉轻度减退。“4”字试验阳性。X线检查:骨与关节无异常改变。

3. 治疗方法

根据病人发病时间和疼痛程度具体施行以下三种治疗方法:

(1) 局部中药外熥法:适用于初次发病,时间短,疼痛较轻者,取中药防风15g、艾叶10g、公英10g、地丁15g、红花15g、川椒15g、透骨草15g、海桐皮20g、五加皮20g、苏木10g、伸筋草15g、川芎10g、白芷15g、甘草10g,用纱布将诸药包裹起来放入清水中加热煮沸。20分钟后停止加热,加入食盐少许,搅拌溶化后稍加冷却(到不至于引起皮肤烫伤即可),然后将药袋熥敷于患侧腹股沟内侧部分,持续20分钟。每日2~3次,1付药可使用2~3天再更换。

(2) 局部封闭结合中药外熥法:适于病程较长,反复发作,疼痛较重者。患者仰卧于处置床上,患肢稍外展、外旋使内收肌腱隆起。以内收长肌外缘与腹股沟韧带下缘交点处为中心进行碘酒、酒精皮肤消毒。用注射器抽取强的松龙1ml及0.5%普鲁卡因10ml,摇匀。先在消毒区中心点注皮丘,待病人无特殊反应后再沿耻骨枝支水平支的上缘向后外方向进针,找到疼痛最敏感点,回吸若无血则将药液缓慢推入。每7天封闭1次,可连续封闭4~8次,每次封闭后第2天开始配合使用局部中药外熥,用法同前。

(3)闭孔神经干部分切除术:适于久病,多次保守疗法无效,痛苦很大者。首先作硬膜外麻醉或局部浸润麻醉。然后取仰卧位,患肢稍外展、外旋。常规消毒。从内收长肌外缘与腹股沟韧带交点处开始,沿内收长肌外缘向远端做6~8cm长的纵形切口。切开皮肤及皮下组织,向两侧分开内收长肌和耻骨肌。显露出闭孔神经的前枝支。沿前枝支继续向上分离,又可显露出闭孔神经的后支及闭膜管的外口处。将闭孔神经前、后枝支同时向远端稍加牵拉,然后贴闭膜管外口切除闭孔神经干0.5~1cm长度。其近端可缩到闭膜管内。缝合肌腱、皮下组织及皮肤。术中注意保护闭孔动、静脉。

4. 治疗结果

在106例病人中,经单纯中药外熥治愈者7例。所用时间为5~14天,平均8天;经局部封闭结合中药外治愈者94例。以每1次封闭配合6天中药外熥为1个疗程,在94例中,1个疗程治愈者6例,2个疗程治愈者11例,3个疗程治愈者42例,4个疗程治愈22例,5~8个疗程治愈者18例,8个疗程内未愈者7例;行闭孔神经干部分切除术治愈者7例。共计随访47例,时间为治愈半年至11年后,平均为3年半。除3例偶有患髋轻度不适外,余均无复发及不良反应的出现。

5. 病例介绍

例1 王某某,女,35岁。左髋关节前内侧痛2个月。频繁发作,逐渐加重。查:左髋外展、外旋、后伸受限,左内收长肌外缘与腹股沟韧带下缘交点处压痛,并向左大腿内侧放散。左侧“4”字试验阳性。X光片未见骨关节异常。第1次局部封闭后症状即明显减轻,经封闭配合中药外熥3周后痊愈。

例2 胡某某,女,42岁。左髋前内侧痛1个月。盘腿受限。睡觉时患髋有“脱节感”。查:左内收长肌外缘与腹股沟韧带下缘交点处压痛。左髋后伸痛。左侧“4”字试验阳性。经用中药局部外熥,6天后痊愈。

例3 毕某某,女,63岁。右髋前内侧及右大腿内侧放散痛1年。多次反复发作。查:右大腿内侧中下段皮肤感觉轻度减退。右内收长肌外缘与腹股沟韧带下缘交点处压痛,并沿大腿内则放散到膝关节内侧面。右侧“4”字实验阳性。X光片无异常所见。经采用局部封闭配合中药外熥,4周后痊愈。

例4 陈某,男,38岁。右髋前内侧痛1年余。走路跛行,不能盘腿。查:右侧内收肌紧张。右内收长肌外缘与腹股韧带下缘交点处压痛。右髋外展、外旋、后伸均明显受限。X光片无异常所见。经封闭配合中药外熥6周,疼痛减轻但始终不彻底。于是在硬膜外麻醉下行右侧闭孔神经干闭膜管外口外部分切除术。术后疼痛消失,无其他异常。

6. 讨论

(1)关于闭膜管综合征的命名:神经干的走行途中经常通过一些解剖管道。当这些容积十分有限的管道发生病变而刺激所通过的神经干时,即可出现该神经干的局部及其远端受累的情况。对这类疾病的命名通常依病变的解剖部位而定。如腕管综合征、肘管综合征、跗管综合征等。本文报道的是闭孔神经在闭膜管区域受累的疾病,故将其命名为闭膜管综合征。曾经有人把类似的症候群称为“闭孔神经卡压综合征”、“闭孔神经痛”等。笔者认为：闭孔神经有相当一段的解剖长度，具体病变的部位不同，所出现的症状也各不相同。用闭膜管综合征加以命名，既定了性（表明是闭孔神经的病变），又定了位（指出闭孔神经损伤的部位在闭膜管处）。另外，也与以往对这类疾病的命名相互统一。

（2）关于局部压痛：任何邻近骨表面走行的、其表层软组织较薄的神经枝支在受到按压时都可以产生局部不适甚至轻微酸、麻、痛感。正常人在内收长肌外缘与腹股沟韧带下缘交点处受到按压时也同样可以产生这种情况，而患有闭膜管综合征的病人在该处受到按压时则疼痛严重，常常是难以忍受。

（3）关于鉴别诊断：闭膜管综合征与髋关节的炎症、结核、肿瘤、类风湿、骨无菌性坏死等疾病都可以出现髋部疼痛及功能受限。但是，前者具有时好时坏的特点，即便是病情很重的病人也可以出现一段时间内症状明显减轻，甚至消失。而后者则是病情持续，逐渐加重。很难能出现持续一段时间的症状明显缓解，甚至消失。另外，后者在 X 光片上常可以有异常所见。

（4）关于外熥中药：本文所述使用中药共 14 味。其中，以伸筋草、海桐皮为主药，用以舒筋活络。辅佐以苏木、红花、川芎、川椒等药来活血祛瘀止痛。以甘草调节诸药。诸药合用，具有舒筋活络止痛之功，可有效地缓解闭膜管区域闭孔神经及其周围的充血、水肿、粘连等无菌性炎性反应，达到治疗目的。

（5）关于局部封闭：闭膜管综合征是闭孔神经在闭膜管处受累的疾病。闭孔神经受严重外伤的机会极少，本病基本属于闭孔神经的轻度损伤。局部封闭可以使消除无菌性炎症的药物直接作用在病区，达到治疗目的。它与中药外熥相互配合，则效果更佳。极少数多次封闭配合中药外熥无效的病例，其病程均超过 4 个月，慢性炎症使得局部软组织形成不可逆的变性，故非手术疗法难以奏效。

（6）关于闭孔神经干的部分切除：闭孔神经是髋关节和大腿内收肌群的主要支配者，但不是唯一支配者。所以，闭孔神经闭膜管外口部分切除术不会引起其支配区的严重功能障碍，临床实践和文献报道都在证实了这点。

（《中医骨伤科杂志》月刊 1990 年 6 卷 5 期）

十一、足踏法矫治伸直型桡骨远端骨折畸形

伸直型桡骨远端骨折又称克雷氏(Colles)骨折,在五十岁以上的骨折病人中占有较大的比例。对其早期治疗常常采用手法复位配合适当的外固定,并无多大难度。但在临床工作中仍见或可遇到一些畸形愈合的病例,究其原因,都属于失治或误治所致。自1982年以来,我们通过对23例该类患者的闭合治疗,摸索出专用于矫正其畸形愈合的足踏法,现介绍如下:

1. 一般资料

本组病人共23例。其中男10例,女13例。年龄在13~60岁,平均52岁。骨折时间在23~36天,平均28天,23例病人均有骨折端向背侧成角畸形,17例病人骨折远断端向桡、背侧移位。11例病人桡骨远端关节面的尺偏角在10~20°,5例病人在0~-10°,5例病人的掌倾角在-15°~35°,16例病人在-5°~-15°。

2. 治疗方法

(1) 准备:先行臂丛神经阻滞麻醉。然后让病人仰卧在诊察床上,患肢外展60°,桡骨远端及腕、手部伸出床外,前臂背侧面贴床面。用一个绷带卷垫在骨折近断端背侧部,一名助手半蹲于病人身旁,用一足跟踏在骨折近断端的掌侧面处,并用双手握持患侧前臂中段加以固定。

(2) 整复过程

第一步:松动骨折端。术者先在骨折端区域作适当地按摩、松解手法。然后双手分别握住病人患侧手的大、小鱼际部,依次作骨折端的加大成角、反折以及旋前、旋后等各方面的活动,幅度由小到大,直至使骨折端产生松动。

第二步:骨折复位。在第一步体位的基础上,将患肢稍向床内移动,使腕、掌关节对准床的边缘。再将绷带卷移至骨折的远端背侧部。助手足踏部位不变,术者双手仍分握其大、小鱼际部,用力向远端牵拉3~5分钟,然后在保持牵引的情况下逐渐屈曲腕关节,并向尺侧挤按骨折的远断端,待骨折部畸形得到完全矫正后停止。

3. 疗效判定

优:畸形得到完全矫正,桡骨远端关节面生理偏角恢复正常,腕关节功能无障,无痛。良:骨折端向背侧成角在0~5°,桡骨远端关节面的尺偏角在5°~15°,掌倾角在5°~10°,腕关节功能无障碍,仅大角度地用力活动时轻度疼痛。可:骨折端向背侧成角在5°~10°,桡骨远端关节面的尺偏角在0~5°,掌倾角在0~5°,活动轻度受限并疼痛。差:骨折端向

背侧成角在10°以上，桡骨远端关节面的尺偏角和掌倾角均呈负值。活动时明显受限并伴疼痛。

4. 治疗结果

在23例经该法治疗的病人中，优15例，良7例，可1例。折骨后愈合时间4~6.5周，平均5.5周。

5. 典型病例

例1 季某某，男，58岁。1982年5月18日左桡骨远端骨折，6月20日来我院就诊。查：左桡骨远端隐约见横行骨断裂线，折端向背侧成角约20°，骨折远断端向桡侧错动约0.5cm，桡骨远端关节面的尺偏角0°，掌倾角为-5°。施足踏法后打前臂远端背侧石膏托，腕部呈掌屈尺偏位。拍X光片检查：骨折端无成角，无侧方错动，桡骨远端关节面尺偏角25°、掌倾角15°。固定5周后解除石膏托，开始功能锻炼，又两周后复查：腕关节各方向活动均达到正常范围，无疼痛。

例2 张某某，女，53岁。1987年11月20日右桡骨远端骨折，12月9日来我院就诊。查：右桡骨远端见横行骨断裂线，折端向背侧成角25°，桡骨远端关节面尺偏角0°，掌倾角-10°，经用足踏法矫正后打前臂石膏托外固定。5周后拍X光片复查：折端无成角畸形，桡骨远端外节面尺偏角20°，掌倾角15°，解除石膏固定，功能锻炼。又3周后复查：腕关节各方向活动不受限，无疼痛。

6. 讨论

（1）伸直型桡骨远端骨折畸形愈合，其病理形态多与新鲜骨折后的形态相似，即骨折端向背侧成角，骨折远断端向桡、背侧移位，桡骨远端关节面的生理性掌倾角与尺偏角均减小，甚至呈负性，新鲜性与陈旧性的区别就在于是否有局部的骨性连接。我们介绍的矫治手法就是根据其局部畸形特点加之骨性连接的特点所设计的。

（2）在整复的第一步中，借助于助手的足踏和双手的握持，使骨折的近端被可靠地固定起来。利用绷带卷的支撑，使骨折部悬空。通过局部的按摩，使骨折端周围的软组织松解。在此基础上，术者握住其腕、手部作各方向的折旋，造成畸形愈合的骨折端产生超过其抗剪强度的剪应力，进而使畸形愈合的骨折端发生断裂。

（3）在整复的第二步中，作为支点的绷带卷移至骨折背侧面的远断端处，使得助手的骨踏力加之术者的屈曲手法，能有效地矫正骨折端的成角畸形，适当地侧方挤压手法可矫正骨折远断端向桡侧的移位。使骨折端尽量达到解剖复位，是恢复腕关节生理功能的重要基础。

（4）伸直型桡骨远端骨折的闭合性矫治同其他部位骨折畸形愈合的闭合性矫治一样，必须在其骨痂强度低于邻近正常骨质强度之前才有可能。我们体会，特指伸直型桡骨远端骨折畸形愈合而言，其闭合性矫治的时间应在骨折后6周之内为宜。

（5）鉴于该类病人多半年龄较大，骨质有不同程度的疏松，故在整复过程中，用力要适度，忌粗暴。应在充分松解的基础上使骨折端渐进地断裂，然后再恢复其正常生理形态。

（6）折骨矫治满意之后，还要像对待新鲜性该型骨折一样，用夹板或石膏加以外固定，约4~6周后解除。

近年来，随着骨伤科医疗技术的普及与提高，临床中所遇到的伸直型桡骨远端骨折的病例在逐渐减少。但是我们认为，足踏法作为一种简单，安全而又行之有效的整骨手法，既有一定的临床使用意义，又在闭合性矫治骨折畸形愈合方面有一定的交流意义，故成此文。

（《中医药学报》月刊1991年第2期）

十二、床缘折旋法矫治股骨干骨折畸形愈合

我科自1975年至今共收治股骨干骨折畸形愈合的患者42例。其中,经应用床缘折旋法矫治38例,疗效较为满意。介绍如下:

1. 临床资料

本组患者38例。男32例,女6例,年龄在4~41岁;骨折部位:左侧24例,右侧14例,上1/3段8例,中1/3段24例,下1/3段6例;骨折时间45~215天;畸形类型与程度:重叠畸形者29例,重叠长度在2.5~5cm。X光片显示:骨折端周围骨痂量丰富,骨折线模糊,都能不借助拐杖独立行走,都有短缩跛行。

2. 治疗方法

(1) 材料与工具:诊察床1张,5cm×20cm软垫1块,长70cm、直径5cm木棍1根,并在木棍中段环形缠绕一层宽25cm、厚3cm的棉花,外面用绷带包裹。

(2) 麻醉:通常对成人选用硬膜外麻醉,对儿童选用氯胺酮麻醉。

(3) 体位:根据X光片上骨折畸形愈合的类型而定。首先都要把骨折的近断端置于诊察床的边缘,并在患肢与床缘之间放置软垫。然后,对成角畸形者取骨折断端的凸侧面贴床面、凹侧面在上的体位;对重叠畸形者取两骨折端相错开的平面与床面相互平行的体位。

麻醉生效后,摆好体位。两助手各握持所备木棍的一端,将木棍中段缠棉花部分压在骨折近断端的上面,患膝关节伸直位。术者一手握住患侧大腿远端,另一手握住小腿,同时徐徐用力下压,可听到“滋滋”的骨折裂声,并出现骨折两断端之间所成角度的改变。此折法用于矫正成角畸形。若是重叠畸形,则在作完折法后将患膝关节屈曲90°,术者一手握住膝部,另一手握住踝部,向内、外两侧方向来回折旋骨折的远断端,使两骨折端之间充分离断,此为旋法。手法折骨后,单纯成角畸形者直接行夹板或石膏外固定;重叠畸形者,先行患侧股骨髁上牵引约1周,待重叠长度完全得到矫正后再配以夹板外固定。

3. 治疗效果

(1) 治疗标准:优:患肢无短缩及成角畸形,走路无跛行,患膝关节屈曲度超过120°。良:患肢短缩不超过1cm,成角不超过5°,慢走无跛行,快走轻度跛行,患膝关节屈曲度超过100°。可:患肢短缩不超过1.5cm,成角不超过10°,慢走轻度跛行,快走明显跛行,患膝关节屈曲可达90°,慢走即明显跛行,患膝关节屈曲度达不到90°。

(2) 疗效统计:在38例病人中,优26例,良11例,可1例。达到临床愈合的时间:最长162天,最短32天,平均59.57天。

4. 讨论

（1）手法折骨的时间选择：对股骨骨折，允许闭合性折骨的时限，长斜形、长螺旋形骨折在 3 个月之内，粉碎性骨折在 5 个月之内。在畸形类型上，因成角畸形骨端总骨痂量较少且不对称的状态持续时间较长，故允许闭合性折骨的时限较长。重叠畸形，因总骨痂量比较多，而且相对对称，则局部强度的提高比较成角畸形者要快，故允许闭合性折骨的时限也就相对短些。而旋转畸形，因其局部强度的提高比成角或重叠畸形者都快。所以其允许闭合性折骨的时限在三种畸形中为最短。

（2）折骨时体位的选择：对于成角畸形者，选择让骨折端的凸侧面贴床面的体位；重叠畸形者，选择骨折断端错开平面与床面平行的体位；对于单纯旋转畸形者，因骨痂呈环形对称，故折骨时无需特殊体位。

（3）床缘折旋法中的折法部分不适用于长斜形或长螺旋形骨折的折骨。

（《中国骨伤》月刊 1991 年 5 期 4 卷）

十三、逐瘀膏治疗急性软组织损伤的疗效观察与实验研究

采用攻下逐瘀类中药为主制成逐瘀膏外用治疗急性软组织损伤,并以正骨水为对照药,临床观察147例,结果显示逐瘀膏有较好的消肿止痛作用,疗效明显优于正骨水($P<0.01$)。实验研究以右后肢软组织损伤模型家兔为观察对象,分别在应用逐瘀膏及对照药正骨水治疗后第3,7,14,21天时取材,利用光学显微镜和电子显微镜观察其组织的微观和超微结构。结果显示,逐瘀膏能明显减少肌肉损伤后出血和炎症细胞渗出,加快瘀血和炎症的吸收,并能促进毛细血管的扩张与再生,使断裂的肌纤维愈合加速,且愈合处的结缔组织少。临床和实验结果均表明,用逐瘀膏外敷治疗急性软组织损伤有良好的消肿止痛作用,并且能明显缩短损伤处组织的修复过程。

软组织损伤属祖国医学伤筋的范畴,是骨伤科临床的常见病、多发病。在该病的治疗上,历代医家多从气滞血瘀立论,遵循行气活血、凉血活血及攻下逐瘀三大法则。尤其攻下逐瘀法因其效宏力专,用于损伤初期(急性期),作用迅捷,收效显著。但该法则历来都是作为内治的方法,以此指导外治者较少。笔者自1990~1991年,以攻下逐瘀类中药为主组方制成逐瘀膏外用治疗急性软组织损伤,将内用法则引用到外病外治上来,经临床与正骨水对照观察和实验研究证实,疗效满意,现总结报告如下。

1. 临床观察

(1)一般资料:自1990年9月至1991年12月共收治急性软组织损伤患者147例,其中男92例,女55例;年龄9~65岁,平均32岁;损伤部位按例数多少依次为踝、腕、胸壁、小腿、前臂、足等;病情按下列标准分轻度31例,中度72例,重度44例。按随机均等原则分为逐瘀膏组(治疗组)76例,正骨水组(对照组)71例。经X^2检验,两组病情基本一致($P>0.05$)。

(2)病情分度:参照陈正光临床病情分度标准,依据肢体肿胀程度、瘀斑大小、疼痛程度等,分为轻、中、重3度。①轻度:局部轻微肿胀、疼痛,可以从事日常活动或有皮下瘀血,局部压痛轻微,病人感觉有某种程度的不适或疼痛,勿须服镇痛药一旦用药可迅速控制。②中度:局部肿胀、疼痛,日常活动稍受限,皮下瘀血,局部压痛,疼痛为发作性或持续性,服镇痛药后可暂时缓解。③重度:局部明显肿胀,持续剧烈疼痛,休息时仍痛,生活和工作障碍,皮下瘀血明显,局部压痛剧烈,因疼痛而要求服用镇痛药,甚至用药亦仅获得部分缓解。

(3)药物及用法:逐瘀膏由大黄、芒硝、川芎、白芍等经烘干粉碎后加蜂蜜、甘油、水调配而成,加入防腐剂后密封贮藏备用。正骨水为市售成药[批号:桂卫药准字(1952)27015号]。治疗组用逐瘀膏涂于纱布上外敷患处,2~3天换药1次;对照组用正骨水涂擦患处,每

日数次。

(4) 疗效评定标准:参照陈正光的报导,制定疗效评定标准。①治愈:症状完全消失,活动能力恢复到伤前水平。②有效:症状有所改善,但仍残留某种痛苦或不适。③无效:症状无好转或恶化者。

(5) 疗效评定结果:两组病人均于治疗 14 天后(含疗程不足 14 天者)进行疗效评定,其结果见表 1 和表 2。两组不同病情疗效之间用等级序值法检验,轻、中度的 $P<0.01$,重度的 $P<0.05$。

表 1 逐瘀膏治疗组病情分度与疗效

病情分度	例数	疗效		
		治愈(%)	有效(%)	无效(%)
轻度	16	14(87.5)	2(12.5)	0(0)
中度	36	25(69.41)	10(27.8)	1(2.8)
重度	24	15(62.5)	7(29.2)	2(8.3)

表 2 正骨水治疗组病情分度与疗效

病情分度	例数	疗效		
		治愈(%)	有效(%)	无效(%)
轻度	15	4(26.7)	9(60)	2(13.3)
中度	36	12(33.3)	18(50)	6(16.7)
重度	20	4(20.01)	13(66)	3(14.0)

2. 实验研究

(1) 实验动物:实验用健康成年家兔 36 只,体重为 3±0.5kg,雌雄各半,参照王绪明等的打击棒冲击造模方法,造成右后肢急性软组织损伤模型。

(2) 实验方法:36 只家兔经造模后,随机分为空白对照组、正骨水治疗组、逐瘀膏治疗组,每组 12 只。造模后当天不予治疗,从第 1 天开始,逐瘀膏组局部外敷逐瘀膏,药膏大小约 $5cm^2$,厚约 2mm,用绷带包扎固定,隔日换药 1 次,正骨水组每日局部涂擦正骨水 3 次。空白对照组每日局部涂擦生理盐水 3 次。然后在治疗的第 3,7,14,21 天处死实验动物取材,进行大体、光镜及电镜观察。

(3) 实验结果:①大体所见:在治疗早期,逐瘀膏治疗组家兔局部肿胀,皮肤瘀斑及剖皮后所见的肌肉瘀斑、静脉瘀血明显较对照组为轻;在中后期,其消肿过程及皮肤瘀斑消退明显早于对照组,剖皮后见肌肉瘢痕形成较少。②光镜所见:见表 3。③电镜所见:逐瘀膏组见肌节的横纹清晰,排列整齐,毛细血管通畅,成纤维细胞的粗面内质网扩张不显著;空白对照组见成纤维扭曲,明暗带不清,毛细血管阻塞,有血栓形成,成纤维细胞内有丰富的粗面内质网,且明显扩张。

表 3 家兔肌肉损伤光镜下修复情况

分组	观察结果	
	第 3、7 天	第 14、21 天
逐瘀膏组	肌纤维明显断离,轻度扭曲,少量中性白细胞和红细胞渗出	断端愈合,极少胶原纤维形成,肌纤维排列规整
正骨水组	肌纤维明显断离,轻度扭曲,中量中性白细胞和红细胞渗出	断端基本愈合,中量胶原纤维形成,肌纤维排列规整
空白对照组	肌纤维明显断离,严重扭曲,大量中性白细胞和红细胞渗出	断端未愈合,大量胶原纤维充填其间,肌纤维排列紊乱

3. 讨论

（1）急性软组织损伤的机制：祖国医学认为，伤筋的肿胀、疼痛是由于人体某部受暴力打击，筋脉破损，血溢脉外，气血凝滞，流通不畅所致。现代医学认为，肿胀是由于毛细血管破裂，出血以及血管壁通透性增加，血管内液，外渗组织间隙所致；而疼痛则是由于创伤性血肿或炎症反应刺激局部神经末梢所致。

（2）逐瘀膏消肿、止痛的作用机理：逐瘀膏以大黄及其他峻猛攻下之品为主，辅以川芎、芍药等药组成。大黄“气味重浊，直降下行，走而不守，有斩关夺门之力”为主药；辅以芒硝、甘遂等峻猛攻下之品而起“坚者消之”、“留者攻之”之效；川芎为血中之气药，行气通脉以佐大黄等攻逐瘀血；诸药合用，使瘀血散，气血通而收消肿止痛之效。现代中药药理研究成果表明，大黄具有消炎、镇痛作用，可降低血管通透性，扩张末梢血管，改善微循环灌注，解除微循环障碍，既含有促凝成分，又含有抗凝成分，有利于消除损伤部位的瘀血和瘀血症状；川芎有抗凝和改善微循环的作用；芍药有抗炎、镇痛、解痉和对骨骼肌的松弛作用。说明逐瘀膏在治疗急性软组织损伤时的作用机理是通过改善损伤部位的微循环灌注、解除微循环障碍、降低血管通透性、对抗及消除其创伤性炎症反应、松弛骨骼肌痉挛以达消肿止痛的目的。从动物实验的结果看，逐瘀膏治疗急性软组织损伤的作用机理主要有以下几个方面。①抗渗出：逐瘀膏在急性软组织损伤的早期能有效地减少挫伤组织的出血，抑制其炎症反应，缩短其炎症反应期。②改善微循环状态：逐瘀膏能够修复微循环系统，促进毛细血管的开放和重建，从而可加强损伤处丢失和渗出细胞的吸收，有利于肌纤维的修复愈合过程。③镇痛和解痉作用：由于逐瘀膏的镇痛、解痉作用，缓解了肌肉的痉挛，改善了肌纤维的扭曲和紊乱，使肌纤维排列显得规整柔顺，得以充分伸展而利于损伤断裂的肌纤维接近或合拢，促使损伤肌肉的修复向着肌纤维和肌纤维膜未完全断离的状态演化，有效地减少纤维瘢痕性修复，而促进肌细胞修复。故而可得到修复快和预后好的结果。④抑制胶原纤维合成：逐瘀膏能抑制胶原蛋白的合成。因而可防止结缔组织过量增生，减少瘢痕性愈合，增加肌细胞性修复，因而可获得满意的治疗效果。

（《中医正骨》月刊 1994 年 6 卷 3 期）

十四、成人股骨头缺血性坏死的分期治疗

自1986~1995年，邓福树教授与学生在临床收治成人股骨头缺血性坏死56例共60髋、根据Ficat四期分型法分型，并施行不同治疗方法，取得了十分满意的疗效，以下是结合临床对其分期治疗问题作粗浅讨论。

1. 临床资料

(1) 一般资料：本组56例(60髋)中男34例(38髋)，女22例(22髋)；年龄最大72岁，最小18岁平均44岁；单侧发病52例(其中左髋30例，右髋22例)，双侧同时发病4例；发病原因，外伤12例(其中三翼钉内固定术后4例)，有激素应用史者30例，病因不详者14例；按Ficat四期分型法分Ⅰ期11髋，Ⅱ期32髋，Ⅲ期9髋，Ⅳ期8髋。

(2) Ficat四期分期法：Ⅰ期：有髋部疼痛症状，但X线片无法改变。Ⅱ期：疼痛症状加重，X线片见股骨头密度不均匀，囊样改变，但头形正常。Ⅲ期：疼痛、跛行和部分功能受限，X线片有新月征或局限性塌陷。Ⅳ期：疼痛、跛行严重，多需扶拐行走，X线片可见变形的股骨头，重者出现髋关节骨关节象，严重者出现半脱位。

2. 分期治疗方法

Ⅰ期11髋，行股骨头髓内钻孔减压术。Ⅱ期32髋，行旋股外血管植入术。Ⅲ期9髋，行截骨术，并根据股骨头塌陷部位决定截骨术式，塌陷位于股骨头外上方者6髋，行外展截骨术；偏向股骨头内上方者2髋，行内收截骨术；偏后方者1髋，行股骨头旋转截骨术。Ⅳ期8髋中单侧病变者4髋，行人工全髋关节置换术；双侧病变者4髋，行双侧改良贝氏截骨术。该术需分两步进行，第一步先切除病变之股骨头颈，修平断面，然后于转子间线下方行外展截骨，以截骨近段承托骨盆负重而达治疗目的。

3. 治疗结果

疗效评定标准：治愈：无疼痛、跛行和功能障碍，X线片股骨头恢复正常。好转：髋痛和跛行减轻，活动功能改善，下肢短缩1cm左右，X线片股骨头变大或扁平，但骨坏死和骨质增生硬化现象有改善。未愈：症状无改善，X线片无改变。

治疗结果：本组56例60髋，均得到随访，随访时间0.5~5年，平均4年。结果Ⅰ期11髋，治愈7髋，好转4髋，Ⅱ期32髋，治愈12髋，好转18髋，未愈2髋；Ⅲ期9髋，治愈1髋，好转5髋，未愈3髋；Ⅳ期8髋，好转3髋，未愈5髋，共计治愈20髋，好转30髋，治愈率33.33%好转率50%，总有效率83.33%。

4. 分析体会

Ficat 于 1985 年曾针对其四期分法提出了按期治疗的建议。邓福树教授经临床分期治疗后感到按期治疗可使治疗有效率明显提高。对保证早期诊治，防止延误治疗和治疗不当，减低病残率有积极的意义。

Ficat 四期分型法中也存在程度上的差异，如第Ⅳ期中以是否出现股骨头退变可再分两期，治疗上也就相应的有所改变。未出现骨关节炎病变者，可适当选用血管植入术或截骨术，另外对于Ⅳ期病变的治疗，应考虑年龄因素，对年龄小于 50 岁的单髋病例，可行股骨头修整加血管植入术，慎勿过早行全髋置换术。

在分期治疗方法中，血管植入术的适应证可放宽，必要时可配合其他的方法，能取得良好的效果。确实可靠的带血运血管植入对改善坏死股骨头，重建血循环有着切实的效果。

在分期治疗中，全身综合治疗措施不可轻视，不论股骨头塌陷与否，限制患髋负重对股骨头的恢复都具有重要的意义。患者精神上的配合和身体状况对病情恢复也有明显的影响。另外，适当的电疗和中药治疗对改善症状亦具有一定的作用。

（《中医正骨》月刊 1995 年 7 卷 6 期）

十五、脊痛消胶囊治疗腰椎间盘突出症临床观察

药物内治疗法作为非手术治疗腰椎间盘突出症(LIDP)的重要方法之一,以其简便易行、安全可靠而受到广泛地关注和研究。自 1994 年应用邓福树教授研制的脊痛消胶囊治疗患者 LIDP44 例,并以口服秋水仙碱治疗的 39 例为对照组,进行临床观察。现将结果总结报告如下。

1. 临床资料

(1) 一般资料:自 1994 年共收治 LIDP 患者 83 例,其中男 49 例,女 34 例;年龄最小 21 岁,最大 68 岁,平均 40.2 岁;病程最短 2 周,最长 4.5 年。按就诊先后顺序编号,用查随机数字表的方法分组,遇双数分入治疗组,遇单数分入对照组,治疗组 44 例(男 28 例,女 16 例),对照组 39 例(男 21 例,女 18 例)。两组一般情况(见表 1)比较,无明显差别($P>0.05$),具有可比性。

表 1　83 例 LIDP 分组及一般情况表

组别	例数	年龄(岁)			病程(月)		突出节段			
		~30	~50	~68	<6	>6	$L_{4\sim5}$	L_5S_1	L_4S_1	L_3S_1
治疗组	44	6	26	12	16	28	27	11	4	2
对照组	39	9	23	7	11	28	25	9	5	0
合计	83	15	49	19	27	56	52	20	9	2

(2) 诊断标准:参照《中药新药治疗 LIDP 的临床研究指导原则(草案)》关于 LIDP 的诊断标准。疼痛部位及其放射规律和使疼痛缓解或加剧的情况等病史。压痛点。直腿抬高试验和加强试验。跟臀试验。皮肤感觉、肌力和腱反射的改变。脊柱姿态的改变。X 线腰椎正侧位片示脊柱侧凸或腰椎生理前凸消失。CT 提示有椎间盘突出。造影提示有椎间盘突出。其中前 3 项为基本依据,其余各点若存在能进一步协助确诊,若不存在并不能排除此诊断。两组 83 例全部符合此标准。

2. 病情评价

(1) 腰腿痛程度量化标准:参照 Fairbank JC 腰痛病情计分表制定。根据疼痛强度、生活情况、提物、行走、坐位、站立、睡眠、性生活、社交、出游等 10 项内容,对病人进行打分,其中每项 6 个答案,按 0 分、1 分、……5 分 6 个等级进行计分,累计所得分数并求出其百分率来表示疼痛程度。即腰腿痛程度=实得总分/可能得到的全分×100%。两组 83 例按上述评分标准评定,结果(见表 2)表明,治疗前两组病例腰腿痛程度无显著性差异($P>0.05$),具有可比性。

（2）临床体征量化标准：根据对LIDP患者进行临床体格检查时可能出现的主要体征制定，共有腰部外观、压痛、腰活动度、皮肤感觉、腱反射、下肢肌力、患侧和健侧的直腿抬高试验、屈颈试验、仰卧挺腹试验等10项内容，其中每项有4个答案，分别按0分、1分、3分、5分4个等级进行计分，累计所得分数并求出其百分率来表示临床体征轻重程度。即体征轻重程度=实得总分/可能得到的全分×100%。两组83例按上述评分标准评定，结果（见表3）表明，治疗前两组病例临床体征轻重程度无显著性差异（$P>0.05$），具有可比性。

表2　83例LIDP治疗前腰腿痛评分情况

组别	例数	腰腿痛评分（%）				
		~60	~70	~80	~90	~100
治疗组	44	2	8	14	17	3
对照组	39	4	10	13	8	4
合计	83	6	18	27	25	7

表3　83例LIDP治疗前临床体征评分情况

组别	例数	临床体征评分（%）			
		~30	~40	~50	~60
治疗组	44	8	20	12	4
对照组	39	5	23	10	1
合计	83	13	43	22	5

3. 治疗方法

（1）治疗组：口服脊痛消胶囊，每次5粒，每日3次，30天为1个疗程。该药由黑龙江中医药大学附属第一医院中药厂制备，主要成分为黄芪、川芎、当归、车前子、泽泻、五灵脂、元胡等13味中药组成。

（2）对照组：口服秋水仙碱，每次0.5mg，每日2次，30天为1个疗程。该药由景德制药股份有限公司出品，药物注册为内卫制字第0627号。

4. 疗效判定方法

（1）腰腿痛程度分级：以腰腿痛程度百分率为基础分为五级。0级（0~20%）：无明显疼痛，可妥善处理生活，无需特殊治疗。Ⅰ级（21%~40%）：偶有腰腿疼痛，但程度轻微，生活能自理，不影响睡眠。Ⅱ级（41%~60%）：经常有腰腿疼痛，发作时较痛苦，生活尚能自理，有时影响睡眠。Ⅲ级（61%~80%）：腰腿疼痛持续发作，大部分生活需要帮助，经常影响睡眠。Ⅳ级（81%~100%）：腰腿痛使病人处于强迫体位，生活完全依靠帮助，严重影响睡眠。

（2）临床体征改善程度判定：以治疗前、后临床体征得分之差的百分率为基础判定。优（31%以上）：治疗后阳性体征基本消失，脊柱功能恢复正常。良（21%~30%）：治疗后大部分阳性体征消失，可遗有感觉、肌力、腱反射等轻度变化，脊柱功能基本恢复。可（11%~20%）：治疗后部分阳性体征消失，感觉、肌力、腱反射等无明显改变，脊柱功能轻度受限。差（0~10%）：治疗前、后临床阳性体征无明显变化。

(3) 疗效判定标准:参照国家中医药管理局颁布的《中药新药治疗 LIDP 的临床研究指导原则(草案)》的疗效判定标准制定。痊愈:腰腿疼痛消失,活动无障碍,恢复原工作。显效:腰腿疼痛基本消失,活动虽无障碍,但过重活动时有轻度疼痛和不适,基本恢复原工作。进步:腰腿疼痛部分消失,活动轻度障碍,部分恢复工作。无效:腰腿疼痛无明显好转,活动受限,不能胜任任何工作。

5. 结果与分析

(1) 临床镇痛效果:两组治疗后疼痛分级情况如表 4 所示,治疗组 0 级 16 例,Ⅰ级 20 例,优良率为 81.82%;对照组 0 级 13 例,Ⅰ级 11 例,优良率为 61.54%。两组比较($P<0.05$)有显著性差异,治疗组优于对照组。表明脊痛消治疗 LIDP 对腰腿痛有良好的镇痛效果。

表 4 83 例 LIDP 镇痛效果表

组别	例数	治疗后疼痛分级情况				
		0	Ⅰ	Ⅱ	Ⅲ	Ⅳ
治疗组	44	16	20	6	2	0
对照组	39	13	11	10	5	0

(2) 临床体征改善程度:两组症状体征改善情况如表 5 所示,治疗组优 7 例,良 20 例,优良率为 61.63%;对照组优 2 例,良 10 例,优良率为 30.77%。两组比较($P<0.01$)有非常显著性差异,治疗组明显优于对照组。表明脊痛消治疗 LIDP 有良好的改善临床体征作用。

表 5 83 例 LIDP 治疗后临床体征改善程度表

组别	例数	临床体征改善情况				优良率(%)
		优	良	可	差	
治疗组	44	7	20	15	2	61.4
对照组	39	2	10	26	1	30.8

(3) 临床疗效:两组临床疗效评定结果如表 6 所示,治疗组显效 25 例,痊愈 9 例,优良率 77.27%;对照组显效 22(4+18)例,优良率 56.41%。两组比较($P<0.05$)有显著性差异,治疗组优于对照组。表明脊痛消治疗 LIDP 能全面改善临床症状和生活、工作质量,其优良率明显高于对照组。

表 6 83 例 LIDP 临床总疗效表

组别	例数	临床疗效				优良率(%)
		痊愈	显效	进步	无效	
治疗组	44	9	25	8	2	77.3
对照组	39	4	18	12	5	56.4

6. 讨论

（1）脊痛消治疗 LIDP 的中医理论基础：邓福树教授根据多年的临证经验，结合中医基础理论认为 LIDP 的发病机理主要是外伤或劳损等原因，导致局部气血运行紊乱，正气虚弱，瘀血内停，水湿内阻，血水互结，经脉不通，日久失养。正如唐容川指出："病血者未尝不病水，病水者未尝不病血"。瘀血停滞，气失宣通，可致水液停滞；水湿内停，气机不畅，可致血行瘀阻，瘀血与水湿既是病理产物，又是重要致病因素，二者互为因果，交相为患。故《血证论·瘀血》云："水病则累血，血瘀则累气"。《血证论·阴阳水火气血论》亦云："瘀血化水，亦发水肿，是血病而兼水也"。在治疗上以《血证论·汗血》："血与水本不相离，……治水即以治血，治血即以治水"为原则，确立脊痛消的主要功效为益气、活血、利水。用气做动力，同时血水兼理，使血运水行，则经脉畅通并得以滋养。方中重用黄芪等药补气升阳，以助血水运行。以川芎、当归等药活血祛瘀，调理血脉。应用车前子、泽泻等药利水消肿除湿，疏通经脉。选择五灵脂、元胡等药缓急止痛，治疗腰腿痛之标，兼助活血益气利水之药效。诸药配伍，相得益彰，共同调理气、血、水的运行输布，疏导并滋养经脉。

（2）脊痛消治疗 LIDP 的现代医学理论基础：①对 LIDP 物理化学性神经根炎的影响：作者另外的课题曾用大白鼠建立物理化学神经根炎模型，使用脊痛消水煎剂进行治疗。通过对模鼠活动征象、血液流变学检查、滤纸片重量的测定和病理学检查，表明该药具有使血液黏滞度降低，减轻炎症反应程度，减少神经根的变性，抑制异物肉芽肿生长的作用，从而减轻对近旁神经的损伤和压迫。对模鼠患肢的运动、痛觉、触觉的恢复都有促进作用，与对照组比较有显著差异（$P<0.05$）。通过对该研究的结果分析证实，脊痛消对模拟 LIDP 物理化学神经根炎的动物模型具有良好的治疗作用。②对 LIDP 自身免疫反应的影响：作者另外的免疫学基础实验证实，脊痛消煎剂能提高小鼠碳粒廓清率，增强巨噬细胞的吞噬功能，并能拮抗环磷酰胺对小鼠单核巨噬系统的抑制，说明该药有良好的改善非特异性免疫功能的作用。脊痛消能使绵羊红细胞（SRBC）所致的小鼠脾细胞定量溶血光密度值增高，并对环磷酰胺抑制的 QHS 反应也有提高作用，说明该药对正常机体的抗体生成有一定促进作用，并对异常的体液免疫反应有改善功能。脊痛消能够抑制二硝基氟苯（DNFB）引发的小鼠迟发性超敏反应，说明该药对 T 细胞介导的细胞免疫反应有一定程度的抑制作用。上述研究结果，经统计学处理，均有显著性意义（$P<0.05$）。针对 LIDP 所存在的自身免疫反应异常，实验所得的脊痛消免疫药理作用有着十分积极的治疗意义。

（《中医正骨》月刊 1998 年 10 卷 3 期）

十六、中药治疗早期股骨头缺血性坏死的临床研究

应用纯中药提取水针剂骨增灵行病髋关节腔内注射，同时按病因辨证口服骨蚀灵或健骨灵的方法对96例成人早期股骨头缺血性坏死患者分组治疗。按Michael设计的髋关节功能评价表打分并结合影像学结果统计疗效。结果显示，该法与单纯口服用药或单纯髋关节内注射用药相比较，有显著差异（$P<0.05$），自身前后对照有显著差异（$P<0.01$），优良率78.26%，总有效率96.09%。表明在口服用药改善股骨头颈血运的同时，病灶内局部用药，可加快坏死骨的爬行替代，提高疗效，缩短疗程。

成人股骨头缺血性坏死属骨科疑难病，我们采用纯中药提取水针剂骨增灵行病髋关节内注射，同时按病因口服骨蚀灵或健骨灵的方法对96例108个髋关节分组对比治疗，现将观察结果总结报告如下。

1. 临床资料

本组96例，男62例，女34例。年龄24~67岁，平均51岁。病程最短45天，最长1.5年。单侧发病者84例，双侧12例。激素引起者41例，外伤所致者14例，嗜烟酒者15例，有解热镇痛药应用史者8例，骨性关节炎引起者4例，余14例病因不详。按Ficat分期法分，Ⅰ期42例，Ⅱ期54例。

2. 治疗方法

（1）分组方法：将患者按就诊序号随机分3组。A组32例，其中Ⅰ期16例，Ⅱ期16例，单纯行骨增灵注射液病髋关节腔内注射。B组31例，其中Ⅰ期15例，Ⅱ期16例，单纯口服骨蚀灵或健骨灵胶囊。C组33例，其中Ⅰ期16例，Ⅱ期17例，行病髋关节腔内注射骨增灵的同时按病因口服骨蚀灵或健骨灵胶囊。

（2）药物制备：骨蚀灵胶囊由川芎、白芍、红花、丹参、土鳖虫、血竭、乳香、没药、自然铜、木香、制马钱、甘草组成。每味药各等量，干燥粉碎后装胶囊（其中制马钱为其他药量的1/5）。健骨灵胶囊主要由杜仲、山药、枸杞子、淫羊藿、蛤蚧、鹿角霜组成。每味药各等量，干燥粉碎后装胶囊。骨增灵由延胡索等3味中药经浸泡浓缩提炼精制而成无菌水针剂，每支5ml。以上3种药都由黑龙江中医药大学附属医院药厂生产。

（3）用药方法：骨增灵注射液5ml加入2%利多卡因1ml混合后共6ml髋关节腔内注射，隔日1次，3个月为1个疗程。骨蚀灵胶囊口服，每日3次，每次5粒，3个月为1个疗程。健骨灵胶囊（仅用于由激素引起者）口服，每日3次，每次5粒。

3. 结果

（1）疗效评价标准：按Michael等设计的髋关节功能评价表对每一患者治疗前及治疗后

各疗程(用T表示)进行评分,然后进行组内治疗前后自身对照和各组间对比,并按治疗后髋关节得分值评定疗效:优100~90分,良89~80分,可79~70分,差69分以下。

(2) 疗效评价结果:结果表明C组治疗前后对比有效($P<0.01$),见表1和表2。4疗程后,C组与B组、A组间相比皆有显著差异($P<0.05$),见表3。C组随诊3.5~5年髋关节功能稳定。本疗法优良率78.26%,总有效率96.09%。

表1 治疗前后各组髋关节功能分数统计表($\bar{x}\pm s$)

组别	例数	治疗前	不同疗程				
			T_1	T_2	T_3	T_4	T_5
A	32	26±4	41±2	50±3	61±2	70±3	72±2
B	31	25±3	31±2	35±2	40±2	43±2	44±3
C	33	24±3	48±3	59±2	74±2	93±2	94±3

表2 各组内各疗程间分数比较结果(P值)

组别	T_1/T_0	T_2/T_0	T_3/T_0	T_4/T_0	T_5/T_0	T_4/T_3	T_4/T_5
A	<0.05	<0.05	<0.05	<0.01	<0.01	<0.05	>0.05
B	>0.05	>0.05	>0.05	<0.05	<0.05	<0.05	>0.05
C	<0.05	<0.05	<0.05	<0.01	<0.01	<0.05	>0.05

表3 各组间各疗程提高分数比较结果(P值)

组:组	治疗前	不同疗程				
		T_1	T_2	T_3	T_4	T_5
C:A	>0.05	>0.05	>0.05	>0.05	<0.05	<0.05
C:B	>0.05	>0.05	>0.05	>0.05	<0.05	<0.01

4. 讨论

(1) 治疗现状:成人股骨头缺血性坏死的发病率呈逐年升高的趋势,治疗上目前尚无理想的方法,但人们已注意到早期诊治的重要性,且许多学者提出分期治疗可明显提高疗效。基于对其病因上血运受阻理论的认识,许多学者都在探索通过药物或手术方法改善或重建血运以促进愈合,并取得了很大的成绩。特别对早期股骨头坏死,有效的及时的改善股骨头血液供应具有积极的治疗作用。

(2) 骨蚀灵胶囊的作用:该药具有补气养血、活血化瘀、通络散结止痛、续筋接骨之功。现代药理研究证明此方不仅具有扩张股骨头颈内血管、防治血栓形成、促进栓子溶解、增加血液供应的作用,而且可在促进坏死骨吸收的同时补充成骨所需物质,从而促进成骨,加速坏死骨修复。

(3) 健骨灵胶囊的作用:该药具有补肝肾、助肾阳、养阴生精、健骨生髓之功。现代药理研究表明诸药合用有提高机体免疫力和修复能力,补充各种营养因子,降低血糖、血脂和调解改善脂肪代谢的作用,故适用于因血管或血液本身病变和激素引起的股骨头坏死的治疗。激素主要通过引起股骨头骨细胞等发生脂肪变性和坏死,小血管脂肪栓塞,异常肥大的骨髓内脂肪细胞压迫股骨颈内静脉引起毛细血管血液瘀滞,使血管生长和再生受到抑制而引发此病。

(4) 骨增灵的作用:具有理气活血止痛、舒筋通络的作用。现代药理分析和动物实验表明此药具有止痛、消炎和促进退变关节软骨再生的作用。关节内给药可直接作用于股骨头和髋臼表面关节软骨促其再生,直接作用于滑膜消炎止痛。另外,可通过滑膜消肿而缓解对滑膜下血管的压迫而改善血运。

(5) 该疗法的作用机理和优点:采用口服和病灶内注射用药两种途经相结合。通过口服全身用药以改善血黏稠度,扩张股骨头颈血管和促进血管再生增加血运而加速坏死骨吸收促进成骨;同时病髋关节腔内注射药物可直接作用消除滑膜炎症,促进软骨再生和增加血运促进骨的爬行替代加速愈合。此疗法 1 个疗程后 76. 40% 的病人疼痛减轻,4 个疗程后有 78. 20% 疼痛消失。具有见效快、疗程短、疗效高的优点。另外由于关节内穿刺用药操作简单、创伤小、痛苦轻,而患者乐于接受。

(6) 治疗中要注意的几个问题:①早期诊治效果好,本组Ⅰ期病例的疗效高于Ⅱ期者。②骨增灵注射液要确保注射到关节腔内,应按正确的方法穿刺,注射前一定要回吸以确定不在血管内,注射时应体会注射阻力,关节腔内注射阻力很小。一旦注射到关节外软组织内将引起局限性药物性炎症而引起肿胀疼痛,个别病人反应强烈以致功能障碍,应暂停注射并给予制动抗炎处理。③穿刺时应严格无菌操作,本组无 1 例感染者。④各疗程间可适当停止注射休息 1~2 周。⑤应减少负重,保护股骨头,以免塌陷。

(《中医正骨》月刊 1999 年 11 卷 1 期)

十七、健骨灵治疗老年性骨质疏松症的临床观察(附62例资料分析)

老年性骨质疏松症是一种以骨量减少、结构疏松、承载能力降低、骨折危险性增加为特征的代谢性骨病,尤以绝经后妇女发病率甚高。我院自1995年4月起应用邓福树教授的经验方健骨灵对62例老年性骨质疏松症患者进行治疗。疗效显著,现报告如下。

1. 临床资料

(1) 一般资料:本组62例患者中,男9例,女53例;年龄60~75岁,平均65岁;症状:均有1~10年以上时轻时重的腰背酸痛史,伴有四肢乏力,食欲不佳。其中1/2的病例伴有肩、髋、膝部酸痛、翻身坐起疼痛,且行走不便。临床检查:圆背畸形40例,其中重度10例,中度18例,轻度12例。所有病例胸腰段及中下腰部有压痛及叩击痛严重者肩、髋、腰部也有压痛,但均无脊神经受压的症状及体征。

(2) 骨质疏松程度:所有病例均行腰椎正侧位X线摄片及单光子密度仪测检。X线显示。其疏松程度按照日本山本吉藏的分度,62例中,Ⅰ度者15例,Ⅱ度者26例,Ⅲ度者21例。骨密度测定:参照WHO标准,结合我国情况,本组BMD程度:重度(-3.0↓)25例,中度(-2.0~-3.0)21例,偏低(-1.0~-1.9)16例。

2. 治疗方法

(1) 中药治疗:给中药健骨灵胶囊,每日3次,每次5粒。其主要成分有淫羊藿、补骨脂、蛇床子、骨碎补、黄芪、芡实、阿胶、枸杞子、甘草等。

(2) 辅助治疗:有椎体压缩者均卧硬板床,腰部垫枕。椎体压缩>1/2者行骨盆牵引。

3. 治疗结果

连续服药3个月后,再重复拍X线平片、BMD等检查。结果:

(1) 症状改善情况:以症状消失,恢复正常工作者定为优,共33例,占53.2%;以症状基本消失,时有隐痛,能正常工作者定为良,计25例,占40.3%;以症状减轻,工作后加重者定为尚可,计4例,占6.5%。优良率93.5%。

(2) X线显示腰椎改善情况:治疗3个月后,腰椎X线摄片显示均较治疗前有显著改善。症状越严重改善越显著,见表1。

表1　62例用药前后腰椎X线显示比较 n(%)

	Ⅲ°	Ⅱ°	Ⅰ°
治疗前	21(33.9)	26(41.9)	15(24.2)
治疗后	5(8.1)	26(41.9)	31(50.0)
P值	<0.01	>0.05	<0.01

注:治疗前后Ⅰ°~Ⅲ°总体相比有显著性差异(P<0.01)。

(3) 骨密度改善情况:62例的桡骨远端做单光子吸收法(SPA)测定用药后BMD,均有不同程度的改善。显效:BMD上升>2%有40例,占64.5%;良好:BMD上升>0.5%~2%有8例,占12.9%;改善:BMD上升<0.5%有9例,占14.5%;无效:BMD下降>0.5%有5例,占8.1%。总有效率达91.9%。

4. 讨论

骨质疏松症(OP)属于中医学中“骨痿”、“骨枯”、“肾衰”等范畴。按照中医的理论“肾藏精、精生髓、髓生骨、致骨者肾之舍也。髓者,肾精所生,精足则髓足,髓在骨内,髓足则骨强。”(见《内经精义》),“……女子三七,肾气平均……四七,筋骨坚,七七,天癸竭,故形坏……,男子三八,肾气平均,筋骨劲强,七八,天癸竭,肾脏衰,形体皆极……。肾充则骨强,肾虚则骨枯……,足少阴气绝,则骨枯。”(见《内经》)。这些论述表明了骨与肾有着密切关系。另外吴建华认为的发生不仅与肾亏有关,也与脾虚关系密切。肾亏脾虚是该病发生的基本病理因素。广州中医药大学附属骨伤科医院的研究证实,肾虚脾虚的患者骨密度比常人明显低下。因此,补肾健脾是中医治疗老年性的根本大法。哈尔滨医科大学研究表明肾虚时垂体、甲状腺、肾上腺、卵巢、睾丸等腺体退行性变,导致性激素水平下降、内分泌失调,影响骨的生长发育而致骨质疏松,中药补肾可以纠正免疫系统的功能紊乱。中医的补肾可以兴奋性腺功能,提高骨钙素和磷钙素的含量,如淫羊藿、黄芪、补骨脂等。同时淫羊霍与骨碎补两味药具有增加骨小梁宽度和密度减小骨小梁间隙,亦而减少骨丢失的作用。以补骨脂、淫羊藿、骨碎补、蛇床子等为主药,有温肾壮阳,滋补肝肾的功效。辅以黄芪、芡实等药补气健脾,佐以阿胶、枸杞子等滋阴补血等,通过上述组方可以使骨由枯转荣,由痿变坚。从根本上达到治疗老年性OP的目的。

(《中医药信息》月刊2000年2期)

十八、后路减压椎间楔状植骨术治疗腰椎滑脱症(附16例报告)

腰痛病人中有4%~5%属腰椎滑脱症。文献认为神经根受压，经保守治疗无效者应考虑手术治疗。我们设计了后路减压椎间楔状植骨融合手术方法，并已实施16例，效果较好，报告如下：

(一) 临床资料

在16例中，男6例，女10例，年龄在22~59岁，平均43.9岁，L_4椎体滑脱10例，L_8椎体滑脱6例，Ⅰ°滑脱8例，Ⅰ°半滑脱8例，全部具有神经根受压的症状与体征。

(二) 后路与术式

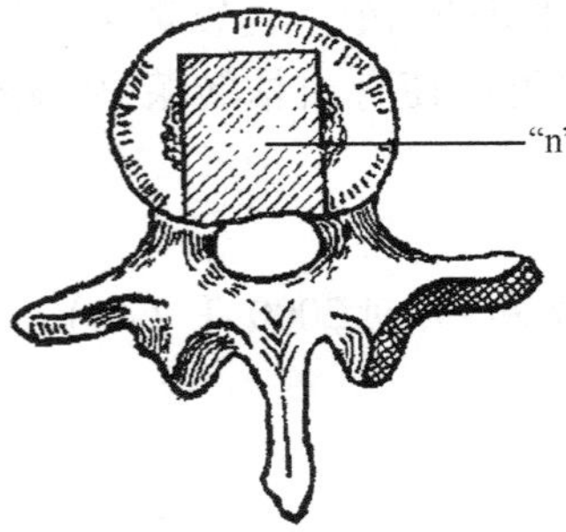

图1

取俯卧位。以病变节段上一节棘突的上缘作为切口的起点，先沿后正中线向骶尾方向走行，经骶骨嵴后上缘，再转向侧方走行4~5cm停止，整个切口呈"L"型。咬除病变节段上位棘突的下半、上位椎板的下半、下位棘突的上半及下位椎板的上半，切除黄韧带，如两侧小关节突内缘间距较小，还要凿除两侧小关节突的内侧1/3~1/2，拉开硬膜囊及神经根，作水平面上的"门"型切除椎间盘。在纤维环的前缘(图1)要留0.5cm，两侧缘各留有1cm。

然后再分别在上位椎体的下缘和下位椎体的上缘凿除一个前厚后薄的楔形骨片，并凿平下位椎体后上角的凸出部分(图2)，使椎间隙形成一个前缘高度大于后缘高度3mm的空腔(图3)，在髂骨上取两块等大的等腰梯形骨块，其下底长等于椎间空腔前缘高度，上底长等

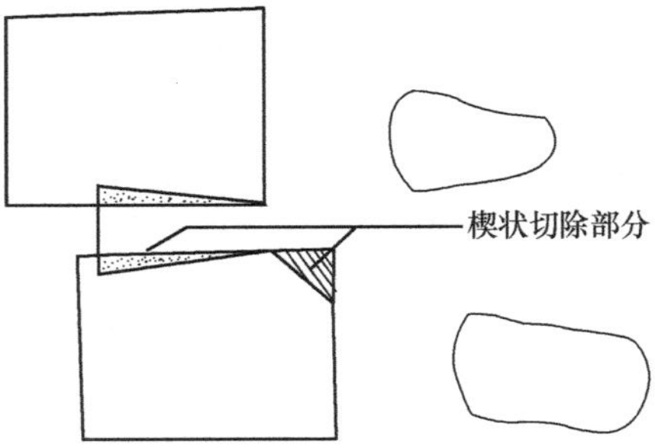

图2

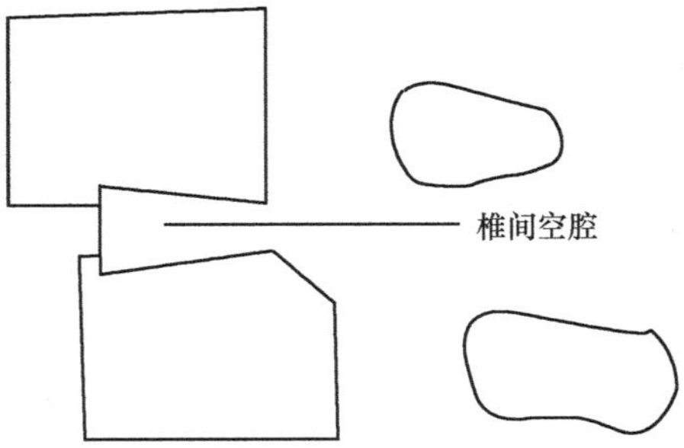

图3

于椎间空腔后缘高度,骨块高度等于椎间空腔的长度。在外加躯干轴向牵引力的条件下分别从硬膜囊的两旁将两个骨块接底边在前,骨片平面平行于躯干矢状面的方向植入到椎间空腔为(图4)。术后要保持绝对卧位8~10周,严禁作能引起腰椎扭转或屈伸的动作,但可以在平卧位的基础上锻炼腰背肌和腹肌。

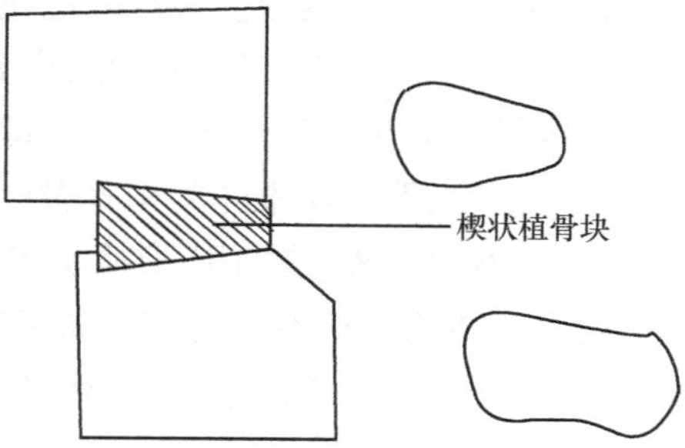

图4

(三)治疗结果

1. 疗效评定

优:无腰腿痛及神经根受压症状。良:无神经根受压症状,劳累后腰痛,休息后缓解。可:时有腰痛伴下肢放散痛。差:术前症状基本无改善。

2. 疗效统计

对16例病人分别在其术后11个月~5年时进行随访,平均随访时间2年零3个月,其中优8例,良7例,可1例。复查X光片显示:植骨块与上下椎体之间融合良好,无植骨块向后方滑脱现象。

(四)讨论

(1)综合目前关于腰椎滑脱症手术治疗方法的各种观点,大体可分为三大类:即前路椎体间植骨融合术、侧路椎体间或横突间植骨融合术和后路减压棘突间或椎板间或横突间植骨融合术。其中,前路及侧路椎体间植骨融合术的融合效果较好,但不能同时进行椎管减压,并会使腹腔内脏器受到不同程度的扰乱,横突间、椎板间及棘突间的植骨融合术操作较简单,危险性较小,并可以同时作椎管减压,但由于其融合效果不尽理想,故术后腰椎骨结构方面的稳定性仍难以保证。至于单纯的后路减压则会进一步削弱腰椎的稳定性。总观上述各种手术方法的利弊,我们设计并实施了后路减压椎体间楔状植骨融合术式。

(2)后路椎管减压较为容易,而经后路植骨作椎体间融合惧怕所植骨块松动后脱入椎管内,造成加重神经根受压的严重不良后果。为了集椎体间植骨融合较为可靠和后路操作较为简单、椎管减压比较彻底这几大优点于同一术式中,结合利用牵引可以使椎间隙加大约3mm的作用,我们以后侧入路为基础,对椎体间植骨的方式作了精心地设计:首先在摘除椎间盘之后通过相邻椎体楔状骨片的切除将椎间隙变成一个前缘高度大于后缘高度3mm的空腔,然后在牵引下植入两块与椎间空腔矢状截面相等的骨块。当解除牵引后,骨块便紧密地卡在椎间空腔中。这样,即使以后骨块边缘有部分吸收,也不致向后脱入椎管内。

(3)本文所介绍的术式中,楔状植骨块下底长度比椎间隙后缘高度大3mm,一般情况下,令2个人分别拉住病人双侧腋窝和踝部作对抗牵引即可将骨块植入椎间隙内。假如在牵引下仍不能放入骨块,还可以通过调节手术台的腰桥部,使腰椎呈前屈位,以加大椎间隙后缘高度,便可将植骨块放入椎间隙内。

(4)本文所介绍的手术方法适用于Ⅱ°以内的腰椎滑脱症。因为在该手术方法中未涉及将滑脱椎体复位的内容。若滑脱超过Ⅱ°,其相邻的上下椎体之间所剩的重叠面积过小,所植骨块的体积也必须相应地减小,则势必会大大降低骨块植入后的稳定性。另外,椎体滑脱过大,神经根受压不易彻底解除,故即使融合效果较好,但总体疗效也很难令人满意。

(5) 施用后路减压椎体间植骨融合术时,除应避免硬膜囊及神经根损伤等腰椎后侧入路的常规注意事项外,在“冂”形摘除椎间盘时,对于“冂”形的前侧和左右两侧的处理一定要得当,尤其在前侧切不可突破前纵韧带,以防止腹主动脉和下腔静脉两大血管的损伤,术后卧床也必须保证8周以上,以确保椎体之间形成融合。

(首届国际颈肩腰腿痛学术会议)

十九、手背部大面积瘢痕挛缩及伸指肌腱缺损的治疗(附1例报告)

薛某某,男,35岁,干部,住院号28599,X线片号2430。左手功能障碍十余年,于1974年夏季,被打麦机挤伤左手部,当时手背部皮肤撕脱缺损,食中指伸肌腱缺损,第二、三掌骨开放性骨折,在当地医院清创手背行中厚游离皮片移植,第二、三掌骨克氏针内固定。术后4个月取出克氏针。手部功能障碍,于1985年9月19日入院治疗。

查体:左手背约7×11cm瘢痕,食中指轻度屈曲畸形,伸直功能丧失,被动屈伸尚好。虎口狭窄,拇指外展功能障碍,多普勒检查尺、桡动脉、静脉血流正常。

X线片显示:左手第二、三、四掌骨及第二、三指近节骨折,对位对线良好,已骨性愈合。

于1985年10月9日在全麻下行瘢痕切除、带血管蒂复合皮瓣游离移植术。分两组进行,一组切除左手背瘢痕7cm×11cm,游离桡动脉及头静脉发现食、中指伸指肌腱缺损7cm,游离显露二肌腱近、远端残端。另一组切取右侧足背带胫前动脉、大隐动脉,第二、三组植长伸肌腱长8cm,皮瓣9cm×14cm。供皮区用中厚游离皮片盖放。足背复合皮瓣,胫前动脉近端与植皮区桡动脉近端对端吻合,大隐动脉近端与头静脉近端吻合,采用对端间断缝合方式。第二、三伸趾长肌腱远、近端与食、中指远端、近残端缝合。间断缝合皮肤固定。术中手术顺利,皮瓣供血良好。掌侧石膏托固定,腕背伸25°,拇指对掌功能位。

术后局部用灯泡加温,潘生丁(双嘧达莫)25mg肌内注射每6小时1次,罂粟碱15mg肌内注射日1次,低分子右旋糖酐500ml静脉注射日1次,青霉素80万单位,链霉素0.5g肌内注射日2次。术后14天切口愈合,拆线。6周解除外固定。练习手部功能。住院56天,手部功能有明显改善。

讨论:手背部皮肤大面积瘢痕挛缩及伸指肌腱缺损,食、中指屈伸功能障碍,手部虎口因皮肤瘢痕挛缩而变狭窄,拇指外展,对掌功能丧失。手部功能的障碍影响上肢的功能作用。因皮肤缺损7cm×11cm,按传统的治疗方法,用腹部皮管形成或腹部扁平皮瓣转移,代替皮肤挛缩处需将手固定躯干部,多次手术完成皮肤移植后才能重建手指伸肌腱,治疗时间长,感染机会多,有脂肪厚皮肤臃肿缺点,前臂桡侧远段皮肤亦有外伤瘢痕,不宜用前臂桡侧带血管蒂转移皮瓣修复。选用带胫前动脉、大隐静脉,第二、三伸趾长肌腱足背皮瓣,需多次的手术一次完成,节省时间,病人痛苦少,足背皮肤厚度与手臂皮肤厚度相等,移植后美观。趾长伸肌腱是修补手指肌腱缺损的良好组织材料。尤其是手部皮肤肌腱均缺损,供皮区应选足背部,可一举两得。

吻合血管的皮肤游离移植成功的条件是,游离皮瓣时勿损伤动、静脉血管,吻合血管时要避免血管口端内膜损伤或内翻及管壁组织的损害。术中发现血管痉挛,用利多卡因湿敷或液压性扩张,另外术后精心观察,发现皮瓣有发红、深红、黑红,肿胀说明静脉栓塞,皮色变白或皮温下降,是动脉栓塞,查因处理不缓解,应立即手术探查,局部加温,是防止血管痉挛,术后抗凝,解痉药物的应用是必要的。

二十、陈旧性踝部骨折距骨移位手法复位治疗(附1例报告)

董某某,男,22岁,学生。右踝关节疼痛24天。于1984年1月20日行走于冰雪路面时,不慎跌倒右踝呈外翻外旋位扭伤,当即右踝部剧痛,严重时肿胀,负重功能丧失。伤后被护送哈医大一院,经X线片诊为右外踝骨折,给予石膏靴外固定,嘱回家疗养。于1985年2月13日来我院照X线片,以陈旧性外踝骨折距骨移位,收容住院。

检查:拆除石膏外固定,右踝关节明显增粗,外踝部压痛,可摸到突出畸形,负重功能障碍,踝关节内外翻活动松动。

X线片显示,右踝部正位像外踝呈冠状位骨折,远折端向外移位,距骨向外侧倾斜移位与内踝关节面相距6mm,侧位像显示外踝有从前下斜向后上骨折线。

治疗:于1984年2月15日在氯胺酮全麻下行手法复位及石膏于木板外固定。麻醉有效后,患者左侧卧位,将外踝内侧放在特制的正复架上,膝关节微屈曲位,助手握持小腿上段,术者双手拇指放在外踝部,余四指分别握住足跟及足跗部,先进行踝部外翻牵引,然后逐渐加力压迫外踝,使踝关节内翻及内旋,听到复位的响声,踝关节背伸90°。在小腿外侧及前后侧从上1/3至内踝下方,铺放水浸过的石膏绷带8~10层,手掌推压塑型。石膏稍硬内踝处放平软垫1块,则放内侧弧形木板,板上端达小腿上1/3,下端至内踝部,绷带缠绕固定。

于手法复位固定后二天照右踝关节正侧位像,X线片显示,外踝骨折解剖复位,距骨完全复位。连续外固定6周,解除外固定后拍片外踝骨折线模糊,距骨于胫骨下端,内踝关节间隙关系正常,随访一年半负重,行路无痛。

讨论:外踝冠状位骨折,是属于踝部外旋加外翻暴力所致,距骨有倾斜移位,无内踝骨折,必然踝关节内侧副韧带断裂。在X线片上不注意观察距骨与胫骨,内踝关节间隙的正常关系,可易漏诊或外固定不当所造成。陈旧性关节内骨折移位,从西医治疗观点,是只有切开复位螺钉内固定。易引起软组织破损,关节粘连,再次手术取出螺丝钉。

24天的骨折处于纤维组织连接阶段,复位手法应用得当,可折断纤维骨痂,达到骨折及距骨复位。石膏与夹板配合,保持踝关节内翻内旋及背伸位置,可随肿胀调整固定的松紧度和石膏靴,U字形石膏外固定优越,更比内翻塑形夹板固定好管理。

二十一、针刀挑割腱鞘

腱鞘炎是老年人最常见的手部疾患之一，女性多于男性。发生于桡骨茎突，手掌指关节掌侧面。轻者经应用中药熏洗，强的松龙进行腱鞘内注射，关节制动可治愈；而重者手指屈伸功能障碍，有弹跳响声非手术治愈较困难。需手术切开狭窄的腱鞘，松解被束缚的肌腱，但手术方法皮肤切口要进行缝合，得有一定的手术条件，操作较复杂，创伤大病人不易接受。

而用针刀挑割腱鞘方法，操作简单，不需要有手术条件和设备，一般医生均可进行操作。此法皮肤不切开，创伤性小，皮肤只遗留 1~1.5mm 直径的针刀孔，亦不需缝合，术后立见其效，掌握操作要点无副损伤。

针刀：选用弧形凹侧带刀刃或直形的眼科手术刀代用，其刀宽 1.1~1.5mm，近刀部的柄直径为 0.9~1.5mm 为宜。将刀浸泡器械液内 30 分钟，灭菌后可使用。

桡骨茎突狭窄性腱鞘炎：皮肤消毒后，用 2% 普鲁卡因 4ml，进行局部浸润麻醉。手持针刀柄，刀刃向上在腕关节桡侧桡骨茎突远侧与皮肤成 90°角刺入皮肤至伸拇短肌表面，然后改为 30°~45°角，沿肌腱走行向近侧推进，使针刀刃完全刺入皮肤内和腱鞘内 2~2.5cm，刀尖向上挑至皮下组织，向远侧拉刀拔出皮肤外。近刀孔不需缝合，用无菌纱布块压迫止血包扎数日。注意勿损伤桡动静脉，桡神经感觉支和肌腱。

屈指肌腱鞘炎：手桡侧三个手指采用在腕掌侧横纹中点大陵穴处，用 2% 普鲁卡因 4~8ml 进行穴位内注射，正中神经被阻滞。以屈拇肌腱鞘炎挑割腱鞘为例，麻醉生效后，进行皮肤消毒，掌心向上虎口张开，拇指间关节抗阻力微屈，屈拇长肌腱在皮肤下绷紧，位手拇指掌侧正中距拇籽骨远侧 0.5~1.0cm 处，针刀刃指向手掌侧与皮肤成 90°角刺入皮肤至肌腱表面，然后改为 30°~45°角，在皮肤内沿肌腱向近侧推进经过两籽骨中间而止，将针刀尖挑至皮肤下方；向远侧拉挑拨出皮肤进孔外。拇指屈伸活动弹跳动作或弹响消失，证明已切开腱鞘，否则可按上述方法重复操作至症状消失为止。刺入口用无菌纱布包扎压迫数日。术中勿损伤肌腱，术后手指自动屈伸活动防止粘连。

医案撷菁

一、颈 椎 病

【病例1】

姓名:刘某某　性别:男　年龄:44岁　职业:干部

入院时间:1994年5月24日。

主诉:颈部疼痛伴双上肢麻木1年加重3个月。

病史摘要:患者1年前因干活时不慎扭伤颈部,出现颈部疼痛不适,之后逐渐出现双上肢麻木无力,曾去香坊区医院行抗炎治疗,并口服活血化瘀中药治疗后症状好转。3个月前因长期低头工作,再次出现颈部疼痛,活动受限,伴双上肢无力。舌质暗红,苔薄白,脉弦滑。

查体:颈部广泛压痛(+),颈椎各向活动受限,颈部后伸30°侧屈40°旋转50°,臂丛神经牵拉试验(+),颈偏斜压头试验(+),有双上肢放散痛,生理反射存在,无病理反射。

辅助检查:X线片示颈椎生理曲度变直,有唇样改变。

中医诊断:颈椎病(血瘀气滞)

西医诊断:颈椎病(神经根型)

辨证分析:《灵枢·本脏》曰:"是故血和则经脉流行,营复阴阳,筋骨劲强,关节清利矣"。颈部闪挫,加之长期劳损,伤及气血,气血受阻,脉络受伤,经脉不畅,瘀滞不通,不通则痛,故颈部疼痛不适,活动受限;气血不通,筋脉失养,拘急不通,故肌肤肢体麻木不仁、双上肢麻木。本病应与颈椎间盘突出症相鉴别,后者有两上肢运动障碍,肌肉萎缩,握力减弱,CT、MRI可示有间盘突出。而颈椎病经服中药、牵引、理疗预后良好,应治以活血化瘀,通络止痛。

诊疗方案:

1) 脊痛消Ⅱ号,每次5粒,日3次口服。

2) 电脑中频治疗,日1次。

3) 颈椎牵引按摩治疗,日1次。

第一次查房:5月30日。患者颈部及双上肢麻木疼痛减轻,但时发时止,电脑中频治疗后好转,臂丛神经牵拉试验(+),沿颈椎纵向叩击痛,舌质暗红,苔薄白,脉弦。处方处置如前。

第二次查房:6月6日。患者颈部疼痛减轻,时觉左上肢麻木,双上肢肌力正常,CT见颈椎后纵韧带钙化,舌质暗红,苔薄白,脉弦。处方处置如前。

第三次查房:6月13日。患者颈部活动自如,双上肢无麻木感,活动良好,舌质淡红,苔薄白,脉弦。处方处置如前。

第四次查房:6月20日。患者颈部活动正常,双上肢感觉活动良好,舌质淡红,苔薄白,脉弦。经近1个月治疗,颈椎病症状消失,治疗效果良好。

于1994年6月24日治愈出院,住院日数30天。

【病例2】

姓名:佟某某　　性别:男　　年龄:43岁　　职业:干部

入院时间:1994年8月30日。

主诉:颈部疼痛伴双上肢麻木疼痛1个月。

病史摘要:患者于1个月前不慎扭伤颈部,当时颈部疼痛,随即出现双上肢麻木疼痛,双小腿部位时有疼痛,偶有踏棉花感。患者精神不振,表情痛苦,形体消瘦。舌质暗红,苔薄白而腻,脉迟缓。

查体:颈椎各向活动受限,颈部前屈60°后伸20°侧屈20°旋转30°。$颈_5$、$颈_6$椎旁压痛(+),并向双上肢放散痛,屈颈试验(+),臂丛神经牵拉试验(+),压顶试验(+),双上肢皮肤痛觉存在障碍区,生理反射存在,无病理反射,双手及下肢肌力无明显改变。

辅助检查:颈部磁共振显示颈椎间盘后突压迫脊髓。

中医诊断:颈椎病(血瘀气滞,风寒挟湿)

西医诊断:颈椎病(混合型)

辨证分析:《灵枢·本脏》曰:"是故血和则经脉流行,营复阴阳,筋骨劲强,关节清利矣"。颈部闪挫,伤及气血,气血受阻,脉络受伤,经脉不畅,加之复受风寒兼湿,故颈部疼痛加重;舌质暗红,苔薄白而腻,脉迟缓,证为血瘀气滞,风寒挟湿。治以活血利水,通络补肾,则经脉通畅,通则不痛。

诊疗方案:

1) 桃红四物汤加减

熟地15g　当归15g　白芍10g　川芎8g　桃仁9g　红花6g　车前子15g　汉防己15g

水煎服。

2) 电脑中频治疗,日1次。

3) 颈椎牵引按摩治疗,日1次。

第一次查房:9月4日。患者颈部及双上肢麻木疼痛明显减轻,舌质暗红,苔薄白,脉滑。前方加三棱10g,莪术10g。

第二次查房:9月8日。患者颈部无明显疼痛,活动自如,无明显受限,双上肢皮肤感觉正常,各肌腱反射存在,舌质淡红,苔薄白,脉滑。处方处置如前。

于1994年9月10日治愈出院,住院日数11天。

二、腰椎间盘突出症

【病例 1】

姓名:梁某某　　性别:男　　年龄:31 岁　　职业:农民

入院时间:1994 年 8 月 24 日。

主诉:腰部疼痛 2 年。

病史摘要:患者于 2 年前无明显诱因自觉腰部疼痛,当时未在意,未治疗。此后腰部疼痛时轻时重,均未治疗。1 周前因劳累再次出现腰部酸痛,腰椎活动受限,四肢无力,双下肢放射性疼痛。遂来我院求治。舌质暗红,苔薄白,脉弦。

查体:腰椎生理曲度变直,腰$_4$至骶$_1$椎旁及棘突间压痛(+),腰部腰肌紧张,酸痛,腰椎活动受限,纵向叩击痛(+),双下肢感觉减退,双下肢直腿抬高试验(+),肌力Ⅳ级。生理反射存在,病理反射未引出。

辅助检查:自带 X 线片示:腰椎退行性病变。

中医诊断:痹症(寒湿型)

西医诊断:腰椎间盘突出症

辨证分析:《内经》:"风寒湿三气杂至合而为痹",气滞血瘀,不通则痛。因风寒湿三气乘人体一时之虚侵入机体,而致气滞血瘀,经脉不畅,不通则痛,故腰椎及四肢关节酸痛;加之该患气血亏虚,不能濡养经脉筋骨,四肢无力。该病与腰椎结核相鉴别,后者 X 线片有骨质不同程度的破坏,本症中医辨证治疗预后较佳,应治以活血化瘀,消肿止痛。

诊疗方案:

1) 独活寄生汤加减

制首乌 10g　制草乌 10g　芡实 15g　薏米仁 20g　升麻 10g　生白术 30g　威灵仙 15g　独活 15g　木瓜 15g　元胡 15g　桃仁 10g　当归 20g　防己 15g　甘草 15g

水煎服。

2) 脊痛消Ⅱ号,每次 5 粒,日 3 次口服。

第一次查房:8 月 26 日。脊柱生理曲度变直,腰部疼痛,活动受限,腰$_4$至骶$_1$椎旁及棘突间隙压痛(+),双下肢感觉减退,舌质暗红,苔薄白,脉弦。方药如前。处置电脑中频治疗每日 1 次;局部推拿按摩治疗。

第二次查房:8 月 30 日。患者腰部疼痛症状减轻,腰部活动较前灵活,腰$_4$至骶$_1$棘突间压痛(+),双下肢感觉减退有所恢复。处置同前。

第三次查房:9 月 4 日。患者腰部疼痛症状明显减轻,腰部活动无明显受限。双下肢感觉稍减退,活动不受限。直腿抬高试验(-),舌质淡,苔薄白,脉弦。处方处置如前。

第四次查房：9月8日。住院期间，经活血化瘀，利湿止痛，口服脊痛消Ⅱ号，配合电脑中频治疗机局部推拿按摩治疗。目前患者腰痛无明显疼痛，查腰$_4$至骶$_1$棘突旁压痛（+），屈颈试验（-），拾物试验（-），双下肢直腿抬高试验（-），舌质淡，苔薄白，脉弦。今日出院。

于1994年9月8日治愈出院，住院日数15天。

【病例2】

姓名：孙某某　　性别：男　　年龄：31岁　　职业：工人

入院时间：1994年7月12日。

主诉：腰部疼痛伴右下肢麻木1年加重7天。

病史摘要：该患1年半前由于不慎扭伤腰部，出现腰部疼痛伴右下肢麻木，活动时加重，在单位医院以抗风湿治疗、服止痛剂后症状缓解。7天前，腰痛伴右下肢麻木症状加重。遂来我院求治。入院时患者舌苔薄白，舌质暗红，脉弦。

查体：脊柱生理曲度变直，腰椎活动受限，L_5S_1棘突旁1.5cm处压痛（+），且放射至右小腿及足底，脊柱无纵向叩击痛，屈颈试验（+），拾物试验（+），直腿抬高试验（+）左：60°、右：45°，加强试验（+），膝腱反射存在，右小腿后外侧皮肤感觉减退，右跟腱反射减弱，右跖肌力减弱。

辅助检查：自带CT片示：L_5S_1椎间盘突出。

中医诊断：腰痛（气滞血瘀）

西医诊断：腰椎间盘突出症

辨证分析：《金匮翼》："盖腰者一身之要，屈伸俯仰，无不由之"，故应着重治疗腰部。因腰部扭伤，必伤及该部气血，气滞血瘀，经脉不畅，不通则痛，故腰腿痛，舌质暗红，苔薄白，脉弦，此属实证。气滞血瘀之腰椎间盘突出症，此症应与腰肌劳损相鉴别，后者腰部酸痛，压痛区广泛，钝痛，劳累后加重，休息可缓解，X线无改变。而本病则正相反，此病若日久不治，气滞血瘀经脉不畅，下肢经脉失其濡养，可致痿证，预后差，若及时积极治疗，效果好，预后佳。应治以活血化瘀，行气通络止痛。

诊疗方案：

1）脊痛消Ⅱ号，每次5粒，日3次口服。

2）腰部牵引治疗，日1次。

3）腰部推拿按摩治疗，日1次。

第一次查房：7月14日。患者腰痛伴右下肢放射性疼痛麻木，腰部活动受限。查脊柱生理曲度存在，L_5S_1棘突旁压痛（+），右下肢感觉减退，舌质暗红，苔薄白，脉弦。处方如前。

第二次查房：7月21日。患者腰痛伴右腿麻木疼痛减轻，查屈颈试验（+），拾物试验（+），直腿抬高试验（+）左：67°、右：60°，加强试验（+），舌质暗红，苔薄白，脉弦。处方处置如前。

第三次查房：7月27日。患者腰痛伴右下肢麻木疼痛减轻，查拾物试验（+），直腿抬高试验（+）左：87°、右：70°，加强试验（+），舌质淡，苔薄白，脉弦。处方处置如前。

第四次查房：8月3日。患者腰痛伴右下肢麻木疼痛明显减轻，活动后有轻度腰部不适，舌质淡，苔薄白，脉弦。处方处置如前。

第五次查房：8 月 10 日。住院期间，经活血化瘀，行气通络止痛，口服脊痛消Ⅱ号，配合牵引、推拿按摩治疗。目前患者腰痛伴右腿麻木疼痛明显减轻，查 L_5S_1 棘突旁处压痛(+)，屈颈试验(-)，拾物试验(-)，加强试验(-)，舌质淡，苔薄白，脉弦。处方处置如前。

于 1994 年 8 月 12 日痊愈出院，住院日数 30 天。

【病例 3】

姓名：付某某　　性别：女　　年龄：39 岁　　职业：营业员

入院时间：1994 年 11 月 18 日。

主诉：腰痛伴右下肢麻木疼痛 1 年加重 1 周。

病史摘要：该患 1 年半前在工作中不慎将腰部扭伤，伤后腰痛伴右下肢麻木，到省医院就诊，诊断为风湿，给予芬必得治疗，症状略有缓解，之后腰痛症状时轻时重。于 1 周前因活动不慎再次扭伤腰部，出现腰痛伴右下肢麻木疼痛加重，不能安卧，大便困难。患者面色淡黄，表情痛苦，舌质暗红，苔薄白，脉弦滑。

查体：他人扶入病房，跛行步态。腰椎生理曲度消失，腰椎活动受限，屈颈试验(+)，直腿抬高试验左：60°(-)、右：45°(+)，于 $L_{4/5}$ 右侧椎旁 1.5cm 处压痛(+)，并向左臀反射，于右小腿后外侧及足背皮肤痛觉明显减退，双膝腱反射存在，右侧跟腱反射存在。

辅助检查：自带 CT 片示：腰$_{4/5}$间盘中央型突出，伴髓核碎片脱落。

中医诊断：腰痛(风寒挟湿，血瘀气滞)

西医诊断：腰椎间盘突出症

辨证分析：《金匮翼》："盖腰者一身之要，屈伸俯仰，无不由之"，故应着重治疗腰部。因腰部扭伤，必伤及该部气血，气滞血瘀，经脉不畅，不通则痛，故腰腿痛伴右下肢麻木疼痛半年；因血瘀得寒湿则凝，故时轻时重，逢风寒加重；因痛扰心神，故不能安卧。舌质暗红，苔薄白，脉弦滑，均属血瘀气滞，风寒挟湿所致。此症应与腰肌劳损相鉴别，后者腰部酸痛，压痛区广泛，钝痛，骶棘肌痉挛，劳累后加重，休息可缓解，X 线无改变。而本病则正相反，本病若早期诊断，早期治疗，一般疗效较满意，本病属实证，若延误治疗，可能导致下半肢截瘫。应治以活血化瘀，通络利水止痛。

诊疗方案：

1）脊痛消Ⅱ号，每次 5 粒，日 3 次口服。

2）如若保守治疗效果不佳，择期行手术治疗。

第一次查房：11 月 20 日。患者腰部疼痛剧烈，右下肢麻木疼痛，考虑患者症状及患者要求，拟行手术治疗，积极做好术前准备工作。

第二次查房：11 月 22 日。经患者家属强烈要求手术治疗，以尽早解除病痛。因该患疼痛较重，而且已在家卧床休息治疗 1 周，症状未见明显好转，符合手术适应证，今日在硬膜外麻醉下行髓核摘除术，手术经过顺利，术中取出间盘突出物超过拇指末节大小，术中无血管及神经损伤，术中出血约有 500ml，输血 400ml，无输血输液反应。术毕后患者神清语利，面色淡黄，舌质暗红，苔薄白，脉弦。

处方：

1）脊痛消Ⅲ号，每次 5 粒，日 3 次口服。

2）0.9%氯化钠注射液250ml+青霉素800万单位，日1次静点。

第三次查房：11月25日。病人精神状态良好，自述术区切口处疼痛，右下肢麻木疼痛症状消失，切口敷料干燥无渗出，舌质暗红，苔薄白，脉弦。处方如前，嘱其自行练习直腿抬高。

第四次查房：11月27日。患者自述术区无明显疼痛，腰部切口处辅料包扎完好，无渗出。腰痛及右下肢疼痛症状消失，舌脉如前，嘱患者在床上行双下肢功能锻炼防止神经根粘连。

第五次查房：11月29日。患者神清语利，表情自然，双下肢主动活动有力，切口敷料更换见切口愈合良好，无红肿及渗出，舌质红，苔薄白，脉弦。处方如前。

第六次查房：12月2日。患者切口愈合良好，双下肢疼痛麻木症状消失，查屈颈试验（-），直腿抬高试验左：75°（-）、右：60°（-），在他人搀扶下能站立行走。舌脉如前。处置给予脊痛消Ⅱ号5粒，日3次，口服。

第七次查房：12月7日。患者双下肢活动自如，能自行排便，舌质红，苔薄白，脉弦。处置加强腰背肌功能锻炼，站立时腰围保护。处置拆线，嘱患者加强腰背肌功能锻炼。

于1994年12月8日痊愈出院，住院日数20天。嘱其回家后卧硬板床休息，加强腰背肌功能锻炼，避风寒。术后2个月复查。

【病例4】

姓名：杨某某　　性别：男　　年龄：25岁　　职业：司机

入院时间：1995年6月19日。

主诉：腰痛1年伴左下肢麻木疼痛20天。

病史摘要：该患1年前行走时不慎扭伤腰部，伤后腰部疼痛，活动受限，经休息后腰痛逐渐缓解，20天前无明显诱因出现左下肢麻木疼痛，遂到阿城中医院求治，诊断为“腰椎间盘突出症”，经牵引、按摩、口服骨金丹，腰部局部药物热敷后，左下肢麻木疼痛不减轻，遂来我院求治。患者面色萎黄，精神不振，表情痛苦，舌质暗红，苔薄白，脉细涩。

查体：腰椎生理曲度消失，腰部活动受限，屈颈试验（+），腰$_{4/5}$左侧椎旁1.5cm处压痛（+），且放射至足部，左下肢直腿抬高试验（+），加强试验（+），左小腿前外侧及后侧皮肤痛觉明显减弱，左跖背伸肌力减弱，左跟腱反射减弱。

辅助检查：X线片（片号3025）示：腰椎生理曲度消失变直，无侧突，腰$_{4/5}$间隙变窄。自带CT片示：腰$_{4/5}$间盘突出，腰$_5$/骶$_1$间盘膨出，以左侧为重。

中医诊断：腰痛（血瘀气滞，寒湿闭阻）

西医诊断：腰椎间盘突出症

辨证分析：《金匮翼》：“盖腰者一身之要，屈伸俯仰，无不由之”，故应着重治疗腰部。患者受寒湿，寒湿阻络，经脉不通，不通则痛，故腰痛；加劳累过度又受寒湿之邪，气血亏虚，经脉不通，肌肤失养，故腰屈伸不利，左小腿前外侧后侧麻木不仁，左小腿变细，左小腿伸直上举不能；舌质暗红，苔薄白，脉沉紧，为气滞血瘀之征。此症应与腰肌劳损相鉴别，后者腰部酸痛，压痛区广泛，钝痛，骶棘肌痉挛，劳累后加重，休息可缓解，X线无改变。而本病则正相反，本病若早期诊断，早期治疗，一般疗效较满意，本病属实证，若延误治疗，可能导致痿证。应治以祛风除湿，温通经络止痛。

诊疗方案：

1）脊痛消Ⅱ号，每次5粒，日3次口服。

2）如若保守治疗效果不佳，择期手术治疗。

第一次查房：6月23日。病人今日在硬膜外麻醉下行髓核摘除术，手术经过顺利，术中取出间盘突出物小指末节大小，摘除彻底，术中无血管及神经损伤，术中出血约有400ml，输血300ml，无输血输液反应。术毕后患者左下肢足趾活动正常，舌质淡红，苔薄白，脉细。

处方：

1）脊痛消Ⅱ号，每次5粒，日3次口服。

2）0.9%氯化钠注射液250ml+青霉素800万单位，日1次静点。

3）0.9%氯化钠注射液500ml+止血芳酸（氨甲苯酸）200mg，立即静点。

4）5%葡萄糖注射液500ml+葡萄糖酸钙注射液1.0g，立即静点。

5）5%葡萄糖注射液500ml+维生素C注射液5.0g，立即静点。

6）哌替啶75mg，立即肌注。

第二次查房：6月24日。患者刀口疼痛，术区渗血较多，未排气，无腹胀，苔薄白，脉弦。处置更换无菌敷料，继续抗炎治疗，口服脊痛消Ⅱ号。

第三次查房：6月26日。患者刀口疼痛减轻，术区渗血较少，双下肢被动活动正常，可主动活动到大致正常范围。大小便正常，苔薄白，脉弦。继续抗炎治疗，口服脊痛消Ⅱ号。嘱患者自行直腿抬高，防止神经根粘连。

第四次查房：7月3日。患者刀口无疼痛，腰部无疼痛，双下肢感觉正常，可主动活动到大致正常范围。刀口愈合良好，无渗出，舌脉如前。处置嘱患者加强腰背肌功能锻炼及双下肢功能锻炼。

第五次查房：7月6日。患者刀口无疼痛，腰部无疼痛，刀口愈合良好，无渗出，双下肢可主动活动到正常范围，在他人搀扶下可下地行走。舌脉如前。给予拆线。处置加强腰背肌功能锻炼及双下肢功能锻炼。处方如前。

第六次查房：7月11日。直腿抬高试验（-），附加试验（-），颈屈试验（-），左跖背伸肌力正常，右跟腱反射恢复正常，可以出院。

于1995年7月12日治愈出院，住院日数23天。嘱其回家后卧硬板床休息，加强腰背肌功能锻炼，避风寒。术后2个月复查。

【病例5】

姓名：孙某某　　性别：女　　年龄：57岁　　职业：工人

入院时间：1992年5月25日。

主诉：腰痛20年，加重3个月。

病史摘要：患者20年前，无明显诱因出现腰痛，当时曾去哈市五院经封闭治疗后症状缓解，1年前再次出现腰部疼痛，休息后腰痛缓解，3个月前无明显诱因再次出现腰痛伴双下肢放射痛，到哈市第一医院求治，诊断为“腰椎间盘突出症”未给予具体治疗。今来我院求治。患者30年前患有肝炎，现已治愈，10年前行子宫切除术。患者面色红润，形体稍胖，舌质暗红，苔薄白，脉弦。

查体：步入病室，跛行步态。腰椎生理曲度消失，屈颈试验（+），腰$_{4/5}$左侧棘突旁1.5cm

处压痛(+),直腿抬高试验(+)左60°、右70°,足背伸加强试验左(+)、右(-),跟腱反射减弱,肌力Ⅳ级,左小腿前外侧、后外侧及足背皮肤感觉减退。

辅助检查:自带X线片示:腰椎正侧位片可见腰$_{4/5}$左右间隙不等宽,侧位片可见腰$_{4/5}$前后间隙等宽。

中医诊断:腰痛(气血两虚)

西医诊断:腰椎间盘突出症

辨证分析:《金匮翼》:“盖腰者一身之要,屈伸俯仰,无不由之”,故应着重治疗腰部。患者平素体质虚弱,气血不足,气血运行不畅,不能濡养四肢,故而出现疼痛,舌苔薄白,脉弦,均为气血两虚。本病应治以补益气血。

诊疗方案:

1)腰痛Ⅰ号方加减。

当归15g 川芎10g 白芍20g 延胡索10g 五灵脂10g 杜仲15g 地龙5g 乳香5g 没药5g 丹参15g 桃仁10g 红花10g

日1剂2次水煎服。

2)腰椎牵引,隔日1次。

3)如若保守治疗效果不佳,择期行手术治疗。

第一次查房:5月26日。患者腰痛伴左下肢疼痛无明显减轻。处方如前,给予推拿按摩治疗配合牵引及口服汤药治疗,治疗取穴以大肠俞、殷门、委中、足三里、昆仑等穴。隔日牵引1次,嘱患者卧硬板床。

第二次查房:5月28日。经保守治疗后,腰痛及双下肢麻木疼痛症状无明显减轻,应行手术治疗,向患者及家属交代病情,积极做好术前准备工作。术前准备已毕,择日手术。

第三次查房:5月29日。病人今日在硬膜外麻醉下行髓核摘除术,手术经过顺利,术中无血管及神经损伤,术中出血不多,无副损伤,无输血输液反应。术中取出髓核如花生粒大小,术毕后生理盐水冲洗,逐层缝合,敷料包扎。

处方:

1)0.9%氯化钠注射液250ml+青霉素800万单位,日1次静点。

2)0.9%氯化钠注射液1000ml,止血芳酸200mg,立即静点。

3)5%葡萄糖注射液500ml+维生素C注射液5.0g,立即静点。

第四次查房:5月30日。患者诉刀口处疼痛,术区无渗出,大小便正常,双下肢感觉减退较术前有所恢复,左下肢肌力Ⅳ级。处置继续给予抗炎治疗。

第五次查房:6月2日。患者诉刀口疼痛减轻,术区无渗出,双下肢皮肤感觉较术前有所恢复。双下肢可主动活动。继续抗炎治疗。嘱患者直腿抬高,防止神经根粘连。

第六次查房:6月7日。患者右下肢疼痛明显减轻,刀口敷料完整,无渗出。左小腿外侧及足背皮肤感觉恢复明显。患者今晨血压升高140/70mmHg,给予牛黄降压丸,每次1丸,每日2次,口服。

第七次查房:6月12日。患者刀口敷料完整,无渗出。腰部无疼痛。双下肢无明显疼痛,双下肢感觉无明显减退,左胫前肌、腓骨长短肌肌力正常,舌质淡,苔薄白,脉弦。处置拆线,嘱患者加强股四头肌功能锻炼。患者症状改善明显,调整汤药方剂。

处方:腰痛Ⅰ号方加减

当归 15g　川芎 10g　白芍 20g　延胡索 10g　五灵脂 10g　杜仲 15g　地龙 5g　乳香 5g　没药 5g　丹参 15g　桃仁 10g　红花 10g

水煎服。

于 1992 年 6 月 12 日治愈出院，住院日数 18 天。嘱患者出院后注意腰背肌功能锻炼，避风寒。术后 2 个月复查。

【病例 6】

姓名：雷某某　　性别：女　　年龄：28 岁　　职业：干部

入院时间：1994 年 11 月 19 日。

主诉：腰部疼痛半个月。

病史摘要：患者 24 天前出现斑疹、瘙痒、面部浮肿，在当地医院诊断为“过敏性皮炎”，给予青霉素、地塞米松、维生素 C 等静点，半月前出现尿频、腰痛，在当地医院诊断为“急性肾炎”，检验尿蛋白(+++)，给予青霉素静点、氟哌酸(诺氟沙星)口服，尿蛋白消失后腰痛继续加重，并出现右大腿重痛。患者精神不振，焦虑面容，面色萎黄。

查体：腰部生理曲度正常，腰椎活动受限，腰骶关节、骶部压痛(+)，叩击痛(-)，髂前下棘压痛(+)，直腿抬高试验(-)，“4”字试验(-)，双下肢感觉无异常，膝腱反射正常，跟腱反射消失。舌质暗红，舌苔薄白，脉弦。

辅助检查：自带 X 线片示：未见明显异常改变。

中医诊断：腰痛(风寒湿痹)

西医诊断：腰痛待查

辨证分析：《金匮翼》曰：“腰者，一身之要，屈伸俯仰，无不由之”。风寒湿三气杂合痹着于腰部，故腰痛拒按；寒为阴邪，故夜间尤甚；舌质暗红，苔薄白，脉弦为风寒湿痹之征。该病应与椎体结核相鉴别，后者腰痛剧烈，有结核病史，局部压痛，活动受限，全身有结核中毒症状，X 线片可见椎体溶骨破坏、脓肿；而前者疼痛拒按，腰椎活动受限不明显，X 线片未见异常改变，此痛为风寒湿邪所致，若不及时治疗，日久筋脉肌肉失于濡养，导致痿证，预后较差；若及时祛风除湿，升阳散寒，温通经络，通则不痛，预后良好，此属实证为风寒湿痹之腰痛。故通过祛风除湿，升阳散寒，活血通络止痛，则腰痛自然消失。

诊疗方案：

1）小活络丹，每次 1 丸，日 2 次口服。

2）脊痛消Ⅱ号，每次 5，日 3 次口服。

第一次查房：11 月 21 日。患者精神状态一般，腰部疼痛剧烈，右大腿重痛，影响睡眠，小便不利，舌质暗红，苔薄白，脉弦缓。考虑患者疼痛剧烈，给予针刺局部穴位为主及远红外线理疗对症治疗，缓解患者腰部疼痛，小便不利的症状。

第二次查房：11 月 25 日。患者状态尚可，腰痛剧烈，夜不能寐，患者对此十分焦急，给予安慰开导，舌质暗红，苔薄白，脉弦缓。治疗同前。

第三次查房：11 月 28 日。今日在局麻下行腰椎穿刺脊髓造影术，穿刺间隙为腰$_{3\sim4}$，穿刺顺利。见造影剂在腰$_2$椎体处流动缓慢，呈幕帐样改变，硬膜囊在骶椎体处终结，右侧骶$_1$神经根轴异常扩大，呈囊袋状。暂时考虑蛛网膜炎及骶 1 神经根轴异常，排除马尾神经瘤。处方如前。

第四次查房:12 月 1 日。病人一般状态欠佳,生命体征平稳,大便随小便而出,不能控制,腰腿痛如前,跟腱反射消失,给予骶管麻醉,处置后症状无明显缓解。根据患者症状体征及造影检查结果,调整治疗方案,给予丹参注射液以活血化瘀、止痛消肿。

处方:0.9%氯化钠注射液 500ml+丹参注射液 40ml,日 1 次静点。

第五次查房:12 月 4 日。病人状态尚可,每次小便大便随之而出,腰部酸痛,疼痛较之前稍减轻。右大腿重痛减轻,舌质淡红,苔薄白,脉缓。治疗如前。

第六次查房:12 月 6 日。症状有所好转,请神经科会诊,会诊意见:继续针灸治疗,给予营养神经治疗。

第七次查房:12 月 9 日。病人状态尚可,小便不爽,腰酸痛,右大腿重痛减轻,舌质淡红,苔薄白,脉弦。治疗如前。

第八次查房:12 月 12 日。经针灸治疗,症状好转,又加以理疗,病情痊愈,目前无腰腿痛,肢体活动正常,舌质淡红,苔薄白,脉缓。处方如前。

于 12 月 13 日痊愈出院,住院日数 24 天。

三、强直性脊柱炎

【病例1】

姓名:贺某某　　性别:男　　年龄:40岁　　职业:驾驶员

入院时间:1994年7月4日。

主诉:双髋部疼痛,屈伸不利4年余,加重2个月。

病史摘要:病人1990年秋季在一次驾船远航归来后,自觉双髋部疼痛,屈伸不利,口服天麻丸7日后疼痛减轻,后未予以重视,未经治疗。近年来曾多次出现双髋部疼痛,屈伸不利等症状,经对症口服炎痛喜康(吡罗昔康)等药物好转后停药,近两个月来双髋部疼痛加重,得热则疼痛减轻,遇寒则疼痛加重。

查体:双侧髋关节不红不肿,双侧骶髂关节及双髋部压痛(+),双侧髋关节屈伸活动受限,偶可闻及弹响声。患者面色萎黄,舌质淡,苔薄白,脉弦紧。

辅助检查:骨盆正位片(片号01546)示:双侧骶髂关节间隙不清,骨盆骨质未见著变。

中医诊断:痛痹(血瘀气滞,风寒挟湿)

西医诊断:强直性脊柱炎

辨证分析:《证治准绳》中说:"若因伤于寒湿,流注经络,结滞骨节,气血不和,而致腰胯脊疼痛。"该患者因长年水上工作,致风寒湿邪乘虚侵袭人体,注于经络,留于关节,使气滞痹阻而发本证。本病症与痿证相鉴别,因两者的症状主要都在肢体,关节痹证以关节酸痛,屈伸不利为主要临床特点,无瘫痪表现,而痿证则以肢体痿弱不用、肌肉瘦削为特点,痿证肢体关节一般不痛,痹证则均有疼痛,风寒湿邪痹阻经络,而以寒邪偏盛,寒为阴邪,其性凝滞,故疼痛较剧;得热则气血较为流畅,故其痛减;遇寒则气血凝滞,故痛更剧;寒属阴邪,故局部不红;触之不热,苔薄白示属寒,脉弦紧为属痛属寒之证。本病应治以温经散寒,祛风除湿。

诊疗方案:

1)乌头汤加减

乌头15g　麻黄20g　芍药15g　甘草20g　黄芪25g　羌活20g　白芷15g　杜仲20g

日1剂,2次水煎服。

2)口服风湿液,日3次。

3)电脑中频治疗,日1次。

第一次查房:7月7日。服药后病人精神尚好,饮食二便正常,可见双髋部无红肿,双髋部及双骶髂关节局部压痛(+),双髋关节屈伸不利,苔薄白,脉弦紧。给予骨增灵注射液双侧髋部关节腔注射,隔日1次,关节内注射。

第二次查房:7月11日。病人经几日的温经散寒,祛风除湿,中药口服,及配合电脑中频治疗,现疼痛略有减轻,双髋关节活动受限症状略减轻。继续上述治疗。

第三次查房:7月14日。病人双髋屈曲135°后伸30°,偶可闻及弹响声,双膝正常,屈伸自如不受限,关节无红肿,肌力正常,双髋关节活动时疼痛明显减轻,屈伸活动轻度受限。舌质暗红,苔薄白,脉弦紧。治疗如前。

于7月14日病情明显好转出院,住院日数10天。

患者出院后继续口服风湿液及隔日1次关节内注射骨增灵注射液1个月,患者各种不适症状均消失,病情达到有效控制。

【病例2】

姓名:曲某某　　性别:男　　年龄:36岁　　职业:工人

入院时间:1992年5月16日。

主诉:腰部疼痛,摇转不利2年,加重半个月。

病史摘要:患者于2年前无明显诱因发生腰部疼痛,转摇不利,经过用火罐及按摩治疗病痛缓解,以后每受寒冷潮湿则腰疼加重,得温则痛减。曾就诊于省中医研究院,诊断为"风湿病",经按摩治疗,疼痛稍缓解。近半个月来遇凉后腰痛加重,晨起痛甚,并觉右大腿不适,腰部和右髋关节活动不便,步履困难。患者精神不振,面色红润,形体肥胖,腰不能直立,行走缓慢。舌质暗红,苔薄白,脉迟缓。

查体:轻度驼背,板状腰,腰部轻度左凸,左侧腰肌紧张,腰部广泛压痛(+),右腹股沟中点压痛(+),腰部前屈后伸及左右侧屈活动均受限,右髋屈曲120°,后伸0°,内外旋转各10°,双膝跟腱反射正常,巴宾斯基征(-),无感觉障碍。

辅助检查:X线片(片号8760)示:骨盆正位片可见,双骶髂关节模糊不清;腰椎正侧位可见,椎小关节间隙消失,棘突互相连接,腰椎生理曲度存在。

中医诊断:湿痹(血瘀气滞,风寒挟湿)

西医诊断:强直性脊柱炎

辨证分析:《证治准绳》中说:"若因伤于寒湿,流注经络,结滞骨节,气血不和,而致腰胯脊疼痛。"该患因风寒湿邪侵袭腰部,腰部经络阻塞,气机不得宣通,而致腰及右髋疼痛,并发生腰部僵硬,右髋活动不利;气行不畅而气滞,气行则血行,气滞则血瘀,脉络受阻,加之复感风寒湿邪,则腰疼加重。其疼痛特点是瘦痛,伴腰椎僵硬不灵活,而与腰扭挫伤、劳损等病不同休息后疼痛减轻,本证疼痛不因休息减轻,舌质暗红,苔薄白,脉迟缓,亦为风湿之征,属气滞血瘀,风寒挟湿。治以,温通经脉,活血疏风化湿。

诊疗方案:

1) 独活寄生汤加减。

独活15g　防风15g　川芎15g　牛膝15g　秦艽20g　当归15g　茯苓15g　白芍15g　细辛5g　桃仁20g　红花10g　赤芍15g　威灵仙15g　陈皮20g

日1剂水煎服。

2) 电脑中频治疗,每日1次。

第一次查房:5月23日。腰部及右髋部疼痛减轻,腰部板硬,活动受限,舌暗红,苔薄白,脉迟缓。继续上方治疗。嘱患者避风寒,宜保暖。

第二次查房:5月26日。腰部疼痛症状减轻,活动受限稍缓解,右髋部疼痛明显减轻,右髋关节活动较前灵活。续服上方,嘱患者俯卧位脊柱后伸练习。

第三次查房:6 月 7 日。腰部疼痛明显减轻,活动稍灵活。腰椎侧屈仍不灵活。右髋部无明显疼痛,前屈后伸活动无明显受限。续服上方治疗。

第四次查房:6 月 11 日。腰部晨起时疼痛,活动半小时后疼痛逐渐消失,腰部广泛压痛阳性,侧屈活动轻度受限,腰部活动后则疼痛减轻。右髋部无明显疼痛,前屈后伸活动无受限。经过口服汤药及电脑中频治疗,患者症状有所缓解,调整汤药方剂治疗。根据患者腰部晨起时疼痛的症状以及体征,在前方基础上减去性善下行的牛膝;增加桂枝以温经散寒,通利血脉。

处方:独活寄生汤加减

独活 15g　防风 15g　川芎 15g　秦艽 20g　当归 15g　茯苓 15g　白芍 15g　细辛 5g　桃仁 20g　红花 10g　赤芍 15g　威灵仙 15g　陈皮 20g　桂枝 15g

水煎服。

第五次查房:6 月 14 日。腰部疼痛明显减轻,时痛时缓,腰椎活动无明显受限。右髋活动正常。续服上方治疗。

第六次查房:6 月 20 日。腰部无疼痛,腰椎前屈活动无受限,侧屈活动轻度受限。右髋活动正常。续服上方治疗。

于 6 月 20 日有效出院,住院日数 35 天。

四、股骨头坏死

【病例 1】

姓名:董某某　　性别:男　　年龄:24 岁　　职业:干部

入院时间:1994 年 12 月 23 日。

主诉:左髋部疼痛加重 4 天。

病史摘要:患者于 4 天前,无明显诱因突发左侧髋部疼痛较重,明显影响行走劳动,遂就诊于哈医大二院,给予 ECT 检查,定诊为“左侧股骨头缺血性坏死”,拟行手术治疗,患者因恐惧手术而来我院求治,经门诊收治入院。患者入院时表情痛苦,舌质暗红,苔白腻,脉沉迟。

查体:步入病室,跛行步态。左腹股沟压痛(+),左髋前屈压痛(+),左髋关节被动活动受限,以外展和内旋为主,屈 120°,伸 0°,外展 40°,内收 35°,外旋 15°、内旋 10°。无大转子上移征,“4”字试验(+),直腿抬高试验(-)。

辅助检查:自带 X 线片示:左股骨头未见明显密度改变,无半月征,髋关节间隙正常,无增生性改变。自带 ECT 片示:左侧股骨头缺血性坏死。

中医诊断:骨蚀症(肝肾亏虚,气滞血瘀)

西医诊断:左侧股骨头缺血性坏死(Ⅰ期)

辨证分析:《素问·五脏生成篇》载:“肾之合骨也”,“骨痹不已,复感于邪,内舍于肾”。《素问·痹论篇》言:“肾痹者,善胀,尻以代踵,脊以代头”,“痹在于骨则重”。《素问·痿论篇》说:“肾气热,腰脊不举,骨枯而髓减,发为骨痿”。髋部外伤,必伤气血,肝肾同源,精血互生,血虚精无以生,肾虚而不能主骨,髓失所养,肝虚而不能藏血,营卫失调,气血不能温煦、濡养经脉,致生本病。《内经》又云:“恶血在内而不去,卒然喜怒不节,饮食不适,寒温不时,腠理闭而不通,其开而与风寒,则血气凝结,外邪相袭,则为痹痛”。气滞则血行不畅,血瘀也可致气行受阻,营卫失调,闭而不通,骨失所养。为“肝肾亏虚,气滞血瘀”之征。不通则痛,屈伸不利,功能受限;舌质暗红,苔薄白,脉弦,属实证,痹证。不通则痛;脉络不通,屈伸不利,功能受限,舌苔腻,舌质暗红,脉沉迟,为“肝肾亏虚,气滞血瘀”之征,属本虚标实。此病应与化脓性髋关节炎相鉴别,后者有急性患髋痛剧烈活动,明显受限,局部红肿,伴有全身发热,酸痛等感染症状,X 线片可确诊;前者髋痛剧烈,髋关节功能障碍,早期见外旋、内旋,轻度变化为主,伴有跛行,该病为气滞血瘀,肝肾亏虚所致,若早期诊断,早期治疗,愈后较好。应治以滋补肝肾,活血化瘀,祛风散寒,温通经络。

诊疗方案:

1) 骨蚀灵,每次 5 粒,日 3 次口服。

2) 骨增灵 5ml+2% 利多卡因 2ml,隔日 1 次,关节内封闭。

第一次查房:12 月 26 日。患者经治疗,左髋部疼痛有所缓解,查体无明显改变,继续如前治疗。

第二次查房:12 月 29 日。患者自述左髋部疼痛减轻,活动较前灵活,左髋部前区疼痛有所减轻,余查体同前,继续如前治疗。

第三次查房:12 月 31 日。患者疼痛明显减轻,活动较前自如,查体左髋前区疼痛明显减轻,目前治疗有效,继续口服药物和骨增灵封闭治疗。

第四次查房:1995 年 1 月 6 日。患者疼痛较前明显减轻,无皮疹、腰痛等不适症状,患髋活动较前改善。继续如前治疗。

第五次查房:1 月 18 日。骨增灵封闭治疗一个疗程,疼痛明显减轻,活动亦明显改善,按 Baltimore 髋关节内功能评定,打分为 72 分,较治疗前明显改善,有明显效果,继续目前治疗。

第六次查房:1 月 24 日。给予患者骨蚀灵全身用药,配合骨增灵患髋封闭治疗,左髋无明显疼痛,活动现已恢复,无跛行,病情明显好转。处置口服骨蚀灵,定期随诊,避风寒,少负重。

于 1995 年 1 月 25 日出院,右髋痛消失,行走基本自如,住院日数 33 天。嘱患者出院后定期随诊,避风寒,少负重;3 个月复查 ECT。

【病例 2】

姓名:张某某　　性别:男　　年龄:40 岁　　职业:工人

入院时间:1995 年 1 月 20 日。

主诉:左髋疼痛活动受限 3 年,右髋疼痛活动受限 1 年半。

病史摘要:患者于 3 年前无明显诱因出现左髋部疼痛,左髋关节不敢活动,症状逐渐加重,行走跛行,1 年半前右髋出现同样症状,症状逐渐加重,1 年前于当地医院就诊,诊断为“双侧股骨头坏死”,给予中药内服、针灸等治疗,症状无明显改善。患者有大量嗜酒史,精神紧张不安,表情痛苦,舌苔薄白,舌质暗红,脉迟缓。

查体:步入病室,跛行步态,双下肢轻度屈曲内收畸形,双下肢等长,双侧腹股沟压痛(+),双髋关节被动范围明显受限,左侧:屈 65°,伸-5°,展 5°,收 15°,右侧:屈 85°,伸 0°,展 10°,收 15°,双侧“4”字试验(+),大转子上移征轻微。

辅助检查:自带 X 线片示:双侧髋关节间隙狭窄,轻度增生性改变,双侧股骨头均已坏死,塌陷,呈扁平,且密度明显不均,颈变粗,其中左侧改变重于右侧,无脱位。

中医诊断:骨蚀症(风寒湿痹)

西医诊断:双侧股骨头缺血性坏死(Ⅲ期)

辨证分析:《素问 · 长刺节论》:“病在骨,骨重不可举,骨髓酸痛,寒气至,名曰骨痹。”体质素虚,外伤或感受风寒湿邪,脉络闭塞,骨失所养,不通则痛,筋骨失养,屈伸不利,功能受限;舌质暗红,苔薄白,脉迟缓,皆为风寒湿痹之象,属本虚标实。此病应与化脓性髋关节炎相鉴别,后者有急性患髋痛剧烈活动,局部红肿,伴有全身发热,酸痛等感染症状,X 线片可确诊;前者髋痛,髋关节功能障碍,早期见外旋、内旋,轻度变化为主,伴有跛行,若早期诊断,早期治疗,愈后较好。治以滋补肝肾,活血化瘀,祛湿散寒,温通经络。

诊疗方案:

1) 骨蚀灵,每次5粒,日3次口服。

2) 骨增灵5ml+2%利多卡因2ml,隔日1次,关节内封闭。

第一次查房:1月23日。患者双髋部仍感疼痛,双下肢活动受限明显。处方如前。

第二次查房:1月25日。患者自觉双髋部疼痛有所减轻,关节注射骨增灵及口服骨蚀灵无过敏、发热等不适症状,查体同前,处置如前。

第三次查房:1月31日。患者经骨增灵注射治疗,疼痛有所减轻,但仍有跛行,查体如前。处置在无负重条件下嘱患者进行患髋部功能锻炼。处方如前。

第四次查房:2月6日。患者经骨增灵注射治疗,疼痛已明显减轻,查体双侧腹股沟压痛(+),双髋关节被动活动受限范围较入院时有所改善。处置如前。

第五次查房:2月14日。患者经封闭和口服药物治疗,现一个疗程,按Baltimore髋关节内功能评定,左:49分,右:57分,较治疗前明显改善,效果显著,无不良反应。继续第二疗程治疗。

第六次查房:3月1日。患者症状明显改善,无不适反应,查体髋部前区压痛未引出,双髋关节活动范围接近正常。处方如前。

第七次查房:3月8日。患者经骨增灵封闭治疗,配合骨蚀灵口服,共两个疗程,按Baltimore,髋关节内功能评定,左:70分,右:72分,较治疗前明显改善,有明显改善,且无不良反应。

于1995年3月8日明显好转出院,住院日数47天。出院后继续口服骨蚀灵,定期随诊,避风寒,少负重。

【病例3】

姓名:刘某某　　性别:男　　年龄:40岁　　职业:工人

入院时间:1994年10月24日。

主诉:右髋部活动疼痛,跛行半年。

病史摘要:患者2年前因车祸致股骨颈骨折,当时不能活动,曾于中医学院附属二院求治,以"股骨颈骨折"收入院治疗,给予保守治疗,3个月后痊愈出院,活动如常,行走如常。半年前,活动后出现右侧髋部疼痛,右髋关节不敢活动,并伴有跛行,症状逐渐加重。入院时患者痛苦表情,舌质淡红,苔薄白,脉弦。

查体:右髋关节强迫屈曲位,不能伸直,髋关节前区压痛(+),无肿胀,大转子和足跟叩击痛(+),无肢体短缩,右髋关节活动明显受限,屈80°伸-10°,外展20°,内收15°,内旋15°,外旋10°,右大腿肌萎缩较健侧细2cm,无大转子上移征和弹性固定,"4"字试验(+)。

辅助检查:X线片(片号2154)示:骨盆平片可见右髋关节面不平,关节线不清,无明显增生改变,关节间隙轻度狭窄,股骨头塌陷,有囊性变和密度增高改变。CT片示:右股骨头囊性变,缺血性坏死。

中医诊断:骨蚀症(脉络受损气血不足)

西医诊断:右股骨头缺血性坏死(Ⅲ期)

辨证分析:《内经》云:"恶血在内而不去,卒然喜怒不节,饮食不适,寒温不时,腠理闭而不通,其开而与风寒,则血气凝结,外邪相袭,则为痹痛"。《素问》又曰:"脉络闭阻,骨失所养”。外伤致股骨颈骨折，脉络受损，血溢脉外，脉络不通，不通则痛，气滞血瘀，气滞则血行不畅，血瘀也可致气行受阻，复感内伤外邪，营卫失调，闭而不通，骨失所养，使股骨头骨蚀，故关节屈伸不利，活动受限，舌质淡苔薄白，脉弦，证为脉络受损，气血不足。此病多与髋关节滑膜炎相鉴别，前者多有外伤史，大腿肌肉萎缩，足跟纵向叩击痛（+），无发热，无肿胀，X线可见股骨头关节面不平，股骨头囊性变，密度增高，后者多无明显诱因，无叩击痛，多数发热、肿胀。本病应治以活血化瘀，接骨续筋，温通经络。

诊疗方案：

1）骨增灵5ml+2%利多卡因2ml，隔日1次，关节内封闭。

2）骨蚀灵，每次5粒，日3次口服。

第一次查房：10月27日。患者注射骨增灵注射液后，无疼痛、皮疹等不适反应。患者自诉右髋部疼痛症状无明显改善。加以局部电脑中频理疗，余处方如前。

第二次查房：10月30日。患者右髋部症状有所改善，建议患者行全髋关节置换术，但患者及家属拒绝行手术治疗，遵循患者意见给予保守治疗。

处置：

1）骨增灵5ml+2%利多卡因2ml，隔日1次，关节内封闭。

2）骨蚀灵，每次5粒，日3次口服。

3）5%葡萄糖注射液500ml+复方丹参注射液5支，日1次静点。

第三次查房：11月5日。经局部理疗，口服骨蚀灵及骨增灵注射治疗后，右髋部疼痛症状有所减轻，右髋关节活动受限仍无明显改善。处方处置如前。

第四次查房：11月17日。患者无注射部位感染，无瘙痒、皮疹等不适，注射部位无感染，右髋关节疼痛减轻，行走时疼痛亦减轻，多出现夜间疼痛。处置处方如前。

第五次查房：12月11日。患者无注射部位感染，无瘙痒、皮疹、肾区疼痛等不适，右髋关节疼痛、酸胀减轻，微跛行。处置处方如前。

于12月12日有效出院，住院日数49天。

门诊复诊：12月22日。患者右髋关节疼痛、酸胀消失，无跛行，偶可见夜间微痛，行走负重无疼痛，右髋关节活动尚可，屈80°，伸10°，展20°，内收15°，内旋20°，外旋15°，纵轴叩击痛（-），无大转子上移征和弹性骨固定，“4”字试验（-）。建议：注意功能锻炼。

【病例4】

姓名：李某某　性别：女　　年龄：45岁　　职业：农民

入院时间：1994年12月26日。

主诉：右髋部疼痛、活动受限10年。

病史摘要：患者10年前由于外伤后右髋部疼痛，活动受限，当时未给予治疗，后疼痛渐重，且伴有右髋关节活动障碍，迄今已严重影响劳动，后来于多家医院治疗均无显效。入院时患者精神不振，面色皖白，表情痛苦，形体消瘦，舌质暗红，苔薄白，脉弦。

查体：腰椎强迫屈曲位，跛行步态，右髋关节无肿胀，右下肢无短缩畸形，但有轻度屈曲内收畸形，髋前区压痛（+），活动受限，屈85°，伸-10°，外展20°，内收15°，无大转子上移征，“4”字试验（+），右大腿肌肉萎缩，右大腿周径较健侧细3.0cm。

辅助检查：自带X线片示右髋关节明显增生性改变，关节间隙狭窄，右股骨头密度不均，伴有变形。

中医诊断：骨蚀症（肝肾亏虚，气滞血瘀）

西医诊断：右股骨头缺血性坏死（Ⅲ期）

辨证分析：《素问·五脏生成篇》载："肾之合骨也"，"骨痹不已，复感于邪，内舍于肾"。《素问·痹论篇》言："肾痹者，善胀，尻以代踵，脊以代头"，"痹在于骨则重"。《素问·痿论篇》说："肾气热，腰脊不举，骨枯而髓减，发为骨痿"。髋部外伤，必伤气血，肝肾同源，精血互生，血虚精无以生，肾虚而不能主骨，髓失所养，肝虚而不能藏血，营卫失调，气血不能温煦、濡养经脉，致生本病。《内经》又云："恶血在内而不去，卒然喜怒不节，饮食不适，寒温不时，腠理闭而不通，其开而与风寒，则血气凝结，外邪相袭，则为痹痛"。气滞则血行不畅，血瘀也可致气行受阻，营卫失调，闭而不通，骨失所养。为"肝肾亏虚，气滞血瘀"之征。不通则痛，屈伸不利，功能受限；舌质暗红，苔薄白，脉弦，属实证，痹证。本病应与髋化脓性关节炎相鉴别，后者有急性患髋痛，局部红肿，伴有全身发热，酸痛等感染症状，X线片可确诊，前者髋痛剧烈，髋关节功能障碍，伴有跛行，该病为肝肾亏虚，气滞血瘀所致，早期诊断，早期治疗，愈后尚好。若将死骨摘除，瘀去则通，预后良好。治以：活血化瘀，行气通络止痛，择期手术。

诊疗方案：

骨蚀灵，每次5粒，日3次口服。

处置：完善各项检查，择期手术治疗。

第一次查房：12月30日。患者于今日上午9点，硬膜外麻醉下，行右侧股骨头缺血性坏死截骨融合术，术中切除关节软骨，髋关节外展10°，外屈15°，外旋5°，经截骨融合术后单人字石膏固定。手术顺利。给予抗炎治疗。

处方：

1）0.9%氯化钠注射液500ml+青霉素800万单位，日1次静点。

2）5%葡萄糖注射液500ml+维生素C注射液2.5g，日1次静点。

第二次查房：12月31日。术后第一天，伤口疼痛，无发热。精神状态欠佳，生命体征平稳，石膏固定无松动，创口少量渗血，右下肢无感染，大便正常，排尿困难。处置给予导尿管、止痛等对症处理。

第三次查房：1995年1月4日。患者刀口疼痛明显减轻，无发热，检创见刀口无渗出，刀口皮肤对合良好。继续抗生素应用，继续留置导尿管。

第四次查房：1月9日。患者刀口处疼痛明显减轻，无肿胀，石膏外固定良好，嘱多行侧身卧位，定期翻身。继续给予抗生素治疗。

第五次查房：1月15日。刀口处无疼痛，右髋关节无明显疼痛。石膏开窗检查见创口愈合良好，给予拆线。由于局部肿胀消退后，石膏松动，行更换石膏。继续口服消炎药物治疗。

于1995年1月18日出院，住院日数23天。

出院9周后来我院复查：右髋部无疼痛。

【病例5】

姓名：王某某　　性别：男　　年龄：60岁　　职业：干部

入院时间:1994 年 5 月 27 日。

主诉:右髋关节疼痛伴右膝痛 5 个月加重 1 个月。

病史摘要:患者 5 个月前从高处摔倒后右髋部疼痛,未经系统治疗。1 个月前右髋关节疼痛加重,内收外展受限,不能负重。患者 5 年前行腰椎结核病灶清除术。入院时患者入院时患表情痛苦,舌质暗红,苔薄白,脉弦。

查体:右侧腹股沟压痛(+),右髋关节活动受限,内收肌痉挛,髋关节周围未触及包块,右髋关节屈曲 120°,后伸 15°,外展 20°,内收 20°~30°,内旋 30°,外旋 40°,4 字实验(+),右膝活动屈 120°~伸 0°,关节间隙压痛(-)。

辅助检查:X 线片(片号 3002)示:右髋臼密度增高、钙化,关节间隙变窄。股骨头轮廓、变扁、密度改变。

中医诊断:骨蚀症(肝肾亏虚,气滞血瘀)

西医诊断:右股骨头缺血性坏死(Ⅲ期)

辨证分析:《素问·五脏生成篇》载:“肾之合骨也”,“骨痹不已,复感于邪,内舍于肾”。《素问·痹论篇》言:“肾痹者,善胀,尻以代踵,脊以代头”,“痹在于骨则重”。《素问·痿论篇》说:“肾气热,腰脊不举,骨枯而髓减,发为骨痿”。髋部外伤,必伤气血,肝肾同源,精血互生,血虚精无以生,肾虚而不能主骨,髓失所养,肝虚而不能藏血,营卫失调,气血不能温煦、濡养经脉,致生本病。《内经》又云:恶血在内而不去,卒然喜怒不节,饮食不适,寒温不时,腠理闭而不通,其开而与风寒,则血气凝结,外邪相袭,则为痹痛。气滞则血行不畅,血瘀也可致气行受阻,营卫失调,闭而不通,骨失所养。为“肝肾亏虚,气滞血瘀”之征。不通则痛,屈伸不利,功能受限;舌质暗红,苔薄白,脉弦,属实证,痹证。不通则痛,故右髋部不适,晨起僵硬感,活动受限;加之年老肝肾亏虚,气血虚弱,不能濡养筋骨,故不能负重,站立或行走后加重,休息减轻。本病应与髋关节结核相鉴别,后者有结核病史及结核中毒症状,X 线示骨质破坏,而股骨头缺血性坏死,早期如能积极配合治疗预后较理想。应治以活血化瘀,通络止痛。

诊疗方案:

1) 骨蚀灵,每次 5 粒,日 3 次口服。

2) 骨增灵 5ml+2% 利多卡因 2ml,隔日 1 次,关节内封闭。

3) 电脑中频治疗,日 1 次。

第一次查房:6 月 3 日。患者右髋关节疼痛减轻,屈曲、内收功能能正常,外展受限,右膝关节疼痛减轻,功能良好,舌质暗红,苔薄白,脉弦。处方处置如前。

第二次查房:6 月 10 日。患者右髋关节屈曲功能正常,外展受限,加强补肝肾,髋部疼痛减轻,用健步虎潜丸。

处方:

1) 骨蚀灵,每次 5 粒,日 3 次口服。

2) 健步虎潜丸,每次 1 丸,日 2 次口服。

3) 骨增灵 5ml+2% 利多卡因 2ml,隔日 1 次,关节内封闭。

4) 电脑中频治疗,每日 1 次。

第三次查房:6 月 16 日。患者右髋关节疼痛减轻,屈曲、内收功能能正常,外展轻度受限,右膝关节疼痛减轻,功能良好,舌质淡,苔薄白,脉弦。处方处置如前。

于1992年6月22日出院，右髋膝痛基本消失，右髋外展内旋，轻度变化。住院日数26天。

【病例6】

姓名：王某某　　性别：男　　年龄：24岁　　职业：农民

入院时间：1994年11月4日。

主诉：左髋部外伤后疼痛、畸形半年。

病史摘要：该患半年前，因车祸致左股骨头大转子部直接外力砸压伤，当时不能活动，于当地医院诊断为“左髋臼骨折伴髋关节脱位”，并给予保守治疗，1个月后出院时有左髋部疼痛，后逐渐加重，且伴屈曲畸形和功能障碍，2周前拍X线片诊断为左股骨头坏死，经求治多家医院医治疗效不佳。入院时，患者精神不振，表情痛苦，舌质暗红，苔薄白而腻，脉沉迟。

查体：左侧髋关节屈曲挛缩畸形，髋关节前区压痛（+），无肿胀，左侧腹股沟中点压痛（+），大转子和足跟叩击痛（+），左髋关节活动明显受限，屈80°，伸-10°，内收15°，外展25°，内旋5°，外旋0°，右下肢大腿根部肌萎缩较健肢短1.5cm，无大转子上移征和弹性固定，“4”字试验（+），Trendelenburg征（-）。

辅助检查：自带X线片示：左髋关节面不平，关节线模糊不清，无明显增生改变，关节间隙轻度狭窄，股骨头大块塌陷，有囊性和密度增高改变。

中医诊断：骨蚀症（脉络受阻，气滞血瘀）

西医诊断：左股骨头缺血性坏死（Ⅲ期）

辨证分析：《内经》云：“恶血在内而不去，卒然喜怒不节，饮食不适，寒温不时，腠理闭而不通，其开而与风寒，则血气凝结，外邪相袭，则为痹痛”。因外伤致左髋臼骨折，脱位，致使脉络受损，血溢脉外，气血瘀滞，气滞则血行不畅，血瘀也可致气行受阻，营卫失调，闭而不通，骨失所养，发为骨蚀症，不通则痛，经脉不通屈伸不利，功能受限；舌质暗红，苔薄白，脉沉迟，为“脉络受阻，气滞血瘀”之证，属实证。此病应与髋关节炎相鉴别，后者有急性患髋痛，局部红肿，伴有全身发热，酸痛等感染症状，X线片可确诊，前者髋痛剧烈，髋关节功能障碍，伴有跛行。本病若日久失治，可使髋关节疼痛僵直，若及时治疗，改善关节功能，预后尚好。本病应治以活血化瘀，接骨续筋。

诊疗方案：

1）骨蚀灵，每次5粒，日3次口服。

2）骨增灵5ml+2%利多卡因2ml，隔日1次，关节内注射。

第一次查房：11月10日。患者左侧髋部疼痛、跛行，左侧“4”字试验（+）。结合病人的经济能力和愿望，因患者年龄小，给予保守治疗。处方处置如前。

第二次查房：11月15日。患者疼痛明显缓解，但仍有跛行，查体：患髋功能有所改善。嘱患者在下肢不负重下行患髋关节功能锻炼。处方如前。

第三次查房：11月23日。患者经骨增灵治疗，左髋部疼痛明显减轻，症状已有所缓解，跛行有改善，患髋功能障碍已有改善。处方如前。

第四次查房：11月28日。经左髋关节内骨增灵封闭治疗现已一个疗程，患者疼痛有所减轻，无自发疼痛，左“4”字试验（+），按Baltimoe功能评价为45分。处方处置如前。

第五次查房：12月15日。患者左髋疼痛明显减轻，行走时跛行有所改善，髋关节活动量已明显增加。处方如前。

第六次查房:12 月 20 日。现已治疗 2 个疗程,患者症状明显减轻,“4”字试验(+),患髋功能仍受限,按 Baltimoe 功能评价为 53 分。较治疗前明显好转,无特殊反应,继续如上治疗。

第七次查房:1995 年 1 月 1 日。患者疼痛明显缓解,无行走痛,左髋关节活动范围明显改善,查体无阳性新体征发现。继续如上治疗。

第八次查房:1 月 10 日。患者经骨增灵治疗现已经 3 个疗程,症状已经明显改善,左侧髋关节活动灵活,“4”字试验(+),左侧腹股沟中点压痛消失,此法有效继续上方治疗。

第九次查房:1 月 23 日。患者按 Baltimoe 功能评价为 70 分。各方面症状都有明显缓解,已经达到良好的功能改善和恢复,同时应加强在负重下功能锻炼。处方如前。

于 1995 年 1 月 24 日病情明显好转出院,住院日数 80 天。

【病例 7】

姓名:王某某　　性别:男　　年龄:45 岁　　职业:农民

入院时间:1994 年 11 月 28 日。

主诉:左髋关节疼痛 18 个月,右髋关节疼痛 15 个月。

病史摘要:患者 18 个月前无明显诱因出现左髋关节疼痛,3 个月后出现右髋关节疼痛,到哈医大二院就诊,拍片后,未给予明确诊断,未处置。半年前双侧髋关节疼痛加重,在绥化市医院拍腰椎 CT 检查,诊断为“腰椎间盘突出症”。3 个月前于哈尔滨市道外区某私人诊所就诊,行硬膜外麻醉治疗无明显疗效。患者有大量饮酒史、有吸烟史。舌质暗红,苔薄白,脉弦滑。

查体:步入病室跛行步态,双侧髋部无明显肿胀,活动明显受限,左侧髋关节内收 15°,外展 10°,屈曲 25°,后伸 0°,右侧髋关节内收 15°,外展 15°,屈曲 30°,后伸 5°,双侧腹股沟区压痛(+),内收肌紧张,双侧“4”字试验(+),下肢肌肉无明显萎缩。

辅助检查:X 线片(片号 2378):骨盆平片显示双侧股骨头坏死,左侧股骨头塌陷。X 线分期为Ⅳ期。

中医诊断:骨蚀症(湿热下注)

西医诊断:双侧股骨头缺血性坏死(Ⅳ期)

辨证分析:《素问·长刺节论》:“病在骨,骨重不可举,骨髓酸痛,寒气至,名曰骨痹”。体质素虚,嗜欲不节,饮酒过度,脉络张弛失调,血行受阻,且蓄湿生热,湿热下注,闭阻经脉,骨失所养,致股骨头坏死,经脉闭阻,故跛行,双侧髋关节活动受限;舌质暗红,苔薄白,脉弦滑为湿热下注之征。该病当于髋关节脱位相鉴别,后者于腹股沟触及脱出之股骨头,X 线片可明确诊断,而前者双侧髋部疼痛,活动受限,多有饮酒或大量使用激素史,此属实证,为湿热下注,经脉闭阻之股骨头坏死症,若久失治,可致髋关节疼痛、僵直,若及时采取积极治疗(手术治疗)可改善关节功能,预后佳。本病应治以清热化湿,活血通络。

诊疗方案:

骨蚀灵,每次 5 粒,日 3 次口服。

第一次查房:12 月 1 日。患者双侧髋关节疼痛,双侧髋关节活动受限明显,舌质暗红,苔白,脉弦滑。处方如前,处置每日 1 次远红外线理疗温通经络。

第二次查房:12 月 3 日。患者经服用骨蚀灵后,症状无明显减轻,双髋活动明显受限,继续执行原治疗方案,如治疗一周后无效,行手术治疗。

第三次查房:12 月 7 日。患者在硬膜外麻醉下,行右侧髋"贝氏"截骨术,术中将坏死之股骨头切除,在大转子下 5cm 于小转子下凿断,外展 35°角嵌插骨断端,"S"形钢板内固定骨折端,下肢长腿石膏托外固定,术中出血约 500ml,输血 400ml,无输血输液反应。

处方:

1) 5%葡萄糖注射液 500ml+维生素 C 注射液 2. 5g,日 1 次静点。

2) 0. 9%氯化钠注射液 500ml+止血芳酸 200mg,立即静点。

3) 10%葡萄糖注射液 500ml,立即静点。

4) 0. 9%氯化钠注射液 250ml+青霉素 1200 万单位,日 1 次静点。

5) 哌替啶 75mg,立即肌注。

第四次查房:12 月 9 日。病人一般状态良好,生命体征平稳,小便已解,未排气,未进食,刀口渗血多,舌质淡红,苔薄白,脉细。处置切口换药,胫骨结节牵引 2kg。

第五次查房:12 月 17 日。患者刀口疼痛减轻,右大腿痠痛,舌质淡红,苔薄白,脉细。患者因髋部手术后,出血较多,积于局部,导致局部皮肤青紫,应给予局部理疗,促进局部血肿吸收。处方如前。

第六次查房:12 月 20 日。患者全身状态良好,刀口无红肿压痛,牵引位置良好,刀口Ⅰ期愈合,可拆线。处置右侧继续行胫骨结节牵引,口服骨蚀灵治疗。

第七次查房:1995 年 1 月 3 日。患者全身状态良好,右下肢牵引力量及方向良好,右髋可行轻度活动,处方如前无特殊处置。

第八次查房:1 月 14 日。患者右髋关节无疼痛,可轻度活动,左髋关节症状改善不明显,择期进行左侧髋关节融合术。

于 1995 年 1 月 18 日治愈出院,住院日数 51 天。出院后继续行右下肢牵引,左侧髋关节择期行关节融合术。

五、膝关节退行性改变

【病例 1】

姓名:徐某某　　性别:女　　年龄:60 岁　　职业:无

入院时间:1994 年 6 月 2 日。

主诉:双膝关节疼痛 2 年。

病史摘要:该患于 2 年前无明显诱因出现双膝关节疼痛,以左侧为重。双膝关节疼痛逐渐加重,屈伸不利。后经理疗、按摩等治疗,病情有所缓解,但反复缠绵不愈,今日疼痛再次加重,遂来我院求治。患者形体较胖,面色苍白。舌质红,苔薄白,脉细弱。

查体:双膝关节内翻成“O”型,双膝关节广泛压痛(+),以内侧间隙为主,活动受限,双膝关节晨起僵硬,活动后减轻。双膝关节活动时可触及摩擦感,左膝活动范围 10°~120°,右膝 10°~130°,髌骨研磨试验(+),麦氏征(-)。

辅助检查:自带 X 线片示双膝内翻,内侧间隙变窄,胫骨平台边缘及股骨髁部均有增生。

中医诊断:骨痹(肝肾亏虚)

西医诊断:双膝骨性关节炎

辨证分析:老年体弱,肝肾亏虚,肾为先天之本,主骨生髓,肾虚则骨萎,而遂形成“O”型;肝血不足,筋失所养,筋脉松弛,关节失束利,骨髓失充,故有压痛及屈伸不利;研磨日久,新生不足,则有软骨磨损,故可闻及摩擦音,手触有摩擦感;舌红苔薄白,脉细弱,为肝肾亏虚之征,属虚证。本病应与鹤膝风相鉴别,后者有明显膝肿胀,上下肌肉明显萎缩,呈鹤膝状,屈伸明显受限,X 线可见膝骨质破坏,一侧或两侧间隙变窄。本病日久,可因下肢肌肉失去濡养而成痿证,采用骨增灵局部封闭,预后良好,必要时亦可结合手术,本病应治以补益肝肾,通络止痛。

诊疗方案:

1)骨增灵 5ml+2% 利多卡因 2ml,隔日 1 次,双膝关节内封闭。

2)电脑中频治疗,每日 1 次。

第一次查房:6 月 7 日。双膝疼痛明显减轻,双膝压痛不明显,摩擦音存在,活动范围同前。处方如前。

第二次查房:6 月 10 日。双膝疼痛缓解,无明显肿胀,双膝均呈内翻位,内侧压痛不明显,摩擦音存在,活动范围无明显改善,活动稍多时仍有疼痛。处方如前。

第三次查房:6 月 19 日。双膝关节疼痛减轻,活动时可闻及摩擦音,双膝内侧轻度压痛,无肿胀,活动轻度受限。处方如前,停止电脑中频治疗。

第四次查房:6 月 25 日。双膝关节疼痛减轻,活动时疼痛减轻,无夜间痛,晨起僵硬时间减少,活动范围基本正常。处方处置如前。

第五次查房:7月1日。患者双膝疼痛明显减轻,上下楼梯时感觉疼痛,行走30分钟后疼痛减轻。处方如前。

第六次查房:7月10日。双膝关节无明显疼痛感,上下楼时略感疼痛,舌质暗红,苔薄白,脉弦。处方如前。

第七次查房:7月17日。患者自述双膝疼痛明显好转,能上下楼自由活动,只觉膝部酸胀,舌质暗红,苔薄白,脉弦。处方如前。

于1994年7月19日治愈出院,住院日数47天。

【病例2】

姓名:冯某某　　性别:女　　年龄:62岁　　职业:无

入院时间:1994年11月23日。

主诉:右膝关节疼痛1年加重10个月。

病史摘要:患者于1年半前无明显诱因出现右膝关节疼痛,活动受限,曾自行口服大活络丹治疗,效果不佳。10个月前不慎跌倒,造成右股骨干骨折,在哈市骨伤医院卧床牵引、固定治疗。牵引3个月后,造成右膝关节屈伸不利,未进行功能锻炼,至今右膝关节屈伸活动受限、疼痛。患者面色萎黄,舌质暗红,苔薄白,脉弦紧。

查体:扶入病房,跛行步态,右膝关节明显肿胀,右膝关节屈40°,伸5°,屈伸过程中右膝关节内侧疼痛,右膝关节周围广泛压痛,以两侧膝关节间隙明显,膝上及膝周围压痛,膝上股内侧肌、股直肌广泛压痛,髌骨研磨试验(-)。

辅助检查:自带X线片示骨质疏松,右膝关节面不规则,边缘唇样增生。

中医诊断:骨痹(瘀血阻滞)

西医诊断:1) 右膝关节骨性关节炎

2) 右膝关节强直

辨证分析:《灵枢·本脏》:"筋骨损伤,必累及气血伤于肉,筋络受损,血瘀气滞为疼"。外力伤及右下肢,必伤气血,造成局部气滞血瘀,经脉不通,故局部压痛、疼痛;经脉不通,筋脉肌肉失于濡养粘连,故屈伸不利;该患年老体衰,骨失滋养,气血失调,所致局部关节退化改变;舌质暗红,苔薄白,脉弦紧,也为气滞血瘀之证,本证属实证,辨证结论属血瘀阻滞引起的骨痹。此症应与风湿性关节炎相鉴别,此症右膝关节屈伸不利、疼痛,右膝外观肿胀,呈游走性疼痛,无固定压痛点,其疼痛程度与冷热刺激有关,发作时症状明显,血沉、抗"O"化验检查异常。此症经活血化瘀治疗配合功能锻炼,预后良好。

诊疗方案:

1) 骨蚀灵,每次5粒,日3次口服。

2) 右膝关节功能锻炼。

3) 骨科洗药:艾叶、红花、赤芍等外用,熏洗,早晚各1次。

第一次查房:12月1日。患者症状体征如前,右膝关节屈伸不利,屈40°,伸5°,屈伸过程中右膝关节内侧疼痛,右膝关节周围广泛压痛。处方处置如前。

第二次查房:12月5日。患者一般状态良好,右膝关节屈伸不利,屈50°,伸5°,屈伸过程中右膝关节内侧疼痛,右膝关节明显肿胀,广泛压痛,以两侧膝关节间隙明显,髌骨研磨试验(-)。处方处置如前。

第三次查房:12 月 12 日。患者一般状态良好,右膝关节屈伸不利,屈 50°,伸 5°,屈伸过程中右膝关节内侧疼痛,右膝关节明显肿胀,广泛压痛,以两侧膝关节间隙明显,髌骨研磨试验(-)。处方处置如前。

第四次查房:12 月 16 日。患者一般状态良好,右膝关节屈伸不利,屈 50°,伸 5°,余症状同前。处方处置如前。

第五次查房:12 月 26 日。患者一般状态良好,右膝关节屈伸不利,屈 50°,伸 5°,屈伸过程中右膝关节内疼痛,右膝关节肿胀减轻。继续功能锻炼。

处方:

1) 骨蚀灵,每次 5 粒,日 3 次口服。

2) 骨增灵 5ml+2% 利多卡因 2ml,隔日 1 次关节内封闭。

第六次查房:12 月 31 日。患者一般状态良好,右膝关节屈伸不利,屈 60°,伸 5°,屈伸过程中右膝关节内侧疼痛,右膝关节肿胀减轻。处方处置如前。

第七次查房:1995 年 1 月 6 日。患者一般状态良好,右膝关节疼痛、肿胀减轻。处方处置如前。

第八次查房:1 月 9 日。患者右膝关节疼痛明显减轻,无明显肿胀,右膝关节屈伸活动轻度受限,屈 90°~伸 0°,右下肢纵轴叩击痛(-),余未见异常。处方处置如前。

第九次查房:1 月 18 日。患者右膝关节疼痛明显减轻,无明显肿胀。屈伸活动轻度受限,右膝关节屈曲 100°,步态近正常,余未见异常。处方处置如前。

于 1995 年 1 月 20 日病情明显好转出院,住院日数 58 天。

【病例 3】

姓名:吴某　　性别:女　　年龄:22 岁　　职业:学生

入院时间:1994 年 11 月 15 日。

主诉:右膝关节疼痛 10 小时。

病史摘要:患者今日晨起走路时不慎将右膝关节扭伤,当时疼痛较重,被同学扶回宿舍卧床休息,症状不见减轻,傍晚时疼痛加重。为求明确诊断及治疗来我院就诊。入院时患者表情痛苦,面色晦暗,舌质暗红,苔薄白,脉弦数。

查体:右膝关节屈伸活动明显受限,右膝关节固定于屈曲 90°位置,关节周围肿胀明显,内侧广泛压痛,行走时困难,麦氏征(+)。

辅助检查:X 线片(片号 2450)示:右膝关节骨质、关节间隙未见异常。

中医诊断:腿痛(风寒挟湿,气滞血瘀)

西医诊断:右膝关节半月板损伤

辨证分析:《黄帝内经》言:“风寒湿三气杂至,合而为痹。”风寒湿邪乘虚侵入,寒性收引,湿性黏滞,寒湿之邪侵袭,流注经络,凝滞经脉,气血痹阻。王冰注解《素问·五脏生成论》曰:“气行乃血流”,《血证论·阴阳水火血气论》中说:“运血者,即是气。守气者,即是血”,气为血之帅,血为气之母,气滞则血瘀,血瘀则气滞,气血瘀滞,则经络闭塞不通,滑膜失养,外邪复乘,致生本病。日久寒邪化热,耗伤气血,腐筋蚀骨,局部肿胀化脓;舌苔薄白,脉弦数,证为气滞血瘀,治以活血化瘀,温经通脉,则经脉通畅,通则不痛。此病应与风湿性关节炎相鉴别，后者无外伤史，并以膝部疼痛走窜，喜暖恶寒等诸症为主，本病预后较好，若治疗不及时，日久经脉失去濡养，易导致痿证，若及时治疗则瘀去气血运行通畅，不通则痛，此病当属实证。应治以活血化瘀，疏风除湿，通络止痛。

诊疗方案：

1）关节腔穿刺抽出积液，局部制动。

2）消瘀膏，少量外敷患处。

3）0.9%氯化钠注射液500ml+丹参注射液40ml，日1次静点。

第一次查房：11月18日。右膝关节肿胀疼痛，膝关节周围压痛明显，舌质暗红，苔薄白，脉弦数。处方如前。

第二次查房：11月24日。患者右膝关节疼痛明显减轻，右膝关节稍肿胀，内侧间隙压痛明显，屈伸活动范围50°～150°，舌质暗红，苔薄白，脉弦数。处方如前。

第三次查房：11月29日。患者右膝关节无明显肿胀，屈伸活动范围30°～160°，按压膝关节周围无明显压痛，下地行走正常。

于1994年12月1日出治愈院，住院日数16天。嘱患者出院后加强股四头肌功能锻炼。

【病例4】

姓名：丁某某　　性别：男　　年龄：44岁　　职业：工人

入院时间：1992年5月5日。

主诉：左膝关节疼痛、肿胀半年加重1周。

病史摘要：患者于半年前无明显诱因感到左膝关节疼痛、肿胀，行走时症状加重，当时未在意，未治疗。此后病情日渐加重，午后及夜间疼痛加重，午后时低热，夜间盗汗，1周前到榆树医院就诊，经门诊拍片诊断为“左膝关节滑膜不完全损伤”，服用“七厘散”无明显好转，今来我院求治。行走跛行，舌苔薄白，舌质暗红，脉迟缓。

查体：左膝关节外侧肿胀，局部压痛（+），左膝关节强迫屈曲位，活动受限，麦氏征（+），浮髌试验（+），抽屉试验（-），内侧副韧带处压痛（+），内旋受限，外展无异常，局部皮温不高。

辅助检查：X线片示左膝关节边缘增生。

中医诊断：腿痛（血瘀气滞）

西医诊断：左膝关节滑膜炎

辨证分析：王冰注解《素问·五脏生成论》曰：“气行乃血流”，《血证论·阴阳水火血气论》中说：“运血者，即是气。守气者，即是血”，气为血之帅，血为气之母，气滞则血瘀，血瘀则气滞，气血瘀滞，则经络闭塞不通，滑膜失养，左膝关节内由于后天筋脉失养，外邪复乘，长期劳损，致生本病。不通则痛，局部肿胀疼痛；舌质暗红，苔薄白，脉迟缓，均为气滞血瘀之症，应治以温通经脉，活血化瘀止痛。

诊疗方案：活血止痛汤加减。

当归12g　川芎6g　乳香6g　苏木5g　红花5g　没药6g　地鳖虫3g　三七粉3g　赤芍9g　陈皮5g　落得打6g　紫荆藤9g

日1剂水煎服。

第一次查房:5月8日。在无菌条件下,抽出左膝关节积液约为43ml,呈淡黄绿色,透明,无沉淀物,无血红色,送检关节抽出液做细菌培养和药敏试验。处置如前。

第二次查房:5月12日。患者左膝关节疼痛减轻。左膝关节肿胀略减轻,屈伸活动较前灵活,下蹲受限,局部压痛(+),浮髌试验(+),膝关节液化验报告:无细菌生长。

处方:

1) 活血止痛汤加减

当归15g 川芎20g 乳香5g 红花5g 没药5g 三七粉10g 赤芍10g 陈皮20g 透骨草10g 甘草5g

日1剂水煎服。

2) 骨科洗药。

桑枝15g 桂枝15g 伸筋草15g 透骨草15g 怀牛膝9g 木瓜9g 乳香9g 没药9g 红花9g 羌活15g 独活30g 落得打9g 补骨脂9g 淫羊藿9g 萆薢9g

3剂水煎外洗,每日2次。

第三次查房:5月17日。内外中药治疗后,左膝关节肿痛减轻,左膝功能屈伸轻度受限,患者行走增多时肿痛加重。处置减少下床活动,处方如前。

第四次查房:5月24日。患者左膝关节肿胀减轻,长时间活动后仍肿胀,疼痛明显减轻。处方如前,嘱患者减少下肢活动。

第五次查房:6月2日。患者左膝关节肿痛经过治疗后减轻。左膝关节轻度肿胀,浮髌试验(-)。处方处置如前。

第六次查房:6月9日。患者左膝关节轻度肿胀,浮髌试验(-),局部压痛(-)。处方处置如前。

第七次查房:6月12日。患者左膝关节肿痛明显减轻,浮髌试验(-),局部压痛(-),下床活动左膝轻度不适。处方处置如前。

第八次查房:6月17日。患者经中医辨证治疗施治,内外用药结合,现左膝关节无明显肿胀,疼痛消失,局部压痛(-),浮髌试验(-),下床活动、行走后左膝无肿胀加重现象。处方处置如前。

于1992年6月18日病情明显好转出院,住院日数45天。

六、骨 髓 炎

【病例 1】

姓名:高某某　　性别:男　　年龄:39 岁　　职业:农民

入院时间:1994 年 10 月 25 日。

主诉:右小腿疼痛肿胀加重 20 天。

病史摘要:该患自诉 20 多天前,因感冒发烧后出现右小腿肿胀疼痛,并向后外侧流出脓夜,不能负重行走。患者既往有右小腿慢性骨髓炎病史 5 年,患者入院时精神不振,表情痛苦,舌质淡红,苔薄白,脉弦数。

查体:右胫骨下段明显环形肿胀,内踝上方、外踝上方、右胫骨下段前侧可见三处窦道,窦道创口成凹陷型,四周皮肤乌黑,流脓不尽,脓液稀黄,局部压痛(+)。右足足趾活动正常,末梢血运好。

辅助检查:自带 X 线片示:右胫骨下段骨膜增生,有死骨生成。

中医诊断:附骨疽(气血两虚)

西医诊断:右胫骨下段慢性骨髓炎

辨证分析:隋《诸病源候论》"附骨疽者,由当风入骨解,风与热相搏,风热伏结壅遏,附骨成疽,日久气血俱虚"。本病病程长久,气血均虚,故应调补气血,佐以清热化湿;本病因感受风寒湿邪,内窜筋骨,经络阻隔;气血瘀滞不通则痛,邪毒瘀久化热,正邪交争,瘀热化腐成脓,甚则伤筋损骨,病至 3~4 周,可自行破溃;脓出不尽,日久气血耗伤,故见脓液稀黄,皮色乌黑,疮口凹陷;骨骼失养,则有死骨形成;脓水频流则不收敛;舌淡苔白,脉弦,为气血俱虚之象。本病应与缓疽、石疽等病鉴别。正如元 · 齐德之《外科精义》所说:"缓疽、石疽与附骨疽相类矣。异者,盖缓疽、石疽皆由寒气所作,深伏于骨髓之间,有肿与皮肉相似,若疼而坚硬若石,故名之曰石疽,缓疽其热缓慢,积久不溃,久也方紫暗色皮肉俱烂,以取消矣。"本病预后较差,只有手术将死骨摘除,才可治愈,应治以调补气血,佐以清热化湿。

诊疗方案:

1）四妙汤加减。

炙黄芪 50g　当归 30g　金银花 25g　地龙 25g　牛膝 15g　白术 15g　薏苡仁 15g　鹿角胶 15g　生甘草 5g

水煎服。

2）完善术前常规准备,择期手术治疗。

第一次查房:10 月 26 日。该患今日在硬膜外麻醉下行右胫骨下段慢性骨髓炎病灶清除术,手术过程顺利,手术采用胫骨下段前内侧纵行切口,长约 12cm,切开皮肤、皮下组织、切开胫骨下段骨膜,行骨膜下剥离,术野中可见:①胫骨下段骨皮质隆起,硬化;②胫骨下段有大块死骨及死腔，腔内膜有黄色脓液流出，髓腔封闭；胫骨周围软组织中有三处虫蚀样窦道。手术：①胫骨下段槽状开窗，吸尽脓液打通髓腔；②修剪窦道、周围瘢痕、硬化的组织，关闭窦道。术中出血约 200ml，术中无输液反应，无血管神经副损伤。术毕生理盐水冲洗切口，逐层缝合，放置闭式灌注引流管，外敷无菌敷料。病人双下肢足趾能活动，病人神志清楚，语言流利，舌质淡，苔薄白，脉弦。处方如前。

处置：

1）0. 9%氯化钠注射液 500ml+青霉素 800 万单位，日 1 次静点。

2）5%葡萄糖注射液 500ml+维生素 C 注射液 2. 5g，日 1 次静点。

3）灭滴灵（甲硝唑）250ml，日 1 次静点。

4）0. 9%氯化钠注射液 3000ml+庆大霉素 96 万单位，持续病灶灌注引流。

5）0. 9%氯化钠注射液 500ml+止血芳酸 200mg，立即静点。

第二次查房：10 月 27 日。术后第二天，患者生命体征平稳，右小腿疼痛，灌注通畅，舌质暗红，苔白厚，脉弦。处方如前，继续抗炎治疗，给予清热解毒丸，每次 1 丸，日 3 次口服。

第三次查房：10 月 29 日。患者生命体征平稳，右小腿疼痛，灌注通畅，窦道流出物呈脓性，金黄色。舌质暗红，苔薄白，脉弦。处置抗炎治疗，更换辅料。处方如前。

第四次查房：11 月 13 日。患者状态尚可，生命体征平稳，右小腿疼痛，内侧窦道流出物呈脓性，溃疡肉芽，引流出物呈浅黄色。舌质暗，苔薄白，脉弦。处方处置如前。

第五次查房：11 月 20 日。患者状态尚可，生命体征平稳，右小腿内侧窦道流出物呈脓性，溃疡肉芽，引流出物变清。舌质暗，苔薄白，脉弦。处方处置如前。

第六次查房：11 月 25 日。患者状态良好，生命体征平稳，右小腿内侧窦道流出脓性物变少，外侧窦道口肉芽红润。舌质淡红，苔薄白，脉弦。处方如前。拔出灌注引流管，更换辅料。

第七次查房：11 月 28 日。经调补气血，佐以清热化湿，抗炎治疗，手术病灶清除术。患者下肢疼痛缓解，症状明显好转，目前病人一般状态良好，小腿疼痛减轻，窦道愈合，舌质淡红，苔薄白，脉弦。处方处置如前。

于 1994 年 11 月 30 日明显好转出院，住院日数 34 天。出院后卧床休息半年，患肢高位；抗炎治疗；继续服用中药治疗；定期复查。

【病例 2】

姓名：滕某某　　性别：男　　年龄：37 岁　　职业：农民

入院时间：1994 年 11 月 8 日。

主诉：左大腿疼痛肿胀 1 年加重 3 个月。

病史摘要：该患于 1 年前无明显诱因，出现左大腿部疼痛，左膝关节肿胀，局部不红，左下肢不能负重，行走困难。3 个月前在当地医院拍 X 线片确诊为“左大腿骨髓炎”。现左股骨中下 1/3 红肿热痛。遂来我院求治。入院时患者表情痛苦，面色潮红，舌质淡红，苔薄白，脉细弱。

查体：左大腿漫肿、发热、发红。左大腿中上 1/3 处有波动感，全身无寒战高热。

中医诊断：附骨疽（正虚邪恋）

西医诊断：左股骨中 1/3 慢性骨髓炎

辨证分析:《外科正宗》:“夫附骨疽者,乃阴寒入骨之病也,但人之气血,生平壮实,虽遇寒冷,邪不入骨”。该病人正气不足,邪毒侵袭,邪毒不能外散而深窜入骨,故左大腿肿痛、发红、发热;舌质淡红,苔薄白,脉细弱属正虚邪恋。本病应与化脓性骨髓炎相鉴别,后者,关节肿痛,功能障碍,可于关节腔穿刺吸出脓液。而此病日久邪毒炽盛,脓液失控,形成病理性骨折,若及时行病灶清除术,预后良好,为本虚标实证,属正虚邪恋之附骨疽。故治疗以清热解毒,活血通络,祛瘀散结。

诊疗方案:

1)骨折挫伤散,每次10粒,日3次口服。

2)0.9%氯化钠注射液500ml+先锋霉素5.0g,日1次静点。

3)如若保守治疗效果不佳,行手术治疗。

第一次查房:11月15日。患者左大腿疼痛、漫肿、发红、发热,舌质淡红,苔薄白,脉细。处方如前。

第二次查房:11月17日。患者今日在硬膜外麻醉下,行慢性骨髓炎病灶清除术,手术过程顺利,清除股骨骨槽中的肌瓣和瘢痕组织,清除脓液,硬化坏死骨质,术中出血约300ml,术中未输血,无血管神经副损伤。

处方:

1)骨折挫伤散,每次10粒,日3次口服。

2)灭滴灵250ml,日1次静点。

3)0.9%氯化钠注射液500ml+先锋霉素5.0g,日1次静点。

4)0.9%氯化钠注射液3000ml+庆大霉素96万,持续病灶灌注引流。

5)0.9%氯化钠注射液500ml+止血芳酸200mg,立即静点。

6)5%葡萄糖注射液500ml+维生素C注射液2.5g,日1次静点。

7)5%葡萄糖注射液1000ml+维生素C注射液2.5g+葡萄糖酸钙注射液1.0g,立即静点。

8)哌替啶75mg,立即肌注。

第三次查房:11月18日。患者刀口疼痛,渗血不多,肢体肿胀不明显,引流物为金黄色,舌质暗红,苔薄白,脉弦。肢体制动,继续抗炎治疗。

第四次查房:11月23日。患者刀口微痛,渗血不多,引流物呈黄色,舌质暗红,苔薄白,脉弦。肢体制动,继续抗炎治疗。

第五次查房:12月1日。患者刀口无疼痛,无渗血,肢体无肿胀,引流物呈淡黄色,舌质暗红,苔薄白,脉弦。肢体制动,继续抗炎治疗。

第六次查房:12月3日。患者拆线,闭式灌注,流出物澄清,拔出灌注管,无大腿肿痛,无发热,舌质淡红,苔薄白,脉弦。继续抗炎治疗,硬板床休息。

于1994年12月3日治愈出院,住院日数25天。

七、化脓性关节炎

【病例 1】

姓名:吴某某　　性别:男　　年龄:60 岁　　职业:无

入院时间:1994 年 10 月 6 日。

主诉:右膝关节肿痛 3 个月。

病史摘要:患者 1 年前不慎被木头撞伤右大腿,当时未引在意休息后症状缓解,4 个月前右侧大腿出现疼痛,未就诊,3 个月前出现右侧大腿肿胀、疼痛,不能行走。遂去省医院求治,诊断为“大腿静脉炎”,给予丹参注射液静点,症状未见好转,遂去哈尔滨 211 医院求治,该院诊断为“坏死性筋膜炎”,给予大腿外侧和前侧两处切开,切开后大腿肿胀消失,但膝关节肿胀、疼痛剧烈,遂来我院求治。患者精神不振,表情痛苦,面色萎黄,形体消瘦,舌质暗红,苔薄白,脉弦数。

查体:右大腿外下侧有一长约 10cm 的纵行切口,大腿前下侧膝关节上方有一长约 4cm 的纵行切口,右侧膝关节肿胀,皮色赤红,皮温升高,右膝关节周围广泛压痛(+),右侧膝关节强直于中立位 0°,浮髌试验(+),右下肢肌肉萎缩较左侧细 3cm。

辅助检查:自带 X 线片示:右膝关节软组织肿胀,髌上囊消失,关节间隙变窄。血常规:白细胞 1.2 万,中性粒细胞 80%。

中医诊断:右膝关节流注(正虚邪恋)

西医诊断:右膝关节化脓性关节炎

辨证分析:《外科正宗》说:“夫流注者,流者,行也,乃气血之壮,自无停息之机,注者,住也,因气血之衰,具有凝滞之患,气血衰弱,复感染邪毒,邪毒流于四肢经络,涩瘀所滞,而后为流注也”。故应祛除毒邪,扶本培正。病久缠绵不愈,复又感染毒邪,正不胜邪,使毒邪走散,扩入营血,循经脉流窜于右膝关节,阻于肌肤,致使经络阻隔,气血凝滞不散,停于局部,故见局部肿胀;不通则痛,故局部疼痛;舌质暗红,苔薄白,脉弦数,均为正气不足,邪毒久恋不去之象。本病应与流痰相鉴别,后者伴有全身结核中毒症状,应用抗结核药物全身中毒症状缓解。本病以邪毒感染为标,正气虚弱为本,根据中医急者治其标,缓则治其本理论,在治疗上先应清热解毒,辅以固本扶正,预后不良,可致关节强直。

诊疗方案:

1) 五味消毒饮加减。

金银花 50g　黄芪 40g　蒲公英 25g　紫花地丁 25g　连翘 25g　白芍 20g　当归 15g　党参 30g　怀牛膝 20g　花粉 15g　贝母 15g　木瓜 15g　甘草 5g

水煎服。

2) 0.9%氯化钠注射液 500ml+青霉素 800 万单位,日 1 次静点。

3）如若保守治疗效果不佳,择期手术治疗。

第一次查房:10 月 9 日。患者右膝关节肿胀、疼痛无明显减轻,舌质暗红,苔薄白,脉弦数。治疗如前。

处置:患肢皮牵引

第二次查房:10 月 17 日。患者今日在硬膜外麻醉下行右膝关节病灶清除术,手术过程顺利,术野中可见:①水肿,肥厚的滑膜充满于股骨髁间窝;②股骨内、外髁骨性破坏严重,胫骨平台骨性破坏较轻;③前"+"字韧带腐蚀破坏;④关节腔内有较多黏稠的浓汁。手术:①清除浓汁;②剪除肥厚的滑膜;③修整股骨内、外髁和胫骨平台。术中出血约 300ml,术中无输液反应无血管神经副损伤,术毕生理盐水冲洗刀口,松解下肢止血带,逐层缝合,放置闭式引流,外敷无菌敷料,病人双下肢及足趾活动功能正常,病人神志清楚,言语流利,舌质淡红,苔薄白,脉弦数。

处方:

1）犀角化毒丸,每次 1 丸,日 3 次口服。

2）0.9%氯化钠注射液 500ml+青霉素 800 万单位,日 1 次静点。

3）5%葡萄糖注射液 500ml+维生素 C 注射液 2.5g,日 1 次静点。

4）0.9%氯化钠注射液 500ml+庆大霉素 48 万单位,连续关节腔内灌注。

第三次查房:10 月 22 日。患者诉刀口疼痛减轻,无渗血,引流通畅,舌质淡红,苔薄白,脉弱。处方处置如前。

第四次查房:10 月 29 日。患者诉右膝关节疼痛明显减轻,右下肢活动时疼痛,膝关节引流通畅,右下肢抬高后疼痛剧烈,舌质淡红,苔薄白,脉弱。处方处置如前。

第五次查房:11 月 7 日。患者右膝关节无明显疼痛,自主活动疼痛较前减轻,患者下肢加强锻炼后疼痛加重,右下肢抬高后疼痛剧烈,舌质淡红,苔薄白,脉细。

处方:

1）犀角化毒丸,每次 1 丸,日 3 次口服。

2）右下肢功能锻炼。

第六次查房:11 月 14 日。患者主诉休息时右下肢无明显疼痛,下肢活动后微疼痛,右下肢活动轻度受限,舌质淡红,苔薄白,脉缓。处方处置如前。

于 1994 年 11 月 17 日治愈出院,住院日数 42 天。

【病例 2】

姓名:雒某某　　性别:男　　年龄:8 岁　　职业:学生

入院时间:1994 年 5 月 27 日。

主诉:右膝肿痛半个月加重 5 天。

病史摘要:该患儿半个月前玩耍时不慎跌倒,并被玻璃片刺伤右膝关节外侧部,当时疼痛难忍,流血不止,右下肢不敢着地行走,急由家人送至当地卫生所行清创缝合术,术后 10 日发现伤口周围红肿,伤口愈合不良,当时予以拆线,拆线后 3 日伤口裂开,且伤口少量脓性分泌物,处置每日 1 次局部换药、先锋Ⅴ号 2.5g 每日 1 次静点。现伤口周围红肿,仍未愈合,伤口内仍有少量脓性分泌物。患者面色萎黄,表情痛苦,形体瘦弱,舌质红,苔黄腻,脉沉弦。

查体:右膝关节外侧部红肿,可见一长约2.5cm,深约2cm伤口,伤口内有少量淡黄色脓性分泌物,伤口周围压痛(+),右膝关节不强迫屈伸,活动受限。

辅助检查:血常规:WBC 8.0×10^9/L,RBC 3.99×10^{12}/L,Hb 113g/L,分叶0.7,淋巴0.3。

中医诊断:右膝关节外侧部刺伤后感染(瘀血化热)

西医诊断:右膝关节外侧部刺伤后感染

辨证分析:右膝关节部由于外伤所致,皮肉筋脉受损,伤及气血,血瘀气滞,经脉不畅,故不通则痛;郁而化热,热毒腐熟肌肉,局部血肉败坏,故右膝关节外侧部红肿,形成脓性分泌物;舌质红,苔黄腻,脉沉弦,为气滞血瘀之证。本病应与骨髓炎相鉴别,二者均有相似之处如发热寒战,皮肤红热,白细胞计数和中性粒细胞增高等,后者骨膜增厚,有骨破坏、死骨等。本病积极抗感染治疗预后良好,应治以活血化瘀,去腐生肌。

诊疗方案:

1)生肌玉红膏,少量外敷,每日1次局部换药。

2)0.9%氯化钠注射液500ml+先锋霉素3.0g,日1次静点。

第一次查房:6月4日。患者伤口处疼痛,周围红肿,伤口长约1.0cm深约0.5cm,内无脓性分泌物。处方如前,消瘀膏少量外敷患处周围日1次更换。

第二次查房:6月8日。右膝部伤口完全愈合,无渗出液,肿胀减轻,右膝关节强迫屈曲位。

第三次查房:6月12日。伤口愈合良好,但右膝关节仍肿胀,屈曲达20°,舌质淡,苔薄白,脉弦。加强右膝关节屈伸练习。

处方:骨科洗药

桑枝15g 桂枝15g 伸筋草15g 透骨草15g 怀牛膝9g 木瓜9g 乳香9g 没药9g 红花9g 羌活15g 独活30g 落得打9g 补骨脂9g 淫羊藿9g 萆薢9g

水煎外熏洗,每日3次。

第四次查房:6月20日。经进一步的膝关节屈曲功能锻炼,现右膝关节屈曲达60°,仍轻度肿胀,局部不红、不热,舌质淡,苔薄白,脉沉。加强右膝关节屈伸练习。

处方:

1)骨科洗药,每日3次,熏洗。

2)骨增灵5ml+2%利多卡因2ml,隔日1次关节内封闭。

3)电脑中频治疗,每日1次。

第五次查房:7月2日。患者每日进行膝关节功能练习,现可下床少许活动,屈曲达120°,局部微肿,皮温皮色正常,无压痛,舌质淡,苔薄白,脉沉。处方处置如前。

于1994年7月7日治愈出院,住院日数40天。

【病例3】

姓名:刘某某　　性别:男　　年龄:37岁　　职业:干部

入院时间:1994年10月21日。

主诉:右肩部疼痛、活动受限2个月加重1周。

病史摘要:患者2个月前因安装窗户时不慎摔伤右臂上部,致使右肩部疼痛,活动受限,曾在满洲里当地医院针灸理疗过一次,病情不缓解,遂到空军86001医院行CT检查诊断为

"右侧肱骨上端骨囊肿",住院治疗后,病情缓解。1周前右肩部疼痛再次加重,遂来我院求治,患者入院时舌质淡红,苔薄白,脉弦数。患者既往有肩周炎病史。

查体:右肩前侧轻微肿胀,皮色正常,皮温不高,压痛(+),右三角肌轻度肌萎缩,肩关节活动明显受限,以外展受限为主。

辅助检查:自带CT片示右侧肱骨上端脓性灶,边缘光滑锐利。

中医诊断:右肱骨近端局限性骨脓肿(邪毒壅盛)

西医诊断:右肱骨近端局限性骨脓肿

辨证分析:隋《诸病源候论》云:"附骨脓肿者,由当风入骨解,风与热相搏,复与冷湿,风热伏结壅盛,附骨成脓"。闪挫必伤及气血,导致气血运行不畅,复又感染毒邪,致邪毒走散,扩入营血,循经脉流窜于右肱骨上端,使骨质破坏,故见局部有病灶;邪毒阻于肌肤致使经络阻隔,气血凝滞不散,停留于局部,故见局部肿胀;不通则痛,故见局部疼痛;舌淡红,苔薄白,脉弦数,为邪毒壅盛之象。本病应与骨囊肿鉴别,后者局部无压痛,X线片见病灶周围高密度薄层硬化带,椭圆形透明区,应手术清除病灶。本病应治以清热解毒,通络活血行气。

诊疗方案:

1)五味消毒饮加减。

金银花50g 蒲公英25g 紫花地丁25g 连翘25g 当归15g 白芍15g 党参15g 川芎15g 桃仁15g 红花15g 甘草5g

水煎服。

2)积极做术前常规准备,择期手术治疗。

第一次查房:10月24日。患者今日在硬膜外麻醉下行右肱骨近端局限性骨脓肿病灶清除术,手术过程顺利,采用肩关节内侧切口,术野中可见:①肱骨近端有两处脓肿腔,有少量脓汁流出;②脓肿壁肥厚、硬化,髓腔封闭,手术将肱骨干凿状开窗,吸尽脓汁,打通髓腔。术中出血约150ml,术中无输血输液反应,无血管、神经副损伤,术毕生理盐水冲洗刀口,逐层缝合,外敷无菌敷料,病人上肢能活动,舌质淡红,苔薄白,脉弦。

处方:

1)5%葡萄糖注射液500ml+维生素C注射液2.5g,日1次静点。

2)0.9%氯化钠注射液500ml+青霉素800万单位,日1次静点。

3)甲硝唑250ml,日1次静点。

第二次查房:10月27日。患者自述疼痛减轻,刀口有少量渗出。处方如前继续抗炎治疗。

第三次查房:11月3日。患者自述疼痛已经消失,刀口无渗出,创口边缘无红肿。右肩部无明显疼痛,活动轻度受限。处方如前继续抗炎治疗。

第四次查房:11月8日。患者疼痛已经完全消失,刀口愈合良好,无不良反应。右肩部无疼痛,右肩关节活动无受限。处置拆线,处方如前。

于1994年11月9日治愈出院,住院日数19天。

八、大骨节病

【病例】

姓名:聂某某　　性别:女　　年龄:39 岁　　职业:工人

入院时间:1994 年 10 月 26 日。

主诉:双踝关节肿痛 8 年加重 2 年,双手多关节肿痛 2 年。

病史摘要:患者于 8 年前无明显诱因出现双踝关节疼痛肿胀,活动不灵活,活动时可听到捻发样声音,以左踝关节为重,2 年前症状逐渐加重,关节痛,关节活动受限更明显,手指多关节增粗,疼痛。曾到哈医大、骨伤医院等医院就诊,诊断为“大骨节病”,治疗后均不见好转,曾用过保泰松、消炎痛、肾上腺皮质激素类药物,症状缓解不明显。入院时患者表情痛苦,面色萎黄。

查体:双手指多关节肿胀,关节粗大,活动受限,关节压痛;双踝关节肿胀,关节轮廓粗大,以左踝关节明显,关节活动受限较明显,关节周围广泛压痛,负重行走时关节疼痛明显。舌质暗红,苔薄白,脉弦紧。

辅助检查:X 线片(片号 9860)示:踝关节正侧位见,距骨上方关节面凹凸不平,距骨体缺血性破坏,软骨下骨质改变。

中医诊断:骨蚀症(气滞血瘀)

西医诊断:大骨节病

辨证分析:积累劳损造成局部气滞血瘀,血瘀气滞,经络不通,不通则痛,故关节局部疼痛;经脉不通,气机失调,局部瘀滞故关节局部肿胀;距骨缺乏气血濡养则坏死;舌质暗红,苔薄白,脉弦紧,均为气滞血瘀征。本病应与踝部关节挫伤相鉴别,后者外伤史明显,肿胀及疼痛不呈对称性,休息及治疗后肿胀及疼痛逐渐缓解,X 线片无明显改变,本病若不早期诊断,及时治疗,预后不佳。本病应治以活血化瘀,行气止痛。

诊疗方案:

1）骨蚀灵,每次 5 粒,日 3 次口服。

2）骨增灵 5ml+2%利多卡因 2ml,隔日 1 次,关节内封闭。

3）电脑中频治疗,日 1 次。

第一次查房:10 月 28 日。患者自觉症状好转,双踝关节及双手各手指疼痛减轻,但活动仍然受限。处置如前。

第二次查房:11 月 4 日。经治疗后患者症状体征逐步缓解,双踝关节及双手各关节疼痛减轻,活动较前有所改善。处方处置如前。

第三次查房:11 月 8 日。患者自觉双踝关节症状明显好转,无明显疼痛,活动受限明显改善。

患者症状改善明显,继续口服骨蚀灵,继续电脑中频外用治疗,停止骨增灵踝关节注射。

第四次查房:11 月 13 日。患者自觉住院以来症状逐渐好转,目前双踝关节无明显疼痛,活动灵活。双手各手指活动灵活。

于 11 月 13 日明显好转出院,住院日数 18 天。

九、肿　　瘤

【病例1】

姓名:兰某某　　性别:女　　年龄:35 岁　　职业:农民

入院时间:1994 年 11 月 25 日。

主诉:左小腿疼痛 3 个月。

病史摘要:该患 3 月前无明显诱因,出现左小腿上端疼痛,夜间疼痛加重,逐渐加剧。约 1 个月后出现局部隆起,到当地医院求治,未能给予明确诊断,未处置,遂来我院求治。患者精神不振,表情焦虑,面色萎黄,肌肤甲错,舌质暗红,苔薄白,脉弦。

查体:左小腿上端胫骨前外侧肿胀,皮肤发热,可见浅静脉曲张,触痛(+),腓骨小头触痛(+),膝关节无肿胀,浮髌试验(-),膝关节活动痛,无肢体短缩畸形。

辅助检查:X 线片(片号 2113)示:胫骨上端见一 5cm×5cm 溶骨性破坏,波及关节面。

中医诊断:骨岩(邪毒蕴结)

西医诊断:左胫骨上端前外侧肿瘤

辨证分析:《诸病源候论》:“不甚热,微热,热时自歇,此寒多热少,革卯如石,故谓之石痈也”。外邪乘虚而入,邪毒与正气相搏结,蕴结于小腿上部,故局部肿胀疼痛;蕴而化热,故皮肤发热;日久下肢肌肤失于濡养,故肌肤甲错;舌质暗红,苔薄白,脉弦均为邪毒蕴结之征象。该病应与骨痨相鉴别,后者局部为溶骨性破坏,寒性包块,可有瘘道形成,全身有结核中毒症状,而前者疼痛剧烈,夜间加剧,日久肌肤失于濡养而致失养,X 线为骨质破坏,骨膜反应呈日光放射状或三角状,该病为邪毒蕴结所致,若不及时治疗,日久筋脉肌肉失于濡养,而致失荣,预后差。若及时将患肢截除,预后良好,此属实证为邪毒蕴结之骨岩应治以活血化瘀,通络止痛。

诊疗方案:

1)大活络丹,每次 1 丸,日 2 次口服。

2)骨折挫伤散,每次 10 粒,日 3 次口服。

3)积极做好术前准备,择期手术治疗。

第一次查房:11 月 28 日。病人左腿上端仍肿痛,活动受限,浅静脉曲张,腓骨小头触痛(+),膝关节无肿胀,无肢体短缩畸形。舌质暗红,苔薄白。处置抗炎治疗,择期手术。

第二次查房:12 月 1 日。该患今日在硬膜外麻醉下行病灶清除术及植骨术,术中见左胫骨上端外侧有一 3cm×6cm 深约 4cm 的骨肿瘤病灶,内容物呈鱼肉状改变,病灶波及外侧软组织及上方关节软骨,肿物病情回报:骨巨细胞瘤Ⅰ~Ⅱ级,刮除肿瘤,取髂骨植入肿瘤破坏区,手术过程顺利,术中无输液反应,无血管神经副损伤。

处方：

1）0.9%氯化钠注射液1000ml+5%葡萄糖注射液1000ml+维生素C注射液10g，立即静点。

2）0.9%氯化钠注射液500ml+止血芳酸200mg，立即静点。

3）0.9%氯化钠注射液500ml+先锋Ⅴ号5.0g，日1次静点。

第三次查房：12月2日。患者刀口疼痛，血性渗血，下肢皮肤感觉正常，二便正常，舌质淡红，苔薄白，脉缓。处方如前。

第四次查房：12月4日。患者刀口微痛，少量渗血，下肢皮肤感觉、运动正常，二便正常，舌质淡红，苔薄白，脉弦。处方如前。

第五次查房：12月13日。患者刀口无明显疼痛，无渗出，切口处皮肤无红肿，愈合良好。舌质淡红，苔薄白，脉缓。处置拆线。

于1994年12月16日治愈出院，住院日数21天。嘱患者出院后减少下肢活动、下肢制动，定期复查。

【病例2】

姓名：刘某某　　性别：女　　年龄：48岁　　职业：干部

入院时间：1994年12月21日。

主诉：右膝关节疼痛活动受限2年半。

病史摘要：该患于2年半前无明显诱因自觉右膝关节疼痛，逐渐不敢较大幅度屈曲。口服抗风湿药物治疗后效果不理想，口服止痛药后疼痛缓解。于2天前在行走时不慎扭伤右膝关节，伤后右膝关节疼痛、屈曲不能伸直，遂来我院求治。患者行走跛行，面色萎黄。舌质淡红，苔薄白，脉弦。

查体：右膝关节肿胀不明显，浮髌试验（+），右膝关节屈伸不利，活动受限，右膝髌骨上广泛压痛（+），以膝关节外侧间隙为重，髌骨研磨试验（-）。

辅助检查：自带X线片示右股骨远端可见一2cm×2cm椭圆形低密度区。CT片（片号7531）示：右股骨远端有一膨胀性透亮区，边界清楚，未见周边骨破损。

中医诊断：骨岩（肾虚精亏）

西医诊断：右股骨外髁骨囊肿

辨证分析：明代薛己《外科枢要·卷三》曰：若伤肾气，不以荣骨而为肿者，其自骨肿起，按之坚硬，名曰骨瘤。先天禀赋不足，髓不养骨，或秉承遗传，易生骨肿瘤；女子七七，任脉虚，男子八八，天癸竭，肾虚精亏，营卫失调，气血不和，肾气精血俱衰，不以荣骨，复感外邪，骨瘤乃发。此病应与附骨疽相鉴别，后者局部热痛、红肿、皮肤微热、漫肿、跳痛，可有窦道形成，全身症状多有发热、头痛、厌食，而前者静止痛，夜间加重，病理检查可进一步确诊。该病属实证，为肾虚精亏之骨岩，若日久不治，可致骨折，若及时确诊，行手术治疗预后佳。

诊疗方案：

1）骨蚀灵，每次5粒，日3次口服。

2）积极术前常规准备工作，择期手术治疗。

第一次查房：12月23日。病人今日在硬膜外麻醉下行病灶清除术，术中出血约200ml，无输液反应。

处方：

1）骨蚀灵，每次5粒，日3次口服。

2）0.9%氯化钠注射液500ml+先锋Ⅴ号3.0g，日1次静点。

3）5%葡萄糖注射液500ml+维生素C注射液5.0g，日1次静点。

4）0.9%氯化钠注射液500ml+止血芳酸200mg，日1次静点。

第二次查房：12月25日。患者刀口微痛，少量渗出液，局部压痛。舌质淡红，苔薄黄，脉弦。处方处置如前。

第三次查房：12月28日。患者刀口疼痛明显减轻，无明显压痛，右膝关节屈伸微痛，活动无轻微受限。舌质淡红，苔薄白，脉细弱。处方处置如前。

第四次查房：1995年1月9日。患者右膝关节无明显疼痛，无压痛，右膝关节屈伸正常，舌质淡红，苔薄白，脉滑。处方处置如前。

于1995年1月10日治愈出院，住院日数20天。

【病例3】

姓名：爱某某　　性别：女　　年龄：25岁　　职业：无

入院时间：1994年9月13日。

主诉：左上臂肿物18个月。

病史摘要：18个月前患者偶然发现左上臂下端有一梭形约3cm×6cm×8cm的肿物，质软，无压痛，皮色皮温正常，肿块逐渐增大。

查体：左上臂下端前面有一梭形肿物约3cm×6cm×8cm，边界不清，皮色如常，皮温正常，质软无压痛，活动度尚可，与周围组织无粘连，肩关节活动正常。舌质淡红，苔薄白，脉浮数。

辅助检查：B超检查结果显示左臂实质性病变（性质待查）。

中医诊断：左上臂纤维瘤（营血本虚，寒凝痰滞）

西医诊断：左上臂纤维瘤

辨证分析：该患因营血本虚，寒凝痰滞，痹阻于肌肉而成，病因于寒，而寒属阴，故患处漫肿无皮温皮色改变，舌淡苔白，脉浮数。治以散寒通滞，温补营血不足；以温散寒痰，使其因阴破阴回，寒消痰化。本证应以阴疽鉴别，后者有皮肤色红，口渴脉洪，本症若积极治疗则预后良好，若失治误治将导致阴寒极盛，隔阻于外出现阴厥。本症为本虚标实，为营血亏虚，寒凝痰滞。

诊疗方案：

阳和丸，每次1丸，日3次口服。

第一次查房：9月16日。查体如前，于上午在颈丛麻醉下，施以左上臂纤维瘤切除术，术中见肱二头肌腱中见一无明显包膜的纤维瘤，大小约为3cm×4cm×6cm，术后局部加压包扎，防止肿物形成，术后病人左手各手指及左腕活动感觉正常。

处方：

1）阳和丸，每次1丸，日3次口服。

2）0.9%氯化钠注射液500ml+青霉素800万单位，日1次静点。

3）0.9%氯化钠注射液500ml+止血芳酸200mg，立即静点。

4）5%葡萄糖注射液500ml+维生素C注射液2.5g,立即静点。

第二次查房:9月17日。术后第1天,病人一般状态良好,刀口疼痛,因疼痛不敢抬肩及活动左肘关节,左上肢感觉正常,左腕及左手各手指活动正常,舌质淡,苔薄白,脉浮数。给予阳和丸治疗。

第三次查房:9月22日。患者左上肢肿胀疼痛症状明显减轻,左肩关节及腕关节活动尚可,左腕及左手各手指感觉运动正常,舌质淡,苔薄白,脉浮。处方如前。

第四次查房:9月26日。患者一般状态良好,生命体征平稳,刀口微痛,左上肢肿胀疼痛明显缓解,切口处皮肤对合良好。继续服用阳和丸。

第五次查房:9月28日。刀口Ⅰ期愈合,左上肢各关节活动正常,切口处局部不红不肿,无渗出,可拆线。舌质淡苔薄白,脉缓。给予拆线,继续服用阳和丸。

于1994年9月28日痊愈出院,住院日数15天。

十、结　核

【病例1】

姓名：侯某某　　性别：女　　年龄：56岁　　职业：农民

入院时间：1994年12月29日。

主诉：腰部疼痛伴双下肢疼痛、麻木1年加重2个月。

病史摘要：患者1年前无明显诱因出现腰痛，双下肢疼痛、麻木，自行口服去痛片，症状稍缓解。随后腰痛反复发作，呈进行性加重，2个月前腰部疼痛加重，双下肢疼痛、麻木加重，不能行走，1个月前到医大医院拍CT片，诊断为“腰椎结核”，未用药治疗，今来我院求治。目前病人腰腿麻痛继续加重，夜间尤甚，伴咳嗽，呕吐。患者精神不振，表情痛苦，面色萎黄，两颧红，形体消瘦，舌质红绛，无舌苔，脉细无力。

查体：腰椎生理曲度变直，腰3棘突向后突出，压痛(+)，腰椎活动受限，屈颈试验(+)，腰$_{3/4}$、腰$_{4/5}$棘突及椎旁压痛(+)，伴双下肢放散痛，直腿抬高试验(+)，左45°，右60°，左小腿前外缘，右小腿后外缘双足趾背区，右膝上部，皮肤感觉均减弱，双胫前肌力Ⅳ级，左足趾背伸肌力Ⅲ级，右足趾背伸肌力Ⅳ级，左右股四头肌Ⅲ级，双膝腱反射未引出，左跟腱反射较弱，小腿周径左23.5cm，右24cm，病理反射未引出。

辅助检查：自带X线片示腰$_{3、4}$椎体均已破坏，且向后成角，腰$_{3、4}$椎体已融合。自带腰椎CT片示腰$_3$椎体均已破坏，腰$_4$椎体上1/3已破坏，双椎体重叠，两侧腰大肌均见脓肿，左侧腰大肌增大，且有钙化影。

中医诊断：骨痨(阴虚内热)

西医诊断：腰椎结核

辨证分析：患者素体阴虚，不能制阳，虚阳偏盛而化热，虚火耗津，血凝气滞，气机不畅，病邪乘虚而入。热炽脉络则两颧发红，形体消瘦，舌质红绛，阴虚血少不能充于脉则脉细无力。血少无以濡养五脏，以致筋骨失养，关节不利，肌肉瘦削，而产生肢体痿弱不用，故双下肢萎软无力；因气血运行不畅，筋骨失养，故双下肢上举不能，双下肢肌肤麻木不仁，屈伸不利；气血运行不畅则痛，故腰痛；舌质红绛，无舌苔，脉细无力，为阴虚内热之征。此病应与腰椎肿瘤相鉴别，腰椎肿瘤腰痛持续，夜间尤甚，疼痛难忍，X线及CT均见椎体破坏，不侵犯关节，腰大肌无脓肿；而腰椎结核，除腰痛，双下肢麻痛，有周身乏力，午后潮热，盗汗之征，X线见椎间隙变窄，椎体骨质破坏。此病日久筋肉萎废不用，日久成痿证，此病若及时将病灶清除，椎体融合下肢将有可能恢复，预后良好，此为阴虚引起的腰椎结核，应治以滋阴清热，补益肝肾。

诊疗方案：

1）脊痛消Ⅱ号，每次5粒，日3次口服。

2）六味地黄丸，每次 1 丸，日 3 次口服。

3）5% 葡萄糖注射液 500ml+对氨基水杨酸钠 8.0g，日 1 次静点。

第一次查房：1 月 3 日。患者腰痛及双下肢麻痛，不能行走，动则尤甚，午后发热，咳嗽，舌质红绛，无舌苔，脉细无力。

处方：

1）脊痛消Ⅱ号，每次 5 粒，日 3 次口服。

2）六味地黄丸，每次 1 丸，日 3 次口服。

3）雷米封（异烟肼），300mg，日 1 次口服。

4）5% 葡萄糖注射液 500ml+对氨基水杨酸钠 8.0g，日 1 次静点。

5）链霉素，0.5ml，日 2 次肌注。

第二次查房：1 月 10 日。患者腰痛症状缓解，双下肢仍无力，不能行走，活动时腰部微痛，舌质红绛，苔薄白，脉细无力。继续抗痨治疗。

第三次查房：1 月 14 日。患者腰痛症状明显减轻，双下肢能自主屈伸活动，活动时左下肢微痛，舌红绛，苔薄白，脉细无力。查，腰$_3$、腰$_4$ 棘突后突畸形，压痛（+），直腿抬高试验左 60°，右 85°。经过半个月治疗，患者病情明显好转。继续抗痨治疗，口服脊痛消Ⅱ号。

于 1995 年 1 月 17 日病情明显好转出院，住院日数 19 天。

【病例 2】

姓名：彭某　　性别：女　　年龄：47 岁　　职业：工人

入院时间：1994 年 10 月 28 日。

主诉：腰痛 4 年加重 6 个月。

病史摘要：该患自诉 4 年前在干活不慎将腰部扭伤，伤后出现腰部酸痛，当时未在意，后来症状时轻时重，未经任何治疗。2 年前出现腰痛伴左下肢疼痛，也未治疗。于 6 个月前出现腰痛伴左下肢疼痛麻木加重，到绥化武警医院求治，按腰椎间盘突出症给予牵引、按摩、封闭治疗，症状不缓解，后又出现左下肢活动受限，不能行走。今日到哈医大一院求治，行 CT 检查结果回报显示骶$_1$ 椎体结核，遂来我院治。入院时患者精神不振，表情痛苦，两颧红赤，形体消瘦，厌食，口干，盗汗，舌红苔少，脉细数。既往有结核性腹膜炎 20 余年，现已治愈。

查体：脊柱生理曲度正常，腰椎活动受限，腰$_5$/骶$_1$ 部位压痛（+），叩击痛（+），双侧下腹部可触及寒性包块，双下肢肌力减退，无明显皮肤及感觉障碍，右托马氏征 15°，左托马氏征 30°，排便困难，存尿余沥现象。

辅助检查：X 线片（片号 2015）示：骶$_1$ 椎体骨纹理不清，有骨质破坏区。CT 片示：骶$_1$ 椎体结核。

中医诊断：骨痨（阴虚火旺）

西医诊断：骶$_1$ 椎体结核（截瘫指数 3）

辨证分析：该患近五旬，素体经期亏损，肾亏络空，加之腰部有扭伤史，致使气血失和，风寒痰浊凝聚，留于骨骼，发为本病。气血不和，凝滞不通，不通则痛，故局部腰痛；日久筋脉失养，故制动受限；病久致肾阴愈发亏虚，阴虚则生热，故见午后低热、消瘦、口干。舌红苔少，脉细数，为阴虚发热之证候。本病应与腰椎间盘突出症相鉴别，后者一侧或双侧腰腿痛，增加腹压时疼痛增加，直腿抬高试验阳性，X 线片见腰椎生理曲度侧凸，但无骨质破坏区，全身症状也无消瘦、厌食、午后低热之证候。本病若治疗得当，则可恢复，若治疗不当，可致下肢瘫痪。本病应治以滋阴清热降火。

诊疗方案：

1）青蒿鳖甲汤加减

青蒿30g 鳖甲25g 胡黄连25g 知母25g 白芍10g 党参20g 熟地20g 黄芪30g 甘草5g

水煎服。

2）5%葡萄糖注射液500ml+对氨基水杨酸8.0g，日1次静点。

3）雷米封，300mg，日3次口服。

4）利福平，300mg，日3次口服。

5）链霉素，0.75g，日1次肌注。

6）保守治疗效果不佳，择期手术治疗。

第一次查房：11月2日。病人双侧下腹部可触及寒性脓肿但不大，临床表现以根性痛为主，可以手术摘取出死骨，以解放神经根压迫为主。前方脓肿暂时保留，以后再做处理。处置继续抗结核治疗。

第二次查房：11月6日。患者症状如前。处置：清洁灌肠；拍摄以腰$_5$为中心正侧位X线片；继续抗结核药物治疗。

第三次查房：11月9日。患者左下肢疼痛，查体如前。阅X线片：腰椎及骶骨部可见间隙变窄，椎体关节可见破坏，并可见致密的骨块形，骶椎中段可见皮质断裂，椎间隙减小，余未见异常。处置：明日在硬膜外麻醉下行骶$_1$椎体病灶清除术。

第四次查房：11月10日。该患今日在硬膜外麻醉下行骶$_1$椎体病灶清除术，手术过程顺利，手术采用以腰$_5$/骶$_1$为中心，背部正中切口长约6cm，从腰$_5$/骶$_1$间隙中手术摘除坏死突出的间盘和死骨。术中出血约300ml，术中无输液反应，无血管神经副损伤。术毕生理盐水冲洗切口，逐层缝合，放置闭式引流冲洗，外敷无菌敷料。病人双下肢足趾活动正常，病人神志清楚，语言流利，舌红苔少，脉细数。处方如前。

处置：

1）5%葡萄糖注射液500ml+维生素C注射液2.5g，日1次静点。

2）5%葡萄糖注射液500ml+对氨基水杨酸8.0g，日1次静点。

3）0.9%氯化钠注射液500ml+雷米封150mg，连续灌注引流。

4）0.9%氯化钠注射液500ml+止血芳酸200mg，立即静点。

第五次查房：11月11日。患者自述排尿困难，刀口处疼痛，左下肢疼痛减轻，腰痛消失。术区辅料包扎完好，少量渗出。双侧下腹部可触及寒性脓肿。未排尿，余未见异常。处置：导尿；更换辅料；继续抗结核药物及抗炎治疗。

第六次查房：11月19日。患者一般状态尚好，生命体征平稳，刀口处无明显疼痛，腰痛消失，左下肢疼痛明显减轻。舌红苔少，脉细数。继续抗结核药物治疗。

第七次查房：11月25日。患者一般状态良好，生命体征平稳，术区辅料包扎完好，无渗出，检查创见切口愈合良好。患者腰痛消失，左下肢疼痛明显减轻，活动稍受限，舌质暗红，苔白腻，脉弦数。处置：拆线；继续抗结核药物治疗。

第八次查房：11月27日。术后第二周，刀口愈合良好，腰痛消失，目前病人一般状态良好,生命体征平稳,二便正常,舌质暗红,苔薄白,脉弦。处方处置如前。

于1994年11月29日治愈出院,住院日数32天。嘱患者出院后继续抗结核治疗;卧床休息2个月;定期门诊复查。

【病例3】

姓名:祁某某　　性别:女　　年龄:33岁　　职业:农民

入院时间:1992年5月19日。

主诉:右腕疼痛肿胀半年。

病史摘要:该患半年前无明显诱因出现右腕肿胀、疼痛,于县中医院求治,诊断为“类风湿”,口服强的松、木瓜丸等药物,病情不见好转,遂来我院求治。患者精神不振,表情平淡,面色皖白,形体消瘦。舌苔薄白而腻,舌质暗红,脉迟缓。

查体:右腕周围肿胀,皮肤颜色微红,皮温不高,局部压痛明显,右第二掌骨第五掌骨压痛(+),右腕背伸、掌屈功能受限,旋前旋后活动明显受限,皮肤感觉正常。

辅助检查:自带X线片示:右桡腕骨关节面变窄,右桡骨远端有密度减低空洞。

中医诊断:骨痨(气滞血瘀,肺脾肾虚)

西医诊断:右桡骨远端结核

辨证分析:因体质虚弱,慢性劳伤肝肾亏虚,腠理不密,骨端及干骺端因血管口径小,血流缓慢,故外邪(结核杆菌)乘虚而入,好发于此,血瘀气滞,经脉不畅,加之复受风寒兼湿,逐渐疼痛,活动功能受限,舌苔薄白而腻,脉沉缓,证为血瘀气滞,肺、肝、肾虚。应治以扶正祛邪,调整阴阳,抗结核治疗。

诊疗方案:

1）阳和汤加减

熟地50g　白芥子10g　鹿角胶15g　肉桂5g　炮姜炭2.5g　麻黄2.5g　生甘草5g

水煎服。

2）异烟肼,每次300mg,日3次口服。

3）链霉素,每日1g,日2次肌注。

4）对氨柳酸,每日12g,日3次口服。

5）如若保守治疗效果不佳,择期手术治疗。

第一次查房:5月23日。病人右腕肿胀稍有减轻,软组织肥厚,腕舟骨、大多角骨处压痛(+),腕背伸,掌屈旋前旋后功能均明显受限。处置:右桡关节夹板壳外固定,继续抗结核治疗,用药同前,再静点对氨基水杨酸6.0g,日1次静点。

第二次查房:6月1日。右腕肿胀消退不明显,软组织肥厚,腕舟骨、大多角骨处压痛(+),右腕屈伸旋转明显受限。继续口服阳和汤加减调节肺脾肾虚。

第三次查房:6月5日。该患今日在臂丛麻醉下行腕关节病灶清除术,切口取腕背侧正中成S形切口,切口长约8cm,用小刮勺,刮除囊样变坏死组织,从对侧取部分髂骨,填塞植骨。术中见:病灶骨软组织与结合处软组织不相同,桡腕关节面无破坏、无干酪样结核性分泌物。

处方:

1）5%葡萄糖注射液500ml+0.9%氯化钠注射液500ml,立即静点。

2）0.9%氯化钠注射液500ml+维生素C注射液5.0g，日1次静点。

3）0.9%氯化钠注射液500ml+止血芳酸200mg，日1次静点。

4）0.9%氯化钠注射液500ml+青霉素800万单位，日1次静点。

第四次查房：6月11日。患者主诉刀口时有阵痛。查体刀口敷料完好，石膏托固定，方巾悬吊于胸前。处置如前，口服阳和汤加减调解肺脾肾虚。主动做手指屈伸锻炼。

第五次查房：6月18日。该患术后2周，刀口无明显疼痛，左拇指疼痛减轻，继续抗结核治疗。处方阳和汤调节肺脾肾虚。

第六次查房：6月22日。刀口愈合良好，无分泌物，石膏托固定，方巾悬吊于胸前，固定牢靠。处置拆线。

于1992年6月24日治愈出院，住院日数36天。

【病例4】

姓名：任某某　　性别：女　　年龄：44岁　　职业：工人

入院时间：1994年10月28日。

主诉：右髋关节肿胀疼痛39年加重1年。

病史摘要：患者于5岁时感染结核菌，出现右髋关节肿胀疼痛，经医大二院确诊为"右髋关节结核"，并且进行两次病灶清除术，术后症状明显好转；7岁时髋关节结核复发，当时肿胀疼痛，形成5个窦道，流脓性分泌物，用猪苦胆、烟袋油敷于患处；至12岁时窦道封口，症状缓解；30岁时髋关节结核再次复发，上中药捻，时好时坏，发作频繁；至36岁时，症状得以好转。1年前髋关节结核再次复发，髋关节肿胀疼痛，可见3处窦道流脓，至今，下中药捻，症状不减轻，疼痛剧烈，病情逐渐加重。患者形体消瘦，精神困倦，面色㿠白无华，表情痛苦，舌质淡红，苔薄白，脉细弦。

查体：右髋关节活动明显受限，右髋关节固定于屈曲30°，内收15°，右髋关节处肿胀明显，广泛压痛（+），右臀部偏外可见窦道口3处，见脓性分泌物，在右髂嵴中部见已闭合窦道口2处，右侧大转子外下方可触及一肿胀处压痛（+），臀后可触及一脓肿，范围约7cm×7cm，大腿周径较健侧细3cm，右下肢长度较健侧短4cm，大转子上移，托马氏征（+）。

辅助检查：X线片（片号1979）：右髋关节间隙消失，股骨头、股骨颈破坏、消失、短缩、骨质破坏，可见空洞、死骨，有部分骨质硬化，密度增高。

中医诊断：右髋关节流痰（阳虚痰凝）

西医诊断：右髋关节结核

辨证分析：阳虚致脾不化湿，肺不施津，水湿津液凝聚生痰，痰浊滞留筋骨，易生本病。湿痰阻塞，清阳不升，则精神困倦。寒湿凝滞经脉，则面色㿠白无华，舌质淡红，苔薄白，脉细弦。日久化热，耗伤气血，腐筋蚀骨，局部肿胀化脓，溃后浓汁清稀，夹杂败絮，久不收口，多形成窦道；长期流脓水，耗伤气血阴液以致阴阳失调，出现气血不足或阴虚火旺等症。此病应与化脓性骨髓炎相鉴别，前者多有潮热盗汗，两颧红赤，五心烦热之征，X线显示多以破坏为主，且多有结核病史，结核菌培养可证实，后者多有高热、头痛、寒战、烦躁不安等明显中毒症状，X线显示以破坏、增生而并存，晚期以增生为主。治疗时必消肿止痛，排脓生肌，补益气血。

诊疗方案：

1）雷米封，每次3粒，日1次。

2）链霉素，0.75mg，日 1 次肌注。

3）5%葡萄糖注射液 500ml+对氨基水杨酸 8g，日 1 次静点。

4）0.9%氯化钠注射液 500ml+庆大霉素 32 万单位，日 1 次静点。

5）积极做好术前常规准备，择期手术治疗。

第一次查房：11 月 11 日。患者右髋关节肿胀压痛，关节固定于屈曲 30°，内收 15°，右臀部偏外可见窦道口 3 处，流脓性分泌物，因患者素来体虚，出现高烧持续约 1 小时，给予安定，物理降温治疗症状缓解。

第二次查房：11 月 17 日。患者今日在硬膜外麻醉下行右髋关节结核病灶清除术，手术进行顺利，将硬化骨凿除且对股骨颈钻孔减压，放置灌注导管并且在刀口内灌链霉素 1g。术中出血 500ml，输血 800ml，输液 1500ml，无输血输液反应。

处方：

1）0.9%氯化钠注射液 500ml+5%葡萄糖注射液 500ml+维生素 C 注射液 5.0g+止血芳酸 200mg，日 1 次静点。

2）0.9%氯化钠注射液 500ml+雷米封 4ml，连续灌注。

3）0.9%氯化钠注射液 500ml+庆大霉素 16 万单位，连续灌注。

第三次查房：11 月 18 日。患者刀口疼痛难忍，可见血性渗出物，灌注通畅，流出冲洗液体呈红色混浊，饮食欠佳，睡眠欠佳。继续如前治疗，局部刀口换药。

第四次查房：11 月 19 日。患者刀口疼痛难忍，刀口处无血性渗出，皮肤边缘对合整齐，无红肿，无缝线反应，灌注通畅，流出冲洗液呈红色、混浊，饮食尚可，睡眠欠佳。继续灌注。

处方：

1）哌替啶 75mg+异丙嗪 25mg，立即肌注。

2）5%葡萄糖注射液 500ml+对氨基水杨酸 8g，日 1 次静点。

第五次查房：11 月 22 日。患者刀口疼痛明显减轻，切口处无血性渗出物，皮肤边缘对合整齐，无红肿，无缝线反应，灌注通畅，流出冲洗液呈淡红色，饮食尚可，睡眠尚可。继续抗炎治疗，连续灌注。

处方：利福平，每次 2 片，日 2 次口服。

第六次查房：12 月 1 日。患者刀口无痛，皮肤边缘对合整齐，无红肿，无缝线反应，无分泌物，右髋关节处肿胀消失，无压痛，右臀偏外窦道口已封闭，灌注通畅，流出冲洗液呈淡黄色，饮食尚可，睡眠尚可。继续抗炎治疗，连续灌注。

第七次查房：12 月 4 日。患者刀口无痛，皮肤边缘对合整齐，无红肿，无缝线反应，无分泌物，右髋关节处肿胀消失，无压痛，右臀偏外窦道口已封闭，愈合良好，灌洗冲洗液呈无色，饮食尚可，睡眠尚可。刀口拆线，继续抗炎治疗。

第八次查房：12 月 7 日。患者刀口愈合良好，右髋关节肿胀疼痛消失，压痛(-)，右臀部偏外窦道口 3 处已封口，无脓性分泌物，右侧大转子外下方肿胀消失，臀后肿胀缩小，大转子上移，托马氏征(-)。处方如前。

于 1994 年 12 月 9 日病情明显好转出院，住院日数 42 天。

十一、骨　　折

【病例1】

姓名:齐某某　　性别:男　　年龄:20岁　　职业:工人

入院时间:1994年10月23日。

主诉:右上臂疼痛肿胀1天。

病史摘要:患者1天前在干活时不慎摔倒,使右肩部撞到铁器上,并伤及颜面部,右前臂有剥皮伤,当时倒地后右肩关节疼痛,逐渐肿胀。患者面色暗红,颜面有擦皮伤,形体略胖,舌质暗红,苔白腻,脉滑。

查体:右肩呈屈曲位,略向右侧倾,右肩关节活动受限,右肩峰处压痛(+),并有向右侧肱骨外科颈传导痛。

辅助检查:X线片(片号01967)示右肱骨外科颈见横行骨折,向前外成角。

中医诊断:骨折病(气滞血瘀)

西医诊断:右肱骨外科颈骨折(外屈型)

辨证分析:《金匮翼》云:"伤筋则痛,伤骨则不能转动,故肿痛矣。"患者由于外伤伤及气血,血瘀气滞,经脉不畅,气血瘀阻见肿胀;伤及骨,骨断则疼痛,功能障碍;舌暗红,脉弦滑均由血瘀所致。本病应与一般肩关节前脱位相鉴别,一般肩关节前脱位者可见方肩畸形,弹性固定,向前成角。本病预后若治疗得当,得到及时整复及接骨续筋法能迅速痊愈,若失治误治,可能会造成畸形愈合影响功能。此病属实证应治以,活血祛瘀,接骨续筋。

诊疗方案:

1)骨折挫伤散,每次10粒,日3次口服。

2)消瘀膏,少量外敷患处。

3)手法复位后肩肘带石膏固定。

第一次查房:10月31日。观复查X线片示骨折对位对线良好。患者右上臂疼痛明显减轻,局部肿胀减轻,肩峰处压痛(+),传导痛(+),生理反射存在。舌质暗红,苔白腻,脉弦滑。如前治疗方案。

第二次查房:11月6日。患者局部无肿胀,右肩部疼痛明显减轻,压痛(+),传导痛(+),生理反射存在。舌质暗红,苔白腻,脉弦滑。处方如前。

第三次查房:11月10日。患者局部无肿胀,右肩部微痛,生理反射存在。舌质暗红,苔薄白,脉弦。处方如前。

第四次查房:11月14日。患者局部无肿胀,右肩疼痛消失,压痛(-),传导痛(-),生理反射存在。舌质暗红,苔薄白,脉弦。处方如前。

于1994年11月16日治愈出院,住院日数24天。嘱患者回家后继续石膏固定2~3周。

【病例2】

姓名:田某　　性别:男　　年龄:39岁　　职业:药师

入院时间:1992年5月1日。

主诉:左足疼痛肿胀1个小时。

病史摘要:患者1个小时前不慎从2米高处摔下,左足跟部先着地,当即左足跟剧烈疼痛,并迅速肿胀,皮下青紫瘀斑,立即被他人送往我院就诊。患者表情痛苦,左足不能着地,仰卧被动体位．唇色暗红,舌质暗红,苔薄白,舌底脉络青紫,脉弦。

查体:左足明显肿胀,足跟及足外踝皮下瘀斑,足跟部压痛(+),叩击痛(+),左踝关节屈伸亦牵扯足跟痛,足心凹陷消失,呈扁平状,足背动脉搏动良好,皮肤痛觉无障碍,双膝腱反射正常。

辅助检查:X线片示:左足跟骨断裂为3大块,骨折线进入跟距关节。

中医诊断:左足跟骨粉碎性骨折(气滞血瘀)

西医诊断:左足跟骨粉碎性骨折

辨证分析:《金匮翼》:"骨折筋离必伤及气血,气滞血瘀,经脉不畅,不通则痛"。患者从高处摔下左足跟着地,骨断筋伤,血溢脉外,溢于皮下,故可见皮下瘀斑,患处剧痛;血有形,形伤肿,故左足明显肿胀;筋脉损伤,气血运行不畅,而血瘀气滞,故唇舌暗红,舌底脉络青紫。此为血瘀气滞之征,其临床表现与其他病证明显不同,加之X线片证实骨折移位确实。本病为实证,急诊,处理得当、及时,预后良好,可以痊愈,应治以舒筋活血,行气消肿,接骨止痛。

诊疗方案:

1）骨折挫伤散,每次10粒,日3次口服。

2）手法整复移位的骨折,左跟骨上缘持续牵引8kg。

3）仰卧位,抬高左小腿超过心脏水平。

第一次查房:5月3日。患者左足跟疼痛明显减轻,肿胀减轻,牵引针无松脱滑动,针孔无红肿,无分泌物,患足血运良好。处方如前,给予消瘀膏少量外敷患处。

第二次查房:5月7日。患者全身状态良好,左足疼痛减轻,肿胀明显减轻,患足血运良好,牵引针无松脱滑动。处方更换外敷消瘀膏。

第三次查房:5月11日。患者左足肿痛减轻,牵引位置良好,无松脱,舌质红,苔黄腻,脉弦数。处方如前。

第四次查房:5月18日。患者饮食二便正常,左足肿痛消失,血运良好,瘀血斑消失,轻度肿胀,左足趾活动良好,牵引装置良好。处方停消瘀膏外敷。

第五次查房:5月22日。患者一般状态良好,左足肿痛消失,牵引装置稳定良好,针孔无红肿无分泌物。处置牵引量改为7kg,定期拍片复查。

第六次查房:5月25日。患者左足肿痛消失,牵引保持整复后对位,对抗腓肠肌牵拉。复查X线片:可见骨折对位良好,基本恢复结节关节角。舌淡红,苔厚白,脉和缓,说明骨折急性左足、血瘀气滞期已过。处方可以停用骨折挫伤散。牵引量改为6kg持续牵引。

第七次查房:6月4日。患者一般状态良好,左足肿痛消失,左足血液循环练好,牵引装置良好,无感染,无分泌物,持续保持牵引。针孔清洁换药,更换敷料。

第八次查房:6月22日。患者左足无肿痛,左足持续牵引无不良感觉,足背动脉搏动良好,足趾屈伸不受限,拍片复查:见骨折线模糊,对位对线良好,结节关节角正常,可以逾期拆除牵引,而后左足不负重,练习左膝关节屈伸功能。

于1992年6月27日治愈出院,住院日数57天。

【病例3】

姓名:裴某某　　性别:女　　年龄:56岁　　职业:无

入院时间:1994年8月19日。

主诉:左足疼痛肿胀1天。

病史摘要:患者自述1天前被他人醉酒后殴打,当时被击倒在地,立即左脚不能站立,活动受限,左足有青紫瘀斑,局部软组织肿胀。1天来疼痛肿胀未见缓解,遂来我院求治。舌质暗红,苔薄白,脉弦。

查体:左足背及足底内侧局部青紫瘀斑,皮肤颜色暗红,局部软组织肿胀,活动受限。左足广泛压痛(+),左第四跖骨纵向叩击痛(+),压痛(+),骨擦音及骨擦感(+)。左踝关节活动正常,左足各足趾感觉运动正常,末梢血运好。

辅助检查:X线片示左足第四跖骨基底部骨折,无移位。

中医诊断:骨折病(气滞血瘀)

西医诊断:左足第四跖骨基底部骨折

辨证分析:《金匮翼》:"骨折筋离必伤及气血,气滞血瘀,经脉不畅,不通则痛"。该患足骨应外力而致骨断筋离,伤及气血,气滞血瘀,经脉不畅,不通则痛,故左足痛,活动受限;又因骨断筋离气血溢于脉外,而致局部青紫瘀斑。本证应与局部软组织损伤相鉴别,后者软组织肿胀,X线示无骨折线存在。而本证如能正确的治疗,预后效果佳,应治以活血化瘀,消肿止痛。

诊疗方案:

1）骨折挫伤散,每次10粒,日3次口服。

2）消瘀膏,少量外敷患处。

3）石膏托外固定。

第一次查房:8月28日。病人足背动脉搏动良好,局部软组织肿胀渐消,疼痛逐渐减轻,舌质暗红,苔薄白,脉弦。继续如上治疗,加服三七片每次2片日3次,以活血化瘀,消肿止痛。

第二次查房:9月4日。患者今日患足不负重下床活动,表情痛苦,足部软组织轻度肿胀,瘀血,左足第四跖骨基底部压痛(+),踝关节活动正常,舌质暗红苔薄白,脉弦。处方如前,给予六味地黄丸,滋阴补肾。嘱其减少下地行走。

第三次查房:9月10日。患者足部轻微疼痛,活动受限,局部青紫瘀斑,压痛(+),踝关节功能正常,足温正常,足背动脉搏动良好,无特殊处置,处方如前。

第四次查房:9月16日。患者今日精神状态良好,患足压痛(-),局部肿胀消散,踝关节功能正常,患足稍能负重,活动时疼痛加重,舌质暗红,苔薄白,脉弦。处方如前。

第五次查房:9月21日。患者左足第四跖骨基底部压痛(-),可以负重行走。复查X线见骨皮质断裂,骨折线影模糊,骨痂形成,舌质暗红,苔薄白,脉弦。拆石膏托,轻负重下地行走活动。

于1994年9月22日治愈出院,住院日数34天。

【病例4】

姓名:杨某某　　性别:女　　年龄:61岁　　职业:工人

入院时间:1994年10月16日。

主诉:左髋部疼痛活动受限1小时。

病史摘要:该患于1个小时前骑自行车时不慎摔倒,倒后自觉左髋部疼痛,左髋关节不敢活动,被他人送来我院就诊。患者表情痛苦,面色萎黄,舌质暗红,苔薄白,脉弦缓。

查体:左髋部腹股沟中点处压痛(+),大转子叩击痛(+),左下肢活动受限,不能负重,患肢明显短缩、内收、屈曲畸形,髋关节周围肌肉挛缩。

辅助检查:X线片示股骨颈骨折,骨折线清晰,位于头下部,且断端重叠,颈干角明显减小。

中医诊断:骨折病(气滞血瘀)

西医诊断:左股骨颈骨折

辨证分析:《金匮翼》:"骨折筋离必伤及气血,气滞血瘀,经脉不畅,不通则痛"。患者左股骨部因受外力作用而致左股骨颈骨断筋离,必伤及气血,气滞血瘀,经脉不畅,不通则痛,故患肢活动障碍,左腹股沟中点下方压痛;加之年老气血亏虚,而致全身肌骨失于濡养,故易造成左股骨颈骨折。本证应与股骨头坏死相鉴别,CT及临床表现可鉴别。本病如能正确的治疗预后较好,应治以活血化瘀,疏络续筋,择期手术治疗。

诊疗方案:

1）骨折挫伤散,每次10粒,日3次口服。

2）左股骨髁上方牵引,重量8kg。

3）积极做好术前准备,择期手术治疗

第一次查房:10月18日。患者今日上午在硬膜外麻醉下,行股骨颈骨折切开复位、三刃钉内固定术,手术过程顺利。舌质淡红,苔薄白,脉弦。术后诊断:左股骨颈新鲜内收型骨折。

处方:

1）骨折挫伤散,每次10粒,日3次口服。

2）0.9%氯化钠注射液500ml+止血芳酸200mg,立即静点。

3）5%葡萄糖注射液500ml+维生素C注射液5.0g,日1次静点。

4）0.9%氯化钠注射液1500ml+5%葡萄糖注射液1500ml,日1次静点。

5）0.9%氯化钠注射液,250ml+青霉素800万单位,日1次静点。

6）维持骨牵引重量4kg。

第二次查房:10月19日。患者切口疼痛有所减轻,敷料完整无脱落和渗出,左下肢血运良好,无感觉功能障碍。舌质淡红,苔薄白,脉弦。处方如前。

第三次查房:10月24日。患者切口处轻微疼痛,无红热,敷料完整无脱落和渗出,左下肢骨牵引装置完好。舌质淡红,苔薄白,脉弦。处方如前。

第四次查房:10月31日。患者刀口处疼痛明显减轻,刀口愈合良好,无感染。给予拆线,嘱行足踝部活动锻炼。停静脉抗生素,坚持骨牵引。

第五次查房：11 月 6 日。患者食欲良好，骨折部无疼痛，骨牵引完好，嘱行足踝部活动锻炼。处方如前。

第六次查房：11 月 15 日。患者今日无特殊主诉，查无病理反射，嘱行踝部屈伸功能锻炼，同时令患者家属行髌骨被动推拿牵引以防粘连。处置如前。

处方：骨蚀灵，每次 5 粒，日 3 次口服。

第七次查房：11 月 24 日。患者今日无特殊主诉，查无病理反射，骨牵引装置良好，穿针处无感染，可坐起活动，嘱行踝部屈伸功能锻炼，同时令患者家属行髌骨被动推拿牵引以防粘连。继续骨牵引治疗，处方如前。

第八次查房：12 月 7 日。患者无特殊主诉，骨牵引装置良好，穿针处无感染，患者坐立活动正常，膝踝关节及各足趾活动正常，左下肢感觉正常，末梢血运好。

于 1994 年 12 月 8 日治愈出院，住院日数 53 天。出院后继续骨牵引 1 个月。

【病例 5】

姓名：楚某某　　性别：男　　年龄：22 岁　　职业：干部

入院时间：1994 年 8 月 26 日。

主诉：左髋部疼痛肿胀 1 天。

病史摘要：患者 1 天前被一辆北京吉普撞倒，直接撞到左大腿上部，左臀部着地，当时神志清楚，但不能站立，随即被车送至绥棱县医院拍片，诊断为“左股骨粗隆下粉碎性骨折”。今日发现左大腿肿胀明显加重，疼痛加重。患者精神不振，表情痛苦，面色皖白，舌质淡红，苔薄白，脉细涩。

查体：左大腿根部两处擦皮伤，外侧有一 4.0cm×5.0cm 大小皮下瘀血，压痛（+），左大腿肿胀明显，压痛（+），左下肢外旋 90°，有异常活动，左下肢不能屈伸，功能障碍，左大腿中上 1/3 向前外侧成角，纵轴叩击痛（+），左足趾活动正常，浮髌试验（+），髌骨上缘上 10cm 大腿周径左 44cm，右 38.5cm，下肢长度右 92cm，左 86.4cm，病理反射未引出。

辅助检查：X 线片（片号 02124）示左粗隆下粉碎骨折，小转子被顶下，断端分离且有旋转。

中医诊断：骨折病（气滞血瘀）

西医诊断：左粗隆下粉碎性骨折

辨证分析：《金匮翼》：“骨折筋离必伤及气血，气滞血瘀，经脉不畅，不通则痛”。患者因被吉普车直接撞击左大腿根部，必伤及气血，血瘀气滞，经脉不通，不通则痛，故左大腿部肿痛；因气血瘀滞，经脉运行不畅，故左下肢肿甚；车撞后使之骨折，大腿部骨折出血较多，经脉不通，左下肢筋肉及骨失于濡养，故左下肢伸直上举不能，屈伸不能，负重不能；舌质淡红，苔薄白，脉细涩，为气滞血瘀所致。该病应与股骨颈骨折相鉴别，后者关节内血肿，髋部肿胀不明显，远折端外旋小于 90°，较粗隆下骨折小，压痛点在腹股沟中点下方，X 线片可见股骨颈骨折。而粗隆下骨折肿胀严重，下肢外旋达 90°，压痛点在环跳穴，X 线见大粗隆下粉碎性骨折，此病为较复杂骨折，损伤后未及时手术治疗，肿胀严重，待肿胀消退后再行左股骨上段外固定术，术后愈合良好。若该骨折失治误治，日久该下肢萎废不用，功能丧失，预后差。此属实证为气滞血瘀引起的大粗隆下粉碎性骨折，治以活血化瘀，行气通络止痛，择期手术。

诊疗方案：

1）骨折挫伤散，每次 10 粒，日 3 次口服。

2）消瘀膏，少量外敷患处。

3）左股骨髁上骨牵引，重量为 6kg。

4）5% 葡萄糖注射液 500ml+维生素 C 注射液 2.5g，日 1 次静点。

5）低分子右旋糖酐，500ml，日 1 次静点。

6）积极做好术前常规准备，择期手术治疗。

第一次查房：8 月 28 日。患者左下肢已无疼痛，从两牵引针孔向外溢出血较多血性渗出，左膝关节肿胀已消退，左大腿部仍肿胀。舌质淡红。苔薄白，脉细涩。

第二次查房：8 月 30 日。左下肢无疼痛，但仍肿胀，舌质淡红，苔薄白，脉细涩。血常规：WBC 5.4×10^9/L，RBC 3.19×10^{12}/L，Hb 89.46g/L，分叶 0.60，淋巴 0.40。继续抗炎治疗，持续骨牵引。

处方：

1）5% 葡萄糖注射液 500ml+维生素 C 注射液 2.5g，立即静点。

2）0.9% 氯化钠注射液，500ml，立即静点。

3）B 型代浆血 400ml+地塞米松 10mg，立即静点。

4）安痛定，1 支，立即肌注。

第三次查房：9 月 2 日。患者左大腿无疼痛，左大腿肿胀已消，夜间胸闷，舌质淡红，苔薄白，脉细涩。血常规：RBC 3.17×10^{12}/L Hb 103g/L。继续抗炎治疗，低流量持续吸氧，继续骨牵引。

处方：0.9% 氯化钠注射液 500ml+氢化可的松 100mg，日 1 次静点。

第四次查房：9 月 8 日。患者左大腿无肿痛，舌质淡红，苔白腻，脉细涩。查，双肺叩诊呈清音，心浊音界不大，双肺呼吸音清，右肺下吸气末可闻及小水泡音，咽部充血，余(-)。分析脂肪栓塞可能性不大，建议用抗生素控制炎症，若发现脂肪栓塞可用糖中加维脑路通（曲克芦丁）200mg，川芎嗪 40mg，维生素 C 注射液 2.5g 静点以消栓塞。牵引重量改为 8kg。

第五次查房：9 月 12 日。该患今日上午在硬膜外麻醉下行钢板内固定术。术中可见骨折断端，将骨折两端用刮勺刮干净，再将前内侧大骨片刮净、拉下、对位，在股骨上 1/3 前外侧，上 8 孔钢板，用风动骨钻钻孔，上螺丝钉，同时将大骨片固定。手术过程顺利，术中无血管、神经副损伤，术中出血约 900ml，输 1200ml 代浆血，术毕双足趾活动正常，舌质淡红，苔薄白，脉细。

处方：

1）骨折挫伤散，每次 10 粒，日 3 次口服。

2）左股骨髁上骨牵引，重量为 6kg。

3）灭滴灵，250ml，日 1 次静点。

4）0.9% 氯化钠注射液 500ml+止血芳酸 200mg，立即静点。

5）5% 葡萄糖注射液 500ml+维生素 C 注射液 2.5g，日 1 次静点。

6）5% 葡萄糖注射液 500ml+葡萄糖酸钙注射液 2.0g，立即静点。

7）0.9% 氯化钠注射液 1500ml+氢化可的松 100mg，立即静点。

8）5% 葡萄糖注射液 1000ml+维生素 C 注射液 5.0g，立即静点。

第六次查房:9 月 13 日。患者刀口处疼痛,渗血较多,压痛(+),小便已排,气未排。舌质淡红,苔薄白,脉细。继续抗炎治疗,继续骨牵引。

第七次查房:9 月 21 日。患者左大腿疼痛明显减轻,刀口无疼痛,左足趾活动正常。舌质淡红,苔薄白,脉细。处方如前,进行股四头肌功能锻炼,持续骨牵引。

第八次查房:9 月 27 日。患者左大腿已无疼痛,刀口无疼痛,愈合良好,刀口周围无红肿,压痛(-),左足趾活动正常。舌质淡红,苔薄白,脉细。此时应以补钙以促进骨痂生长钙沉积。处置今日拆线,继续抗炎治疗,继续骨牵引。

处方:

1) 骨折挫伤散,每次 10 粒,日 3 次,口服。

2) 先锋Ⅴ号,每次 2 片,日 3 次,口服。

3) 活性钙片,每次 4 片,日 3 次,口服。

4) 龙牡壮骨颗粒,每次 3 袋,日 3 次,口服。

第九次查房:10 月 10 日。患者左下肢无肿胀疼痛,左足趾活动正常,左股四头肌锻炼欠佳,左髌骨活动度欠佳。舌质淡红,苔薄白,脉缓。继续如前治疗。

第十次查房:10 月 27 日。患者左下肢无疼痛,病情稳定,现已术后近 6 周。舌质淡红,苔薄白,脉细。复查 X 线片示,骨折线清稀可见,骨痂量小。继续如前治疗,配以补肝肾口服六味地黄丸。

第十一次查房:11 月 25 日。患者左下肢无疼痛。舌质淡红,苔薄白,脉细。继续如前治疗,若骨痂量小除去骨牵引后可行单髋人字简易石膏外固定。

第十二次查房:12 月 2 日。患者左下肢无疼痛。舌质淡红,苔薄白,脉细。观 X 线片后认为骨牵引已超过 3 个月应拔出,袪除骨牵引后应行石膏外固定。处方如前。

第十三次查房:12 月 12 日。患者左大腿无疼痛,左足趾活动正常,今日锻炼后出现左膝关节疼痛。舌质淡红,苔薄白,脉缓。查,左膝关节屈伸活动差,屈曲 50°,伸直 0°。继续如前治疗,加强左膝关节功能锻炼。

第十四次查房:12 月 16 日。患者左大腿无疼痛,刀口愈合良好,压痛(-),左膝关节屈曲近 90°,左足趾活动正常,下床能靠双拐行走。舌质淡红,苔薄白,脉细。处方处置如前,根据骨痂量多少去除外固定。

于 1994 年 12 月 19 日治愈出院,住院日数 115 天。

十二、脱　位

【病例】

姓名:商某某　　性别:女　　年龄:14 岁　　职业:学生

入院时间:1994 年 6 月 2 日。

主诉:左髋部疼痛 4 个月加重 10 天。

病史摘要:患者 4 个月前在玩耍时不慎跌倒,左侧臀部先着地,伤后左髋部疼痛、跛行,未进行系统治疗,休息后左髋部疼痛逐渐减轻。3 个月前又出现左髋关节疼痛、跛行,到绥棱县人民医院就诊,行拍片检查后诊断为“滑膜炎”,行针刺及外敷中药,疼痛稍缓解。10 天前再次出现左髋部疼痛,行走困难,遂来我院求治。患者精神不振,表情痛苦,面色萎黄,跛行。舌质暗红,苔薄白,脉细涩。

查体:左髋部活动范围 0~85°,外展、内旋均受限,左腹股沟中点方压痛(+),左大转子叩击痛(+),纵轴叩击痛(-),左下肢外形较健侧长,两侧髌前上棘至内踝下缘左 73cm,右 73cm,大腿周径(髌上缘上 10cm)左 28cm,右 29cm,病理反射未引出。

辅助检查:X 线片(片号 1483)示:左髋关节间隙较对侧稍窄,左股骨头光滑,骨小梁连续。

中医诊断:左髋关节前半脱位(气滞血瘀)

西医诊断:左髋关节前半脱位

辨证分析:《杂病源流犀烛·跌仆闪挫源流》:“跌仆伤挫,卒然身受,由外及内,气血俱伤病也”。患者不慎跌倒,左臀部着地,必伤及该部气血,血瘀气滞,经脉不畅,不通则痛,故左髋关节疼痛;血瘀气滞,气血运行不畅,肌肤筋脉失于濡养,故左髋关节屈伸受限、跛行;舌质暗红,苔薄白,脉细涩为气滞血瘀之征。此病与股骨头无菌性坏死不同,后者髋部疼痛向大腿内侧放散痛,髋关节活动受限,4 字试验(+),X 线片见股骨头有囊性变或头软骨面不光滑,左髋关节前半脱位,X 线片见股骨头仍在髋臼内,此病人左髋关节前半脱位日久致下肢假性长,出现跛行,左髋关节活动受限,最后导致左髋关节僵直,若活血化瘀,行气通络止痛,配合牵引,中药关节内注射,此病恢复,预后良好。此属实证,为气滞血瘀引起的左髋关节前半脱位,应治以活血化瘀,行气通络止痛。

诊疗方案:

1) 壮骨关节丸,每次 6g,日 3 次口服。

2) 骨蚀灵,每次 5 粒,日 3 次口服。

3) 骨增灵 5ml+2% 利多卡因 2ml,隔日 1 次,关节内封闭。

4) 左下肢皮牵引,4kg。

第一次查房:6 月 8 日。左髋关节内注入骨增灵,左髋部疼痛稍减轻,行走跛行,牵引4kg,舌质暗红,苔薄白,脉细涩。如上治疗方案。

第二次查房:6 月 13 日。左髋部疼痛稍减轻,可在床上牵引状态下起坐,舌质暗红,苔薄白,脉细涩。处方处置如前。

第三次查房:6 月 20 日。患者左髋部微痛,舌质暗红,苔薄白,脉细涩。X 线片示骨盆不对称,左髋关节处股骨头稍向外上移位,左髋关节间隙较右侧宽,骨质未见异常。继续同前治疗。

第四次查房:7 月 1 日。左髋部近日无疼痛,左腹股沟中点方压痛(+-),左大转子叩击痛(+),舌质暗红,苔薄白,脉细涩。继续同前治疗。

第五次查房:7 月 8 日。患者左髋无疼痛,行走如常人,左髋关节活动范围 0~115°,右髋关节,左大转子叩击痛(-),腹股沟中点压痛(-),舌质淡红,苔薄白,脉细涩。继续如前治疗。

于 1994 年 7 月 13 日治愈出院,住院日数 41 天。

十三、腰椎滑脱

【病例】

姓名:姜某某　　性别:女　　年龄:40 岁　　职业:工人

入院时间:1992 年 5 月 14 日。

主诉:腰痛 2 年加重 7 天。

病史摘要:患者自述两年前在工作中不慎扭伤腰部,当时腰痛难忍,休息后缓解,后又出现右下肢疼痛,自行按风湿治疗,口服抗风湿药物治疗后效果不明显,近 7 天来,再次出现腰痛,且症状逐渐加重,遂来我院求治。舌质暗红,苔薄白,脉迟缓。

查体:步入病室,跛行步态。脊柱正常生理曲度消失,腰背肌紧张,腰$_4$ 棘上压痛(+),叩击痛(+),腰$_{4/5}$右侧棘突旁 1.5cm 处压痛(+),放射痛(+),屈颈试验(+),右直腿抬高 45°,加强试验(+),右膝腱反射减弱,右小腿外侧及足背皮肤感觉减弱,双下肢活动正常。

辅助检查:自带 X 线片示:腰椎正位片可见脊柱侧弯,腰$_{4/5}$椎间隙变窄,侧位片可见腰$_4$椎体Ⅱ度滑脱。

中医诊断:腰痛(气滞血瘀,风寒挟湿)

西医诊断:第四腰椎滑脱症(Ⅱ度滑脱)

辨证分析:《金匮翼》:“盖腰者一身之要,屈伸俯仰,无不由之”,故应着重治疗腰部。腰部闪挫扭伤,损伤气血,血瘀气滞,经脉不畅,加之复感风寒湿邪,疼痛加重,舌质暗红,脉迟缓,为气滞血瘀,风寒挟湿。治以温通经脉,活血疏风化湿,手法治疗,必要时手术治疗。

诊疗方案:

1) 壮骨关节丸,每次 6g,日 3 次温水服。

2) 完善相关检查,择期手术治疗。

第一次查房:5 月 18 日。患者腰部疼痛剧烈,症状改善不明显,结合症状体征及患者要求,拟定行保守治疗,积极做好术前准备工作。

第二次查房:5 月 22 日。患者今日在硬膜外麻醉下行腰$_4$ 椎体滑脱症椎间植骨融合术,术中见腰$_{4/5}$椎小关节松动,行椎体间“楔形植骨术”,手术进行顺利,术中血压稳定,无副损伤,无输血输液反应,术中出血较多,输“B”型代浆血 800ml,术后安返病房。

处方:

1) 5% 葡萄糖注射液 500ml+维生素 C 注射液 5.0g+葡萄糖酸钙 1.0g,日 1 次静点。

2) 0.9% 氯化钠注射液 500ml+青霉素 800 万单位,日 1 次静点。

3) 0.9% 氯化钠注射液 500ml+止血芳酸 200mg,立即静点。

第三次查房:5 月 24 日。患者刀口疼痛减轻,刀口辅料完整,无渗出,右小腿前外侧及足背皮肤感觉较术前略有恢复，已排尿排气，舌质淡红，苔薄白，脉弦。嘱患者可于床上侧卧屈膝位。继续抗炎治疗。

第四次查房：5月30日。患者刀口处无感染，刀口辅料完整，无渗出，右小腿前外侧及足背皮肤感觉恢复，右直腿抬高60°，加强试验(-)，舌质淡红，苔薄白，脉弦。继续抗炎治疗，嘱患者卧床休养。

第五次查房：6月8日。患者刀口辅料完整，愈合良好，腰部无疼痛，双下肢无疼痛麻木，舌质淡红，苔薄白，脉弦。继续抗炎治疗，平卧于床，少翻身，行双下肢功能锻炼。

第六次查房：6月11日。患者刀口愈合佳，右小腿前外侧及足背皮肤感觉恢复良好，肌力正常，跟腱反射正常，舌质淡红，苔薄白，脉弦。继续抗炎治疗，继续卧床休息。处置拆线。

于1992年6月15日治愈出院，住院日数32天。

附方汇编

二画

七厘散(伤科七厘散《良方集腋》)

组成　血竭30g、麝香0.36g、冰片0.36g、乳香4.5g、没药4.5g、红花4.5g、朱砂3.6g、儿茶7.2g。

功效与适应证　活血散瘀,定痛止血。治跌打损伤,瘀滞作痛,筋伤骨折,创伤出血。

制用法　共研极细末,每服0.2g,日服1~2次,米酒调服或酒调敷患处。

八珍汤(《正体类要》)

组成　党参10g、白术10g、茯苓10g、炙甘草5g、川芎6g、当归10g、熟地黄10g、白芍10g、生姜3片、大枣2枚。

功效与适应证　补益气血。治损伤中后期气血俱虚,创面脓汁清稀,久不收敛者。

制用法　清水煎服。日1剂。

八仙逍遥汤(《医宗金鉴》)

组成　防风3g、荆芥3g、川芎3g、甘草3g、当归6g、苍术10g、丹皮10g、川椒10g、苦参15g、黄柏6g。

功效与适应证　祛风散瘀,活血通络,治软组织损伤之后瘀肿疼痛,或风寒湿邪侵注,筋骨酸痛。

制用法　煎水熏洗患处。

三画

三色敷药(《中医伤科学讲义》经验方)

组成　黄荆子(去衣炒黑)8份、紫荆皮(炒黑)8份、全当归2份、木瓜2份、丹参2份、羌活2份、赤芍2份、白芷2份、片姜黄2份、独活2份、甘草半份、秦艽1份、天花粉2份、怀牛膝2份、川芎1份、连翘1份、威灵仙2份、木防己2份、防风2份、马钱子2份。

功效与适应证　消肿止痛,祛风湿,利关节。治损伤初、中期局部肿痛,亦治风寒湿痹痛。

制用法　共研细末。用蜜糖或饴糖调拌如厚糊状,敷于患处。

大活络丹(《兰台轨范》引《圣济总录》)

组成　白花蛇100g、乌梢蛇100g、威灵仙100g、两头尖100g、草乌100g、天麻100g、全蝎100g、首乌100g、龟板100g、麻黄100g、贯仲100g、炙甘草100g、羌活100g、肉桂100g、藿香100g、乌药100g、黄连100g、熟地黄100g、大黄100g、木香100g、沉香100g、细辛50g、赤芍50g、没药50g、丁香50g、乳香50g、僵蚕50g、天南星50g、青皮50g、骨碎补50g、白蔻50g、安息香50g、黑附子50g、黄芩50g、茯苓50g、香附50g、玄参50g、白术50g、防风125g、葛根75g、虎胫骨75g、当归75g、血竭25g、地龙25g、犀角25g、麝香25g、松脂25g、牛黄7.5g、龙脑7.5g、人参150g、蜜糖适量。

功效与适应证　行气活血、通利经络。治中风瘫痪,痿痹痰厥,拘挛疼痛,跌打损伤后期筋肉挛痛。

制用法　为细末,炼蜜为丸。每服3g,日服2次,陈酒送下。

小活络丹(《和剂局方》)

组成　制南星3份、制川乌3份、制草乌3份、地龙3份、乳香1份、没药1份、蜜糖适量。

功效与适应证　温寒散结，活血通络。治跌打损伤，瘀阻经络，风寒湿侵袭经络作痛，肢体不能伸屈及麻木，日久不愈等症。

制用法　共为细末，炼蜜为丸，每丸重3g，每次服一丸，每日服1～2次。

万应膏(成药)

组成　(略)

功效与适应证　活血祛瘀，温经通络。治跌打损伤，风寒湿侵袭而筋骨疼痛，胸腹气痛等。

制用法　把膏药烘热贴患处。

上肢损伤洗方(《中医伤科学讲义》经验方)

组成　伸筋草15g、透骨草15g、荆芥9g、防风9g、红花9g、千年健12g、刘寄奴9g、桂枝12g、苏木9g、川芎9g、威灵仙9g。

功效与适应证　活血舒筋，用于上肢骨折、脱位、扭挫伤后筋络挛缩酸痛。

制用法　煎水熏洗患肢。

下肢损伤洗方(《中医伤科学讲义》经验方)

组成　伸筋草15g、透骨草15g、五加皮12g、三棱12g、莪术12g、秦艽12g、海桐皮12g、牛膝10g、木瓜10g、红花10g、苏木10g。

功效与适应证　活血舒筋。治下肢损伤挛痛者。

制用法　水煎熏洗患肢。

四画

六味地黄汤(《医宗金鉴》)

组成　熟地40g、山萸肉20g、山药20g、丹皮15g、泽泻15g、茯苓15g。

功效与适应证　滋阴补肾。治疗骨折后期肝肾阴亏，腰膝酸软。

制用法　口服每次1丸，日2次。

五味消毒饮(《医宗金鉴》)

组成　金银花15g、野菊花15g、蒲公英15g、紫花地丁15g、紫背天葵10g。

功效与适应证　清热解毒。治附骨痈初起，开放性损伤创面感染初期。

制用法　水煎服，每日1～3剂。

五加皮汤(《医宗金鉴》)

组成　当归(酒洗)10g、没药10g、五加皮10g、皮硝10g、青皮10g、川椒11g、香附子10g、丁香3g、地骨皮3g、丹皮6g、老葱3根、麝香0.3g。

功效与适应证　和血定痛舒筋。用于伤患后期。

制用法　煎水外洗(可去麝香)。

双柏(散)膏(《中医伤科学讲义》)

组成　侧柏叶2份、黄柏1份、大黄2份、薄荷1份、泽兰1份。

功效与适应证　活血解毒，消肿止痛。治跌打损伤早期，疮疡初起，局部红肿热痛，或局部包块形成而无溃疡者。

制用法　共研细末，作散剂备用，用时以水、蜜糖煮热调成厚糊状外敷患处。亦可加入少量米酒调敷，或用凡士林调煮成膏外敷。

天王补心丹(《摄生秘剖》)

组成　生地黄8份、五味子2份、当归身2份、天冬2份、麦冬2份、柏子仁2份、酸枣仁2份、党参1

份、玄参1份、丹参1份、白茯苓1份、远志1份、桔梗1份、朱砂1份、蜜糖适量。

功效与适应证　滋阴清热，补心安神。治因损伤后而耗血伤阴，心神不定，以致睡眠不安，心悸等。

制用法　除朱砂及蜜糖外，共为细末，然后炼蜜为丸如绿豆大，朱砂为衣。每服10g，每日2~3次。若作汤剂，则根据病情决定药量或加减。

五画

四物汤(《和剂局方》)

组成　川芎6g、当归10g、白芍12g、熟地黄12g。

功效与适应证　养血补血。治伤患后期血虚之症。

制用法　水煎服，日1剂。

四黄散(膏)(《证治准绳》)

组成　黄连1份、黄柏3份、大黄3份、黄芩3份

功效与适应证　清热解毒，消肿止痛。治创伤感染及阳痈局部红肿热痛者。

制用法　共研细末，以水蜜调敷或用凡士林调制成膏外敷。

玉真散(《外科正宗》)

组成　生南星、白芷、防风、羌活、天麻、白附子各等量。

功效与适应证　祛风镇痉。用于破伤风。

制用法　共研为末。每服3~6g。

生脉散(《内外伤辨惑论》)

组成　人参1.6g、麦冬1.6g、五味子7粒。

功效与适应证　益气敛汗，养阴生津。治热伤气津，或损伤气血耗损，汗出气短，体倦肢凉，心悸脉虚者。

制用法　水煎服，或为散冲服，日1~4剂，或按病情需要酌情使用。现代亦有制成注射剂，供肌肉注射或静脉注射，在急救情况，亦用来作心腔内注射。

生血补髓汤(《伤科补要》)

组成　生地12g、芍药9g、川芎6g、黄芪9g、杜仲9g、五加皮9g、牛膝9g、红花5g、当归9g、续断9g。

功效与适应证　调理气血，舒筋活络。治扭挫伤及脱位骨折的中后期患处未愈合并有疼痛者。

制用法　水煎服，日1剂。

正骨紫金丹(《医宗金鉴》)

组成　丁香1份、木香1份、血竭1份、儿茶1份、熟大黄1份、红花1份、牡丹皮半份、甘草1/3份。

功效与适应证　活血祛瘀，行气止痛。治跌仆堕坠，闪挫伤之疼痛、瘀血凝聚等症。

制用法　共研细末，炼蜜为丸。每服10g，黄酒送服。

龙胆泻肝汤(《医宗金鉴》)

组成　龙胆草(酒炒)10g、黄芩(炒)6g、栀子(酒炒)6g、泽泻6g、木通6g、当归(酒洗)1.5g、车前子3g、柴胡6g、甘草1.5g、生地(炒)6g。

功效与适应证　泻肝经湿热。治肝经所过之处损伤而有瘀热者，或痈疽之病表现有肝经实火而津液未伤者均可使用。

制用法　水煎服，日1~2剂。

加减补筋丸(《医宗金鉴》)

组成　当归30g、熟地60g、白芍60g、红花30g、乳香30g、茯苓30g、骨碎补30g、陈皮60g、没药9g、丁

香15g。

功效与适应证　活血、壮筋、止痛。治跌仆伤筋，血脉壅滞，青紫肿痛。

制用法　共为细末，炼蜜为丸，如弹子大，每丸重9g，每次服1丸，用无灰酒送下。

外敷接骨散(《中医伤科学讲义》验方)

组成　骨碎补、血竭、硼砂、当归、乳香、没药、川断、自然铜、大黄、地鳖虫各等份。

功效与适应证　消肿止痛，接骨续筋。用于骨折及扭挫伤。

制用法　共为细末，饴糖或蜂蜜调敷。

六画

地龙散(《医宗金鉴》)

组成　地龙15g、苏木12g、麻黄6g、归尾10g、桃仁10g、黄柏12g、甘草8g、肉桂1g(焗冲)

功效与适应证　活血祛瘀，通络止痛。治瘀血留于太阳经所至腰背痛。

制用法　水煎饭前服。

至宝丹(《和剂局方》)

组成　犀角100份、玳瑁100份、琥珀100份、朱砂100份、雄黄100份、龙脑1份、麝香1份、牛黄50份、安息香150份(原方有金箔、银箔各50片，现已不用)

功效与适应证　开窍安神，清热解毒。治感染性疾病高热所至的昏迷、烦躁不安、抽搐等症；头部内伤的脑震荡昏迷等。

制用法　研成细末为丸，每丸3g，每服3g(每服1丸)小儿酌减。

壮筋养血汤(《伤科补要》)

组成　当归9g、川芎6g、白芷9g、续断12g、红花5g、生地12g、牛膝9g、牡丹皮9g、杜仲6g。

功效与适应证　活血壮筋。用于软组织损伤。

制用法　水煎服。

七画

补肾壮筋汤(丸)(《外科补要》)

组成　熟地黄12g、当归12g、牛膝10g、山萸肉12g、茯苓12g、续断12g、杜仲10g、芍药10g、青皮5g、五加皮10g。

功效与适应证　补益肝肾，强壮筋骨。治肾气虚损，习惯性关节脱位等。

制用法　水煎服，日1剂。或制成丸剂服。

苏合香丸(《和剂局方》)

组成　白术2份、青木香2份、乌犀屑2份、香附子(炒去毛)2份、朱砂(研，水飞)、诃黎勒(爆去皮)2份、白檀香2份、安息香(研为末，用无灰酒1升熬膏)2份、沉香2份、麝香(研)2份、荜茇2份、龙脑(研)1份、乳香(研)1份、苏合香油1份(入安息香膏)、白蜜糖适量。

功效与适应证　温宣通窍。治脑震荡昏迷。

制用法　固体药分别研成末，安息香以酒熬膏后与苏合香油混和，再把各药末加入，并炼蜜为丸，每丸3g。每服1丸，温开水送服，小儿减半。

驳骨丹(《外伤科学》经验方)

组成　自然铜4份、乳香2份、没药2份、土鳖1份。

功效与适应证　活血祛瘀，接骨续筋。治跌打损伤，骨折。

制用法　共研细末，亦可再压成片剂，或制成绿豆大小丸剂。每服2~4g，开水或白酒送服，每日

1~2次。

驳骨散(《外伤科学》经验方)

组成　桃仁1份、黄连1份、金耳环1份、红花1份、栀子2份、生地黄2份、黄柏2份、黄芩2份、防风2份、甘草2份、蒲公英2份、赤芍2份、自然铜2份、土鳖2份、侧柏6份、大黄6份、骨碎补6份、当归尾4份、薄荷4份、毛麝香4份、牡丹皮4份、金银花4份、透骨草4份、鸡骨香4份。

功效与适应证　消肿止痛,散瘀接骨。治骨折及软组织扭挫伤的早中期。

制用法　共研细末。水、酒、蜂蜜或凡士林调煮外敷患处。

补筋丸(《医宗金鉴》)

组成　沉香30g,丁香30g,川牛膝30g,五加皮30g,蛇床子30g、茯苓30g、白莲蕊30g、肉苁蓉30g、当归30g、熟地30g、丹皮30g、木瓜24g、人参9g、广木香9g。

功效与适应证　补肾壮筋,益气养血,活络止痛。治跌仆、伤筋、血脉壅滞,青紫肿痛。

制用法　共为细末,炼蜜为丸,如弹子大,每丸重9g,每次服1丸,用无灰酒送下。

坚骨壮筋膏(《中医伤科学讲义》经验方)

组成

第一组:骨碎补90g、川断90g、马钱子60g、白及60g、硼砂60g、生草乌60g、生川乌60g、牛膝60g、苏木60g、杜仲60g、伸筋草60g、透骨草60g、羌活30g、独活30g、麻黄30g、五加皮30g、皂角核30g、红花30g、泽兰叶30g、虎骨24g、香油50000g、黄丹2500g。

第二组:血竭30g、冰片15g、丁香30g、肉桂60g、白芷30g、甘松60g、细辛60g、乳香30g、没药30g、麝香1.5g。

功效与适应证　强壮筋骨。用于伤筋骨折后期。

制用法　第一组药,熬成膏药后温烊摊贴。

第二组药,共研为细末,临贴时撒于药面。

八画

参附汤(《世医得效方》)

组成　人参12g、附子(炮去皮)10g。

功效与适应证　回阳救逆。治伤患阳气将脱表现休克,四肢厥冷,气短呃逆,喘满汗出,脉微细者。

制用法　水煎服。

和营止痛汤(《伤科补要》)

组成　赤芍9g、当归尾9g、川芎6g、苏木6g、陈皮6g、桃仁6g、续断12g、乌药9g、乳香6g、没药8g、木通6g、甘草8g。

功效与适应证　活血止痛,祛瘀生新。治损伤积瘀肿痛。

制用法　水煎服。

肢伤一方(《外伤科学》经验方)

组成　当归12g、赤芍12g、桃仁10g、红花8g、黄柏10g、防风10g、木通10g、甘草6g、生地黄12g、乳香5g。

功效与适应证　行气活血,祛瘀止痛。治跌打损伤,瘀肿疼痛。用于四肢骨折或软组织损伤初期。

制用法　水煎服。

肢伤二方(《外伤科学》经验方)

组成　当归12g、白芍12g、续断12g、骨碎补12g、威灵仙12g、川木瓜12g、天花粉12g、黄芪15g、熟地黄15g、自然铜10g、土鳖10g。

功效与适应证　补益气血，促进骨合。治骨折后期。

制用法　水煎服。

肢伤三方(《外伤科学》经验方)

组成　当归 12g、赤芍 12g、续断 12g、威灵仙 12g、生薏仁 30g、桑寄生 30g、骨碎补 12g、五加皮 12g。

功效与适应证　祛瘀生新，舒筋活络。治跌打损伤，筋络挛痛。用于四肢损伤的中、后期。

制用法　水煎服。

定痛膏(《疡医准绳》)

组成　芙蓉叶 4 份、紫荆皮 1 份、独活 1 份、生南星 1 份、白芷 1 份。

功效与适应证　祛风消肿止痛。治跌打损伤肿痛。疮疡初期肿痛。

制用法　共研细末、用姜汁、水、酒调煮热敷；或用凡士林调煮成软膏外敷。

宝珍膏(成药)

组成　生地 1 份、茅术 1 份、枳壳 1 份、五加皮 1 份、莪术 1 份、桃仁 1 份、山柰 1 份、当归 1 份、川乌 1 份、陈皮 1 份、乌药 1 份、三棱 1 份、大黄 1 份、首乌 1 份、草乌 1 份、柴胡 1 份、香附 1 份、防风 1 份、牙皂 1 份、肉桂 1 份、羌活 1 份、赤芍 1 份、南星 1 份、荆芥 1 份、白芷 1 份、藁本 1 份、续断 1 份、良姜 1 份、独活 1 份、麻黄 1 份、甘松 1 份、连翘 1 份、冰片 1 份、樟脑 1 份、乳香 1 份、没药 1 份、阿魏 1 份、细辛 1 份、刘寄奴 1 份、威灵仙 1 份、海风藤 1 份、小茴香 1 份、川芎 2 份、血余 7 份、麝香 2/3 份、木香 2/3 份、附子 2/3 份、东丹 30 份。

功效与适应证　行气活血，祛风止痛。治风湿关节痛及跌打损伤疼痛。

制用法　制成药膏贴患处。近年来药厂制成粘胶布形膏药，名为伤湿宝珍膏，使用更方便。

金不换膏(成药)

组成　川乌 18g、草乌 18g、苦参 15g、皂角 15g、大黄 3g、当归 24g、白芷 24g、赤芍 24g、连翘 24g、白及 24g、白蔹 24g、木鳖子 24g、乌药 24g、肉桂 24g、羌活 24g、五灵脂 24g、穿山甲 24g、两头尖 24g、透骨草 24g、槐枝 13cm、桃枝 13cm、桑枝 13cm、柳枝 13cm、香油 1250g、炒黄丹 625g、乳香 30g、没药 30g、麝香 0.6g、苏合香油 6g。

功效与适应证　行气活血、祛风止痛。治跌打损伤，气血凝滞，筋骨酸痛。

制用法　制用药膏，贴患处。

九画

骨科外洗一方(《外伤科学》经验方)

组成　宽筋藤 30g、钩藤 30g、金银花藤 30g、王不留行 30g、刘寄奴 15g、防风 15g、大黄 15g、荆芥 10g。

功效与适应证　活血通络，舒筋止痛。治损伤后筋肉拘挛，关节功能欠佳，酸痛麻木或外感风湿作痛等。用于骨折及软组织损伤中后期或骨科手术后已能解除外固定，作功能锻炼者。

制用法　煎水熏洗。

骨科外洗二方(《外伤科学》经验方)

组成　桂枝 15g、灵仙 15g、防风 15g、五加皮 15g、细辛 10g、荆芥 10g、没药 10g。

功效与适应证　活血通络，祛风止痛。治损伤后期肢体冷痛，关节不利及风寒湿邪侵注，局部遇冷则痛增，得温稍适的痹症。

制用法　煎水熏洗，肢体可直接浸，泡躯干可用毛巾湿热敷擦。但注意防止水温过高引起烫伤。

复元活血汤(《医学发明》)

组成　柴胡 15g、天花粉 10g、当归尾 10g、红花 6g、穿山甲 10g、酒浸大黄 30g、酒浸桃仁 12g。

功效与适应证　活血祛瘀，消肿止痛。治跌打损伤，血停积于胁下，肿痛不可忍者。

制用法　水煎，分2次服，如服完第一次后，泻下大便，得利痛减，则停服，如六个小时之后，仍无泻下者，则服下第二次。以利为度。

独参汤(《景岳全书》)

组成　人参10~20g。

功效与适应证　补气、摄血、固脱。治失血后气血衰虚，虚烦作渴，气随血脱之危症。

制用法　水炖服。近年来亦有制成注射剂用。

活血止痛汤(《外科大成》)

组成　当归12g、川芎6g、乳香6g、苏木5g、红花5g、没药6g、地鳖虫3g、三七3g、赤芍9g、陈皮5g、落得打6g、紫荆藤9g。

功效与适应证　活血止痛。治跌打损伤肿痛。

制用法　水煎服。目前临床上常去紫荆藤。

活血汤(经验方)

组成　柴胡6g、归尾9g、赤芍9g、桃仁9g、鸡血藤15g、枳壳9g、红花5g、血竭3g(本方从复元活血汤变化而成)。

功效与适应证　活血祛瘀，消肿止痛。用于骨折早期。

制用法　水煎服。

活血丸(经验方)

组成　土鳖虫5份、血竭3份、西红花1份、乳香3份、没药3份、牛膝2份、白芷2份、儿茶2份、骨碎补2份、杜仲3份、续断3份、赤木3份、当归5份、生地3份、川芎2份、自然铜2份、桃仁2份、大黄2份、马前子2份、朱砂1份、冰片2份、蜜糖适量。

功效与适应证　活血去瘀，消肿止痛。治跌打损伤瘀肿疼痛。用于骨折及其他损伤的初中期。

制用法　共为细末，炼蜜为丸，每丸5g。每服1丸，日2~3次。

茴香酒(《中医伤科学讲义》经验方)

组成　茴香15g、丁香10g、樟脑15g、红花10g、白干酒300g

功效与适应证　活血行气止痛。治扭挫伤肿痛。

制用法　把药浸泡在酒中，一周以后，去渣取酒即可，外涂擦患处。亦可在施行理伤手法时配合使用。

活血酒(《中医正骨经验概述》)

组成　乳香15g、没药15g、血竭15g、贝母9g、羌活15g、木香6g、厚朴9g、制川乌3g、制草乌3g、白芷24g、麝香1.5g、紫荆皮24g、生香附15g、炒小茴9g、甲珠15g、煅自然铜15g、独活15g、续断15g、虎骨15g、川芎15g、木瓜15g、肉桂9g、当归24g。

功效与适应证　通经活络、活血。用于陈旧性扭挫伤，寒湿偏胜之腰腿痛。

制用法　取上述药共为细末15g，加白酒500g，浸7~10天即成。

骨宝Ⅰ号胶囊(筋骨通胶囊)(邓福树经验方)

组成　木瓜、元胡、地龙、威灵仙、秦艽等。

功效与适应证　活血通脉，除湿消肿；主治筋骨酸痛，关节屈伸不利，骨性关节炎(骨质增生)，骨性关节痛性股骨头坏死。

制用法　粉碎成细粉，过筛，混匀，装胶囊，每粒装0.3g。口服，每日3次，每次5粒。

骨宝Ⅱ号胶囊(邓福树经验方)

组成　土虫、三七、元胡、乳香、没药、丹参等

功效与适应证 舒通脉络，祛瘀生新；主治外伤型、血瘀型、酒精型等股骨头坏死及骨折。

制用法 粉碎成细粉，过筛，混匀，装胶囊，每粒装0.3g。口服，每日3次，每次5粒。

骨宝Ⅲ号胶囊（生髓健骨胶囊、健骨灵胶囊）（邓福树经验方）

组成 杜仲、山药、熟地黄、淫羊藿、枸杞子、蛤蚧、山茱萸、鹿角霜等。

功效与适应证 温补状肾，填髓生骨；用于原发及激素型股骨头坏死，骨质疏松。

制用法 粉碎成细粉，过筛，混匀，装胶囊，每粒装0.3g。口服，每日3次，每次5粒。

骨蚀灵（骨蚀胶囊）（邓福树经验方）

组成 血竭、三七、乳香、儿茶、苏木、红花、香附、白芍、当归、土虫等。

功效与适应证 行气活血，舒通脉络，祛瘀生新，更新生骨。用于股骨头骨蚀（缺血性坏死），儿童骨骺炎，骨折等。

制用法 粉碎成细粉，过筛，混匀，装胶囊，每粒装0.3g。口服，每日3次，每次5粒。

骨增灵注射液（邓福树经验方）

组成 延胡索和另外两种中药。

功效与适应证 理气活血止痛、舒筋通络，具有止痛、消炎和促进退变关节软骨再生的作用。关节内给药可直接作用于股骨头和髋臼表面关节软骨促其再生，直接作用于滑膜消炎止痛。另外，可通过滑膜消肿而缓解对滑膜下血管的压迫而改善血运。

制用法 各味中药经浸泡浓缩提炼精制而成无菌水针剂，每支5ml。骨增灵注射液5ml加入2%利多卡因1ml混合后共6ml髋关节腔内注射，隔日1次。

十画

桃仁承气汤（《伤寒论》）

组成 桃仁10g、大黄12g（后下）、桂枝6g、甘草6g、芒硝6g（冲服）。

功效与适应证 泻下逐瘀。治跌打损伤，瘀血停溢，或下腹蓄瘀，疼痛拒按，瘀热发狂等症。

制用法 水煎服。

通关散（《伤科补要》）

组成 牙皂25份、白芷15份、细辛15份、冰片1份、麝香1份、蟾酥2份半。

功效与适应证 通窍。用脑震荡晕厥。

制用法 共为极细末。把药末吹入病者鼻中取嚏令醒。

健步虎潜丸（《外科补要》）

组成 龟胶2份、鹿角胶2份、虎胫骨2份、何首乌2份、川牛膝2份、杜仲2份、锁阳2份、当归2份、熟地2份、威灵仙2份、黄柏1份、人参1份、羌活1份、白芍1份、白术1份、大川附子1份半、蜜糖适量。

功效与适应证 补气血，壮筋骨。治跌打损伤，血虚气弱，筋骨痿软无力，步履艰难。

制用法 共为细末，炼蜜为丸如绿豆大。每服10g，空腹淡盐水送下，每日2~3次。

海桐皮汤（《医宗金鉴》）

组成 海桐皮6g、透骨草6g、乳香6g、没药6g、当归5g、川椒70g、川芎3g、红花3g、威灵仙3g、甘草3g、防风3g、白芷2g。

功效与适应证 行络止痛。治跌打损伤疼痛。

制用法 共为细末，布袋装，煎水熏洗患处。亦可内服。

损伤风湿膏（《中医伤科学讲义》经验方）

组成 生川乌4份、生草乌4份、生南星4份、生半夏4份、当归4份、黄金子4份、紫荆皮4份、生地4

份、苏木4份、桃仁4份、桂枝4份、僵蚕4份、青皮4份、甘松4份、木瓜4份、山柰4份、地龙4份、乳香4份、没药2份、羌活2份、独活2份、川芎2份、白芷2份、苍术2份、木鳖子2份、山甲片2份、川断2份、山栀子3份、地鳖虫2份、骨碎补2份、赤石脂2份、红花2份、丹皮2份、落得打2份、白芥子2份、细辛1份、麻油320份、黄铅粉60份。

功效与适应证　祛风湿、行气血、消肿痛。治损伤肿痛或损伤后期并风湿痹痛。

制用法　用麻油将药浸泡7~10天后以文火煎熬，至色枯，去渣。再将油熬，约2小时左右，滴水成珠，离火，将黄铅粉徐徐筛入搅匀，成膏收贮，摊用。

损伤1号冲服剂（经验方）

组成　延胡索1份、泽兰1份、当归2份、花粉2份。

功效与适应证　活血祛瘀，消肿止痛、治骨折早期，软组织损伤肿痛者。

制用法　制成冲服剂，每包9g，每次服1包，日服2次。

消肿止痛膏（《外伤科学》经验方）

组成　姜黄、羌活、干姜、栀子、乳香、没药。

功效与适应证　祛瘀、消肿、止痛。治损伤初期瘀肿疼痛者。

制用法　共研细末。用凡士林调成60%软膏外敷患处。

消瘀膏（逐瘀软膏）（邓福树经验方）

组成　大黄1份、栀子2份、木瓜4份、蒲公英4份、姜黄4份、黄柏6份、蜜糖适量。

功效与适应证　活血化瘀、消肿止痛、用于痈、疽、疮、乳痈、流注等症，初肿、闪挫、扭伤、肌腱劳损等。

制用法　共为细末，水蜜各半调敷。一日2次。

脊痛消Ⅱ号（脊痛消胶囊、脊痛灵胶囊）（邓福树经验方）

组成　当归、泽泻、川芎、泽兰、白芍、防己、杜仲、黄芪、地龙、延胡索、三棱、五灵脂、莪术、车前子等。

功效与适应证　活血利水，破结软坚，改善微循环、消肿止痛；用于治疗颈源性手臂麻木痛，腰源性腿麻木痛等颈椎病、腰椎间盘突出症，腰椎管狭窄症、脊髓压迫症、椎管内骨化、脊椎管增生、脊背疼痛等。

制用法　粉碎成细粉，过筛，混匀，装胶囊，即得。每日3次，每次5粒，口服。

健骨灵胶囊（邓福树经验方）

组成　杜仲、山药、蛤蚧、鹿角霜、淫羊藿、补骨脂、蛇床子、骨碎补、黄芪、芡实、阿胶、枸杞子、甘草等。

功效与适应证　补肝肾、助肾阳、养阴生精、健骨生髓提高机体免疫力和修复能力，补充各种营养因子，降低血糖、血脂和调解改善脂肪代谢的作用，故适用于因血管或血液本身病变和激素引起的股骨头坏死的治疗。

制用法　粉碎成细粉，过筛，混匀，装胶囊，口服，每日3次，每次5粒。

十一画

清营退肿膏（《中医伤科学讲义》经验方）

组成　大黄2份、芙蓉叶2份、黄芩1份、黄柏1份、花粉1份、滑石1份、东丹1份、凡士林适量。

功效与适应证　清热祛瘀消肿。治骨折、软组织损伤初期，或疮疡，焮热作痛。

制用法　共为细末，凡士林调煮成膏外敷。

接骨续筋药膏（《中医伤科学讲义》经验方）

组成　自然铜3份、荆芥3份、防风3份、五加皮3份、皂角3份、茜草根3份、续断3份、羌活3份、乳香2份、没药2份、骨碎补2份、接骨木2份、红花2份、赤芍2份、地鳖虫2份、白及4份、血竭4份、硼砂4份、螃蟹末4份、饴糖或蜂蜜适量。

功效与适应证　接骨续筋。治骨折、筋伤。

制用法　共为细末，饴糖或蜂蜜调煮外敷。

接骨丹

组成

一、(又名十宝散，《证治全生集》)真血竭4.8g、明雄黄12g、上红花12g、净儿茶0.72g、朱砂3.6g、净乳香3.6g、当归尾30g、净没药4.2g、麝香0.09g、冰片0.36g。

二、(又名夺命接骨丹，《中医伤科学讲义》经验方)归尾12g、乳香30g、没药30g、自然铜30g、骨碎补30g、桃仁30g、大黄30g、雄黄30g、白及30g、血竭15g、地鳖虫15g、三七15g、红花15g、儿茶15g、麝香15g、朱砂6g、冰片6g。

功效与适应证　活血止痛接骨。用于跌打损伤筋断骨折。

制用法　共为细末。每服2~3g，每日服2次。

黄连解毒汤(《外台秘要》引崔氏方)

组成　黄连、黄芩、黄柏、山栀。

功效与适应证　泻火解毒。治创伤感染，附骨痈疽等。

制用法　按病情拟定药量、水煮、一日2~3次服。

续骨活血汤(《中医伤科学讲义》经验方)

组成　当归尾12g、白芍10g、赤芍10g、生地黄15g、红花6g、地鳖虫6g、骨碎补12g、煅自然铜10g、续断12g、落得打10g、乳香6g、没药6g。

功效与适应证　祛瘀止血。活血续骨。治骨折及软组织损伤。

制用法　水煎煮。

续断紫金丹(《中医伤科学讲义》经验方)

组成　酒炒当归4份、熟地8份、酒炒菟丝子3份、骨碎补3份、续断4份、制首乌4份、茯苓4份、白术2份、丹皮2份、血竭2份、淮牛膝5份、红花1份、乳香1份、没药1份、虎胫骨1份、儿茶2份、鹿角霜4份、煅自然铜2份。

功效与适应证　活血止痛，续筋接骨。治筋伤骨折。

制用法　共为细末，每次服3~5g，每日2~3次。

十二画

跌打散(《外伤科学》经验方)

组成　羌活、独活、荆芥穗、薄荷、大黄、黄柏、当归尾、蒲黄、防风、白芷、刘寄奴、紫荆皮各等量。

功效与适应证　消瘀止痛。治跌打损伤局部瘀肿疼痛。

制用法　共研细末。水、酒、蜂蜜调敷，或用凡士林调煮成膏外敷。

跌打丸(原名军中跌打丸，《全国中医成药处方集》济南地区经验方)

组成　当归1份、土鳖虫1份、川芎1份、血竭1份、没药1份、麻黄2份、自然铜2份、乳香2份。

功效与适应证　活血破瘀。接骨续筋。治跌打损伤，筋断骨折，瘀血攻心等症。

制用法　共为细末。蜜丸，每丸5g，每服1~2丸，每日1~2次。

舒筋活血汤(《伤科补要》)

组成　羌活6g、防风9g、荆芥6g、独活9g、当归12g、续断12g、青皮5g、牛膝9g、五加皮9g、杜仲9g、红花6g、枳壳6g。

功效与适应证　舒筋活络。治软组织损伤及骨折脱位后期筋肉挛痛者。

制用法　水煎服。

舒筋汤

组成

一、(《外伤科学》经验方)当归10g、白芍10g、姜黄6g、宽筋藤15g、松节6g、海桐皮12g、羌活10g、防风10g、续断10g、甘草6g。

二、(经验方)当归12g、陈皮9g、羌活9g、骨碎补9g、伸筋草15g、五加皮9g、桑寄生15g、木瓜9g。

功效与适应证 祛风舒筋活络。治骨折及关节脱位后期,或软组织病变所致的筋络挛痛。

制用法 水煎服。

舒筋活络药膏(《中医伤科学讲义》经验方)

组成 赤芍1份、红花1份、南星1份、生蒲黄1份半、旋覆花1份、半苏木1份、半生草乌2份、生川乌2份、羌活2份、独活2份、生半夏2份、生栀子2份、生大黄2份、生木瓜2份、路路通2份、饴糖或蜂蜜适量。

功效与适应证 活血止痛。治跌打损伤肿痛。

制用法 共为细末。饴糖或蜂蜜调敷。凡士林调煮亦可。

紫荆皮散(《证治准绳》)

组成 紫荆、南星、半夏、黄柏、草乌、川乌、当归、川芎、乌药、补骨脂、白芷、刘寄奴、牛膝、桑白皮各等份。

功效与适应证 活血消肿止痛。治跌打损伤,伤处浮肿,及一切肿痛未破者。

制用法 共为细末,饴糖调敷。

十三画

碎骨丹(《中医上科学讲义》经验方)

组成 骨碎补4500g、白及片2000g、陈皮4500g、茄皮4500g、虎胫骨4双、冰片500g、麝香250g、三七4500g、血竭2000g、地鳖虫2000g、乳香4500g、川断2000g、硼砂1000g、没药4500g、雌雄活鸡各2只(捣成泥)。

功效与适应证 按骨续损。用于骨折。

制用法 共为细末、蜂蜜、冷水调成膏摊贴。

新伤续断汤(《中医伤科学讲义》经验方)

组成 当归尾12g、地鳖虫6g、乳香3g、没药3g、丹参6g、自然铜(醋煅)12g、骨碎补12g、泽兰叶6g、延胡索6g、苏木10g、续断10g、桑枝12g、桃仁6钱。

功效与适应证 活血祛瘀,止痛接骨。用于骨损伤初、中期。

制用法 水煎服。

十五画

熨风散(《疡科选粹》)

组成 羌活、白芷、当归、细辛、芫花、白芍、吴茱萸、肉桂各等量、连须赤皮葱适量。

功效与适应证 温经散寒,祛风止痛。治流痰,附骨疽及风寒湿痹症所致的筋骨疼痛。

制用法 药共为末,每次取适量,与适量连须赤皮葱捣烂混和,醋炒热,布包热熨患处。